中文翻译版

男性不育

Infertility in the Male

（原书第5版）

主编 〔美〕拉里·I. 利普舒尔茨

（Larry I. Lipshultz，贝勒医学院）

〔美〕斯图尔特·S. 霍华德

（Stuart S. Howards，弗吉尼亚大学）

〔美〕克雷格·S. 尼德伯格

（Craig S. Niederberger，伊利诺伊大学芝加哥分校）

〔美〕德洛丽丝·J. 兰姆

（Dolores J. Lamb，威尔康奈尔医学院）

主审 王 琦 商学军

主译 周 青 王 彬 陈 赟

科学出版社

北 京

图字：01-2024-2442 号

内 容 简 介

本书为男科领域国际经典著作，历经 40 余年不断修订。本版紧跟生殖医学和外科手术的快速进展，并增设了肿瘤生育的新章节。本书由具备多学科背景的著名专家撰写，他们具有丰富的临床经验。书中系统介绍了男性生育能力欠佳和生殖问题相关解剖学和胚胎学的基础知识、临床评估、诊断与鉴别诊断方法、治疗选择、手术方法，以及预防保健和生殖护理等内容，并探讨了令人兴奋的最新进展和未来方向。

本书适于泌尿科医生、男科医生、生殖医学医生及相关科研人员阅读参考。

图书在版编目（CIP）数据

男性不育：原书第5版 / (美) 拉里 • 利普舒尔茨 (Larry Lipshultz) 等主编; 周青, 王彬, 陈赟主译. -- 北京：科学出版社, 2025. 9. -- ISBN 978-7-03-080916-2

Ⅰ. R698

中国国家版本馆CIP数据核字第2024RL6147号

责任编辑：郭　颖 / 责任校对：张　娟
责任印制：师艳茹 / 封面设计：龙　岩

科学出版社 出版
北京东黄城根北街 16 号
邮政编码：100717
http://www.sciencep.com

三河市春园印刷有限公司印刷
科学出版社发行　各地新华书店经销

*

2025 年 9 月第　一　版　开本：787 × 1092　1/16
2025 年 9 月第一次印刷　印张：25　插页：36
字数：659 800

定价：268.00 元

（如有印装质量问题，我社负责调换）

主审简介

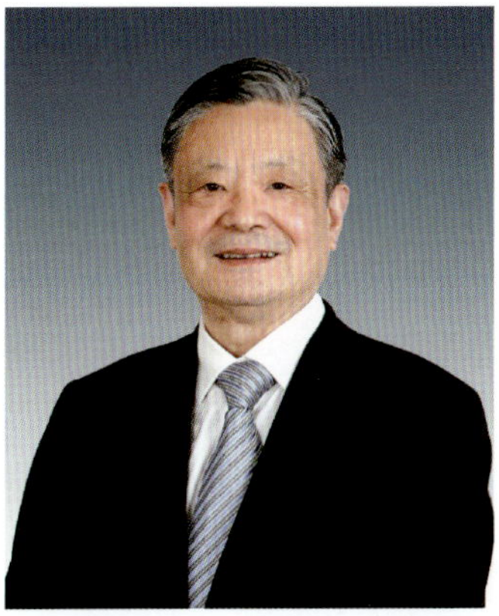

王　琦　中国工程院院士，国医大师，国际欧亚科学院院士，第四届中央保健委员会会诊专家，国家重点基础研究发展计划（973 计划）首席科学家，享受国务院政府特殊津贴的有突出贡献专家。北京中医药大学终身教授（一级教授）、主任医师、研究员、博士生导师，北京中医药大学国家中医体质与治未病研究院院长、王琦书院院长，国家中医药管理局重点学科中医体质学科带头人，国家中医药管理局中医体质辨识重点研究室主任，中国医学科学院学部委员，中国中医科学院学部委员。

构建并完善中医体质学、中医男科学、中医藏象学、中医腹诊学、中医健康医学、中医未病学六大学术体系，开拓了中医原创思维新领域。发现并证实中国人的九种体质，开创人类体质分类模型研究，创建的体质辨识法成为首个纳入《国家基本公共卫生服务技术规范》的中医内容，制定我国首部体质辨识团体标准，发起九体医学健康中国计划。中医体质学的构建推进了健康中国建设，被评为新时期中医药标志性科技成果，《中医体质量表》被翻译成 16 种语言，推广到全球多个国家和地区，实现并保持我国中医体质学研究在国际的首创和领先地位，形成广泛的国际影响。先后主持国家级科研项目 19 项，获得国家科学技术进步奖二等奖 1 项，省部级一等奖 11 项、二等奖 8 项，发明专利 20 项，研发国家新药 2 项，主编专著 96 部，以第一作者或通信作者发表中文论文 500 余篇，SCI 收录期刊论文 60 余篇，H 指数 58，他引 20 030 次，先后培养博士后 20 名、博硕士研究生 133 名、国家级学术传承人 10 名、各省市师承人员 98 名。曾获全国优秀科技工作者称号、首都劳动奖章、何梁何利基金科技进步奖、中华中医药学会终身成就奖、全国中医药杰出贡献奖、第八届树兰医学奖、爱思唯尔 2022 中国高被引学者等荣誉。

主审简介

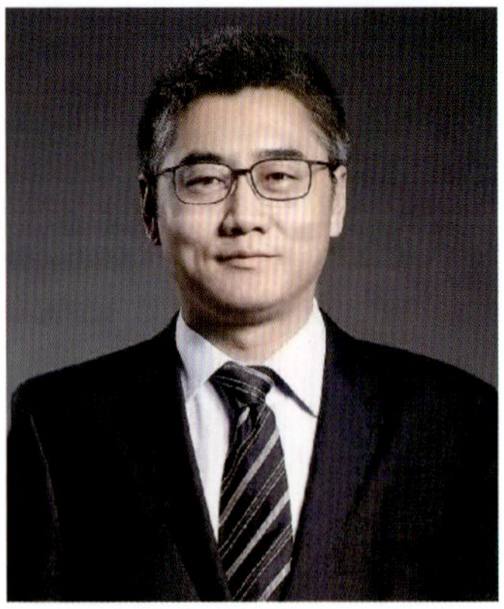

商学军 医学博士，主任医师，教授，博士研究生导师，博士后联系导师，国家重点研发计划项目首席科学家。

中华医学会男科学分会主任委员，江苏省医学会男科学分会前任主任委员，江苏省医师协会男科医师分会会长。现任《中华男科学杂志》主编，以第一作者／通信作者发表论文100余篇，SCI收录期刊论文30余篇，主编医学专业著作8部，主编科普著作多部，牵头组织编写专家共识12篇，指南4篇。主持国家重点研发计划项目1项，国家自然科学基金项目3项，省、部级课题多项，并获得国家发明专利3项及实用新型专利多项。培养博士后、博士研究生、硕士研究生20余名。

2013年入选江苏省“333高层次人才培养工程”第三层次培养对象，获“华夏医学科技奖二等奖”；2014年荣获江苏省第一批“卫生拔尖人才”称号；2017年获“国之名医•优秀风范”荣誉称号；2018年获军队科学技术进步奖二等奖；2023年先后获“中国中西医结合学会科学技术奖二等奖（第一完成人）”、“江苏中医药科学技术奖一等奖（第一完成人）”、“江苏省医学新技术引进奖二等奖（第一完成人）”及“甘肃医学科技奖一等奖（第二完成人）”。

主译简介

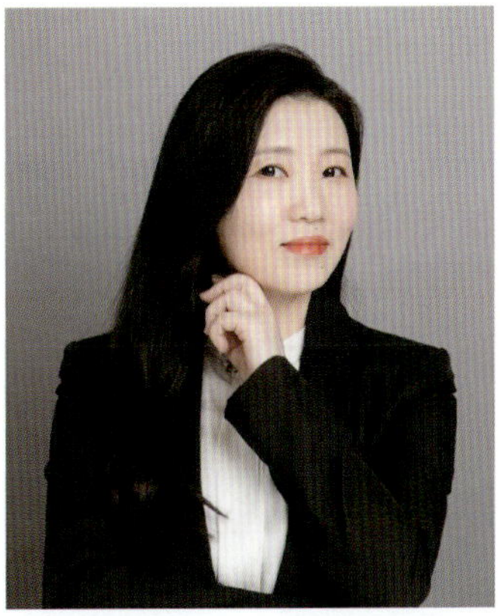

周　青　女，医学博士，中西医结合临床专业博士后，主任医师，二级教授，博士生导师、博士后合作导师。湖南中医药大学第一附属医院中医外科教研室主任。中华中医药学会青年托举人才指导老师，全国中医药创新骨干人才培训项目科研导师，国家中医优势专科（外科）负责人，国家中医药管理局“十二五”中医药重点学科中医男科学后备学科带头人，国家自然科学基金医学科学部项目评议专家，全国老中医药专家学术经验继承工作继承人，湖南省省派科技特派员，湖南省卫生健康高层次人才医学领军人才，湖南省性与生殖健康中医临床医学研究中心主任，湖南省中医重点专科（男科）负责人，湖南省男科中医医疗质量控制中心主任，湖南省一流本科精品课程“性与生殖健康讲堂”负责人。

学术兼职：中国民族医药协会男科分会会长，中华中医药学会男科分会第六届、第七届委员会副主任委员，中华中医药学会生殖医学分会副主任委员，中国中医药信息研究会男科分会副会长，中国中药协会第一届男科药物研究专业委员会副主任委员，中华中医药学会中医体质分会常务委员，湖南省中医药信息研究会生殖健康管理专业委员会名誉主任委员，湖南省中医药和中西医结合学会男科分会主任委员等。《中华男科学杂志》副主编，《湖南中医药大学学报》编委。

长期从事男性不育、前列腺疾病的临床及基础研究。主持国家自然科学基金4项（含国家自然科学基金区域联合基金重点项目1项）、国家中医药管理局重大疑难疾病中西医临床协作项目1项及省厅级科研教研课题20余项，牵头制定国家级共识和标准3项、诊疗方案1项，以第一作者／通信作者发表SCI、CSCD等学术论文100余篇，主编专著8部，副主编规划教材及专著8部，发明专利5项，获中国民族医药协会科学技术进步奖一等奖（第一完成人）、湖南省中医药科技奖一等奖（第一完成人）等各级奖励及荣誉10余项。

主译简介

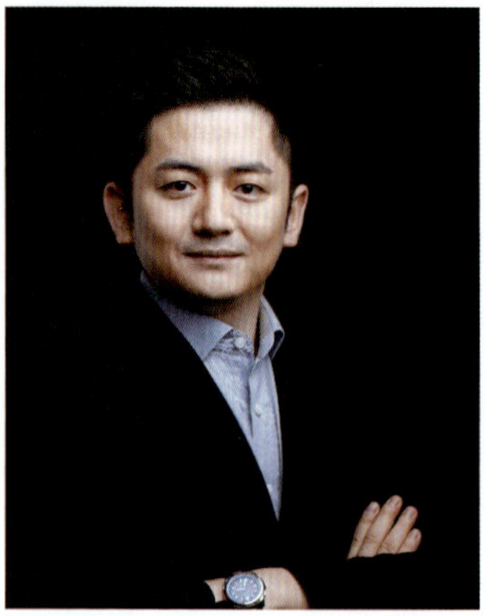

王　彬　医学博士，主任医师，教授，博士研究生导师，博士后合作老师。北京中医药大学东直门医院男科主任。国家中医药管理局重点学科中医男科学后备学科带头人。中华中医药学会青年托举人才、中青年创新人才，北京中医药大学青年名医培育对象。中华中医药学会青年委员会常务委员，北京中医药学会理事，北京中医药学会男科专业委员会主任委员，北京中西医结合学会生殖医学分会副主任委员，中华中医药学会男科分会常委兼秘书长，中华中医药学会生殖医学分会常委兼青年副主任委员，中华志愿者协会中西医结合专家委员会男科学组组长，中国中药协会男科药物研究专业委员会执行主任委员。承担国家级、省部级、厅局级课题 8 项，发表学术论文 50 余篇，SCI 收录期刊论文 20 余篇。主编、副主编学术著作 8 部。获省部级科技奖 5 项。

主译简介

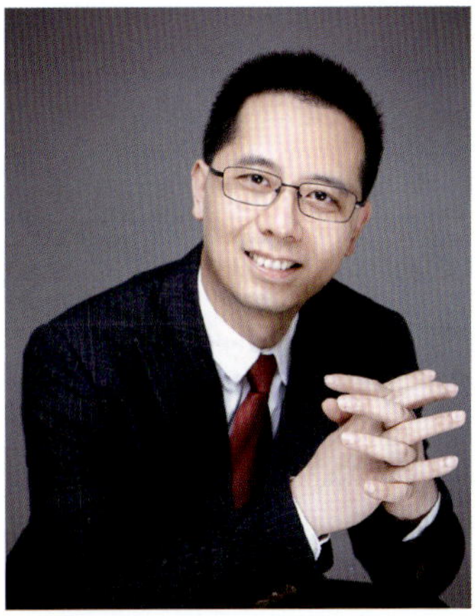

陈　赟　医学博士，主任医师，教授，博士生导师。江苏省中医院党委委员，兼紫东院区党委副书记，男科行政主任、学科带头人；本部院区大外科副主任。全国名中医徐福松教授传承工作室主任、学术传承人，南京中医药大学男科研究所所长，中国男科医师中西医培训（江苏）基地主任。江苏省中西医结合学会男科专业委员会主任委员，南京医学会男科分会候任主任委员，中国中医药信息学会男科分会副会长，中国民族医药协会男科分会副会长，江苏省医学会男科学分会常委兼秘书长、显微手术学组副组长，中华中医药学会男科分会常委，中华中医药学会生殖医学分会常委，中国中西医结合学会男科专业委员会常委，中华医学会男科学分会青年委员会副主任委员，南京中医药学会泌尿生殖分会副主任委员，江苏省六大人才高峰和江苏省“333 高层次培养人才”，美国得克萨斯大学 MD Anderson 癌症中心访问学者。

现主持和完成国家自然科学基金 4 项、省市级科研基金 8 项，发表论文 100 余篇，其中以第一作者 / 通信作者发表 SCI 收录期刊论文 30 篇，获得省市科技进步奖 4 项。

译者名单

主　审　王　琦　北京中医药大学

商学军　南京大学医学院附属金陵医院

主　译　周　青　湖南中医药大学第一附属医院

王　彬　北京中医药大学东直门医院

陈　赟　江苏省中医院

副主译　周　兴　湖南中医药大学第一附属医院

朱　闽　广西中医药大学附属瑞康医院

洪志明　深圳市中医院

林群芳　湖南中医药大学第一附属医院

陈望强　杭州市红十字会医院

译　者（以姓氏汉语拼音为序）

陈建淮　江苏省中医院

陈文铄　广州中医药大学第四临床医学院

代恒恒　中国人民解放军总医院

党　进　北京中医药大学东直门医院

符方智　湖南中医药大学

李波男　湖南师范大学附属长沙医院

李晓屏　湖南中医药大学第一附属医院

宁　港　湖南中医药大学

邱俊峰　深圳市中医院

孙梦林　湖南中医药大学第一附属医院

孙志兴　江苏省中医院

唐　诗　湖南中医药大学第一附属医院

王　能　湖南中医药大学

王继升　北京中医药大学东直门医院

王家雄　南京医科大学附属苏州医院

韦　一　广州中医药大学第四临床医学院

吴　悔　湖南中医药大学

徐　琰　江苏省中医院

杨　磊　湖南中医药大学第一附属医院

游旭军　深圳市宝安区中医院

张　星　江苏省中医院

张华南　北京中医药大学东直门医院

张紫娟　湖南中医药大学第一附属医院

赵　祥　湖南中医药大学

序　一

据世界卫生组织统计，全球 8% ～ 12% 的夫妇患有不孕不育，其中男方因素约占 50%。相关数据显示，中国育龄夫妇的不孕不育率从 20 年前的 2.5% ～ 3% 攀升至近年的 12.5% ～ 15%。中国的不孕不育患者人数已超 5000 万，平均每 6 对夫妇中就有 1 对面临不孕不育。生育问题已成为备受关注的社会问题。尤其 2022 年我国人口自然增长率为 − 0.60‰，出现了改革开放以来的首次负增长。因此，党的二十大报告明确提出“优化人口发展战略，建立生育支持政策体系”。

近年来，男性不育领域不断涌现出更多研究成果。我们知道，导致男性不育的原因复杂，有先天性、后天性和特发性因素等，这些因素被越来越细分。在男性不育的诊断评估中，虽以精液分析为基础，但许多新的诊断与评估方法已被开发并应用。辅助生殖技术大大提高了不孕不育夫妇生育生物学子女的可能性，但男科医师们仍在努力探索，旨在通过药物和手术治疗来提高男性的生育能力。及时将国际上男性不育相关新进展、新技术、新研究成果，介绍给国内男科同仁，可以有效提高我国男性不育整体诊疗水平，意义重大。

湖南中医药大学第一附属医院男科周青教授邀请和组织国内 20 余位知名男科专家和学者，精心翻译了由剑桥大学出版社出版、拉里 • I. 利普舒尔茨（Larry I. Lipshultz）、斯图尔特 • S. 霍华德（Stuart S. Howards）、克雷格 • S. 尼德伯格（Craig S. Niederberger）、德洛丽丝 • J. 兰姆（Dolores J. Lamb）四位教授共同主编的专著《男性不育》（*Infertility in the Male*）。该书共 31 章，系统、全面、深入地介绍了男性不育的科学基础、男性不育的临床评估、男性不育的实验室诊断、男性不育的治疗、卫生保健系统和文化等五大部分内容，更新了男性生殖生育前沿知识和未来研究方向，具有权威性和临床实用性。参与该书翻译工作的专家学者均为临床一线医师，使其内容更贴近临床。

总之，该书是男性不育研究领域一部基础理论与临床实践相结合的专业著作，全面反映了男性不育诊疗的最新研究进展和发展趋势，希望该书能对从事男性不育研究的临床医疗工作者有所裨益。遂欣然作序，推荐此书。

王琦

中国工程院院士　国医大师

序　二

随着时代的发展，人们所处的社会环境及生活方式均发生了巨大改变，生活节奏加快、工作压力骤增、作息饮食的不规律、大气污染、辐射等因素导致不孕不育的发生率逐年增加，不孕不育已成为临床上的常见病、疑难病。目前，每 6 对夫妇中就有 1 对面临不孕不育问题，而且不孕不育群体还在不断扩大。在不孕不育夫妇中，男性因素约占 50%。男性的生育问题已成为全社会关注的一个焦点。

作为男科学从业人员，关注和解决生育问题是我们每位医务工作者的义务和义不容辞的责任。为有生育意愿的不孕夫妇排忧解难，为千家万户带来幸福，有助于社会和谐与安定。

《男性不育》（原书第 5 版）的特点是，内容丰富，观点权威，文笔流畅，插图精美。该书内容涵盖了男性不育的理论基础、临床实践、伦理问题及科研方向，引用了大量男性不育方面的最新临床总结和研究进展，并绘制了大量精美的图表，以利于读者对内容的深刻理解。

该书由湖南中医药大学第一附属医院周青教授、北京中医药大学东直门医院王彬教授、江苏省中医院陈赟教授担任主译，并联合众多国内专家、学者共同翻译而成。在翻译和润饰的过程中，在不影响原文意思的情况下，根据我国该领域研究现状在语法和文本方面进行了修改和修正。

该书分别从男性不育的科学基础、临床评估、实验室诊断和治疗以及卫生保健系统和文化等方面，全方位详细解读了男性不育的有关问题。而这些也都是男性不育基础理论研究和临床工作者必须了解且亟待解决的问题。相信该书的出版，必将推动我国不孕不育的科学研究与临床生殖医学的发展，为优生优育作出贡献。

有鉴于此，欣然提笔为序，并向同道和广大读者推荐这部科学性、实用性较强的参考书。

商学军
中华医学会男科学分会主任委员

序　三

不育不孕是一个全球性问题，因男性因素导致的不育占 50% 左右，且其病因大多不明。相对于妇科，男科成立较晚，对男性不育的诊疗技术较妇科落后，经过近几十年的发展，男性不育的基础与临床研究取得了许多进展，如在男性生殖生理、病理、遗传等基础研究中的进展，药物治疗的探索与更新，辅助生殖技术与显微外科手术技术的应用等，极大丰富了男性不育的诊疗手段。

该书由多位欧美著名泌尿或生殖男科教授编写，汇聚了该领域知名专家的学术成果与临床经验。该书从男性不育的科学基础、临床评估、诊断及治疗等方面进行了全面的阐述，深入浅出，通俗易懂。每一章的末尾单列总结一节，涉及专家观点、关键问题总结及未来展望等内容，为临床医师明确了临床上存在的一些棘手或有争议的问题，给出了处理建议，并指明未来努力的方向。该书对于生殖男科医生无疑是一本有价值的参考书。

周青教授、王彬教授、陈赟教授等对男性不育的研究孜孜不倦，为壮大我国生殖男科工作队伍添砖加瓦，不辞辛劳主译该书以飨读者，并对渴望解惑释疑的不育夫妇有所裨益，使其更好地配合医师诊疗。译者均为生殖男科专业临床实践和科研的一线医师，确保了对原文的准确理解和高质量翻译。

该书结构合理，逻辑清晰，内容丰富，资料翔实，重点突出，并配以精美图表，具有较强的科学性和实用性，符合目前我国的临床需求，有助于国内生殖男科诊疗水平的提高，可作为广大生殖医学、男科各级临床医师医疗、教学、科研的优选参考书，亦可供有兴趣的广大读者备览。祝贺各位生殖男科医师出色地完成了翻译工作，此书的出版，必将推动我国生殖男科医学的发展。

尤昭玲
全国名中医
湖南中医药大学第一附属医院中医生殖医学中心
湖南省中医生殖工程技术研究中心

译者前言

近十年来，在生殖医学领域不断发展进步的背景下，《男性不育》(Infertility in the Male) 这一经典著作亦迎来了第5版的更新。本版总结了自2009年第4版发布以来，全球生殖健康领域取得的显著科研和临床进展。这些进展对于深入理解男性不育的病因、诊断及治疗策略至关重要。同时，在继承保留了既往版本精华的基础上，广泛吸收了最新的科研成果和临床实践经验，旨在为读者呈现一本系统、全面、深入的医学专著。本书不仅深入探讨了男性不育的科学基础，还详细阐述了其临床评估、实验室诊断及治疗方法，为寻求生育治疗的男性提供了宝贵的医学支持。

与第4版相比，本书在内容编排上采用了更为科学、合理的结构布局。全书分为"男性不育的科学基础""男性不育的临床评估""男性不育的实验室诊断"和"男性不育的治疗""卫生保健系统和文化"五个主要部分，每个部分均围绕其核心议题展开深入讨论，既保证了内容的系统性，又便于读者查阅和理解。在"男性不育的科学基础"部分，对男性生殖系统进行了详细剖析，介绍了睾丸的细胞结构与功能、精子的成熟与功能、男性生殖内分泌系统、勃起和射精以及男性不育基因组学、表观遗传学和男性生殖的科学基础。在"男性不育的临床评估"部分，系统概述了男性生殖病理学的诊断方法，从男性不育健康评估、诊室评估、女方因素评估、男性生殖系统影像、环境化学因素、内分泌因素、精子发生异常、遗传因素及免疫因素等多维度，为男科医师提供了全面的临床评估和指导。在"男性不育的实验室诊断"部分，对男性不育实验室评价与诊断、精子功能缺陷的评估、精子冷冻保存等关键技术进行了详细介绍，为实验室人员提供了重要的操作指南。最后，在"男性不育的治疗"部分，对男性不育的药物治疗、手术治疗、辅助生殖技术及生殖保健技术等方法进行了系统阐述，为临床医师治疗男性不育提供了多种选择。

为了确保读者能够充分理解和应用本书知识，我们在翻译过程中特别注重内容的专业性和准确性。所有章节均经过编译专家严格审核和校对，确保内容的科学性和权威性。同时，在关键知识点处设置了关键提示和案例分析，并附上精美的插图以帮助读者更好地理解和记忆。总之，《男性不育》(第5版) 是一部集科学性、系统性和实用性于一体的医学专著。它不仅为临床医师和研究人员提供了宝贵的参考资料，也为广大患者对于男性不育的全面认识提供了指导。我们相信，本书将对于推动男性不育领域的科研和临床实践产生深远的影响。

周　青

湖南中医药大学　二级教授　博士生导师

原书序

《男性不育》（第 5 版）依然是男性不育泌尿学领域的权威之作，被誉为该领域的“金标准”。四位主编代表了该领域的三代先驱与领军人物，在书中展现了深厚的学术造诣和卓越的写作智慧。这一版本一如既往地紧跟学科发展前沿。近年来，随着体外受精（IVF）、卵胞质内单精子注射（ICSI）和显微附睾精子抽吸术（MESA）的广泛应用，男性不育领域取得了突飞猛进的发展。四十年前，男性不育尚属冷门学科。如今，该领域迅速崛起，涌现出大量新理论、新疗法和新见解。正如许多领域一样，遗传学对男性不育研究产生了深远的影响，外科手术技术和基础研究更是取得了飞速进步。

该书汇集了泌尿学领域的顶尖专家，囊括了基础研究科学家、转化医学研究者以及资深的临床医师。全书共 31 章，几乎涵盖了男性不育研究的所有相关主题。该书既是初学者入门的实用指南，也是资深从业者的权威参考书，更是快速获取主题信息的可靠来源。

该书内容架构清晰，分为解剖学（显微与宏观）、生理学、诊断与评估（包括女性相关因素）及治疗策略等部分。

该书亮点涵盖了男性生殖的基因组学和表观基因组学、环境对男性生育力的影响以及精子冷冻保存技术（包括青春期前男性的生育能力保护）。

该书的实用价值非常突出，如外科取精技术、肿瘤生育力保护及男性避孕方法等。此外，本版紧扣学科发展前沿，新增了有关男性不育的遗传机制、先进诊断技术的应用以及未来研究方向等章节，全面展现了男性不育领域的最新进展。

该书插图精美、文风统一，便于读者阅读和理解。

正如第 4 版前言所言：

“《男性不育》第 4 版无疑强有力地驳斥了生殖医学界曾经的论断：1992 年，当卵胞质内单精子注射（ICSI）技术问世时，有人声称，泌尿科医生在男性不育治疗中的角色将仅限于精子提取。然而，本书首版于 1983 年问世，经第 4 版的精心修订，以翔实的内容和严谨的论述，彻底推翻并否定了这一观点。”

每一版本的进步都是不可估量的，第 5 版亦是如此。

总而言之，该书作者都是长期致力于治疗不孕不育夫妇这一领域的开拓者。显然，男性不育已经发展成为一门独立而严谨的学科。

Alan H. DeCherney，MD

周 青 赵 祥 译

原书前言

《男性不育》的第 4 版出版于 2009 年，在此期间生殖医学和手术技术取得了重大进展。第 5 版在内容上不仅涵盖了该领域的最新进展，同时保留了为寻求生育护理的男性提供诊断和治疗所需的核心基础信息。我们还努力使本书更加结构化，希望更易于学生和专家使用。

本书首次将内容划分为以下几部分："男性不育的科学基础"，这是生殖医学的基础生物科学；"男性不育的临床评估"，涵盖临床诊断；"男性不育的实验室诊断"，详细介绍了睾丸功能障碍的实验室诊断和精子冷冻保存的基础知识；"男性不育的治疗"，描述了男性不育的治疗手段和策略；最后是"卫生保健系统和文化"，它将男性生育保健置于社会和世界的背景中。其中许多章节有显著的交集，因为它们从多个角度考虑主题。而"男性不育的实验室诊断"部分中的"精子低温保存的历史与现状"一章涉及存储精子以供将来使用的历史和实验室过程；"男性不育的治疗"部分中的"男性肿瘤生殖学——生育力保存与修复的思考"描述了临床医师在使用精子库时会遇到的情况；"取精术"一章详细介绍了如何通过手术获得精子；"精子在医学辅助生殖中的应用"解释了如何在医学辅助生殖技术中使用冷冻保存的精子，如体外受精 / 卵胞质内单精子注射。

实践中，各章节设置了要点，以促进巩固理解和实际使用。由于第 4 版中的多个相关章节被合并在一起——因此，虽然本书的章节比前一版少，但它们更深入，更相互关联，更容易理解。

"男性不育的科学基础"这一部分开始的方式与之前的版本一样，首先详细阐述了男性生殖道和性腺发育、附属性器官的解剖学和胚胎学，从而为准确的解剖诊断和手术奠定了基础。接下来的一章描述了细胞及其相互通信分子在睾丸中协调精子发生的复杂互动；后面一章详细介绍了精子在附睾中发生的过程，使它们能够形成受精卵。由于男性生殖系统在很大程度上受内分泌系统控制，下一章描述了雄性性激素的生成和调控，为本书后面详细介绍内分泌治疗打下了基础。精子形成与排出体外，勃起、射精和排精，有的章节涉及这些过程。科学从不停歇，本部分的最后一章描述了过去 10 年间基因组修饰和表观遗传学的巨大进展，这些进展无疑将成为未来几年诊断和治疗进步的基础。

第二部分"男性不育的临床评估"将我们目前对男性生殖病理学及其诊断的了解带到了男性生育专家的医疗设备上。它从该领域发展最快的领域之一开始，让我们理解其他疾病如何与生殖功能障碍相关联。关于"不育作为男性健康的评估指标"一章，这是我们关注男性不育的最重要的原因之一——它可能揭示重要的潜在健康状况。下一章是"男性不育的诊室评估"，该章为男科医师提供了在门诊过程中的具体策略，包括问诊内容、检查项目及精液分析的临床解读。由于生殖领域涉及夫妇双方，因此"男性不育的女方因素评估"一章提供了对女性身体评估和疾病诊断的具体指导。通过阅读本章，男科医师将清楚地了解妇科医师诊疗方案，以便更好地实现跨学科联合诊治生殖疾病。“男性生殖系统影像”为读者提供了放射影像学诊断男性不育的具体技术方法。“环境化学物质对男性生殖的影响”一章总结了过去 10 年我们对环境毒物及其对男性生殖影响的理解。在“男性不育的内分泌因素——诊断与治疗”一章中，基于前一章中对男性生理内分泌系统的详细介绍，介绍了病理内分泌系统及诊断方法。在“精子发生——正常和异常状态的诊断”一章中概述了精子发生的病理及其诊断，将上一章精子发生的基本原理与本章的相关生殖系统相结合，为后续治疗部分提供了更详细的背景介绍。“遗传与男性生育力”一章中描述了表现为男性生殖功能障碍的基因疾病，并将上一章中介绍的表观遗传学运用到临床诊疗。“精索静脉曲张的诊断与治疗”一章主要介绍了临床常见的精索静脉曲张，目前仍然困扰着临床医生和患者，内容包括疾病的发展历史、病理生理学、诊断及治疗适应证。“男性不育的感染、炎症和免疫因素”一章详细介绍了男性不育诊断中经常混淆的感染和免疫学因素。通过掌握截至目前相关生殖方面的研究进展，男科医师可以更全面地运用生殖医学诊疗工具对男性不育患者进行诊断。

在对男性生殖功能障碍进行临床评估的过程中，医师需要进行相关实验室检查。在“男性不育的实验室诊断”部分概述了生殖实验室评估的两大方面——内分泌检查和精液质量检查，并提供了其他检查（如精子 DNA 碎片）的详细介绍。在接下来的“男性不育的先进诊断方法”一章中，我们对这些尖端的男性不育评估方式进行了大幅扩展，详细介绍了各种精子 DNA 完整性检测方法，以及它们的最佳使用方式和时间，并列举了目前已知的影响男性生育力的基因缺陷，这些基因缺陷目前在世界上一些地区已应用于临床诊断。下一章“精子功能缺陷的评估”描述了用于测定精子活力以及使卵子受精能力的检测方法。实验室冷冻精子技术至关重要，因此“精子低温保存的历史与现状”作为最后一章描述了保存精子的方法，这些技术还可以用作治疗手段以及在医疗保健系统中应用推广。

在了解了男性生殖的生物科学以及如何在临床和实验室诊断其功能障碍后，读者将在下一部分了解掌握男性不育的具体治疗方案。此部分第一章“男性不育的药物治疗”综述了内分泌治疗、非内分泌药物和营养补充剂。如果精子在睾丸中产生，但在运输和排出输精管过程中发生梗阻，“改善精子输送的手术”一章详细介绍了处理输精管梗阻的各种手术方法。如果在睾丸中生成的精子有缺陷，或者治疗无法解决输精管梗阻，则必须通过手术获得精子来源，接下来的一章“取精术”描述了取精具体的操作技术。如果精子是从睾丸中获得，或在射精中数量较少，则需要借助医学辅助生殖技术，“精子在医学辅助生殖中的应用”一章详细介绍了这些方法，男科医师可以具体了解相关的实验室操作技术。在过去的 10 年中癌症幸存者生育力保存的系统方法已成为新的拓展领域，“男性肿瘤生殖学——生育力保存与修复的思考”一章详细描述了这一领域的各个方面。生育力的另一方面是当人们不再需要生育的时候，“男性节育”一章列举了许多令人兴奋的研究进展，这些进展可能很快会带来女性口服避孕药、屏障避孕法和输精管切除术之外的其他节育方法。这一部分对“男性不育未来发展方向”中有关男性生育治疗的激动人心的进展作了总结。

最后一部分将生育保健放在卫生保健系统和社会的背景下进行分析。心理健康是护理不可缺少的组成部分，因为患者得知自己在最基本的人类欲望方面存在问题时往往会感到沮丧，而“心理健康与男性生殖”一章就涉及这一护理的关键方面。生殖是一种社会概念，通常涉及法律问题和需求，“男性生殖与法律问题”一章对与男性生殖最相关的问题进行了审查。性别确认程序在过去 10 年中变得越来越普遍，应该为需要这种程序的患者提供机会，并在治疗之前和完成治疗后考虑；“跨性别者的男性生殖”一章具体回顾了这一迅速发展的领域。最后，男性生殖保健并不局限于世界的一个角落，“男性生殖保健全球性和文化性方面”一章回顾了各种习俗和做法，从业者必须对其敏感，以便有效且尊重地提供护理。

在我们向您介绍男性生殖健康护理之前，有以下几个注意事项。第一个是术语。在治疗男性不育的早期，没有生精功能障碍的选择，如睾丸精子提取和卵胞质内单精子注射。因此，在诊断无精子症时，只有两种形式。一种是梗阻，可以通过手术纠正，另一种是由于生精功能障碍，没有任何可用的精子。其中一种被称为“梗阻性无精子症”，这是对这种情况的一个恰当而准确的称呼。另一种被称为“非梗阻性无精子症”，因为它没有任何治疗方法。如今，第二种类型的无精子症通常通过内科和外科手术来治疗，继续称之为“非梗阻性无精子症”并不能解释它到底是什么。因此我们已经开始更普遍地使用描述性术语“生精功能障碍所致的无精子症”，你会在这本书中找到这个术语。然而，在这一版本中，由于文献中仍然保留了曾用的术语“非梗阻性无精子症”，当病理学为生精功能障碍时，我们将其留给个别章节的作者，他们更喜欢使用哪种命名法来描述无精子症。

当作者讨论类似的主题时，你也会发现存在分歧和多种观点。我们衷心鼓励这样做，因为医学既是科学，也是艺术，对医学文献的解释并不是为了揭示绝对真理。我们选择了顶尖的从业者和科学家来撰写各篇章，但每个人都有各自倾向和偏见。我们希望你能看到本质，并选择你自己的解释和临床策略。

早期的研究表明，从疾病中康复的男性不会在精液中携带病毒，但这些是非常初步的结果。随着令人震惊的感染人数的增加，我们最终将获得更多信息；然而，目前我们还没有足够的研究数据来明确讨论其影响，因为这种疾病的大部分仍然是一个谜。

有了这些注解，现在是你开始阅读这本书的时候了。祝你阅读愉快，并祝你在治疗男性不育的过程中一切顺利！

Craig S. Niederberger，Dolores J. Lamb，
Larry I. Lipshultz，Stuart S. Howards
周　青　李波男　译

目　　录

第一部分　男性不育的科学基础

第二部分　男性不育的临床评估

第三部分　男性不育的实验室诊断

第四部分　男性不育的治疗

第五部分　卫生保健系统和文化

请扫二维码

请扫二维码

彩　图

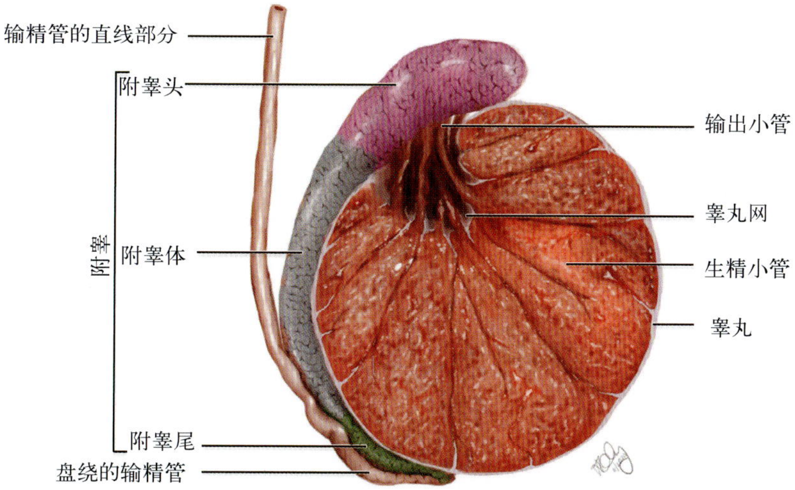

图 3.2　附睾和睾丸的结构。插图显示了睾丸和附睾的横截面解剖学。睾丸的横截面影像中描绘了生精小管。生精小管通过睾丸网与输精管相连。附睾由头部（洋红色）、体部（灰色）和尾部（绿色）组成

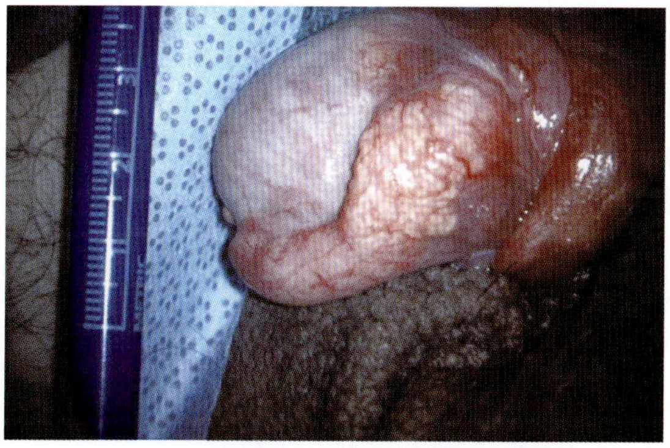

图 3.4　附睾梗阻。附睾小管扩张的照片
（图片由 Dr. Marc Goldstein 提供）

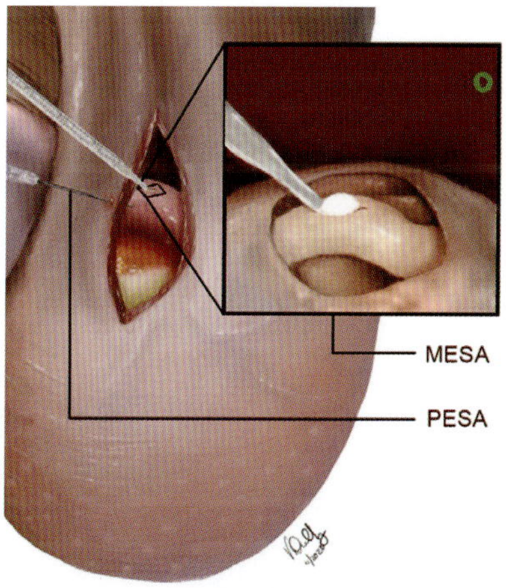

图 3.5　附睾精子抽取技术。插图展示了显微附睾精子抽吸术（MESA）和经皮附睾精子抽吸术（PESA）。PESA 是通过皮肤而不需要切口进行的。插图中显示了针头穿透皮肤并进入附睾头部来回收附睾液。MESA 是通过一个皮肤切口，利用标准手术显微镜进行的。首先确定一个单一的小管，并进行切开。直接从可视化的小管中使用移液管来回收液体

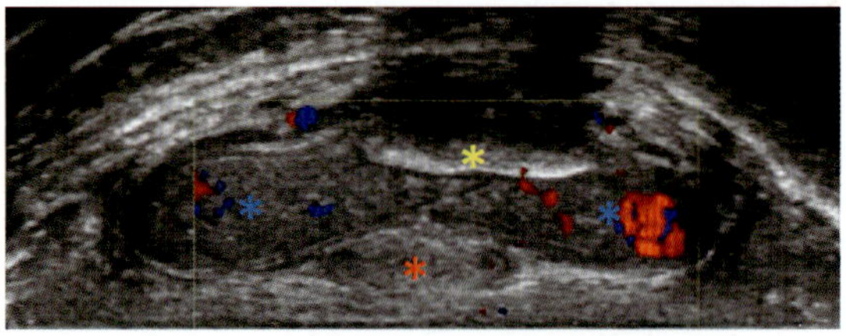

图 5.1　阴茎横向彩色多普勒超声

红色星号：尿道；蓝色星号：血流；黄色星号：阴茎背部发生硬结钙化

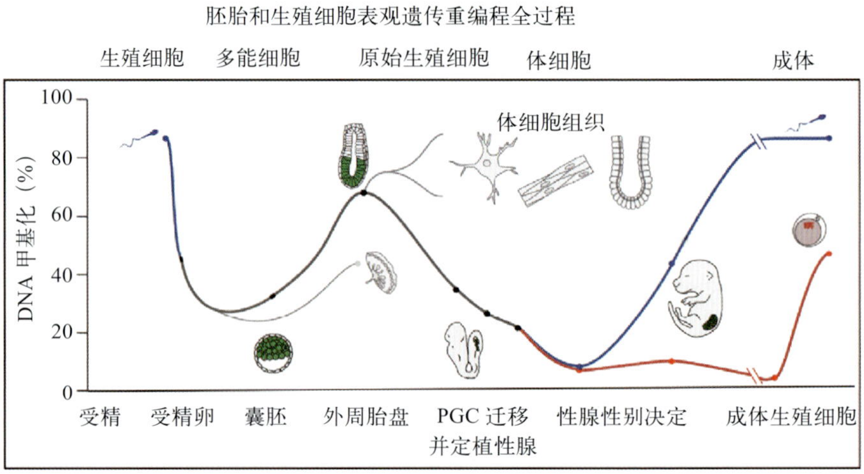

图 6.3　整个生命周期的 DNA 甲基化水平

引自参考文献 [90]，有修改

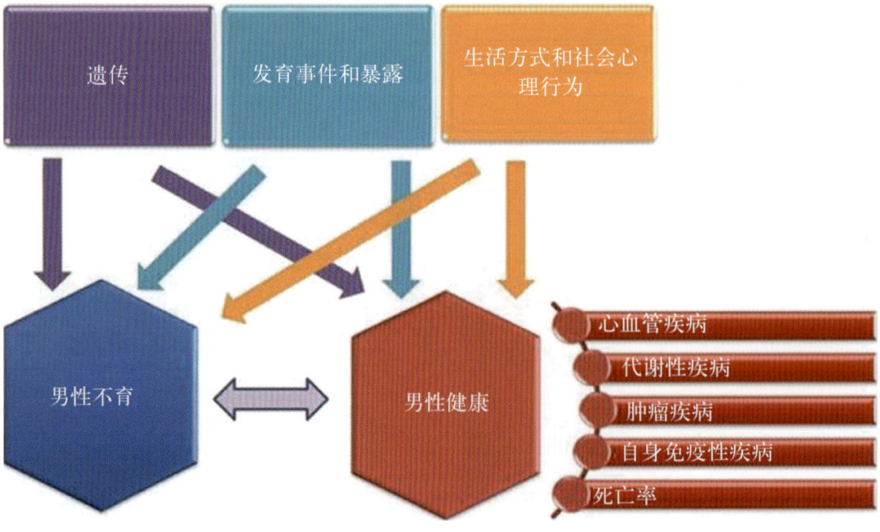

图 7.1　男性健康与生殖健康关系的结构模型

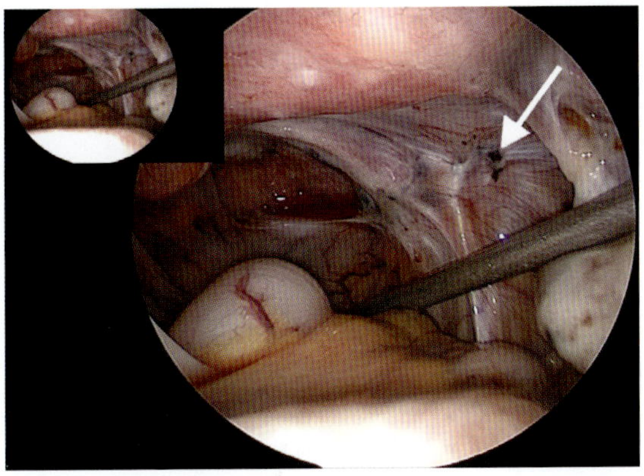

图 9.6　腹腔镜下发现的典型“火药灼伤样病灶”图像，代表子宫内膜异位植入物

图片由 Kelly Wright M.D., Department of Minimally Invasive Gynecologic Surgery, Cedars Sinai Medical Center, Los Angeles, California. 提供

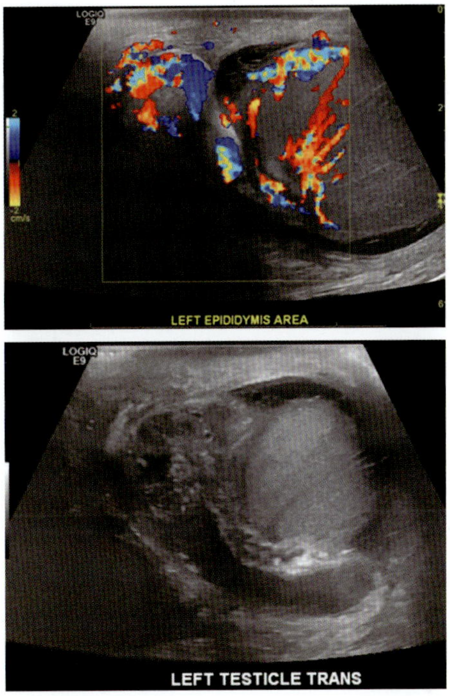

图 10.3　附睾 - 睾丸炎 CDUS 显示血流灌注增加和异质性增大

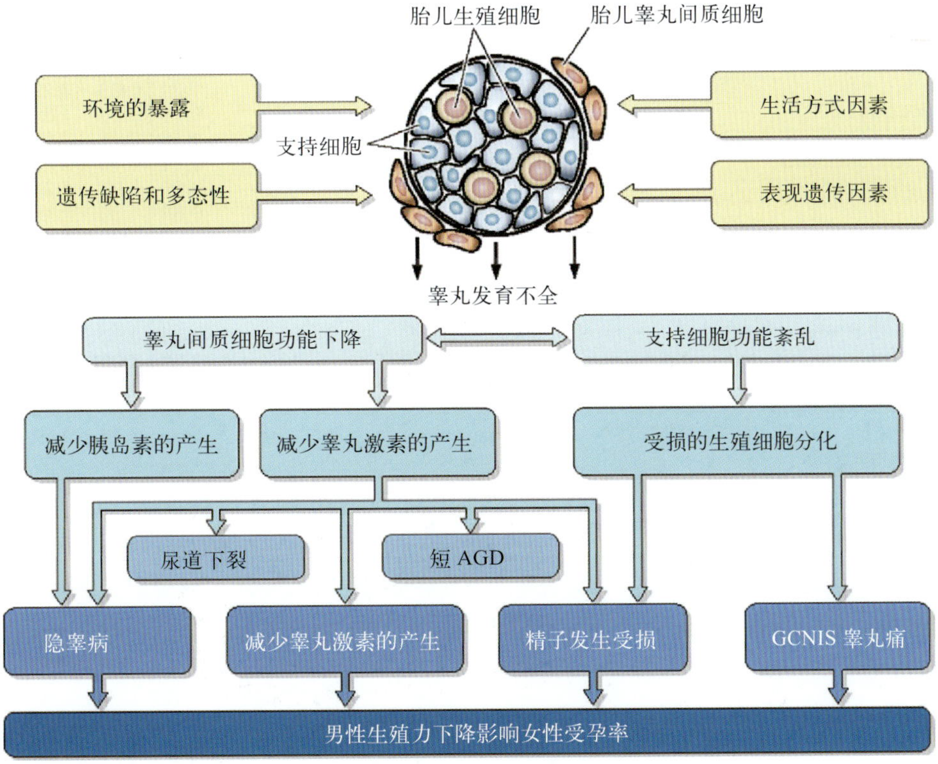

图 11.1　睾丸发育障碍综合征（TDS）的假设及可能与之相关的表现：精子生成不良、睾丸癌、尿道下裂、隐睾和肛门生殖器距离（AGD）短。GCNIS. 原位生殖细胞肿瘤

引自参考文献 [16]，经许可转载

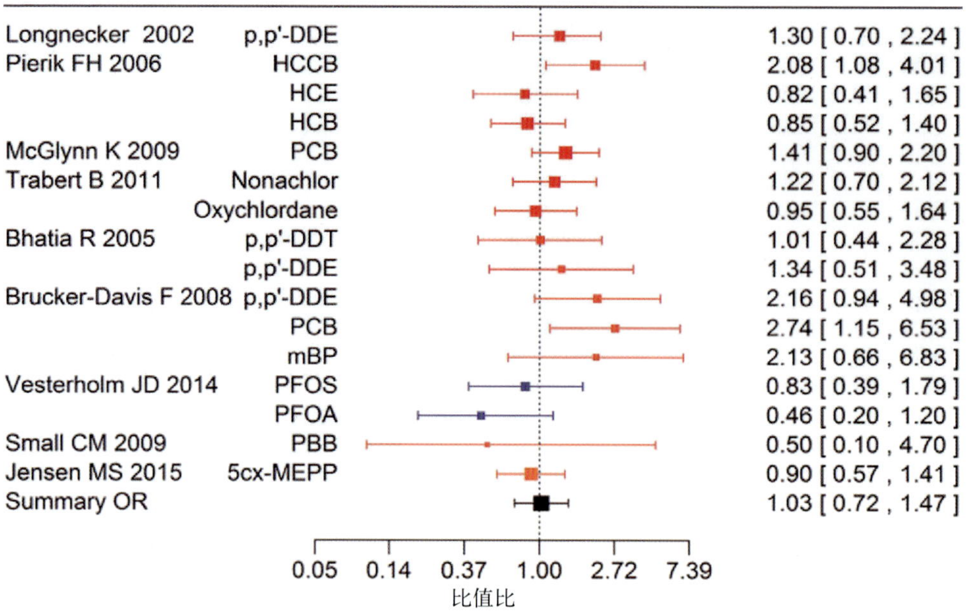

图 11.2　这是一张森林图，展示了 16 项研究中的风险评估结果，这些研究纳入了一项关于产前和产后暴露于 EDC 与隐睾症之间关联的荟萃分析（*n*=16）

图 11.2～图 11.4 引自参考文献 [103]，经许可转载

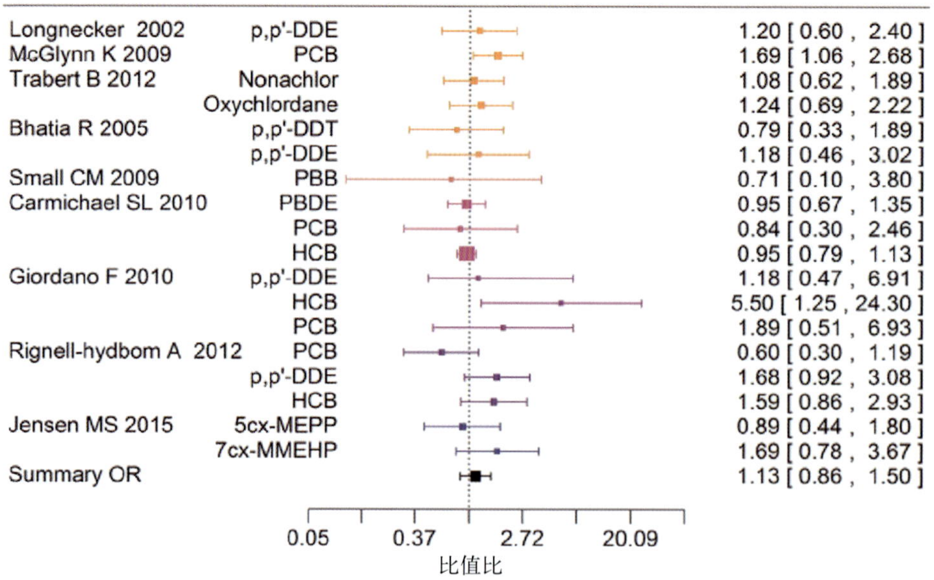

图 11.3　这是一张森林图，展示了 18 项研究中的风险评估结果（95%CI），这些研究纳入了一项关于产前和产后暴露于 EDC 与尿道下裂之间关联的荟萃分析（*n*=18）

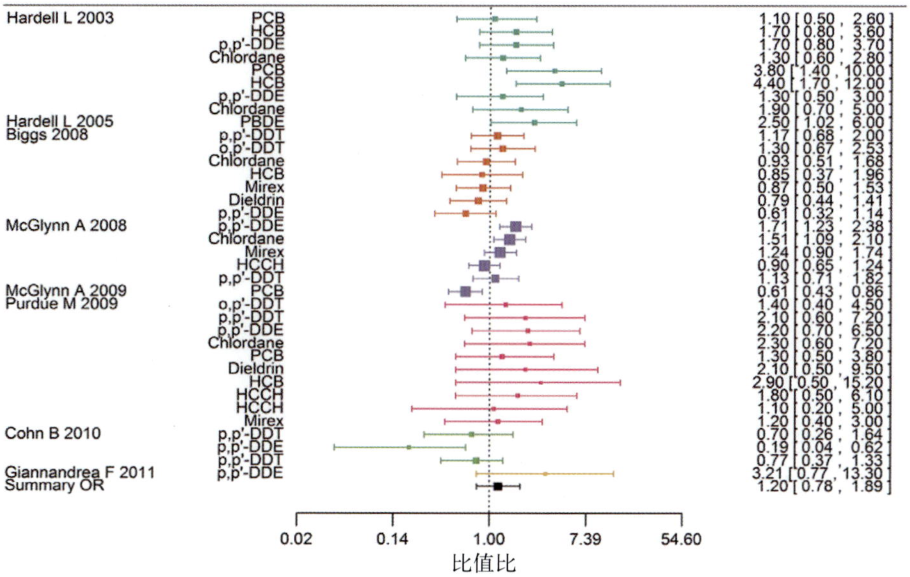

图 11.4 这是一张森林图，展示了 36 项研究中的风险评估结果（95%CI），这些研究纳入了一项关于 EDC 暴露与睾丸癌之间关联的荟萃分析（*n*=36）

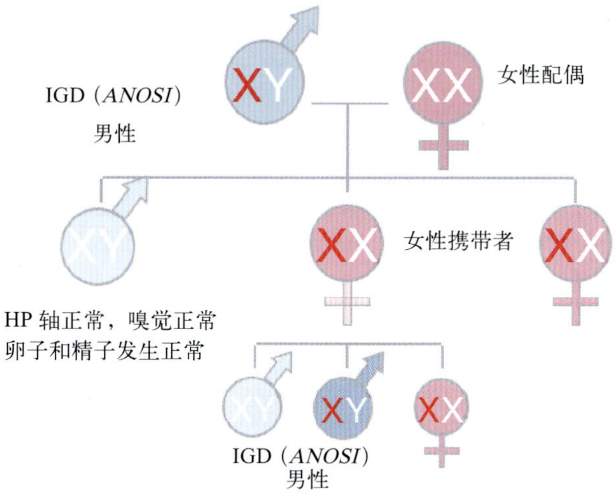

图 14.1 男性 IGD 患者和正常女性的子代男性将不受到继发于基因突变的 IGD 的 X 连锁遗传的影响，子代女性将成为 IGD 基因携带者，并有 50% 的概率遗传给下一代男性。夫妇可以选择男性胚胎以阻断疾病遗传给下一代

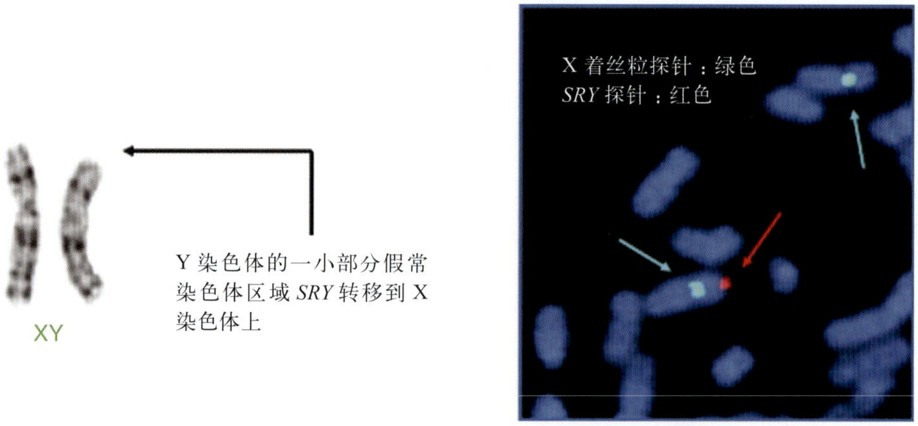

图 14.2　在大多数 46,XX 睾丸性发育障碍的病例中，一小块含有 *SRY* 的远端 Yp 易位到 X 染色体的尖端。荧光原位杂交（FISH）显示两个 X 着丝粒，*SRY* 在其中一条 X 染色体的尖端

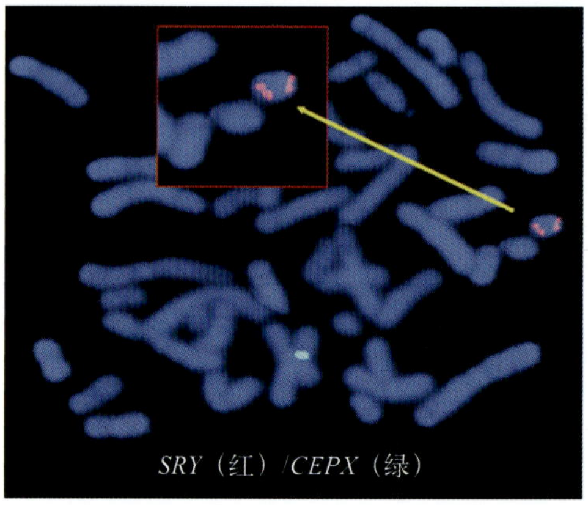

图 14.3　在一个具有同型双着丝粒的 Y 染色体上可见到两个 *SRY* 信号，表示两个短臂

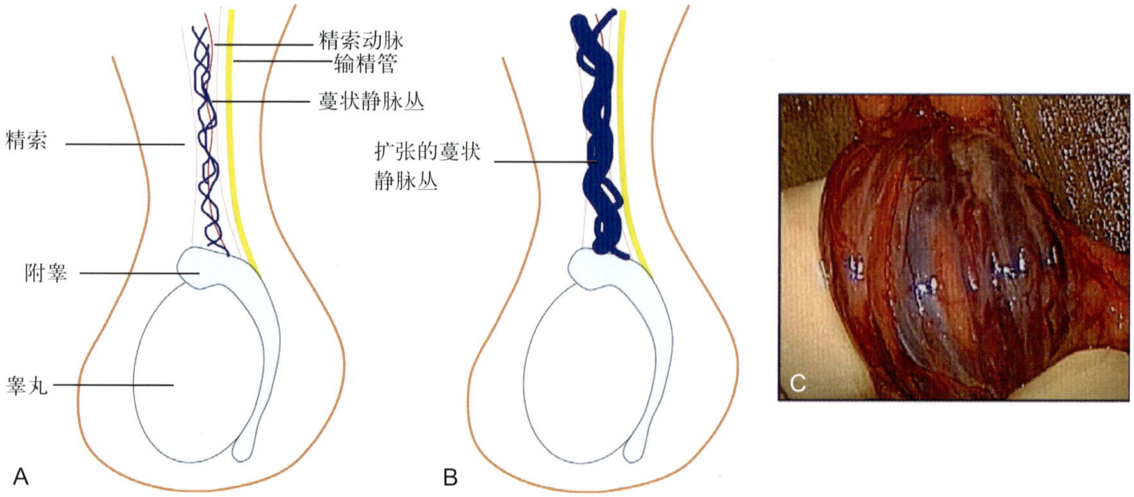

图 15.1　精索静脉曲张解剖学。精索静脉曲张是蔓状静脉丛内静脉的扩张，睾丸血液从这些静脉流出
A. 正常精索解剖结构；B. 蔓状静脉丛扩张导致精索静脉曲张；C. 术中分离的精索和扩张的精索静脉图像

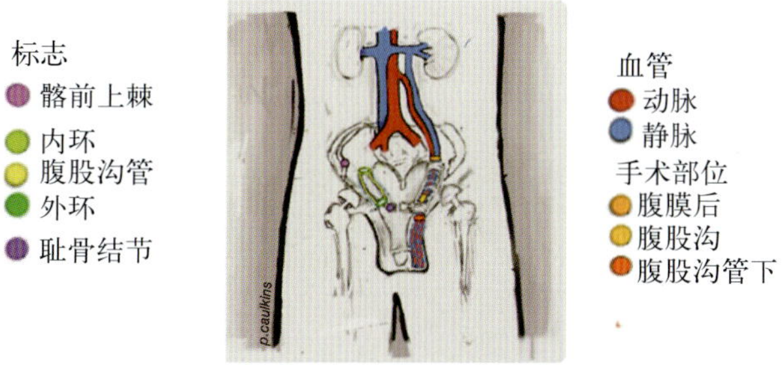

图 15.2　精索静脉曲张切除术的标准切口

标记腹膜后、腹股沟和腹股沟下切口的位置以及重要的解剖标志

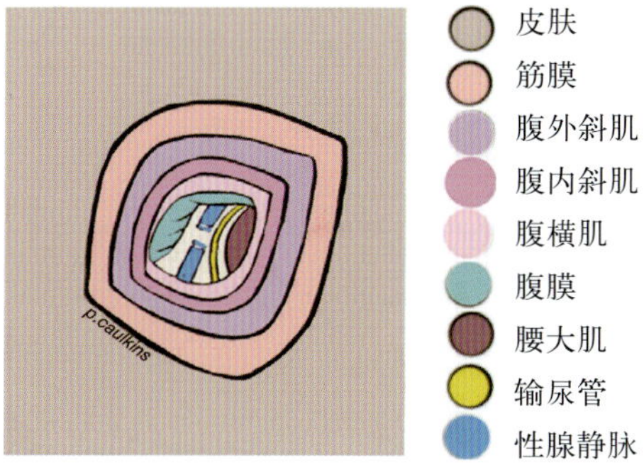

图 15.3　腹膜后精索静脉曲张切除术

在髂前上棘内侧的内环水平处切开皮肤。解剖是通过 Scarpa 筋膜进行的。沿纤维长度打开外斜筋膜，切开内斜肌，显露精索内静脉，因为它在腹膜后进入腹股沟管。在此处精索内静脉结扎并分离

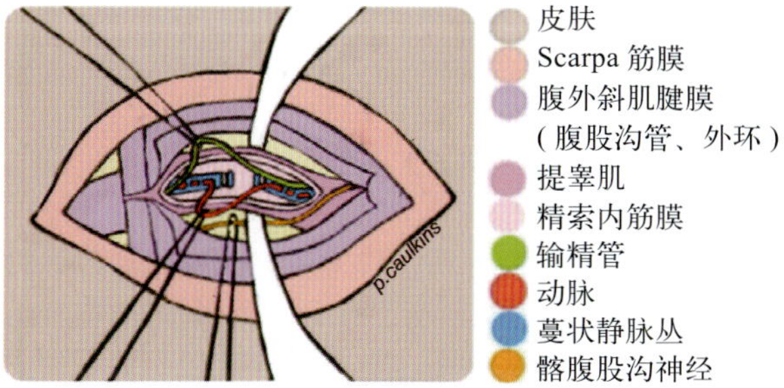

图 15.4　腹股沟精索静脉曲张切除术

可通过阴囊触诊腹股沟外环。在髂前上棘和耻骨结节之间的腹股沟管处有一个斜切口，切口的下侧面在耻骨联合上方约两指宽处，与同侧阴囊的外侧方向一致。皮肤和 Scarpa 筋膜被切开。沿着纤维的长度切开腹外斜肌腱膜，打开腹股沟管到外环。确定髂腹股沟神经。用 Penrose 引流管分离精索。抬高并打开提睾肌筋膜，识别并分离动脉和输精管，结扎较大的静脉

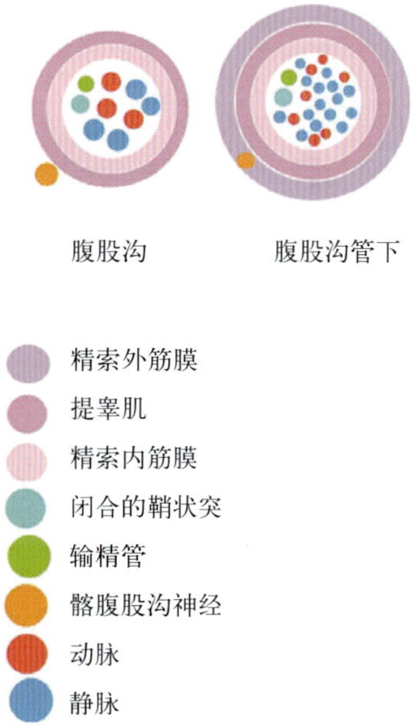

图 15.5　腹股沟和腹股沟下精索解剖图

精索从腹股沟区向腹股沟下区过渡时，细微的解剖学差异值得注意。当精索接近阴囊时，精索的动静脉分支增多，当精索离开腹股沟管时，精索进入精索外筋膜

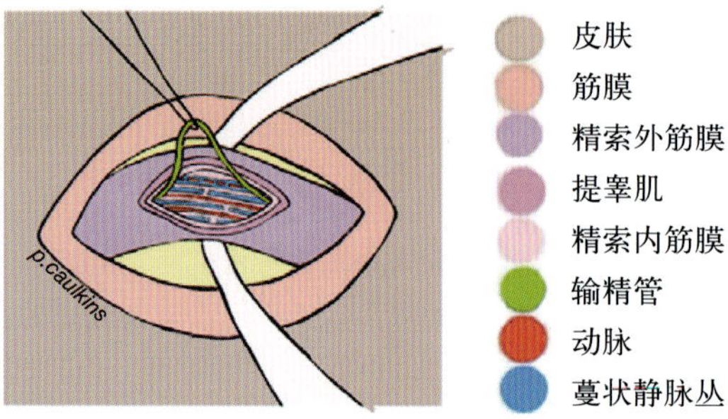

图 15.6 腹股沟下精索静脉曲张切除术。在腹股沟外环水平切开皮肤。Scarpa 筋膜在这一层过渡到 Dartos 筋膜（Dartos fascia）。打开浅筋膜，识别并分离精索。一旦精索外筋膜和提睾肌纤维被打开，精索静脉曲张切除术以与腹股沟入路相似的方式进行，注意识别和保留动脉、淋巴管和输精管

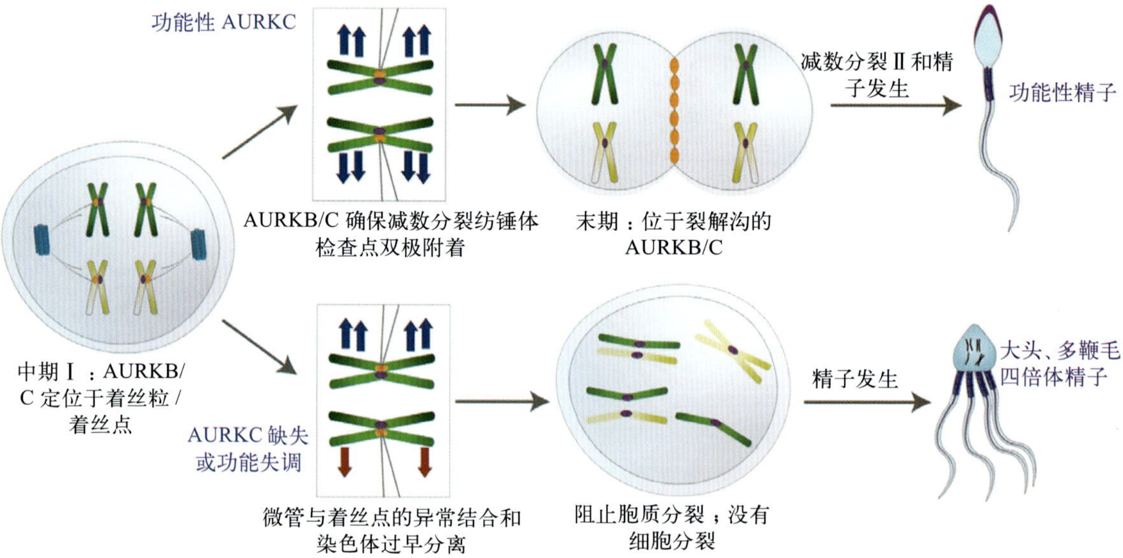

图 18.4 极光激酶 C（和极光激酶 B）在减数分裂过程中发挥重要作用，作为染色体转运复合体的一部分调节染色体分离和细胞质分裂；如果有缺陷，就会导致严重的畸形精子症。AURKB/C 的作用是确保双极体与双极体的正确连接，并参与减数分裂纺锤体检查点。在末期，AURKB/C 定位于裂解沟。当 AURKC 功能失调时，微管不能适当地与着丝点结合，染色体过早分离，细胞分裂被阻断。细胞分裂不发生，产生大头、多鞭毛的四倍体精子

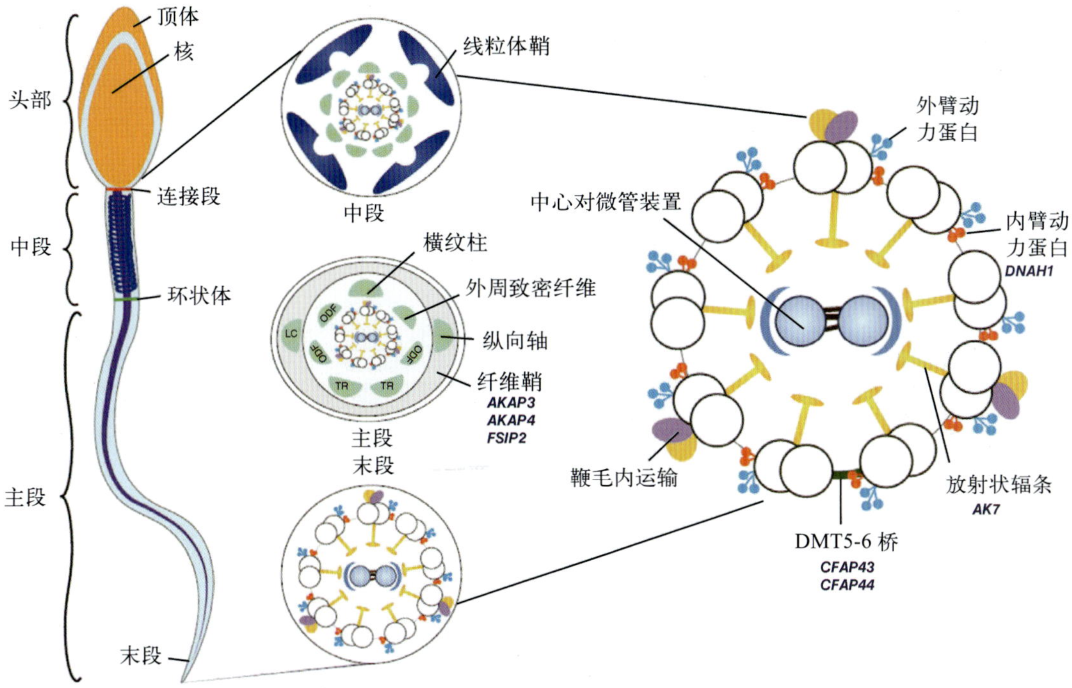

图 18.5　精子结构示意图和与 MMAF 相关的致病突变基因（畸形精子症、弱精子症、PCD 和 MMAF）。该图展示了鞭毛中段、主段和末段的横截面，以及在某些精子功能缺陷病例中已知有缺陷的关键蛋白的大致位置，包括以下蛋白：动力蛋白重链 1（DNAH1）；纤毛和鞭毛相关蛋白 43（CFAP43）；纤毛和鞭毛相关蛋白 44（CFAP44）；激酶锚定蛋白 3（AKAP3）；激酶锚定蛋白 4（AKAP4）；中心体蛋白 135（CEP135）

引自参考文献 [49] 和 [50]

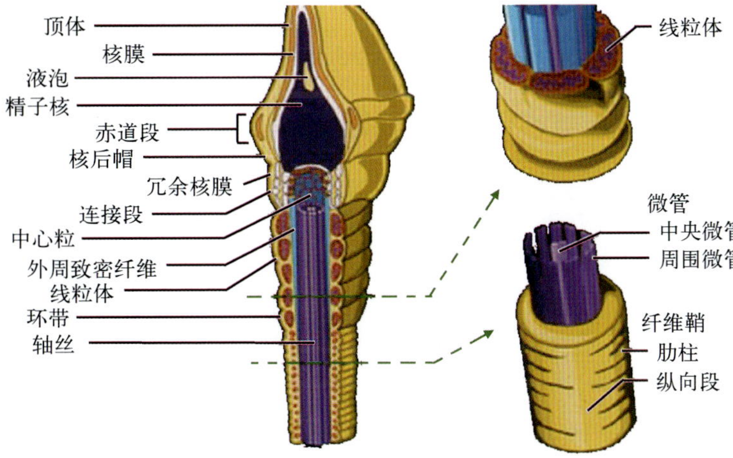

图 19.1　人类精子超微结构图解

改编自 CJ De Jonge，引自 Zaneveld, in Wynn (ed.), Obstetrics and Gynecology Annual (Vol. 7), p.15 Appleton-Century-Crofts, New York (1978)

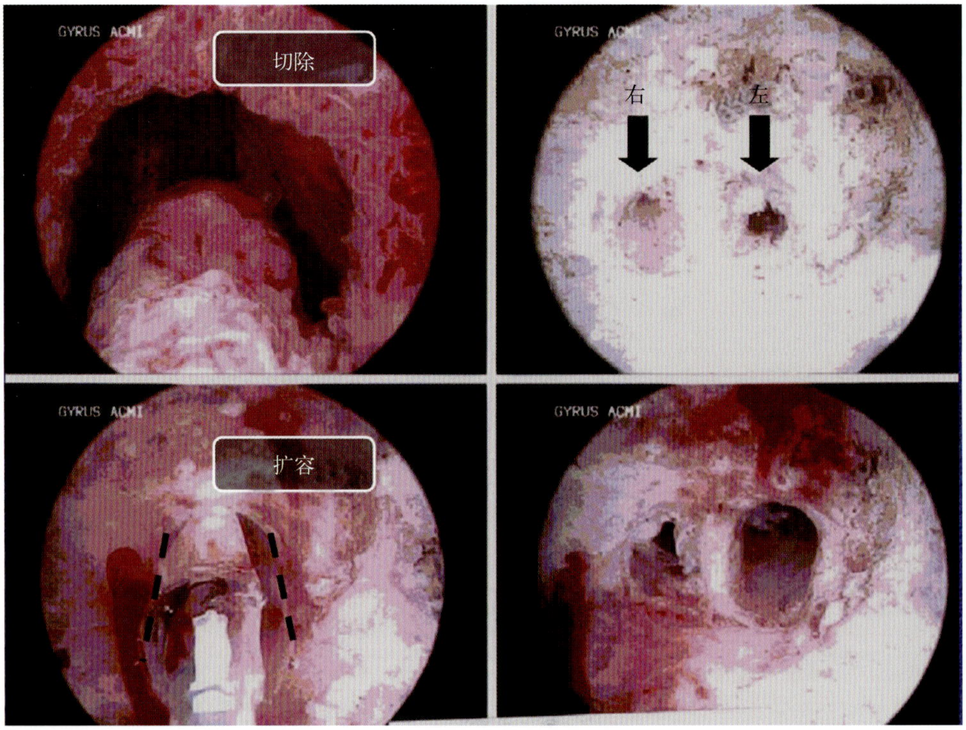

图 22.6　TURED 的连续操作步骤，包括切除，最终使射精管脱顶，然后使用血管造影球囊扩张孔口

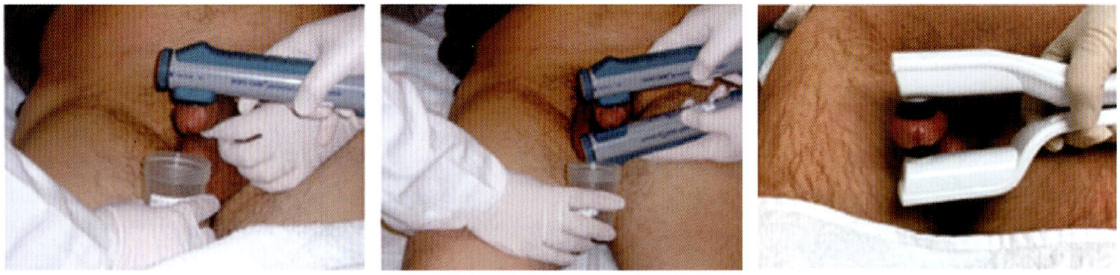

M1　　M2　　M3

图 22.11　三种建议的阴茎振动刺激方法。M1：将一个 FertiCare 装置置于阴茎头的背部或系带；M2：将阴茎“夹在”两个 FertiCare 设备之间；M3：Viberect-X3 设备的应用

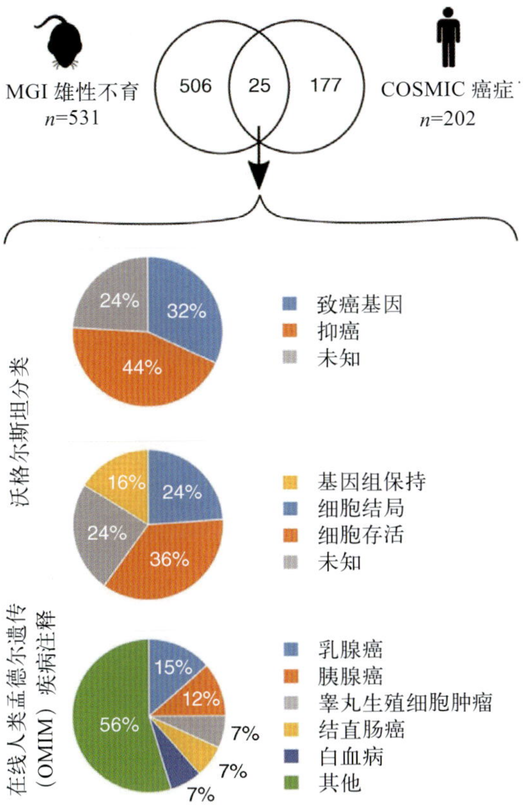

图 25.2 识别与男性不育和癌症易感性相关的候选基因

人类与小鼠雄性不育基因的同源基因与来自 COSMIC 数据库的已知癌症基因的列表相交。观察到的 25 个基因的重叠是高度非随机的——与不在 MGI 数据库中的基因相比，小鼠基因组信息学（MGI）雄性不育数据库中癌症基因的丰度是 MGI 数据库中的 5 倍（4.7% vs. 0.95%，优势比 5.12；经 Fisher 检验 $P < 5 \times 10^{-10}$）。根据沃格尔斯坦（Vogelstein）分类，以及进一步根据它们在癌症中的假定作用来描述这 25 个候选基因

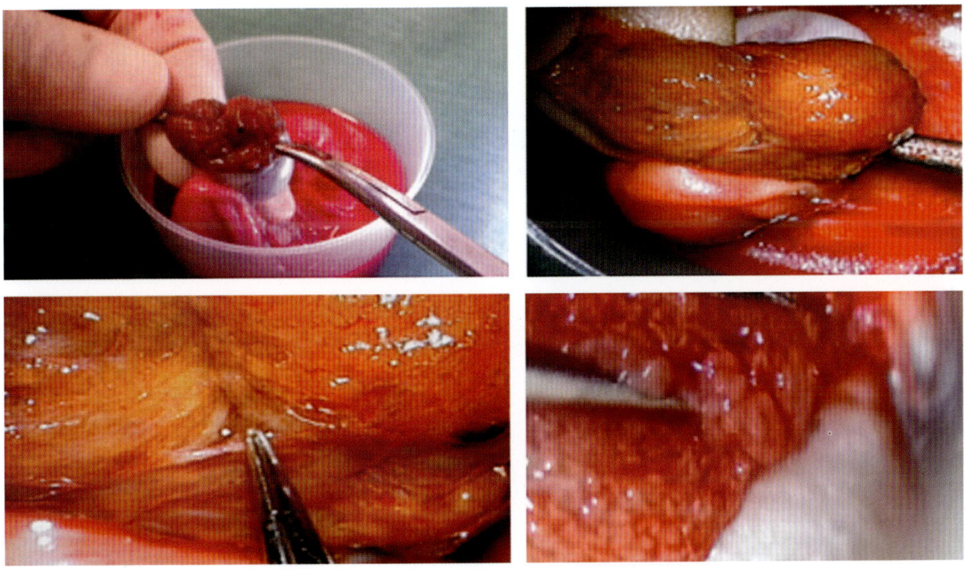

图 25.3 Onco-TESE 精子采集技术

进行根治性睾丸切除术，然后将睾丸分成两瓣以分离肿瘤（向右）。工作台显微解剖使用放大 15 ～ 20 倍的手术显微镜，可以对未受影响的小管进行详细搜索，以检测扩张的小管，这些小管更有可能容纳精子。胚胎学家在手术过程中立即检查从小管释放的液体，可以立即反馈成功（图片由伦敦盖伊医院 Majid Shabbin 提供）

引自 Moody JA, Ahmed K, Yap T, Minhas S, Shabbir M. Fertility management in testicular cancer: the need to establish a standardized and evidence-based patient-centric pathway. BJU Int 2019; 123: 160-72.

第一部分

男性不育的科学基础

第 1 章 男性生殖道和性腺发育、附睾及附属性器官的解剖学与胚胎学

Danielle Velez and Craig S. Niederberger

第一节 引 言

要了解男性不育的范围，掌握正常男性解剖学及其胚胎学知识是必不可少的。本章将回顾从受精到胚层组织分化为器官系统的主要发育事件，并深入探讨男性泌尿生殖系统及外生殖器的形成。通过夯实胚胎学和解剖学基础，我们将对疾病状态有更全面的理解。

第二节 从受精到胚层形成

精子和卵子结合以后，第 2 天形成一个基因特异的受精卵。第 3 天，受精卵经过多次有丝分裂形成桑葚胚（来自拉丁语的桑葚）。桑葚胚的核心细胞被滋养层细胞所包裹，滋养层细胞也将发育成胎盘。第 4 天，一个充满液体的囊腔出现，将滋养层与发育中的胚胎分开，我们称之为卵黄囊或脐囊。第 6 天，卵黄囊附着于子宫壁，刺激滋养层快速增殖并分化成两层：内层细胞滋养层和外层合体滋养层。合体滋养层侵入子宫内膜，使囊胚嵌入，建立早期子宫胎盘循环，如图 1.1 所示，植入完成后，囊胚分裂成全能性上胚层和下胚层组成的二胚层和胚盘。第 2 周，羊膜腔、羊膜、脐囊和绒毛膜囊等结构形成。合体滋养细胞产生人绒毛膜促性腺激素（hCG），以维持黄体在整个妊娠期间分泌雌激素和孕激素。

第 3 周，原肠胚发生，随着胚盘上的上胚层细胞增殖和运动，形成原条和脊索。二胚层胚盘成熟分化为 3 个胚层：内胚层、中胚层和外胚层。直到第 4 周，原条形成中胚层，之后退化消失。中胚层进一步分化成成对的结构并横跨脊索；从内侧到外侧，分别是轴旁中胚层、间介中胚层和侧中胚层（图 1.2）。泌尿系统和生殖系统主要由间介中胚层发育而来。

约第 16 天，脐囊尾部外展延伸到发育中的胎盘的连接柄中。这种憩室被称为尿囊。这个憩室的近端部分最终会纤维化，形成成人脐尿管，或称为脐正中韧带。尿囊的中胚层扩张形成血管，这些血管作为脐动脉为胎盘供血。在发育的第 4 周后期，当胚胎在水平面上折叠时，中胚层的纵向隆起出现在背主动脉的两侧，称为尿生殖嵴。尿生殖嵴形成中肾嵴和生殖腺嵴。

要点
● 受精后，在第 3 天，受精卵经过多次有丝分裂形成桑葚胚，在第 6 天左右，作为囊胚植入子宫内膜。 ● 发育的第 3 周，胚胎已经分化为 3 个主要的胚层：内胚层、中胚层和外胚层。 ● 泌尿生殖系统的大部分来源于中胚层。

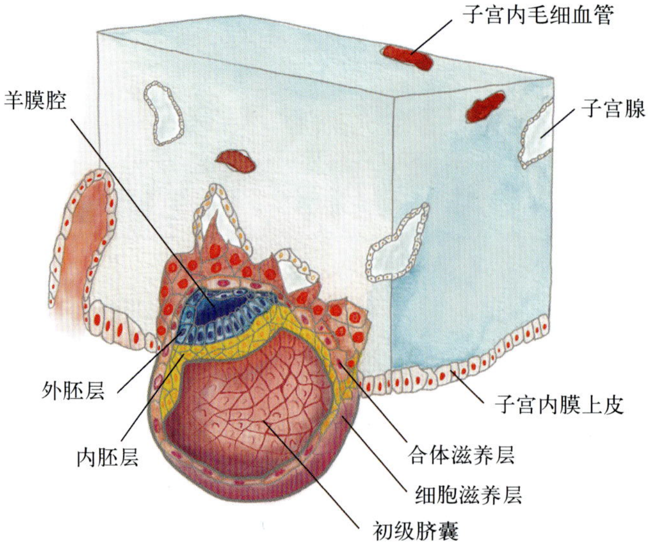

图 1.1 胚泡植入子宫内膜

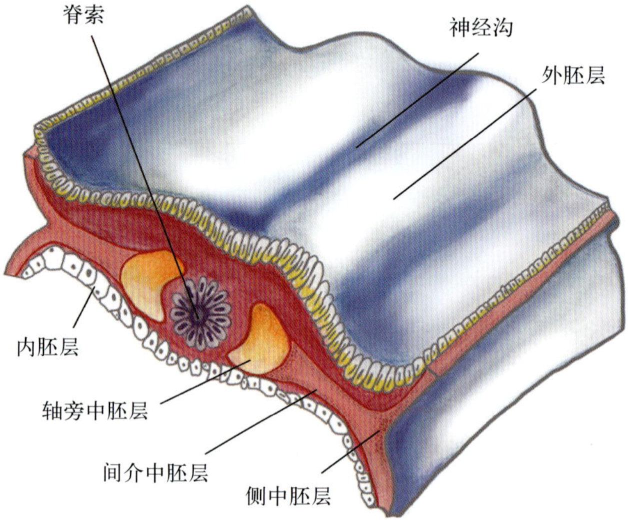

图 1.2 胚胎的横切面，突出显示了侧折叠前轴旁中胚层、间介中胚层和侧中胚层之间的关系

第三节 肾脏的发育

胎儿肾在发育成永久性形态时要经过三个阶段：前肾、中肾和后肾。双侧前肾早在第 4 周出现于发育中的颈部附近。前肾管向尾部延伸，并开口于泄殖腔（来自拉丁语的下水道），接收尿囊和后肠的排泄物。在第 4 周末，大部分前肾退化，中肾开始发育。图 1.3 显示了生肾索从前肾到中肾和后肾，并插入泄殖腔的过程。

中肾由原始肾小球和中肾小管组成，中肾小管汇入中肾管。这些结构在胎儿发育早期阶段作为临时肾脏持续 4 周左右的时间，直至后肾出现。虽然中肾大部分在第 12 周时退化，但中肾管在男性体内遗留并发育为附睾、输精管、射精管和精囊的附件（表 1.1）。

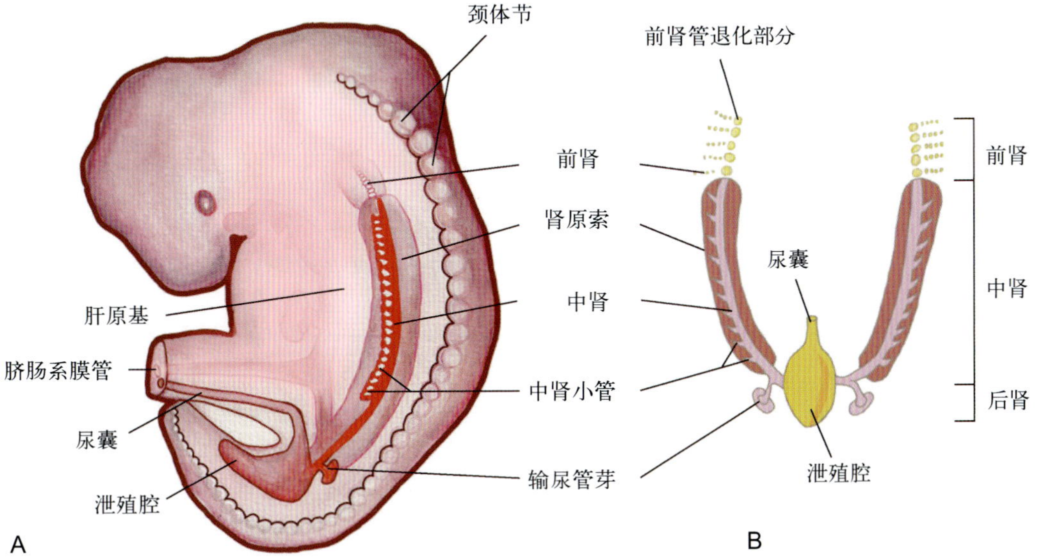

图 1.3 **第 5 周肾脏系统发育的侧视图，从前肾到中肾再到后肾**

A. 第 5 周肾系统发育的侧视图，从前肾到中肾再到后肾；B. 肾系统发育的冠状面视图

表 1.1 **胚胎泌尿生殖结构的衍生物和残留物** [a]

胚胎结构	女性	男性
未分化性腺	*卵巢*	*睾丸*
皮质	*卵泡*	*生精小管*
髓质	*卵巢网*	*睾丸网*
引带	*卵巢韧带、子宫圆韧带*	*睾丸引带*
中肾小管	卵巢冠、卵巢旁体	*睾丸输出小管、旁睾*
中肾管	囊状附件 卵巢管 纵向导管（Gartner 导管）	附睾附件 *附睾管* *输精管* *射精管和精囊腺*
输尿管芽	*输尿管、骨盆、肾盏和集合小管*	*输尿管、骨盆、肾盏和集合小管*
中肾旁管	卵巢囊状附件 *输卵管* *子宫、子宫颈*	睾丸附件
尿生殖窦	*膀胱* *尿道* *阴道* *尿道和尿道旁腺* *前庭大腺*	*膀胱* *尿道（舟状窝除外）* *前列腺小囊* *前列腺* *尿道球腺*
窦结节	处女膜	精阜

续表

胚胎结构	女性	男性
原始阴茎	*阴蒂* *阴蒂头* *阴蒂海绵体* *前庭球*	*阴茎* *阴茎头* *阴茎海绵体* *尿道海绵体*
尿生殖褶	*小阴唇*	*阴茎腹侧*
阴唇阴囊突	*大阴唇*	*阴囊*

引自 Moore KL, Persaud TVN, Torchia MG. The Developing Human: Clinically Oriented Embryology, 11th ed, 2020. Table 12.1: Derivatives and Vestigial Remnants of Embryonic Urogenital Structures.

a. 功能性衍生物用斜体表示。

第 5 周，后肾在骶骨区域发育并且在第 9 ～ 10 周时发挥功能。它由输尿管芽(后肾憩室）和后肾胚基组成。通过相互诱导，输尿管芽和后肾胚基分别发育为集合系统和肾单位。输尿管芽开始于中肾管的憩室，接近其插入泄殖腔的部分。受后肾胚基的影响，输尿管芽反复形成分支，逐渐形成输尿管、肾盂、肾大盏、肾小盏及集合小管（图 1.4）。

每条肾小管诱导后肾胚基中的间充质细胞簇分化成肾单位的组成部分：肾小球、近曲小管、远曲小管及亨利（Henle）袢。如果输尿管芽不能与后肾胚基结合将导致肾发育不全，并且通常还会导致其他中肾

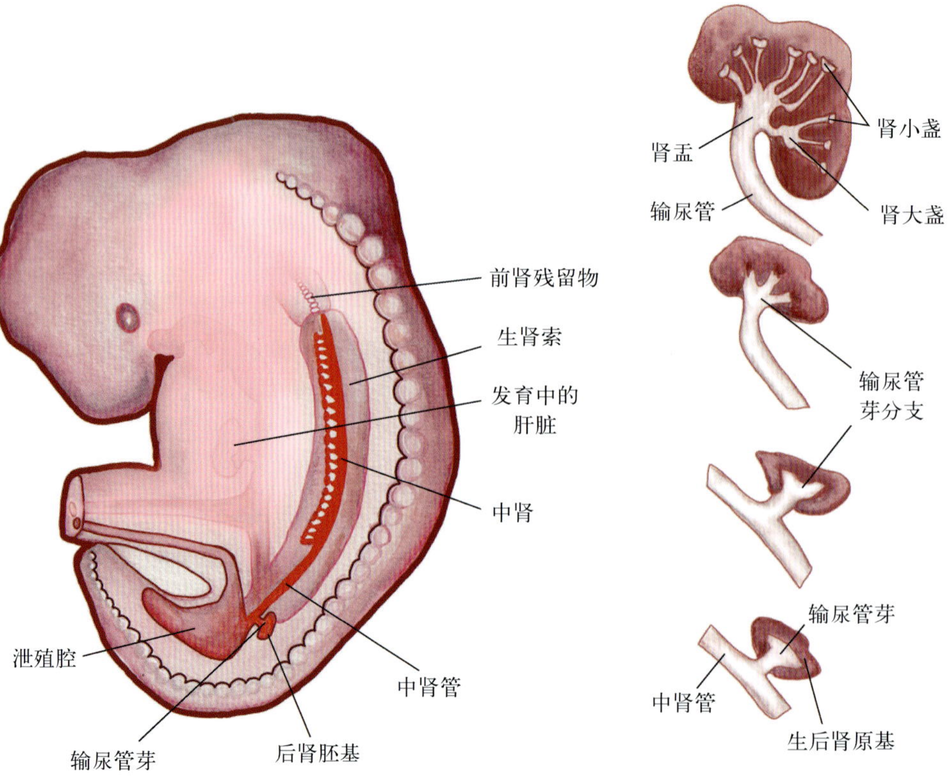

图 1.4　输尿管芽发育的连续阶段，从第 5 周到第 8 周：输尿管、肾盂和大小肾盏

管（沃尔夫管）结构畸形，包括同侧附睾、输精管、精囊和射精管。因此，当遇到单侧输尿管发育不全的患者时，应进行肾脏超声检查，以评估上尿路情况。尿液在发育的第 10 周左右开始产生。肾小球的数量在整个妊娠期间持续增加，直到第 36 周，肾单位完全形成，至出生时每个肾脏含有 20 万～ 200 万个肾单位。

成对的后肾在骨盆内发育，随着腹腔的生长，它们逐渐上升并旋转，直到肾门区朝向前内侧，肾的上极与肾上腺接触。肾脏血液供应随着上升而变化，最初来自髂总动脉，当肾脏到达最终的腹膜后位置时，血供来自腹主动脉。因此，肾脏具有副肾动脉并不罕见。

第四节　膀胱的发育

泄殖腔是后肠和尿囊排空的早期腔室，被泄殖腔膜覆盖。关于泄殖腔分隔成背侧的直肠和腹侧泌尿生殖窦存在两种理论。传统认为，泄殖腔分隔发生在第 4 ～ 7 周，通过冠状折叠和尿直肠隔尾侧下降共同完成。尿直肠隔与泄殖腔膜融合形成会阴体。然而，显微镜结合计算机辅助三维重建技术研究表明，虽然尿直肠隔和泄殖腔膜之间的距离减小，但这两个结构并不融合。相反，泄殖腔膜变平，然后凋亡，在第 7 周左右破裂。这导致两个面的暴露：前泌尿生殖沟和后肛门。中间的区域，即尿直肠隔的尖端，未来成为会阴。泄殖腔膜的早期破裂和腹侧外胚层与泄殖腔内胚层细胞之间的间充质细胞迁移的失败可导致膀胱外翻 - 尿道上裂综合征。

膀胱由中肾管沃尔夫管上方的泌尿生殖窦形成。它开始是一个圆柱形管，由单层立方细胞排列形成，被疏松的间叶组织包围。从第 7 周到第 12 周，周围结缔组织凝结且平滑肌出现。到第 17 周时出现成熟的尿路上皮。膀胱发育由几种信号转导因子引导，包括 Shh、Bmp4 和 Fgfr2。在第 10 周左右，当开始产生尿液时，弹性纤维与胶原纤维的比率增加，厚胶原纤维与薄胶原纤维的比率降低，从而改善膀胱的顺应性。成人膀胱的结构层次是膀胱上皮、固有层、黏膜肌层、逼尿肌平滑肌和膀胱周围脂肪。

膀胱三角由来自膀胱的平滑肌和来自中肾管的输尿管结合形成。位于输尿管芽起点尾部的中肾管称为共同排泄管（肾管），如图 1.5 所示。

当总排泄管与发育中的膀胱接触时发生凋亡，与发育中的输尿管分离，如图 1.5C、D 所示。通过重建、扩张和分化，输尿管口向上和外侧移动，最终在三角区内通过膀胱基底部斜向进入（图 1.5D、E）。需要足够的逼尿肌支撑以防止尿液在膀胱充盈时反流到输尿管 / 肾盂。膀胱输尿管反流可导致尿路感染、肾实质损伤和高血压。在男性中，中肾管向骨盆迁移，在精阜处进入前列腺部尿道形成射精管（图 1.5E）。

第 15 周左右，外部横纹肌纤维出现在尾侧端的泌尿生殖窦，而内部平滑肌层增厚的膀胱颈，为未来的控尿机制奠定了基础。

要点

- 胎儿肾脏在达到成人肾脏形态之前要经历三个阶段：前肾、中肾和后肾。前肾和中肾大部分退化，但中肾管在男性中仍保持为 Wolffian 结构：射精管、输精管、附睾尾和精囊。在男性和女性胎儿中，中肾管发出输尿管芽。
- 后肾通过输尿管芽和后肾胚基之间的相互诱导形成，分别形成集合系统和肾单位。
- 尿直肠隔将泄殖腔分成前尿生殖窦和后直肠（后肠）。尿液产生开始于妊娠第 10 周左右，与泌尿生殖窦的膀胱发育一致。

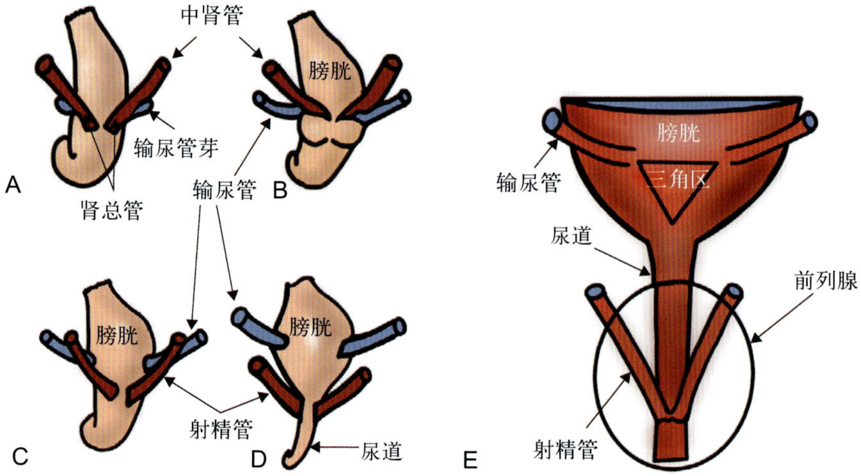

图 1.5 输尿管芽起源于中肾管（A）及雄性胚胎输尿管和中肾管位置的重塑（B ～ D）；输尿管和射精管相对于三角区的最终位置（E）

第五节 男性性腺和生殖管发育

如上所述，一系列的导管发育形成泌尿生殖系统。前肾管主要发育成原始泌尿系统，并形成中肾管，在男性中中肾管被生殖系统吸收。中肾旁管主要发育成生殖系统；然而，中肾管和中肾旁管的命运由胎儿的染色体组成决定。由于 46XX 胎儿缺乏抗米勒管激素（AMH），中肾旁管得以保留，而在 46XY 胎儿中，中肾旁管将大部分消失。

无论男女，性腺的发育在第 5 周随着生殖嵴的发育而开始，生殖嵴是中肾内侧的间皮增厚区域。性腺索生长到下层间充质中，并与原始生殖细胞结合，这是最早的未分化性细胞。这些细胞起源于卵黄囊，沿着后肠背侧系膜迁移到生殖嵴（图 1.6），形成原始性索。

在妊娠的第 7 周，46XX 和 47XY 胚胎之间的未分化性腺是相同的，都具有上皮皮质和间充质髓质。在 46XX 胚胎中，未分化性腺的皮质将分化成卵巢，随后髓质退化。相反，在 47XY 胚胎中，皮质将退化并且髓质将发育成睾丸。

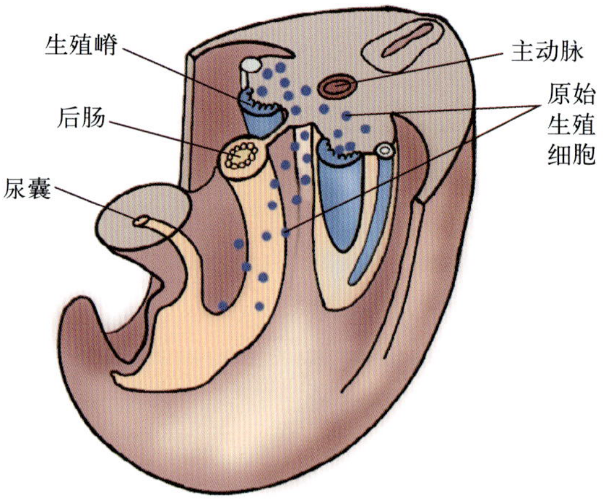

图 1.6 原始生殖细胞（蓝色）从卵黄囊壁沿着后肠背肠系膜迁移到发育中的双侧生殖嵴间充质

Y 染色体的短臂包含性别决定区（*SRY* 基因），可产生 SRY 蛋白，也被称为睾丸决定因子（TDF）。如果没有 *SRY* 基因，未分化性腺将向卵巢分化。SRY 蛋白诱导未分化性腺髓质区的细胞形成睾丸上皮索，最终成为生精小管。原始生殖细胞发育成精原细胞，而周围的间充质细胞发育为支持细胞。*SRY* 基因通过多个调控基因影响曲细精管分化，包括 *Sox9*、*Wnt4*、*Foxl2*、

Fst 和 *Rspo1*。图 1.7 通过与不存在 TDF 的生殖过程（右）进行比较，充分显示了 TDF 对未分化性腺的影响（左）。

在第 6 周和第 7 周，支持细胞开始分泌抗米勒管激素，这种激素可抑制中肾旁管发育，从而阻止子宫、输卵管和阴道上段的形成。分隔生精索的间充质发育为间质细胞，间质细胞在胎盘 hCG 的影响下，在第 8 ～ 9 周产生睾酮。之后，随着脑垂体的发育，胎儿促性腺激素取代雄激素的产生。睾酮及其更有效的衍生物双氢睾酮，使中肾管（Wolffian 管）、生殖结节和泌尿生殖窦男性化（如表 1.1 所示）。由泌尿生殖窦和生殖结节分泌的Ⅱ型 5-α 还原酶将睾酮转化为双氢睾酮，这对于正常的阴茎和前列腺发育是必需的。

来自胎儿间质细胞的睾酮刺激中肾管成为 Wolffian 结构。虽然生精小管的管腔

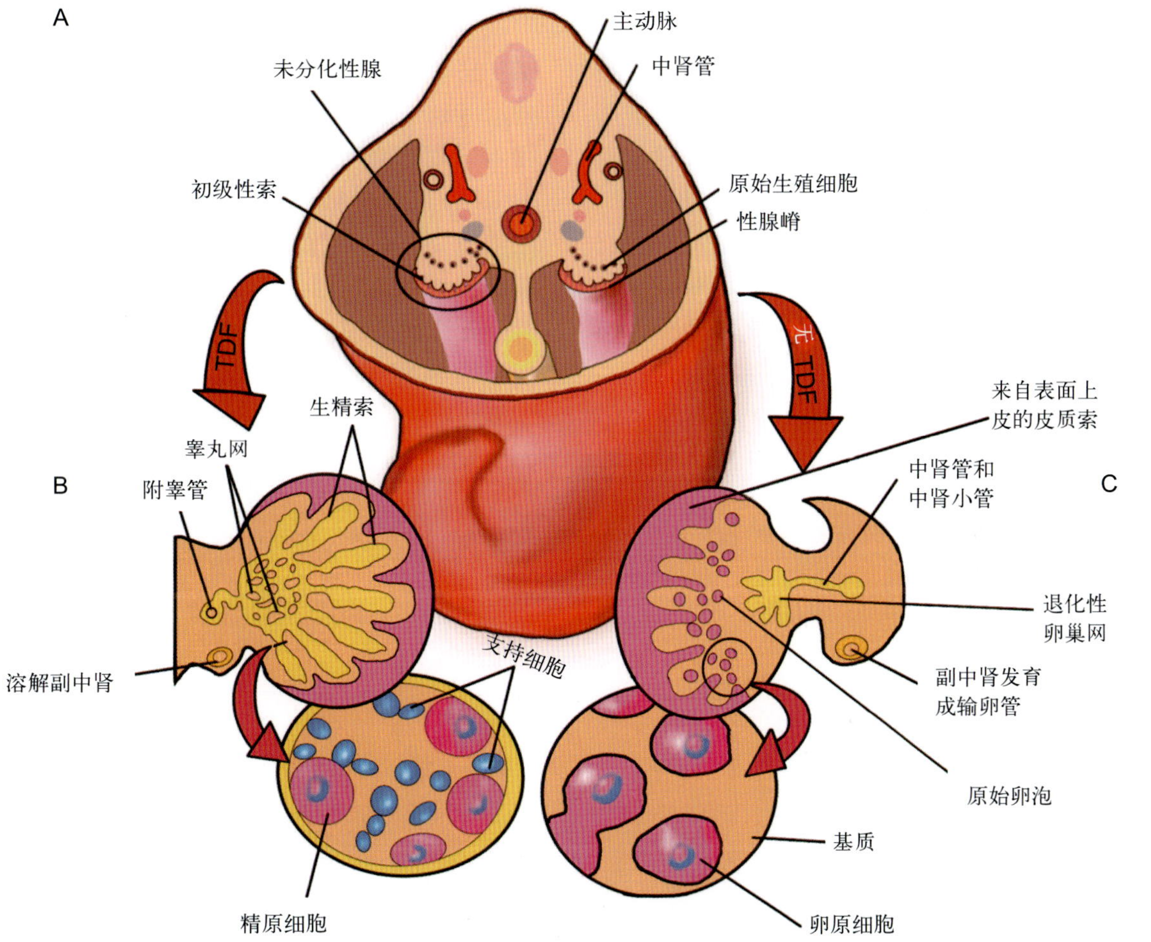

图 1.7　5 周胚胎的未分化性腺（A）。睾丸发育如左图所示。Y 染色体上的睾丸决定因子（TDF）迫使皮质退化，髓质发育成睾丸。性腺索成为睾丸网和生精小管。该图的左下角显示了睾丸的两个主要细胞：精原细胞（来自原始生殖细胞）和支持细胞（来自间充质）。注意左侧的中肾旁管缺失，这是因为男性中肾旁管由于抗米勒管激素而退化（B）。右侧显示卵巢发育。原始生殖细胞进入皮质索，皮质索由表面上皮发育而来。与睾丸不同的是，未分化性腺的髓质退化，皮质形成卵巢。注意：中肾旁管存留并发育成输卵管（C）

直到青春期才会发育，但生精索的管壁是由精原干细胞和支持细胞组成的。生精索凝聚并延伸到睾丸网，睾丸网生长成 15 ～ 20 个中肾小管。这些小管将成为输出小管。在远端，中肾管发育成附睾管，并且在被平滑肌包裹后增厚形成输精管。中肾管的尾端从前列腺尿道处从内侧进入，形成射精管。其外侧分化出精囊。

关于精囊发育的研究非常有限。Brewster 首次记录了在妊娠第 12 周中肾管远端球状扩张的证据。在接下来的 13 周内，这些扩张部位膨大生长，形成分支憩室，并折叠成围绕上皮里腔的未分化间充质的同心圆层。这个间充质逐渐分化为固有层、肌层和外膜。图 1.8 显示了从妊娠 14 周到 1 天大婴儿再到 18 岁男性的精囊发育过程。与前列腺相似，精囊的分支形态发生由局部雄激素和成纤维细胞生长因子、Hedgehog 和转化生长因子 β 介导。精囊为男性射精提供果糖、抗坏血酸、前列腺素和凝血因子。

前列腺在男性附属性腺中是独特的，因为它来源于内胚层泌尿生殖窦。在第 10 ～ 12 周，胎儿膀胱底部的内胚层生长到周围的间充质中。*Hox* 基因控制腺体形态发生，促使间充质分化为前列腺致密的基质和平滑肌。成纤维细胞生长因子 7、激活素（活化素）A、胰岛素样生长因子 1、骨形态发生蛋白 4 和 7 与前列腺导管从尿道插入到远端导管尖端的重复分支有关。如前所述，前列腺分化由胎儿雄激素（即双氢睾酮）介导，其在妊娠中期达到峰值。前列腺在发育过程中对类固醇激素变化高度敏感。子宫内暴露于升高的母体或外源性雌激素（如双酚 A）会导致前列腺生长减慢，成年后前列腺癌风险增加。这可能是继发于 DNA 甲基化模式的永久性改变。关于男性生育力，前列腺是精液中存在的酸性磷酸酶、柠檬酸、肌醇、钙、锌、镁和液化因子的主要来源。

精阜沿男性尿道的背侧壁由头尾方向

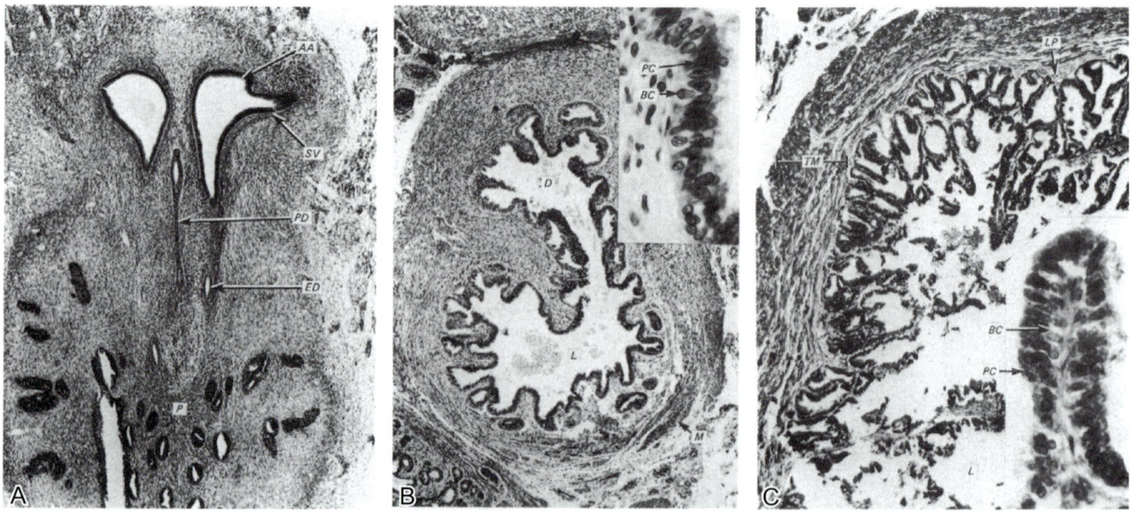

图 1.8　14 周的胚胎，显示管状精囊的开始，从壶腹开始生长。AA. 壶腹；ED. 射精管；P. 前列腺；PD. 中肾旁管；SV. 精囊（A）。1 日龄婴儿的精囊切片。憩室从主腔分支出来。管腔含有细胞碎片和黏液物质。BC. 基底细胞；D. 憩室；L. 管腔；M. 平滑肌；PC. 主要细胞（B）。一名 18 岁患者的精囊切片，显示两层肌层和上皮折叠的环形性质（C）。BC. 基底细胞；L. 管腔；LP. 固有层；PC. 主细胞；TM. 肌膜

引自参考文献 [10]

延长，是终末中肾管和任何残余米勒管的入口，其中残留米勒管形成前列腺小囊。如图 1.9 所示，精阜是中胚层中肾管和内胚层米勒管之间的界面。类似的，源自海绵体尿道和邻近间充质的较小腺体发育成成对的尿道球腺。尿道球腺分泌液占精液量的 5%，是润滑男性尿道的黏液。

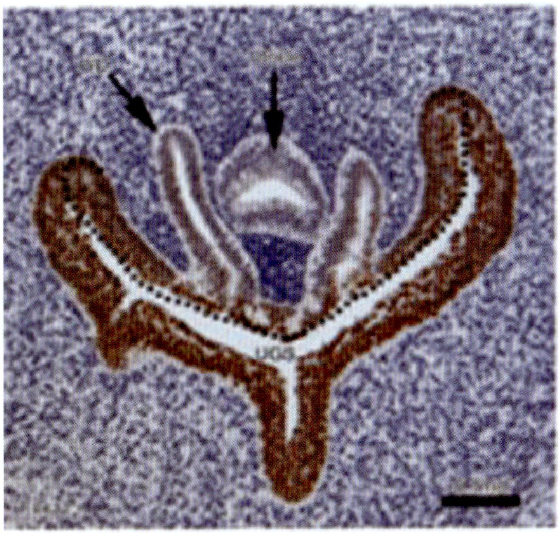

图 1.9　预芽期 9 周人胎儿精阜区尿生殖窦（UGS）切面，背侧小丘突出于 UGS（虚线）。中肾管（WD）位于米勒管衍生的前列腺椭圆囊（标记）的两侧，并且都在精阜顶点处或附近开口进入 UGS。切片用 FOXA1（一种内胚层标记物）染色

引自参考文献 [5]

睾丸发育开始于靠近发育中肾脏的上腰部区域。生殖细胞、支持细胞和间质细胞被称为白膜的结缔组织的厚纤维囊所包围。如图 1.10A 所示，睾丸由头侧和尾侧悬韧带支撑，后者成为引带。通常在第 10 ～ 15 周，随着中肾和副中肾的退化和胎儿腹内压的增加，睾丸沿着后腹壁向尾部下降。随着睾丸的下降，颅悬韧带退化，引带增厚（图 1.10B），最后斜向凸出到未来的腹股沟管外环之外并进入阴囊。这个过程通过腹膜的中空化来促进，允许腹膜腔的腹侧外翻，称为鞘突。随着引带缩短，睾丸通过腹股沟管被拉入阴囊，它拖动周围的鞘突，因此腹壁层与鞘突一起围绕睾丸和精索：腹横肌筋膜、腹内斜肌筋膜和腹外斜肌筋膜。腹横肌筋膜的开口成为腹股沟管内环，腹外斜肌的开口成为腹股沟管外环。典型的鞘突内卷，除了输精管和睾丸血管的入口处外，睾丸几乎完全被鞘膜所包围（图 1.10C）。持续性鞘突未闭可能导致腹股沟疝和（或）鞘膜积液。睾丸下降由胎儿雄激素调控，通常在 32 周时完成。患有隐睾症或睾丸未下降到阴囊的新生儿比例高达 9%，其中约 40% 患者的睾丸在 3 个月大时自发下降。

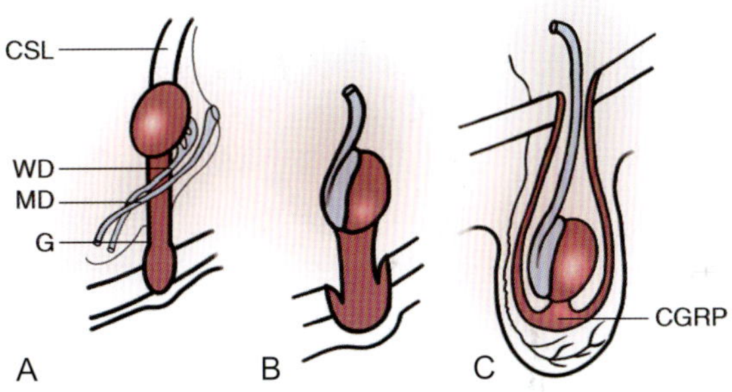

图 1.10　睾丸下降的阶段

A. 在下降之前，发育中的睾丸由颅悬韧带（CSL）和引带（G）固定在尿生殖嵴中。相邻的中肾管（WD）形成男性的附睾和输精管，米勒管（MD）形成女性的子宫和输卵管。B. 在第 15 周左右，经腹的行程已经完成，并且通过引带的扩张将睾丸保持在未来的腹股沟环附近。C. 腹股沟阴囊期需要引带在雄激素和降钙素基因相关肽（CGRP）的控制下伸长到阴囊中。移行完成后，鞘突（PV）的腹膜闭合，然后完全内卷并消失

引自参考文献 [5]

第六节 女性性腺发育

位于中肾管入口上方的膀胱的发育在男女胎儿之间是相同的。在46XX胎儿中，泌尿生殖窦的尾部以与46XY胎儿相似的方式发育成尿道，但没有阴茎延长。由于女性缺乏AMH和睾酮，中肾旁管持续存在，中肾管退化。母体雌激素促进中肾旁管发育为女性性器官。受*HoxA10*调节的中肾旁管中线融合形成子宫、阴道上2/3、阔韧带、直肠子宫陷凹和膀胱子宫陷凹。未融合的中肾旁管的剩余部分形成输卵管。阴道远端1/3，以及处女膜，似乎起源于泌尿生殖上皮。

> **要点**
>
> - Y染色体的短臂包含产生TDF的*SRY*基因。TDF能够促进支持细胞的发育和原始生殖细胞向精原细胞的分化。支持细胞产生AMH，AMH可阻止子宫、输卵管和阴道上2/3由中肾旁管形成。睾丸间质细胞产生睾酮，影响中肾管形成Wolffian结构。
> - 前列腺起源于第10周左右膀胱底部的内胚层。这一过程是由双氢睾酮引导的，双氢睾酮是由睾酮通过5-α还原酶产生的。睾丸形成于腹部，然后从第10周到第32周下降至阴囊，这一过程由引带（舵）和鞘突引导。

第七节 男性外生殖器

外生殖器在妊娠第4～12周发育。它们起源于泄殖腔膜头端的生殖结节，两侧为阴唇阴囊突和尿生殖褶。46XX和46XY胎儿的阴唇阴囊突和尿生殖褶的衍生物见表1.1。除了*SRY*基因之外，还有许多基因位点是男性分化所必需的。尿生殖嵴由*Wt1*、*Sf1*和*Dax1*驱动。支持细胞产生AMH取决于*Sox9*、*FGF9*、*SRY*、*Fog2*和*Igf1*。最后，睾丸间质细胞产生睾酮受以下基因所产生酶的影响：*StAR*、*Cyp11a1*、*Cyp17*和*3β-HSD*。尿生殖窦和生殖结节产生5-α还原酶，所以在睾酮和双氢睾酮的影响下，阴茎和肛门之间的距离增加，生殖结节延长为原始阴茎，最终形成阴茎。

关于男性尿道的发育存在一些争论。Glenister于1954年提出的经典融合理论认为，尿道板利用泌尿生殖窦内胚层在原始阴茎的腹侧形成管道。尿道沟折叠并融合形成海绵体尿道，然后在阴茎头远端与表面外胚层的向内生长相接。然而，这一理论并不能解释尿道下裂患者的各种畸形。Hadidi等对15例发育6～14周的男性胎儿进行了组织学研究，发现腺状尿道与海绵状尿道平行发育。他们观察到海绵体尿道内的三个发育阶段：固体上皮板、深的尿道沟和融合尿道。腺尿道似乎经历了四个发育阶段：固体上皮板、中央盲管、深的腺状沟和阴茎头/包皮的远端迁移，其与腺状沟的最远边缘融合，形成腺尿道的底部。作者没有发现Glenister先前提出的外胚层向内生长的证据。使用光学投影断层扫描，Li等提出了“双拉链理论”，其中第一个（开口）拉链开始于阴囊尿道口，其特征在于尿道板背侧内高水平的细胞增殖，允许尿道板形成通道。第二个（闭合）拉链表现为内衬尿道沟的上皮边缘的中线融合，其也从阴囊向远端移动到在中阴茎头处的末端尿道口。作者注意到，在组织学分析中缺乏caspase 3，这可能表明存在细胞凋亡或外胚层向内生长的作用，如前所述。

阴茎海绵体和海绵体由原始阴茎内的间充质发育而来。在男性中，成对的阴唇阴囊突在中线处相遇并融合形成阴囊。将来包皮与腺尿道同时形成，并依赖于尿道的正常发育。尿道下裂缺乏正常的腹侧包皮，尿道上裂缺乏正常的背侧包皮，这即是证明。

要点

- 男性尿道可能通过“双拉链”过程发育，其中开口拉链由尿道空化，随后中线融合（闭合拉链），将尿道口从近端阴茎延伸到远端阴茎头。
- 双氢睾酮引导男性模糊的生殖结节形成外生殖器。尿生殖褶和阴唇阴囊突融合形成腹侧阴茎和阴囊。在女性中，这些结构分别形成小阴唇和大阴唇。

第八节　结　论

生殖系统胚胎学与泌尿道密切相关，受染色体组成、细胞增殖和凋亡、事件的正确时机和相互分化的显著影响，存在许多出错和先天性异常的机会。虽然大多数这些畸形不是致命的，但它们确实对婴儿直到成年有持久的影响。了解正常解剖结构的形成，对男性不育的诊断、评估和管理是至关重要的。

（周　青　林群芳　赵　祥　译）

第 2 章

睾丸的细胞结构与功能

Siwen Wu，Lingling Wang，and C. Yan Cheng

第一节　引　　言

睾丸的细胞结构

近年来，研究人员基于形态学、生物化学和分子研究，对哺乳动物睾丸的细胞结构进行了重点研究，从啮齿动物到人类，该细胞结构支持睾丸功能，每天产生数百万个精子，进而维持整个成年期精子发生的需要。早期的综述已对这一主题有较多描述，为了避免重复，我们在以下的章节中尽力根据最新的甚至未被详细评估的研究提供关于这一主题更有见地的信息。如前所述，读者也可以参考精子发生的睾丸细胞结构相关的早期综述，我们将尽力避免冗余。当然，一些必要的重复讨论也是必要的。这样做是为了使读者可以通过这里的讨论，而不需要通过其他资料来掌握相关的事实和概念。尽管如此，如果没有必要进行详细和多余的描述，我们将参考其他评论，在本章中对特定主题进行额外的讨论。

以成年大鼠为例，哺乳动物睾丸的一般细胞结构如图 2.1 所示。图 2.1A 是来自成年大鼠睾丸的Ⅶ期生精小管的横截面示意图，说明了生精上皮中支持细胞和生殖细胞之间的空间关系，并有固有基底膜的支持。这些结构协同工作，通过不同的上皮周期支持精子发生，正如在啮齿动物和人类中的一样（图 2.2 ～图 2.4）。小管的生精上皮是人类（约 12 岁）或啮齿动物（小鼠约 35 天或大鼠约 45 天）青春期后每天产生数百万精子的功能单位。最显著的特征是在支持细胞 - 支持细胞和支持细胞 - 精子细胞（小鼠或大鼠睾丸中的步骤 8 ～ 16 或 8 ～ 19）界面处的睾丸特异性且富含肌动蛋白的黏附连接（AJ），分别称为基底外质特化（ES）和顶端 ES（图 2.1A）。更重要的是，研究表明，发育中精子细胞的有序排列，显著出现在Ⅳ～Ⅷ期小管中的第 17 ～ 19 级精子细胞，具有独特的顶 - 底极性，其中发育中精子细胞的有序排列，头部指向基底膜，尾部指向小管腔，如图 2.1B 所示。研究表明，精子细胞的有序排列受到 3 种不同的细胞极性复合物的支持，包括基于 Par（分配缺陷）、Crumbs 和 Scribble 的极性模块。值得注意的是，这 3 种细胞极性蛋白模块及其伴侣蛋白最初在果蝇和蠕虫中发现，现在已经在睾丸中证实。其中包括：Par3/Par5/Par6 的及其蛋白质配偶体，包括非典型蛋白激酶 C（aPKC）和 Cdc42；Crumbs 同源物 -3（Crb3）及其蛋白伴侣 Lin-7 1 相关蛋白（Pals 1）和 Pals 1 相关紧密连接蛋白（PatJ）的 Crumbs 极性模块；以及基于 Scribble 的极性模块及其蛋白伴侣 Lethal giant larvae

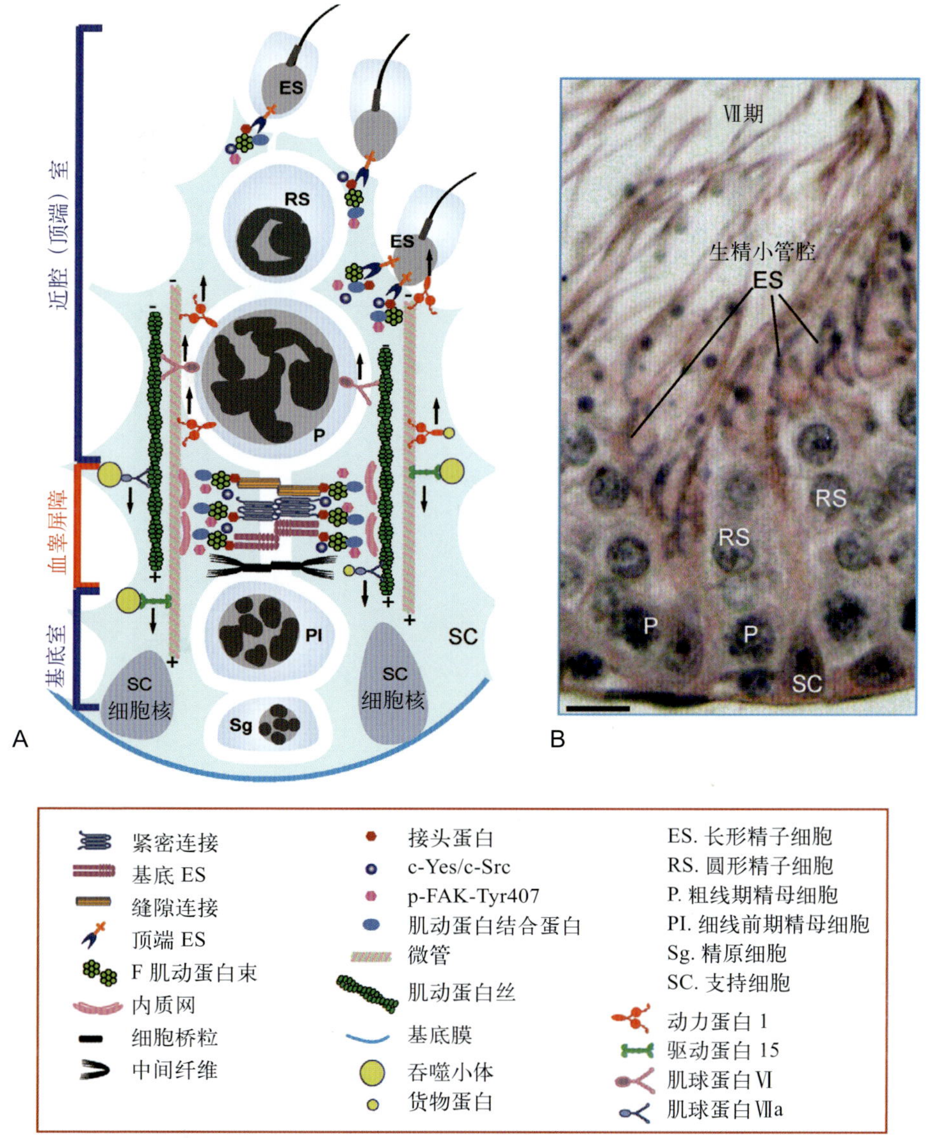

图 2.1　大鼠睾丸中支持精子发生的生精上皮的形态学特征

A. 典型的Ⅶ期生精小管横截面示意图，显示了成年大鼠睾丸生精上皮最典型的形态学特征。血睾屏障（BTB）由肌动蛋白为基础的紧密连接、基底细胞外质特化结构（ES）和缝隙连接以及细胞外基质（ECM）组成。通过基于中间丝的桥粒，将生精上皮分离成基底和近腔（顶端）室。细胞骨架，这里显示的是肌动蛋白和微管（MT）为基础的极化细胞骨架，具有独特的正（+）和负（−）末端，可为支持细胞及发育中的生殖细胞提供结构支持。从位于基底室中的 B 型精原细胞转化的前细线期精母细胞将被运输穿过 BTB，从上皮周期的晚期Ⅶ开始到晚期Ⅷ，使得它们可以分化成细线期、偶线期、粗线期和最终双线期精母细胞以进行减数分裂Ⅰ/Ⅱ，形成单倍体精子细胞。除了细线期前精母细胞外，发育中的精子细胞与其他生殖细胞，以及细胞器和细胞结构（如残余体、吞噬体、内吞囊泡）也将被运输穿过生精上皮以支持精子发生。这些转运由基于 MT 的马达蛋白支持，如动力蛋白 1[一种 MT（−）末端定向马达蛋白] 和驱动蛋白 [如驱动蛋白 15，一种 MT（+）末端定向运动蛋白]，肌球蛋白 VI[一种肌动蛋白点（−）末端定向马达蛋白] 和肌球蛋白 VIIa[肌动蛋白倒钩（+）末端定向马达蛋白]。在支持细胞 - 精子细胞（大鼠睾丸中的步骤 8 ～ 19）界面处发现顶端 ES，而基底 ES 在支持细胞 - 细胞界面处并且与紧密连接和缝隙连接共存以支持 BTB 功能。B. 成年大鼠睾丸中Ⅶ期生精小管的横截面，显示由支持细胞支持的不同类型的生殖细胞。在啮齿动物睾丸中观察到的形态学特征与人类睾丸中的相似。比例尺：40μm

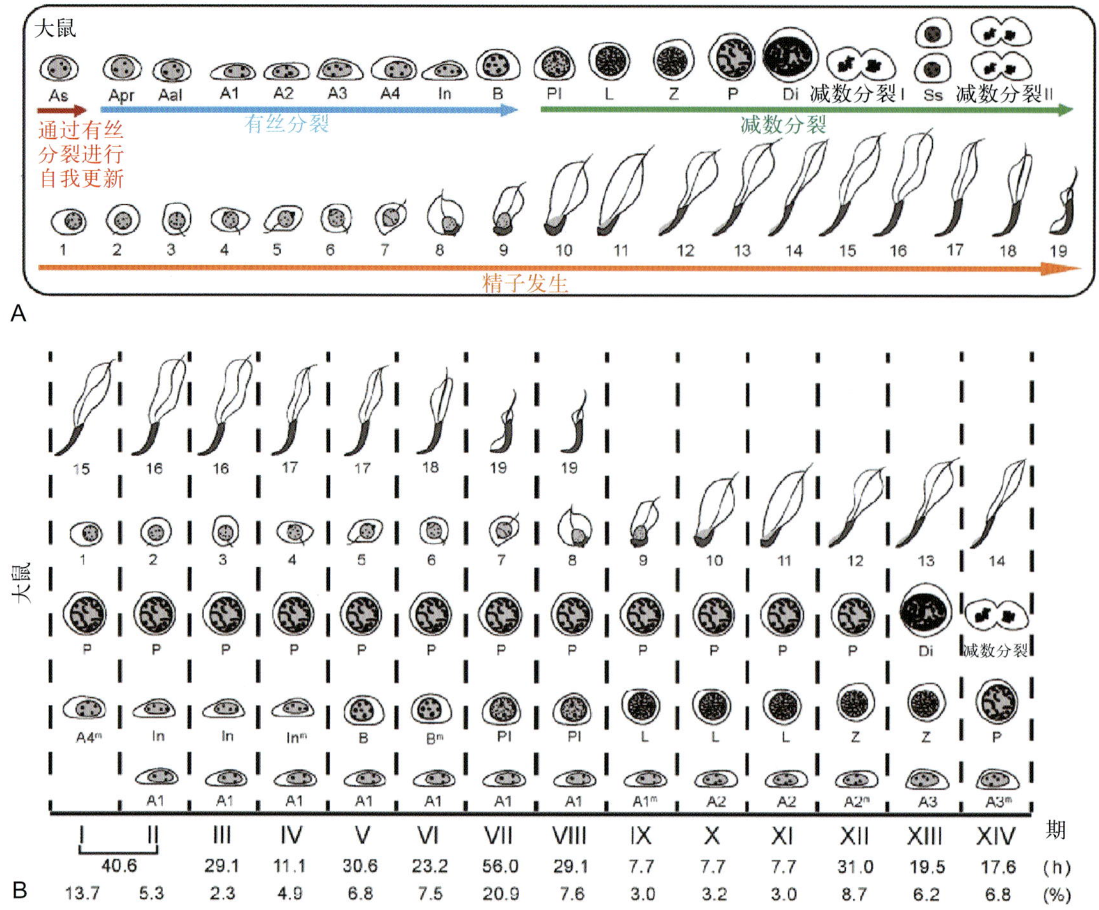

图 2.2 **大鼠精子发生**

A. 雄性大鼠精子发生的各个步骤。单个（As）被认为是精原干细胞（SSC）。成对（Apr）和排列（Aal）被认为是未分化的精原细胞。A1 转化为 A1 ～ A4 型精原细胞，形成中间型精原细胞（In），并分化为 B 型精原细胞（B）。B 型精原细胞向前细线期（PⅠ）转化。这些生殖细胞存在于生精上皮的基底室中，并且 Pl 是唯一被运输穿过血睾屏障的生殖细胞类型，同时分化成细线期精母细胞（L）。一旦在近腔（顶端）隔室中，L 分化成偶线期（Z）、粗线期（P），然后双线期（Di）精母细胞（四倍体），其进入减数分裂Ⅰ形成两个次级精母细胞（Ss）（二倍体），Ss 迅速经历减数分裂Ⅱ形成单倍体精子细胞。在大鼠中，单倍体圆形精子细胞经过 19 个步骤，成为长形精子细胞，具有广泛的形态学变化，包括细胞核中遗传物质的浓缩、顶体的形成和尾部的伸长。在大鼠中，精子发生的持续时间，即从 A1 精原细胞到完全发育的第Ⅷ期小管中的第 19 步长形精子细胞约为 58 天，这是通过使用 [^{3}H]- 胸腺嘧啶标记的 A 型精原细胞估计的。B. 生精上皮细胞周期的阶段在大鼠睾丸中被分为 14 个阶段，基于精子细胞头部的高碘酸 - 希夫（PAS）染色，从第Ⅰ阶段到第ⅩⅣ阶段，并且每个阶段由几种不同的生殖细胞类型组成。例如，在第Ⅷ阶段，只有 A1 型精原细胞，前细线期、粗线期精母细胞，以及步骤 8 和步骤 19 精子细胞，遍布生精上皮。在这些阶段中，还检测到一些值得注意的细胞事件，包括在第Ⅷ阶段发生的精子形成和在第ⅩⅣ阶段发生的减数分裂Ⅰ / Ⅱ时释放精子。周期的每个阶段的持续时间以小时（h）记录，并且还显示了大鼠睾丸横截面中不同阶段的相对百分比。简而言之，大鼠睾丸中的完整上皮周期约为 12.8 天，表明如果研究者在第Ⅷ阶段观察到小管，则该小管将需 12.8 天完成一个完整的上皮周期。因此，A1 精原细胞需要 4.5 个上皮周期才能完全发育成单倍体长形精子细胞，相当于 58 天。这一数字是根据早期报道的结果得出的

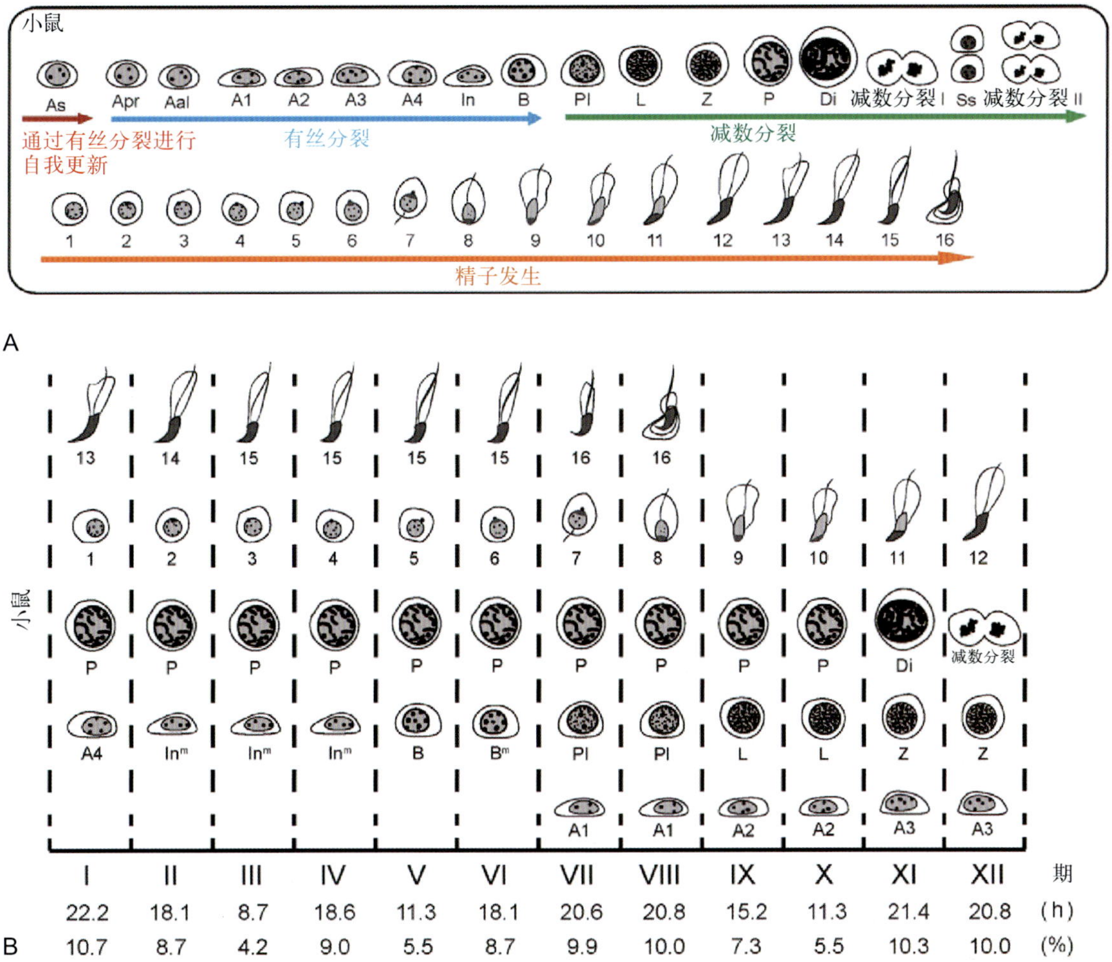

图 2.3　小鼠精子发生

A. 雄性小鼠精子发生的步骤，与大鼠睾丸中记录的信息相似。然而，在小鼠中，精子发生仅包括 16 个步骤。小鼠精子发生的持续时间约为 35 天。B. 在小鼠睾丸中，上皮周期中仅存在 12 个阶段，持续时间为 8.6 天，并且每个阶段的时间以小时（h）在图中记录，并且还显示了每个阶段的百分比。在小鼠睾丸中，A1 精原细胞需要 4 个上皮细胞周期才能完全发育成单倍体长形精子细胞，相当于 35 天。这一数字是根据早期报道的结果得出的

2（Lgl2）和 Discs large 1（Dlg1）。许多这类蛋白质已经在睾丸中被鉴定出来，它们在睾丸精子发生过程中支持细胞极性的生理功能也已被部分明确。更重要的是，通过共聚焦显微镜的使用，也已经表征了极化精子细胞在生精上皮平面上的有序排列，以模拟平面细胞极性（PCP），如前所述。这类似于在其他上皮细胞中发现的平面细胞极性，如耳蜗中的毛细胞及昆虫的刚毛细胞。研究还表明，支持细胞和（或）生殖细胞确实表达平面细胞极性蛋白复合物 Van Gogh-like 2（Vangl2）/Prickle 1 和 Frizzled（Fzd）/Disheveled 3（Dvl3），支持精子细胞平面极性。简而言之，这种由细胞极性蛋白和平面细胞极性蛋白支持的精子细胞跨越生精上皮细胞的有序排列对于维持精子发生至关重要。它们也是维持日常生殖细胞生产所必需的，因为支持细胞和生殖细胞（最显著的是精子形成期间的精子细胞）之间的串扰和空间相互作用模

拟了运行良好的制造工厂。因此，支持发育中的生殖细胞形态转化所必需的组分，如跨越发育中的生殖细胞的蛋白质，可以在上皮周期的不同阶段“安装”或“移除”（用于回收或用于降解）（图 2.2 ～图 2.4）。这一概念已经通过 RNA 干扰（RNAi）使用相应的 siRNA 双链体选择性降低（KD）这些细胞极性或平面细胞极性蛋白而得到证实，发现其能扰乱精子细胞极性，导致精子发生缺陷。总的来说，这些发现说明了细胞极性和平面细胞极性蛋白支持精子发生的生理意义。

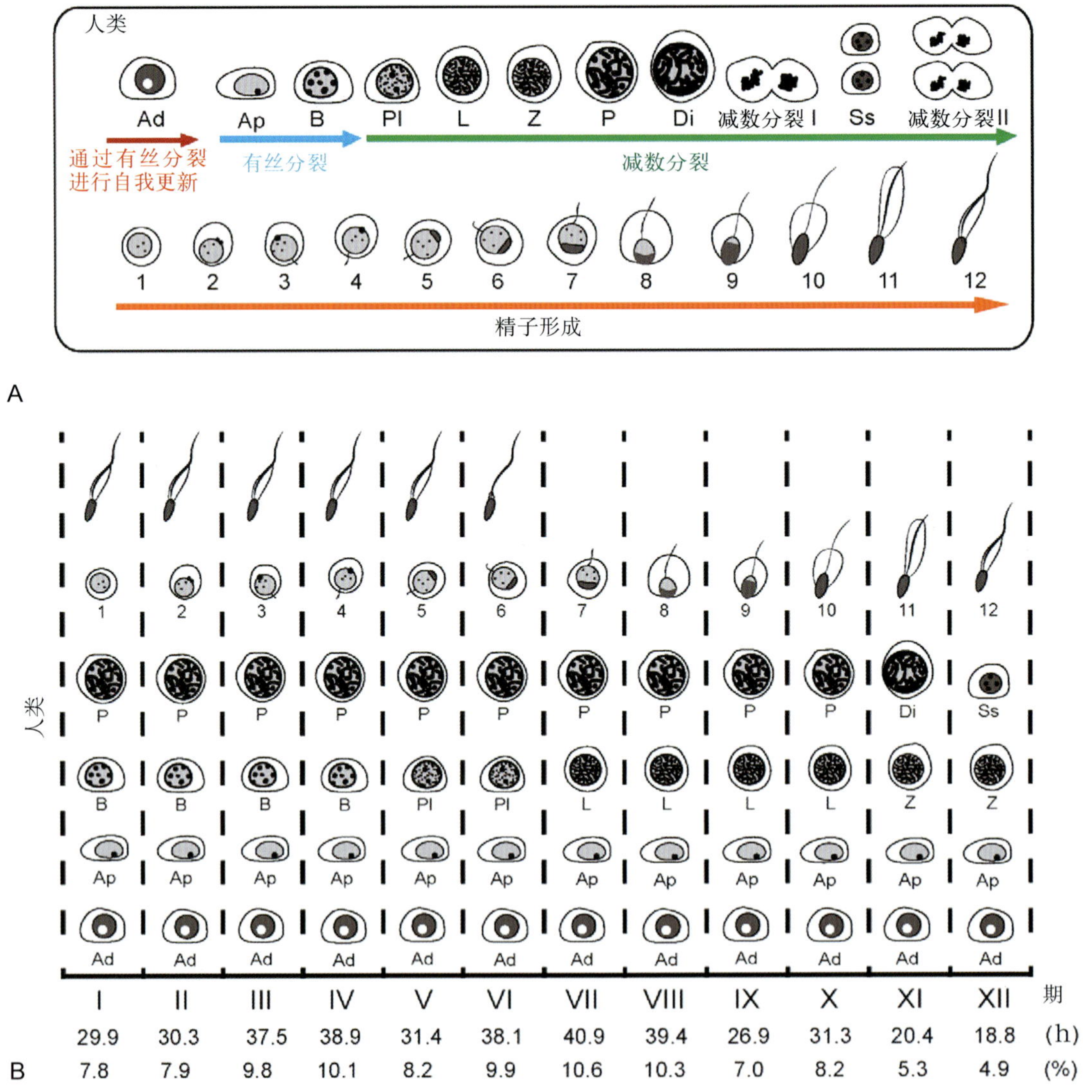

图 2.4 人类精子发生

A. 在人类睾丸中，精子发生的步骤也与啮齿动物相似，除了 Ad（Adark）精原细胞被认为是精原干细胞，在精子发生过程中只有 12 个单倍体精子细胞步骤。男性精子发生的持续时间约为 64 天。B. 在人类睾丸中，上皮细胞周期有 12 个阶段，从阶段 I 到阶段XII的持续时间为 16 天。Ap 精原细胞需要 5 个上皮周期才能变成完全发育的单倍体长形精子细胞，相当于约 70 天。这一数字是根据早期报道的调查结果得出的

要点

- 发育中的精子细胞和支持细胞显示出由细胞极性蛋白复合物（或模块）赋予的跨生精上皮的顶 - 基底极性。
- 发育中的精子细胞，特别是第Ⅴ～Ⅷ阶段小管中步骤 17 ～ 19 对应的精子细胞，显示顶 - 底极性，而且显示平面细胞极性（PCP）。
- PCP 是指极化的步骤 17 ～ 19 对应的精子细胞的排列，其显示出由平面细胞极性蛋白赋予的跨生精上皮的顶 - 基底极性。

第二节　生精小管与精子发生的上皮周期

在哺乳动物睾丸中，支持细胞与发育中的特定类型的生殖细胞的关联存在独特而周期性的变化，最显著的是单倍体精子细胞，在小鼠、大鼠和人睾丸中，可分别分为Ⅰ～Ⅻ期、Ⅰ～ⅩⅣ期和Ⅰ～Ⅻ期。图 2.2 ～图 2.4 分别描绘了大鼠、小鼠和人类精子发生的上皮周期阶段。在人类中，B 型精原细胞首先出现在Ⅰ期，而前细线期精母细胞出现在Ⅴ期和Ⅵ期，并且伸长的精子细胞从Ⅵ～Ⅷ期被运输到小管腔的近腔边缘，在上皮周期的晚期Ⅵ期释放完全发育的精子细胞（即精子）（图 2.4）。减数分裂发生在上皮细胞周期的Ⅻ期（图 2.4）。值得注意的是，目前人类的上皮细胞周期阶段划分（图 2.4）是对先前报道的Ⅰ～Ⅵ期的修订版本。在大鼠睾丸中，B 型精原细胞出现在Ⅴ期，而前细线期精母细胞出现在Ⅶ期，其将在Ⅶ～Ⅷ期晚期 / Ⅸ期早期穿过血睾屏障（BTB）处的免疫屏障（图 2.2）。另一方面，伸长的精子细胞从Ⅵ期到Ⅷ早期，被运输到小管的近腔边缘，使得精子释放可以发生在Ⅷ期的晚期，减数分裂发生在ⅩⅥ期（图 2.3）。简而言之，当通过立体显微镜观察小管的特定部分时，生精上皮周期的持续时间（如大鼠第Ⅷ期或人类第Ⅵ期精子释放）代表了在同一发育阶段两次完成一系列形态学变化所需的时间。因此，在大鼠（图 2.2）、小鼠（图 2.3）和人类（图 2.4）睾丸中估计生精上皮周期的持续时间分别为 12.8 天、8.6 天和 16 天，其分别包括Ⅰ～ⅩⅥ期、Ⅰ～Ⅻ期和Ⅰ～Ⅻ期。然而，精子发生的持续时间，即从大鼠或小鼠中的 A_s（A_{single}）精原细胞与人类中的 A_{dark} 精原细胞发育成多功能单倍体精子细胞所需的时间（如通过使用 [^{3}H]- 胸腺嘧啶标记的精原细胞来跟踪发育的持续时间），分别需要 58 天、35 天和 70 天。因此，这代表啮齿动物和人类分别需要 4.5 个周期（图 2.2 和图 2.3）和 5 个周期（图 2.4）来完成一轮精子发生，因为未分化的精原细胞 [如人类 A_{pale}（Ap）精原细胞或啮齿动物的 A1 精原细胞] 分化成基底室中的前细线期精母细胞需要相当长的时间。此外，在整个生精上皮中，发育中的生殖细胞和支持细胞之间存在（30 ～ 50）：1 数量比的复杂空间关系，其中生殖细胞完全依赖于支持细胞的发育和营养支持。这类似于制造工厂精心设计的装配线，使得包括蛋白质和基因的组分被严格调控和协调。如通过基因的表达及蛋白质的翻译后修饰，包括添加新形成的蛋白质，并及时清除不需要的（如老化的）来自发育中的单倍体精子细胞的蛋白质，以支持啮齿动物和人类每对睾丸每天产生的 3000 万～ 5000 万和 3 亿个精子。

要点

- 在啮齿动物和人类的精子发生过程中，注意到发育中的单倍体精子细胞与支持细胞的独特关联，因此上皮周期的各个阶段在人类和小鼠睾丸中可分为Ⅰ～Ⅻ期，但在大鼠睾丸中可分为Ⅰ～ⅩⅥ期。
- 在精子发生过程中，人类、小鼠和大鼠的睾丸生精上皮中精子细胞的发育可分别划分为 12、16 和 19 个步骤。

一、细胞极性、平面细胞极性以及细胞极性和平面细胞极性蛋白

在精子发生过程中，最显著的细胞极性是发育中的精子细胞头部在生精上皮上的排列，其中精子细胞在精子发生时的头部指向基底膜，其伸长的尾部指向管腔（图 2.1B）。研究表明，发育中的伸长/伸长的精子细胞跨越生精上皮的这种顶端-基底排列是通过 3 种细胞极性蛋白复合物的时空表达的协同介导的，即基于 Par、Crumbs 和 Scribble 的极性复合物。这还包括最初在果蝇或秀丽隐杆线虫中报道的 Par3/Par6/aPKC/Cdc42、Crb 3/Palsl/PatJ 和 Scribble/Lgl2/Dlg1 极性复合物的相应伴侣蛋白的表达。研究已经表明，这些极性蛋白复合物显示出相互排斥的分布模式和独特的功能性，其中基于 Par 和 Crb3 的复合物通常在顶端区域的紧密连接（TJ）附近彼此相邻定位，并且发现基于 Scribble 的复合物在上皮的基底区域差异表达。这些细胞极性蛋白复合物在分布中的这种差异导致在相应的位点招募不同的伴侣蛋白和细胞器，这反过来又导致顶基细胞极性。这对于支持胚胎发生期间的组织和器官发育至关重要。在睾丸中，利用这些顶端-基底极性蛋白，发育中的精子细胞可以在上皮中有序排列，使其能够更容易地从支持细胞获得供应物（如营养素、细胞因子和相关生物分子），包括结构、功能和营养支持物，以促进精子细胞发育。除了发育中的精子细胞的顶端-基部排列，最近的研究表明，定向的精子细胞在生精上皮平面上的排列也模拟了表皮和内耳毛细胞分布中的 PCP。这种额外的精子细胞极性最近已显示是通过 PCP 复合物 Vangl 2/Prickle1 及 Fzd/Dvl3 进行调节的。

（一）细胞极性与调控蛋白

对睾丸细胞极性的研究远远落后于其他上皮细胞，因为直到 2008 年才报道了在精子发生期间支持精子细胞极性的细胞极性蛋白的存在，当时基于 Par 的蛋白复合物（如 Par3、Par6）及其配偶体蛋白（如 aPKC、Cdc42）首次报道存在于睾丸中。随后，Par1、Scribble（及其伴侣蛋白 Lgl2 和 Dlg1）和 Crb3（及其伴侣蛋白 Pals1 和 PatJ）被证实在睾丸中表达并对其进行了深入的研究。这些研究表明，所有 3 种细胞极性蛋白复合物赋予了精子细胞顶基极性，通过垂直于基底膜排列来支持精子细胞头部的定向，通过改变肌动蛋白的细胞骨架结构来发挥其作用，与其他模型系统中的文献报道一致。此外，基于 Par 和 Crb3 的极性复合物的生理功能与基于 Scribble 的极性复合物的生理功能略有不同。例如，通过 RNAi 抑制 Par3（或 Par6）和 Crb3 能扰乱支持细胞紧密连接屏障功能，使得支持细胞 BTB“泄漏”。另一方面，Scribble/Lgl 2/Dlgl 的三重抑制促进紧密连接屏障功能，使免疫屏障“更紧密”。总之，这些发现说明它们在睾丸中的功能是相互排斥的，与它们在其他上皮/内皮中的功能作用一致。更重要的是，研究表明，这些细胞极性蛋白还通过跨生精上皮细胞的 F 肌动蛋白的细胞骨架组织的变化发挥其调节作用（图 2.5）。例如，通过 RNAi 在体内敲除睾丸中 Scribble/Lgl2/Dlgl 的三重表达，可以促进在体外培养支持细胞的紧密连接屏障功能，还可以促进Ⅷ期小管中 BTB 处 F 肌动蛋白网络的完整性。有趣的是，这也是 BTB 经历重塑以促进前细线期精母细胞转运穿过对照睾丸[用非靶向小干扰核糖核酸（siRNA）双链体处理]中的屏障部位的阶段。因此，这表明即使在晚期Ⅷ小管中，当 F 肌动蛋白应该经历重塑以促进前细线期精母细胞跨屏障转运时，抑制 Scribble 复合物的敲低也通过在该位点维持 F 肌动蛋白网络来促进 BTB 完整性。因此，当

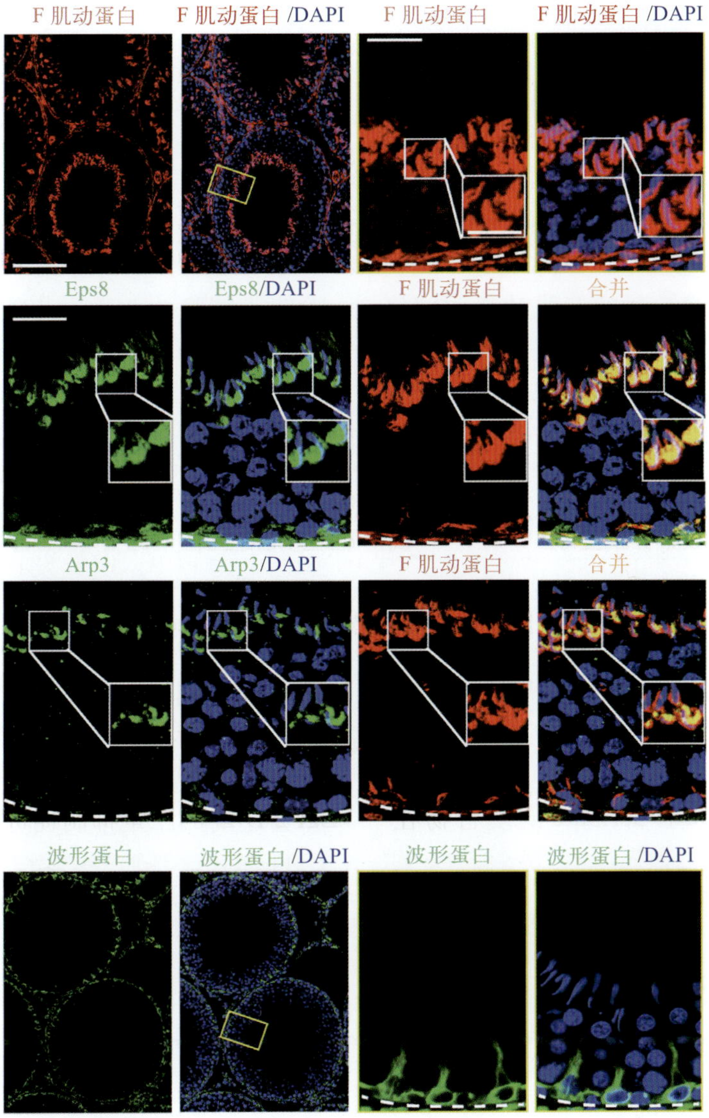

图 2.5 肌动蛋白和波形蛋白为基础的细胞骨架在成年大鼠睾丸生精上皮中的定位

将 F 肌动蛋白（红色荧光）和两种肌动蛋白调节蛋白 Eps 8（绿色荧光）、Arp 3（绿色荧光）及波形蛋白（绿色荧光）可视化，如前所述，通过免疫荧光显微镜观察成年大鼠睾丸的横截面。F 肌动蛋白是最显著地定位于顶端和基底细胞外质特化（ES）/ 血睾屏障（BTB）部位。F 肌动蛋白动力学功能由肌动蛋白倒刺端帽和捆绑蛋白 Eps 8 支持，但也由分支肌动蛋白聚合蛋白 Arp 3 支持。简而言之，Eps 8（及其他肌动蛋白成束蛋白，如 palladin 和 fascin 1）赋予生精上皮中的肌动蛋白丝作为束以支持 ES 功能。另一方面，Arp 3 与 Arp 2 结合形成 Arp 2/3 复合物，诱导分支肌动蛋白聚合，并且可以将线性肌动蛋白丝修饰成分支网络。简而言之，Eps 8 和 Arp 2/3 复合物的协同作用赋予肌动蛋白网络可塑性，以呈现成束或非成束 / 分支的构型，从而在上皮周期期间支持跨上皮的细胞变化。肌动蛋白、Eps 8 和 Arp 3 均呈球状结构，位于精子细胞头部的凹侧（腹侧）。波形蛋白是跨上皮的中间丝的结构组分，在生精上皮的基部附近作为短的轨道样结构以支持细胞功能。比例尺，250μm；黄色框内的放大图像，80μm；插图中的放大图像，30μm。通过 4',6- 二脒基 -2- 苯基吲哚（DAPI）染色使细胞核可视化

occludin 在Ⅷ期小管中下调以促进 BTB 重塑时，显示其保留在位点。另一方面，发现体内睾丸中 Crb3 的敲低促进 BTB 重塑，干扰 BTB 处的 F 肌动蛋白组织，同样也影响生精上皮，导致Ⅴ～Ⅶ期小管中的精子细胞过早释放。该发现与体外观察结果一致，即在支持细胞上皮中抑制 Crb3，确实诱导了跨支持细胞胞质的 F 肌动蛋白网络的广泛但可逆的截断。综合这些发现，很明显，细胞极性蛋白与细胞骨架协同工作，通过其对细胞骨架组织的影响在睾丸中赋予极性功能。

要点
● 支持顶基底蛋白的 3 种细胞极性蛋白是基于 Par、Crb3 和 Scribble 的蛋白复合物（模块），赋予了支持细胞和精子细胞极性。 ● 基于 Par 和 Crb 3 的复合体彼此协同，但是与基于 Scribble 的复合体在定位和功能方面是相互排斥的。

（二）平面细胞极性

对睾丸的研究已经表明，由成年大鼠睾丸中的支持细胞和生殖细胞表达的多种 PCP 蛋白，包括 Vangl2（Van Gogh 的同源物）和 Dvl3，对于支持精子细胞 PCP 是必需的。事实上，几乎所有在昆虫（如果蝇）中发现的维持 PCP 所必需的 PCP 蛋白都在睾丸中表达。这些蛋白包括 PCP 核心蛋白（如 Vangl2、Dvl2、Dvl3、Fzd）、PCP 配体（如 Wnt5A）、PCP 效应蛋白（如 Fuzzy）和 PCP 信号转导蛋白（如 Dchs1）。通过使用特异性引物进行逆转录酶聚合酶链反应（RT-PCR）以及基于免疫学的染色得以验证。有趣的是，在睾丸中正被详细研究的 Vangl2（也被称为 Strabismus 或 FlyBase，首次在果蝇中发现）和 Dvl3 这两种 PCP 蛋白，也通过上皮周期的不同阶段定位在生精上皮上，与微管（MT）共定位，并且表现为横跨整个生精上皮的轨道样结构。更重要的是，基于共聚焦显微镜观察，发现体内 RNAi 抑制 Vangl2 会通过重建生精上皮结构来显著扰乱精子细胞 PCP，揭示了精子细胞 PCP 在上皮细胞中的显著遗失。这些变化反过来可阻碍精子发生的状态，特别是精子形成。该观察结果是重要的，因为它说明 Vangl2 支持睾丸中精子细胞的 PCP。此外，这些研究还说明 Vangl2 通过肌动蛋白和基于 MT 的细胞骨架在睾丸中发挥其调节作用。与此一致的是，另一种 PCP 蛋白 Dvl3 与 Fzd 协同作用，通过基于肌动蛋白和 MT 的细胞骨架，在支持细胞中发挥其调节作用，支持睾丸中的 PCP。因此发现，使用相应的特异性 siRNA 双链体和通过 RNAi 建立功能屏障，进行支持细胞上皮中 Dvl3、Dvl1 或 Dvl2 的抑制，可扰乱紧密连接渗透屏障功能。然而，在干扰支持细胞紧密连接屏障功能方面，单独抑制 Dvl3 比单独抑制 Dvl1 或 Dvl2 更为有效。更重要的是，睾丸中的 Dvl3 通过维持肌动蛋白丝以及跨支持细胞胞质的 MT 的完整性来发挥其作用。这一观点得到了研究结果的支持，基于生物化学实验，体外培养的支持细胞中的 Dvl3 抑制能够诱导肌动蛋白和 MT 丝的广泛截断，但也会干扰支持细胞中的肌动蛋白和 MT 的聚合活性。这些数据与其他研究模型中关于 PCP 蛋白对细胞骨架组织作用的研究一致。然而，还需要进一步探索睾丸中其他 PCP 蛋白的作用，特别是 Prickles（与 Vangl2 密切合作）、Fzd 和逆转录蛋白（与 Dvl3 密切合作），正如在其他上皮细胞的研究中所指出的那样。此外，同样重要的是，明确 PCP 蛋白如何与细胞极性蛋白复合物协同工作，赋予精子细胞极性，通过肌动蛋白和 MT 细胞骨架支持精子发生。

基于对其他上皮细胞的研究，Vangl2/Prickle 和 Fzd/Dvl- 扩散蛋白 - 逆转录蛋白复合物是两种重要的 PCP 调节蛋白复合物。

在这些蛋白质复合物中，Vangl2 和 Fzd 是整合膜蛋白，其与相应的细胞质多功能衔接蛋白 Prickle 1/2/3 和 Dvl/ 扩散蛋白 / 逆转录蛋白（在果蝇中称为 Diego，dgo）配对以产生独特的功能性 PCP 复合物模块。另一方面，Celsr[钙黏蛋白 EGF LAG 七次跨膜 G 型受体；其在果蝇中的对应物是 Flamingo (Fmi), 也称为 Starry night (Stan)，属于非典型钙黏蛋白家族]1、2 或 3 是整合膜 PCP 蛋白家族的成员，构成了第三种 PCP 蛋白复合物。然而，Celsr 在睾丸中赋予 PCP 的作用尚未被明确。最新证据显示，Fzd/Dvl/ 逆转录蛋白复合物发挥其调节肌动蛋白细胞骨架的作用，其中 Dvl 可通过激活 Rho GTP 酶和 Rho 相关激酶（ROK）促进肌动蛋白聚合，然而，这可以被 PCP 蛋白 Multiple wing hairs（Mwh）抑制。有趣的是，Mwh 也是 Vangl2/Prickle 的下游 PCP 蛋白，但其在啮齿动物和人类中的同源性仍有待证实。总的来说，这些发现说明 Vangl2/Prickle 和 Fzd/ Dvl/ 扩散蛋白 / 逆转录蛋白对肌动蛋白细胞骨架功能的影响是相互排斥的。另一方面，在这些 PCP 蛋白突变和（或）遗传变异之后，在人类中发现了许多疾病。例如，Dvl1 和（或）Dvl 3 的遗传变异，通过最后一个轴突的簇移，以及 Wnt 信号转导的伴侣蛋白的其他遗传变异（如 Ror2、Wnt5a）介导常染色体显性 Robinow 综合征，在约 75% 的具有 *Dvl3* 基因突变的患者中显示心脏异常。Robinow 综合征是一种罕见的病理状况，影响人体许多部位的发育，包括骨骼及男性和女性生殖器发育不全，以及牙齿拥挤和牙龈增生等牙齿问题。另一方面，人类中的 *Vangl2* 突变可导脑神经管缺陷。

> **要点**
>
> - Vangl 2/Prickle 和 Fzd/Dvl/diversin（扩散蛋白）/ inversin（逆转录蛋白）是两种 PCP 蛋白复合物，已在睾丸中进行了研究。
> - 这些 PCP 蛋白使定向发育的精子细胞在上皮周期期间跨生精上皮平面对齐，这样发育的单倍体精子细胞就可以在生精小管中生精上皮的有限空间内适当对齐以支持精子发生。

二、支持上皮周期中细胞结构变化的局部调节轴

在支持细胞之间以及支持细胞与生殖细胞之间存在动态相互作用，在生精上皮细胞和分子水平上支持上皮周期期间细胞事件的不同级联，如精原细胞分化、减数分裂、精子发生和精子释放。然而，由于肌动蛋白（图 2.5）、波形蛋白（图 2.5）和 MT（图 2.6）的细胞骨架在经过上皮细胞周期的不同阶段的结构重组，整个上皮细胞结构经历了持续的重塑，类似于现代化制造工厂。为了实现这一点，不同的细胞功能需要紧密协调，使得制造的部件（即吞噬体、残质体和高尔基体等细胞器；细胞成分，如生殖细胞质膜和顶体的成分，生殖细胞核的遗传物质）可以使用合适的传送带 [如 MT 和（或）F 肌动蛋白赋予的极化轨道] 跨越不同的装配线运输（经由内吞囊泡），用于在生殖细胞不同发育阶段的组装。研究表明，生精上皮局部产生几种调节肽，通过改变细胞骨架结构调节和协调细胞功能。这些肽反过来支持与上皮细胞周期和维持上皮细胞结构有关的细胞功能。

（一）F5 肽

对不同上皮细胞的研究表明，从层粘连蛋白链经由内源性蛋白水解产生的一些肽类，几乎只在细胞外基质（ECM）中产生如基底层（称为睾丸中的基底膜，位于生精上皮的基部），是调节一系列细胞活动

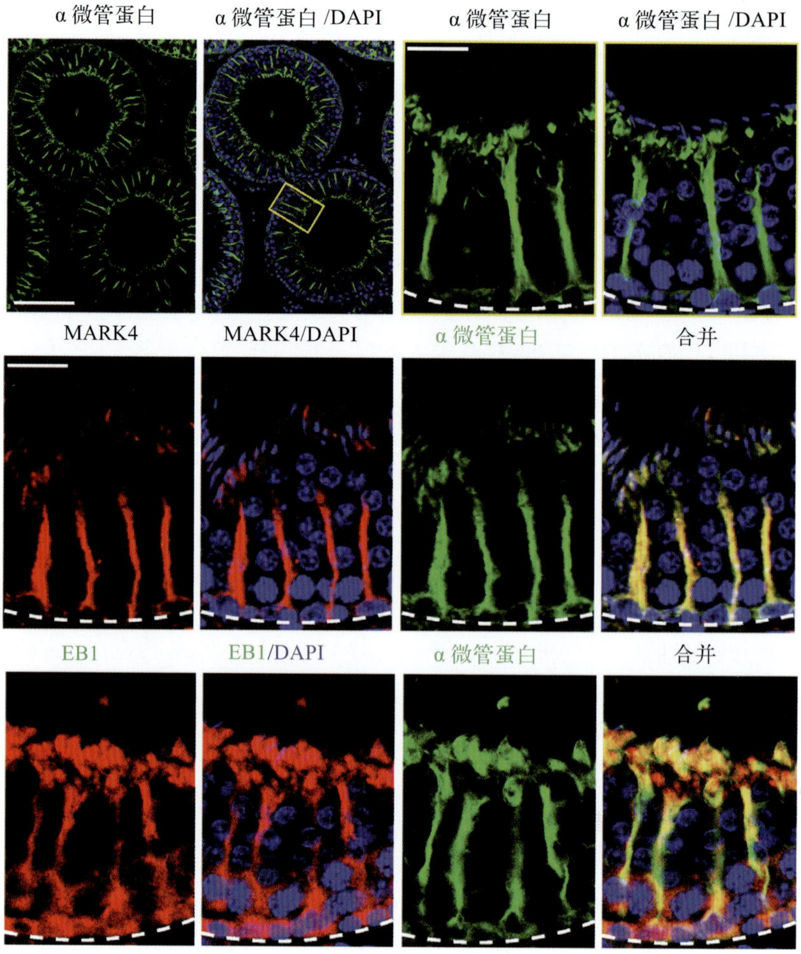

图 2.6 成年大鼠睾丸生精上皮中微管（MT）细胞骨架的定位通过 α 微管蛋白（其与 β 微管蛋白一起产生 α/β 微管蛋白寡聚体，是 MT 的结构单元）（绿色荧光）的染色使 MT 可视化

MT 由 MARK 4[一种 Ser/Thr 非受体蛋白激酶，通过磷酸化微管亲和蛋白（MAP）（如 MAP 1a），结合到 MT 上以稳定 MT 丝，然后磷酸化的 MAP 从 MT 上脱离，使细胞骨架不稳定] 支持。MT 也由 EB 1 支持，EB 1 是一种已知稳定 MT 的微管（+）末端跟踪蛋白（+TIP）。注意到两种 MT 调节蛋白与 MT 共定位。比例尺，250μm 和 80μm。通过 4', 6- 二脒基 -2- 苯基吲哚（DAPI）染色使细胞核可视化

的生物活性分子，包括血管生成、细胞黏附、连接组装和（或）拆卸、分化、细胞迁移和细胞凋亡。在哺乳动物睾丸中，大多数层粘连蛋白链，如层粘连蛋白 α2 链，与其他上皮细胞类似存在于基底膜，这是睾丸中 ECM 的修饰形式。与其他上皮细胞不同，层粘连蛋白 γ3 链仅在支持细胞 - 延长 / 伸长的精子细胞界面表达，称为顶端 ES，这是一种睾丸特异性和富含肌动蛋白的细胞 - 细胞 AJ，位于基膜的相对末端。需要注意的是，功能性层粘连蛋白配体是由 3 条层粘连蛋白链组成的三聚体结构，其中 α、β 和 γ 链各一条。研究表明，顶端 ES 处的功能性三聚体配体由层粘连蛋白 -γ3、层粘连蛋白 -α3 和层粘连蛋白 -β3 组成，并被命名为层粘连蛋白 -333。在大多数上皮细胞中，层粘连蛋白充当与整合素受体产生特异性相互作用以诱导信号转导功能的配体。有趣的是，层粘连蛋白 -333 仅由成年大鼠睾丸中的延长 / 伸长的精子细胞表达，与支持

细胞表达的α6β1整联蛋白形成真正的黏附复合物。在上皮周期Ⅷ期晚期，基质金属蛋白酶2（MMP-2）在顶端ES处稳定表达以诱导顶端ES的降解，其能够经由层粘连蛋白γ3链在其结构域Ⅳ处的蛋白水解裂解产生短的肽段，称为F5肽（图2.7）。研究表明，F5肽由50个氨基酸残基组成，能够使免疫屏障瞬时“渗漏”，通过使用其纯化的重组蛋白或通过其在体外支持细胞上皮或在体内睾丸中的过度表达，在体外和体内诱导支持细胞BTB的重塑。因此，这种短暂的BTB“开放”有助于在上皮细胞周期的第Ⅶ～Ⅷ阶段运输前细线期精母细胞穿过免疫屏障。除了对BTB的这些作用之外，F5肽还能够诱导顶端ES变性，说明顶端ES的初始分解有助于精子形成时从顶端ES位点释放成熟精子细胞（即精子）。此外，F5肽的生成还增强了顶端ES分解的细胞活动以促进精子形成（图2.7）。因此，这些研究结果表明，在精子形成过程中，睾丸生成内源性生物活性肽，以在Ⅷ期小管中生精上皮的相对端协调精子形成的细胞活动和BTB的重塑。此外，研究表明，F5肽可通过下游信号转导蛋白FAK发挥其作用，下调并干扰p-FAK-Y407在生精上皮中的空间表达（图2.8）。早期研究利用p-FAK-Y407的不同突变体，包括p-FAK-Y407E（组成性活性突变体）和p-FAK-Y407F（组成性失活突变体）的磷酸化模拟突变体，克隆到哺乳动物表达载体pCI-neo中，在体外培养的具有既定功能紧密连接屏障的支持细胞中过表达，结果表明p-FAK-Y407促进BTB完整性是支持细胞BTB的关键调节剂。p-FAK-Y407的BTB促进作用也已经通过使用体外支持细胞BTB模型证实，在原代人支持细胞中的人p-FAK-Y407E磷酸化模拟（即组成性活性）突变体能够通过阻断PFOS介导的对支持细胞紧密连接渗透屏障功能的破坏性作用来挽救PFOS诱导的支持细胞损伤。

（二）NC1肽

1. 背景　生精上皮基底膜的主要成分之一是胶原α3（Ⅳ）链，它是ECM的一种修饰形式。值得注意的是，胶原蛋白和层粘连蛋白是ECM的主要结构蛋白。生精小管的基底膜上Ⅳ型胶原网络的结构单元[如α3（Ⅳ）]（图2.3）是一个由3条α链组成的三螺旋结构（即单体）。迄今已知有6种遗传上不同的α链，命名为α1～α6。每个单体以一个N端15个氨基酸残基组成的非胶原7S结构域、一个Gly-Xaa-Yaa重复序列组成的约1400个残基的中间较长胶原结构域和一个约230个残基的C端非胶原（NC1）结构域为特征。迄今为止已知至少19种胶原蛋白亚型，可以分为以下亚组，包括：①纤维状胶原（如Ⅰ、Ⅱ、Ⅲ、Ⅴ和Ⅺ型，它们都具有长的三螺旋结构）；②网状胶原（如Ⅳ、Ⅷ和Ⅹ型胶原，其在三螺旋中具有中断的结构域）；③珠状胶原（如Ⅵ型胶原）；④锚定原纤维胶原（如Ⅶ型胶原）；⑤原纤维相关胶原（如Ⅸ、Ⅶ、ⅩⅣ、ⅩⅥ和ⅩⅨ型胶原）；⑥跨膜型胶原（如Ⅷ和ⅩⅦ型胶原）。虽然胶原Ⅴ和ⅩⅧ亚型不是这些亚组的一部分，但它们还在一些基底膜中充当结构组分。有趣的是，三聚胶原单体彼此相互作用并缔合以形成二聚体和四聚体。例如，单体的C端NC1结构域可以自行与其他结构域缔合以产生二聚体，而末端7S结构域也与其他结构域缔合以形成蜘蛛样四聚体。这些二聚体和四聚体进一步产生胶原网络的超结构。

2. 睾丸中的Ⅳ型胶原蛋白　胶原蛋白α1（Ⅳ）和α2（Ⅳ）链普遍存在于哺乳动物组织中，而胶原蛋白α3（Ⅳ）、α4（Ⅳ）和α5（Ⅳ）链的组织分布则较为局限。有趣的是，在大鼠和小鼠睾丸中发现了α1（Ⅳ）～α5（Ⅳ）链，而在牛睾丸基底膜和肾小球基底膜中发现了所有6条α1～α6

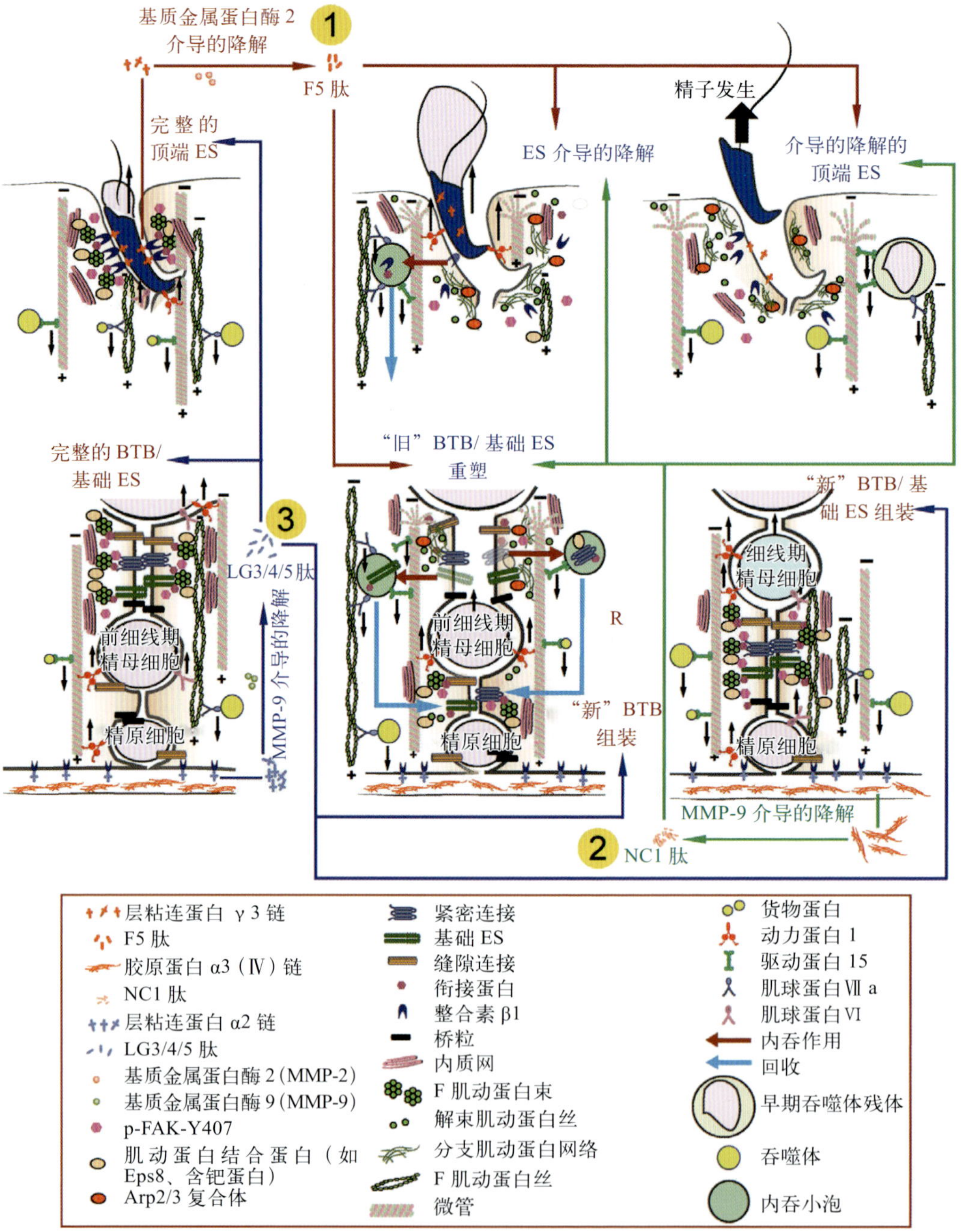

图 2.7 在精子发生过程中，生物活性肽与相应的马达蛋白协同作用，支持精子细胞和前细线期精母细胞穿过生精上皮和血睾屏障（BTB）

分别在顶端外质特化（ES）和基底膜处产生的 F5 肽和 NC1 肽，用于支持顶端 ES 以及在上皮细胞周期的第Ⅶ～Ⅷ阶段基底 ES/BTB 的重塑，以为精子形成时释放精子和在 BTB 处运输前细线期精母细胞做准备。另外，在基底膜处产生的 LG 3/4/5 肽用于支持早期第Ⅶ阶段小管中的顶端 ES 和基底 ES/BTB 完整性，而且还用于精母细胞穿过 BTB 时促进新 BTB 的重新组装，以维持免疫屏障的完整性

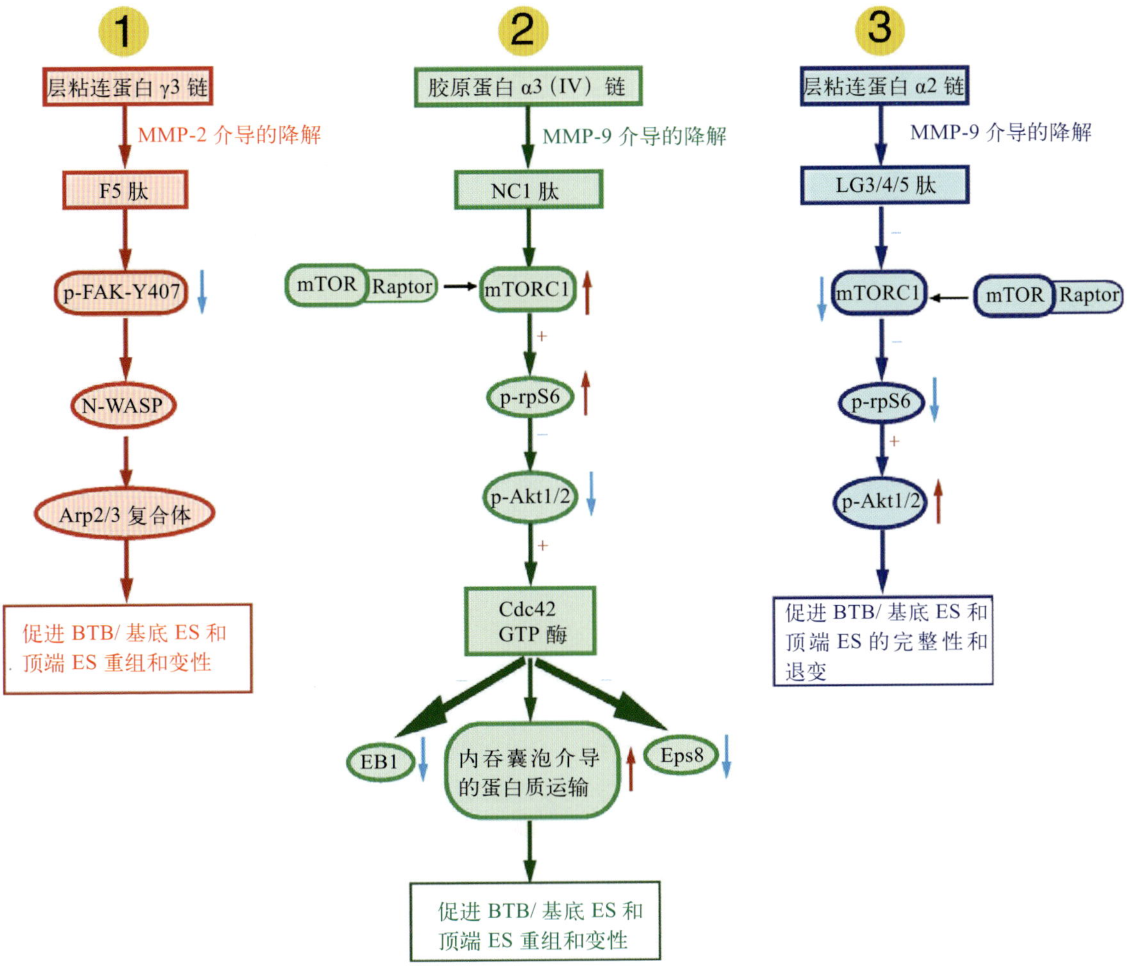

图 2.8　以大鼠睾丸为研究模型，3 种活性肽调控精子发生的信号分子和途径

链。除睾丸外，α3（Ⅳ）链还在啮齿动物的卵巢、肾脏、肺、内耳和神经肌肉接头中表达。在这种情况下，值得注意的是，小鼠睾丸中胶原蛋白 α3（Ⅳ）链的表达在出生后 10 ～ 20 天（dpp）达到峰值，与 BTB 在出生后 13 ～ 15 天形成时间一致。因此，这些发现间接地支持了肾小管基底膜中的胶原蛋白 α3（Ⅳ）链可能在调节 BTB 功能中发挥作用，特别是其出生后组装以促进啮齿动物减数分裂的开始。胶原蛋白 α3（Ⅳ）可能是睾丸中支持细胞和管周肌样细胞的产物，这与在体外实验中观察到的胶原蛋白 α1（Ⅳ）和 α2（Ⅳ）链是由支持细胞和管周肌样细胞共同合成的结果是一致的。

3. 来自胶原蛋白 α3（Ⅳ）链的 NC1 肽　研究表明，用基底膜包被的培养容器培养包含抗Ⅳ型胶原抗体的原代支持细胞能够干扰功能性支持细胞紧密连接渗透屏障的组装。这一重要发现表明，在基底膜干扰胶原蛋白链的功能，可以破坏支持细胞紧密连接屏障的完整性。该观察结果也与早期报道一致，即通过被动转移抗生精小管基底膜的抗体对基底膜进行修饰，导致大鼠中模拟睾丸炎的局部上皮脱落。研究还表明，已知可诱导支持细胞紧密连接破坏的肿瘤坏死因子 α（TNFα），通过激活基质金属蛋白酶 9（MMP-9）参与了该事件，进而诱导胶原蛋白α3（Ⅳ）链的蛋白水解裂解以释放NC1肽，从而发挥其对支持细胞紧密连接屏障功能的生物学效应。使用纯化的重组NC1肽或在体外培养的原代支持细胞中过度表达NC1-肽cDNA（克隆到哺乳动物表达载体pCI-neo中）的后续研究表明，任何一种处理都能够扰乱支持细胞紧密连接的屏障功能。因此，这些发现证实了这样的观点，即NC1肽，类似于F5肽，是一种来自基底膜结构组分的内源性生物活性肽（相对于F5肽的顶端ES）（图2.7）。然而，与通过信号转导蛋白FAK对下游的基于肌动蛋白和MT的细胞骨架功能发挥调节作用的F5肽不同，NC1肽是通过Cdc42介导对基于肌动蛋白和MT的细胞骨架发挥其作用（图2.8）。此外，在基底膜中的胶原α3（Ⅳ）链裂解NC1肽，可能涉及MMP-9，NC1肽能够通过MT依赖性转运机制跨生精上皮转运至近腔室，通过调节基于肌动蛋白和MT的细胞骨架的组织在顶端ES发挥其调节作用。更重要的是，NC1肽，类似于F5肽，可通过使用基于整合素的“内-外”或“外-内”信号级联来发挥其调节作用。这一观点得到以下观察结果的支持：在这两种cDNA克隆表达后，插入编码NC1肽的cDNA克隆中是否存在信号肽，对支持细胞紧密连接屏障功能影响的效力没有显著差异。采用共聚焦显微镜的研究，已经证实了紧密连接（如CAR、ZO-1）和在支持细胞-细胞界面基底蛋白（如N-钙黏蛋白、β-连环蛋白）分布的破坏性变化，这是由于跨支持细胞上皮的F肌动蛋白和MT组织存在缺陷，从而支持细胞紧密连接屏障遭到破坏。当NC1肽在体内睾丸中过度表达后，在支持细胞上皮中注意到的缺陷被如实地重现。简而言之，NC1肽在睾丸中的过度表达，精子发生出现显著的缺陷，包括上皮损伤导致睾丸生殖细胞大量脱落，这主要是睾丸中BTB完整性受损所致，正如体内功能性BTB完整性试验中所观察到的那样（图2.7）。

（三）LG3/4/5肽

在哺乳动物睾丸的基底膜中，除了胶原蛋白α3（Ⅳ）链外，层粘连蛋白α2链是另外一个值得注意的结构组分。F5肽从层粘连蛋白γ3链的结构域Ⅳ释放来扰乱支持细胞紧密连接的屏障功能，与之相反，来自层粘连蛋白α2链的C端区域的80kDa片段（或称LG3/4/5肽）能够促进支持细胞紧密连接屏障功能，使屏障“更紧密”（图2.7）。该结论是基于以下研究得出的，其中发现通过使用短发夹RNA（shRNA）靶向层粘连蛋白α2链，通过RNAi将其抑制，从而扰乱了支持细胞紧密连接屏障功能，随后显示该效应经由下游的mTORCl/prpS6信号级联介导（图2.8）。简而言之，通过抑制层粘连蛋白α2链来破坏LG 3/4/5肽功能将导致p-rpS6上调，而p-rpS6是可磷酸化的蛋白质翻译调节因子，是mTORC1的下游信号转导蛋白（图2.8）。这些发现也与早期报道一致，即mTORC1/rpS6信号转导通路的激活将导致体外和体内支持细胞BTB功能的破坏性变化。虽然LG3/4/5肽本身的作用可能并不那么重要，但与F5和NC1肽相比，其在睾丸中的生理效应对于支持精子发生是至关重要的。LG3/4/5肽相对于F5肽和NC1肽的拮抗作用使得这些生物活性肽充当分子开关以“打开”或“关闭”BTB，以便在免疫屏障处及时转运前细线期精母细胞及可能的其他物质，支持精子发生（图2.7）。这是重要的，因为最近的报道已经表明，BTB的免疫屏障是高度选择性的，能够阻挡某些细胞产生，但允许其他细胞产物（如精子自身抗原）在生精上皮中的BTB移“进”或移“出”。目前，人们正在积极研究LG 3/4/5肽及其下游信号级联的生物学功能，但是最近的两个报道已经明确地证明了这种新的生物活性肽的生理学意义。例如，使用几种抗层粘连蛋白 α2 链的抗体，包括识别 80kDa 片段（LG3/4/5 肽的前体）的抗体，结果表明，在基底膜产生的 LG3/4/5 肽被转运到近腔室，如顶端 ES，通过 MT 依赖性机制发挥其作用。该结论是通过一项研究得出的，该研究表明与对照大鼠相比，在成年大鼠睾丸中，特异性阻断 MT 解聚的紫杉醇（通过睾丸内注射）能够阻断 LG3/4/5 肽跨上皮转运。此外，通过 shRNA 抑制层粘连蛋白 α2 链，也被发现通过跨支持细胞胞质的 F 肌动蛋白和 MT 细胞骨架的细胞骨架解体，破坏紧密连接（如 CAR、ZO-1）和基底 ES（如 N- 钙黏蛋白、β- 连环蛋白）蛋白的分布，从而阻断了支持细胞紧密连接的屏障功能。此外，层粘连蛋白 α2 抑制对细胞骨架的影响是通过肌动蛋白调节蛋白（如 Arp 3、Eps8、palladin），以及 MT 调节蛋白（如 EB1）分布的破坏性改变介导的，这些蛋白是维持肌动蛋白（图 2.5）和 MT（图 2.6）动态平衡所必需的，以支持在生精上皮周期中跨上皮的细胞事件。

要点
● 来自顶端 ES 和基底膜处的层粘连蛋白链的片段产生相应的 F5 肽和 LG3/4/5 肽，以支持精子发生。 ● 基底膜中胶原蛋白 α3（Ⅳ）链的片段也会产生支持精子发生的 NC1 肽。 ● 这 3 种生物活性肽通过不同的下游信号蛋白发挥其作用。

第三节　未来展望和结论

在这里，我们总结了近期的发现，在与精子发生相关的上皮周期中，生精上皮内的细胞事件发生是通过 3 种局部产生的生物活性肽的作用，如图 2.7 所示。所涉及的信号转导蛋白和这些生物活性肽用于调节精子发生期间的细胞事件的合理信号转导级联总结于图 2.8 中。预计在未来 10 年中，随着文献不断提供信息，这些信息中的大部分将得到更新。尽管如此，图 2.6 中描绘的模型，可作为相关研究人员的有益参考工具。目前，许多问题仍然没有答案。例如，在精子发生过程中，控制这些生物活性肽产生的上游信号蛋白是什么？是否包括细胞因子和趋化因子？正如在其他研究中所指出的，由于这些肽充当配体，其中胶原和（或）层粘连蛋白的片段是通过随后的下游活化结合到基于整联蛋白的受体上来发挥其作用的配体，这些整联蛋白的具体类型是什么？由于作为酪氨酸激酶家族成员的非整联蛋白胶原受体，如盘状结构域受体（如 DDR1 和 DDR2），也已知参与基于胶原配体的信号转导，是否有其他参与信号转导级联的 DDR 受体（如图 2.8 所示）？此外，是否有其他信号蛋白参与了这 3 种生物活性肽的作用？其中一些问题将通过生物信息学的方法得到回答。

致谢

在 C.Y.C. 实验室中进行的研究得到了美国国立卫生研究院（NICHD、HD029990、项目 5 和 R01HD056034）的资助。

（周　青　林群芳　赵　祥　译）

第 3 章

精子的成熟与功能

Caroline Kang，Nahid Punjani，and Dolores J. Lamb

第一节 引 言

人类精子是通过高度调控和复杂的激素途径在睾丸中产生的，该途径源于下丘脑 - 垂体 - 睾丸（HPT）轴，并通过生长因子和细胞因子的复杂旁分泌控制。精子产生后，必须穿过生精小管、附睾、输精管、射精管和尿道，最终通过射精进入女性生殖道。精子受精能力需要精子通过男性和女性生殖道时获得形态学和分子水平的变化。

本章讨论了精子在男性生殖道中的成熟和运输，重点是附睾。首先介绍正常精子发生的过程，然后介绍精子从睾丸进入附睾的运输过程。介绍了正常附睾解剖学和每个区段在精子成熟和运输中的作用，随后是细胞功能，包括血 - 附睾屏障（BEB）和基因表达。最后介绍了与男性不育相关的附睾疾病和附睾相关不育的一般治疗方案与检查手段。

第二节 精子发生

精子生成或成熟精子的形成发生在睾丸的生精小管中。这个复杂的生物学过程需要各种睾丸因子（包括支持细胞和间质细胞）以及由 HPT 轴刺激的激素的协调才能正常发生。精子生成包括三个阶段，即有丝分裂阶段、减数分裂阶段和精子形成阶段。成熟精子由头部、中段和尾部组成（图 3.1），并从支持细胞的顶端表面释放到生精小管的管腔中。睾丸内产生的精子是不活动的，附睾的众多功能之一是使精子成熟，使其获得活动能力。生精小管的周围结缔组织（固有层）和基底膜含有肌成纤维细胞。这些肌成纤维细胞是通过胶原蛋白和微原纤维网络连接的大而扁平的细胞，并在细胞外基质中呈不连续层排列。肌成纤维细胞对于生精小管的蠕动至关重要，它与静

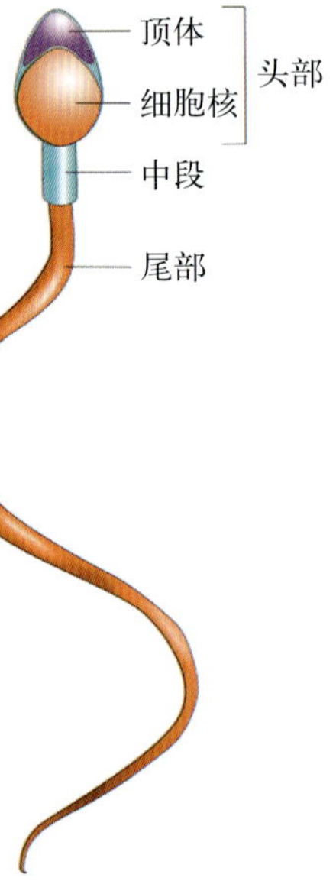

图 3.1　正常的精子结构包括一个头部、一个中段和一个尾部。头部包含有细胞核和顶体

水压力一起将新产生的不活动精子推向睾丸网。精子到达睾丸网后，通过输出小管进入附睾。

要点
● 精子生成发生在睾丸的生精小管中。
● 睾丸精子没有活动能力，运动能力的获得发生在附睾和女性生殖道中。

第三节　附睾的发育、结构和功能

一、附睾定义及其发展

附睾最早是在 16 世纪末和 17 世纪初由剧作家本・约翰逊在非科学文献中描述的。在 18 世纪，解剖学家威廉・亨特将汞注入附睾管腔内，随后放置在松节油中，从而描绘了其管状结构，该结构在其三个形态不同的部分（头部、体部和尾部）中有所不同。在脊椎动物中发现的原始管道系统可能作为一种稳态策略，在受精过程中发挥作用，参与睾丸后精子的成熟和储存。这表明，所有进行体内受精的脊椎动物都有附睾结构，允许精子在离开睾丸后成熟。

在正常胚胎发生过程中，性别分化始于第 7 周，此时米勒管和中肾管道系统都存在。通过释放睾丸产生的抗米勒管激素（AMH）和睾酮，从而实现男性化。AMH 会导致米勒结构退化，随后中肾管发育成男性生殖结构。到妊娠第 84 天，上部（前部）形成附睾、输精管、精囊和射精管。更具体地说，附睾起源于中肾管，而输出管起源于残余的中肾小管。这些输出管连接到睾丸网，未能连接的可能会萎缩或作为附睾的附属（中肾管残余）或副附睾（也称为 Giraldes 器官）而持续存在。

此外，在前中肾管最终成为附睾结构之前，它经历了一系列复杂而协调的步骤。第一步包括伸长和扩张，其中导管沿着尾部路径伸长，这是通过 *Gata3* 等基因调控的细胞增殖以及向管腔分泌液体来实现的。此时，伸长的小管还必须经历卷曲，这被认为是由沿着导管创建的形态发生梯度引起的。反过来，这又会诱导折叠和关键区域的细胞增殖，从而产生空间约束诱导折叠。这种折叠是由沿着导管的预定信号引起的，这可以解释为什么输精管不卷曲。延长后，导管重组为形态和功能不同的部分。一系列基因，包括同源框（*Hox*）基因家族，控制导管中形态发生因子的表达，由于它们与形态发生源的距离不同而被赋予不同的表型。其他可能的驱动因素包括分泌的液体，它会诱导细胞增殖。总的来说，这种沿着同一管道的可变分化是由管道中的隔膜引起，这些隔膜最终创建了各种不同的部分。

二、附睾大体结构

人类的附睾附着于睾丸的上极（图 3.2，见彩图）。它通过睾丸网中的输出小管与生精小管相连，并通过附睾 - 睾丸结缔组织沿着睾丸的侧面附着，更远处则由附睾脂肪垫附着。鉴于其形状，它通常被描述为“逗号形”器官。平均而言，从附睾头部到输精管的卷曲部分，成年男性的附睾长度为 10 ～ 12cm。

附睾由同心层的纤维组织组成，具有相互连接的血管网络，富含血管和神经。通常，导管内的平滑肌会蠕动，以促进精子通过附睾并最终进入输精管。

附睾的动脉供应有多个来源。附睾动脉起自精索内动脉，供应输出小管、头部和体部，并被附睾静脉网络所包围。输精管动脉起自髂动脉或下腹动脉，供应尾部和附睾 - 睾丸结缔组织。附睾的静脉回流通过睾丸静脉丛、输精管静脉和提睾肌静脉进行。

附睾受自主神经支配，被认为几乎完全没有体神经支配。远端附睾接受来自肠系膜下神经节的交感神经支配，该神经节位于肠系膜动脉的尾侧，而另外一些精索神经则提供交感神经（中、下精索神经）和副交感神经（下精索神经）支配，两者都来自腹下神经。大鼠的去神经支配研究表明，自主神经系统，主要是交感神经系统，在调节附睾内精子的成熟、运输和储存方面具有重要作用。

（一）初始段

在动物模型中，存在一个额外的结构，称为初始段，位于附睾头部和输出小管之间。不同物种的初始段数量不同（例如，小鼠有 2 个初始段，大鼠有 4 个初始段）。在小鼠模型中，位于该区域的 3 个基因（包括 *Ros1*、*Gpx5b*、*Pten*）发生突变，证明了初始段对不育的作用。在所有情况下，精子中段都呈发夹状弯曲。此外，该段具有显著的血管性，并且在动物模型中受到独特的调节，但在人类中没有明显的解剖学结构。相反，人类有输出小管，如下所述，为从睾丸网到附睾头部的通道。

（二）输出小管

如前所述，输出小管起源于睾丸上极的睾丸网，呈直或轻度卷曲状，嵌入脂肪和上附睾韧带中（图 3.2，见彩图）。这些导管构成附睾头（head）的大部分，并作为精子从睾丸运输的通道。

输出小管的主要功能是从柱状主细胞重吸收管腔液（约占总液的 90%），导致精子浓缩。该液体是等渗的，重吸收涉及许多离子转运体和水通道蛋白通道，这些通道受雌激素调节。该位置雌激素受体的丰富性表明该区域可能为男性避孕提供一个独特的目标，但是雌激素受体敲除的小鼠模型中液体吸收不足导致的精子发生失败表明这个男性避孕目标并不理想。

精子可以通过以下方式部分地穿过输出小管：生精小管上皮持续分泌、管周肌成纤维细胞的收缩，以及射精时产生的负压和分支及汇聚解剖导管系统产生的压力。输出小管的独特之处在于它同时含有吸收性细胞和含有运动纤毛的细胞，这些细胞也可以将精子推进到附睾中。输出小管的其他功能包括分泌糖蛋白和酶及吞噬异常的精子。

（三）附睾头

如前所述，附睾头的绝大部分由输出小管组成（图 3.2，见彩图）。附睾头在精子成熟中发挥重要作用。当精子到达附睾头时，大部分液体已被吸收（约 99%），导致精子和蛋白质浓度较高。附睾头部含有主细胞，这些细胞参与分泌黏附在精子膜上的蛋白质，随后改变质膜的组成。事实上，附睾头是附睾中代谢最活跃的区域，该区域的细胞分泌的蛋白质占附睾腔内蛋白质总量的 80%。

在附睾头中，精子获得聚集素，这是一种参与脂质转运、炎症调节和细胞分化的细胞聚集蛋白。这种分子在精子尾部细胞质液滴迁移中发挥作用。关于细胞质液滴是促进精子成熟和运动还是抑制这些过程，存在相互矛盾的报道。此外，与附睾体和附睾尾相比，附睾头含有大量的水（水通道蛋白）通道、钙通道、氯通道、钠 / 钾转运蛋白、钾通道和离子交换器，这表明这些离子通道在精子成熟中发挥作用。附睾头中存在透明细胞，这些细胞负责吞噬细胞质液滴、管腔蛋白质和碎片。透明细胞还被认为可以分泌并维持合适水平的不动蛋白，这是一种用于物理限制鞭毛传播、使精子不动的蛋白质。

（四）附睾体

附睾体也在晚期精子成熟中发挥重要作用（图 3.2，见彩图）。该区域由含有大量脂质的主细胞组成，有助于精子质膜中脂质含量的改变。附睾体和附睾尾还具有高表达的天然免疫分子，如防御素，这些分子存在于附睾上皮的各个区域。人类附睾体比其他哺乳动物的附睾体更厚。

（五）附睾尾

附睾尾作为成熟男性精子的储存库，因为精子在到达这里之前已经成熟（图 3.2，见彩图）。虽然不同物种之间存在差异，但附睾中 50% ～ 80% 的精子储存在这里。该区域的上皮比其他区域的上皮短，由透明细胞组成，它们吞噬从成熟精子脱落的细胞质液滴和管腔碎片。在这里，多余的管腔蛋白质被吸收，随后分泌不动蛋白，使成熟精子在射精前处于静止和休眠状态。在结构上，与附睾头和附睾体的早期部分仅含有一层平滑肌层相反，附睾尾被两层平滑肌层包围。此外，与其他物种相比，人类的附睾尾被认为具有较小的精子储存容量。

三、衰老对附睾的影响

随着男性年龄的增长，附睾中会出现遗传和细胞变化，从而影响精子发生。这项工作主要在 Brown Norway（BN）大鼠中阐明，BN 大鼠是广泛用于研究男性生殖系统衰老的模型。在雄性 BN 大鼠中，与人类男性相似，衰老会导致睾酮水平下降和精子发生减少。这些大鼠是研究生殖系统的理想模型，因为它们的体重增加很少，很少出现可能混淆男性生殖结果的垂体、睾丸或其他肿瘤。随着年龄的增长，附睾上皮会积累脂褐素、溶酶体和空泡，基膜增厚，这些都是衰老的特征性迹象。附睾的不同区段受到的影响比其他区段更大，而且无论精子是否存在，衰老的影响都会发生。

Jervis 和 Robaire 使用互补 DNA（cDNA）微阵列分析了 BN 大鼠附睾衰老过程中的基因表达。总的来说，随着年龄的增长，基因表达水平下降，与年轻附睾相比，老年附睾在体部和尾部的差异更加显著。与年轻雄性相比，在老年雄性 BN 大鼠的所有附睾区段中，编码核糖体成分和三磷酸腺苷（ATP）合成机制的基因在全局范围内下降。此外，热休克蛋白的表达在所有附睾区段中都下降。众所周知，热休克蛋白的表达对于修复受损的蛋白质很重要，这些蛋白质由包括暴露于热或活性氧（ROS）在内的许多应激因子激活。只有几个基因在所有四个区段中的表达增加，包括金属蛋白酶组织抑制剂 -2（TIMP-2），这是一种参与细胞外基质重塑的蛋白酶。这可以解释为什么在老年 BN 大鼠附睾中观察到较厚的基膜。老年 BN 大鼠附睾中溶酶体组织蛋白酶和蛋白酶体成分的表达下降，与初始段和头部相比，在体部和尾部的下降更为显著。考虑到附睾不同区段的多种功能，基因表达水平的不同和年龄依赖性并不奇怪。此外，已注意到老年 BN 大鼠 BEB 功能丧失，允许更多数量的光环细胞（淋巴细胞和单核细胞）存在于附睾中。

四、附睾的一般功能

附睾是一个关键的男性生殖器官，在精子的输送、浓缩、保护、储存和成熟中发挥作用。从睾丸网到输精管，精子在附睾中的运输时间为 10 ～ 15 天，这是通过附睾周围的平滑肌层的节律性收缩实现的。收缩发生在整个附睾，但在尾部最为明显。除了平滑肌的收缩外，附睾腔内上皮细胞的纤毛也帮助推动精子通过附睾。在精子通过附睾的过程中，附睾上皮细胞会进行液体重吸收。液体的重吸收发生在附睾的所有部分，但大部分吸收发生在输出小管和初始段。这些上皮细胞还具有高代谢率，从而产生可能对精子有害的 ROS。为了保护精子，上皮细胞将各种抗氧化酶（如超氧化物歧化酶），分泌到附睾腔中以中和

ROS。对血液中的毒素或免疫细胞的额外保护由 BEB 提供，这将在下一节中讨论。

当精子被输送通过附睾时，精子成熟发生（获得运动能力和其他使卵子受精所必需的因素）。为了使成熟发生，精子必须直接接触附睾腔内的特定因子，并且腔内容物和上皮层的组成随着附睾的长度而变化。精子核浓缩、质膜组成、细胞骨架结构以及蛋白质和非编码 RNA 含量的变化发生在附睾转运过程中。此外，睾酮和双氢睾酮都参与精子通过附睾的传递和成熟。睾酮缺乏会减少精子数量并改变附睾上皮，从而阻碍精子的正常成熟。除了初始段外，整个附睾中的细胞变化都可以通过恢复睾酮水平来逆转。

在通过附睾的过程中，进行性运动使精子能够向卵子推进。不动的精子具有完全运动所需的机制，而不同类型的运动在不同的附睾段中实现。在头部，精子变得有动力，但在尾部表现出不同的鞭毛弯曲。一种被提出的获得运动能力的机制是通过依赖于环磷酸腺苷（cAMP）依据的蛋白激酶 A（PKA）磷酸化蛋白质。缺乏 *ADCY10*（精子中存在的可溶性腺苷酸环化酶基因，可将细胞内 ATP 转化为 cAMP）的小鼠，其精子形态正常，但无法运动。另一种被提出的机制是涉及由 cAMP 激活的蛋白质（EPAC，以前称为 RAPGEF3 和 RAPGEF4）交换的 cAMP 依赖性途径。随着精子通过附睾，GSK3 的丝氨酸磷酸化增加，并且与获得精子运动能力相关。需要进一步的工作来确定参与获得精子运动能力的精确信号通路。

尾部迁移和细胞质液滴的丢失与精子成熟相关，并且是精子在附睾转运过程中最明显的变化。细胞质液滴是一种细胞器，它含有未被支持细胞吞噬并从精子生成过程中遗留下来的生殖细胞细胞质。有学者提出，细胞质液滴通过钾、氯和水通道在调节精子离子稳态方面发挥作用。然而，细胞质液滴的确切作用仍是未知的。细胞质液滴的保留可能会导致动物模型中的生育能力降低。

在形态上，精子质膜的组成被特定管腔酶和分子的不同浓度梯度所改变，并导致顶体变窄。高浓度的糖苷酶和糖基转移酶存在于附睾管腔内，并引起膜的改变，包括糖蛋白和多糖的去除或修饰。这些变化可能促进精子的进一步成熟，或促进对卵子受精至关重要的膜变化。

最后，附睾的功能是储存精子直到射精发生。附睾中的大多数精子位于附睾尾部。附睾尾部内的附睾上皮细胞分泌因子，促进维持精子静止状态的环境。进一步的成熟发生在女性生殖道中，将在后面的章节中讨论。

要点

- 在男性胎儿发育过程中，附睾由中肾管的一部分形成。
- 人类附睾由不同的部分组成，包括输出小管、头部、体部和尾部。
- 在通过附睾运输过程中，精子发生的两个主要变化是获得运动能力和细胞质液滴向尾部迁移。

第四节 附睾的分子组成

一、附睾和血 - 附睾屏障的细胞组成

血 - 附睾屏障（BEB）是一种结构屏障，它能够限制附睾管腔和血液之间分子的交换，以维持成熟精子的免疫特权或免受免疫监视。附睾小管衬有由主细胞组成的假复层上皮。主细胞通过紧密连接相互连接，

紧密连接由相邻细胞彼此连接的蛋白质组成，允许将蛋白质从基底外侧表面与顶端（或管腔）表面分离，并限制血液成分向附睾管腔的移动，反之亦然。BEB 在胚胎发育过程中开始形成，其通透性降低可能在出生后继续发展。

免疫细胞存在于人类附睾的所有节段中。免疫细胞的数量在附睾头部的管周区和上皮最多，而向附睾尾部和输精管递减。附睾中存在的免疫细胞类型包括巨噬细胞、树突状细胞（DC）、基底细胞和光环细胞或淋巴细胞。免疫细胞数量在附睾尾部最多，并逐渐减少，在附睾尾部和输精管中数量最少。

（一）巨噬细胞

巨噬细胞是附睾中含量最丰富的免疫细胞，主要位于间质和管周层。间质中的巨噬细胞通常表达主要组织相容性复合体（MHC）Ⅱ抗原，这是 $CD4^+$ T 细胞激活所必需的。然而，附睾上皮内的巨噬细胞不表达 MHC Ⅱ，上皮内存在的大多数淋巴细胞是 $CD8^+$ T 细胞。$CD8^+$ T 细胞占优势可能会防止对成熟精子产生自身免疫反应。

（二）树突状细胞

树突状细胞（DC）也存在于上皮的基底区域，并将其突起延伸至上皮细胞紧密连接之间，朝向附睾管腔。这些 DC 被认为可以采集附睾管腔内的抗原，并将抗原呈递给 $CD4^+$ T 细胞，以调节对精子和附睾中存在的任何病原体的免疫反应。

（三）基底细胞

基底细胞也存在于附睾上皮的基底区域，是类似树突状的细胞，可以将其突起延伸至附睾管腔。这些细胞可以采样附睾管腔并表达血管紧张素Ⅱ受体，使其能够检测管腔中的血管紧张素Ⅱ。基底细胞和相邻透明细胞之间的串扰导致在与血管紧张素Ⅱ（基底细胞上的血管紧张素Ⅱ受体）结合后透明细胞分泌质子。此外，基底细胞还可能控制主细胞的电解质和水转运。Leung 等假设基底细胞中的 tRNA-pro（反密码子 TGG）3-1（Trp3）和环氧合酶 1（COX-1）会激活囊性纤维化跨膜电导调节因子（CFTR），分泌阴离子，随后是水的分泌，进入附睾管腔。此外，附睾上皮中水通道蛋白的表达受激素（如雄激素和雌激素）的调节，也可能促进水的运输。

（四）血 - 附睾屏障

BN 大鼠中附睾主细胞间紧密连接蛋白表达的降低所导致的 BEB 功能的丧失与附睾中光环细胞数量的增加有关。在人类中，BEB 功能的丧失可能会导致生育能力下降。来自不育患者的附睾细胞系具有较低的紧密连接蛋白的表达和错误定位，导致无法形成功能性紧密连接。

BEB 比血 - 睾屏障更具通透性，免疫细胞可以直接与附睾管腔抗原相互作用，如前所述。精子肉芽肿或间质中含有泄漏精子的团块在巨噬细胞包围下容易在附睾中形成，但在睾丸中则不会。此外，附睾比睾丸更容易感染，并且附睾段越接近睾丸，这种易感性就越低。近端附睾中免疫调节蛋白的表达类似于睾丸中观察到的表达，这表明近端附睾具有促进更具免疫特权状态的蛋白质表达谱。吲哚胺 2,3- 双加氧酶（IDO）是一种免疫调节酶，可控制附睾中的细胞因子环境。在 IDO 缺陷小鼠的附睾头部中，促炎性细胞因子的表达增加。激活素 A 通过 SMAD 2/3/4 信号通路调节 IDO 表达。IDO 和激活素 A 的表达在附睾头部中最高。此外，对于感知病原体很重要的 Toll 样受体（TLR）在附睾中的表达不同。附睾头部中的 TLR-4 水平与睾丸中的水平更为相似，并且 TLR-4 的表达向附睾尾部和输精管远端降低。

二、附睾中的基因表达

由于附睾的结构如此独特，基因表达

受到高度调控，并且在整个附睾结构中的各个部分也有所不同。然而，调控基因表达的机制在很大程度上仍然未知。对各种动物模型的附睾研究表明，不同物种间的基因表达存在差异。在人类中，尽管附睾的各个部分（头部、体部和尾部）的界限是明显的，但每个部分的基因表达似乎并不像其他物种中那样离散，这得到了揭示附睾分泌组和蛋白质组之间存在合理相似性研究的证实。此外，对患有附睾梗阻的男性的研究表明，精子成熟发生在更近端的区域（更接近睾丸），而不是像在其他物种中所描述的那样；然而，这被观察到的精子在更近端附睾中的快速运输所驳斥。转录组学分析表明，78% 的人类蛋白质在附睾中表达，412 个基因在附睾中的表达升高。下面重点介绍一些更深入理解的重要基因。

（一）雄激素受体（AR）

基于对各种雄激素依赖性信号通路和通过雄激素反应元件转换调控的基因的体外研究，发现雄激素在附睾中的基因表达中起着重要作用。此外，AR 在整个附睾中都有表达，雄激素的影响导致基因表达的变化，可能是由于雄激素受体的共调节因子和（或）在附睾过程的雄激素浓度梯度的差异或可变表达。除了雄激素之外，雌激素也在基因表达中发挥作用，可能需要雄激素和雌激素的共同刺激才能维持适当的附睾基因和蛋白质功能。雄激素和雌激素共同调节的一个例子是对水通道蛋白（*AQP9*）表达的调节。

（二）雌激素受体（ESR）

ESR 基因家族编码雌激素受体。*ESR1* 和 *ESR2* 在人类生殖道中表达。在输出小管中，ESR1 定位于上皮细胞，ESR2 定位于纤毛细胞，但仅在头部发现 ESR2。如前所述，雌激素受体参与流体调节，因此在精子通过附睾的输送和成熟中发挥关键作用。缺乏 ESR1 的小鼠表现出精子发生、精子形态、活力和生存能力受损。缺乏雌激素受体 α 的小鼠其输出小管和睾丸网严重扩张，这是由于输出小管细胞吸收液体的能力降低。这种缺陷导致这些小鼠的精子发生减少。

（三）磷酸酶和张力蛋白同源物（PTEN）

PTEN 是一种参与各种细胞途径（包括 ERK 和 AKT 途径）的肿瘤抑制因子。从小鼠初始段中选择性去除 PTEN 表达导致 AKT 激活和 ERK 途径抑制。此外，初始段中 PTEN 的缺失导致细胞形状、大小和组织的改变，表明附睾上皮细胞去分化。在这些小鼠中，离开睾丸的精子是正常的；然而，附睾成熟没有发生。因此，这些精子具有弯曲的鞭毛和减弱的运动能力，导致雄性小鼠不育。

（四）双羰基和 L- 木酮糖还原酶（DCXR，P34H）

DCXR 是 P26h 的同源物，P26h 是一种糖基磷脂酰肌醇（GPI）锚定的仓鼠精子蛋白，在附睾体部表达。在动物模型中，P26h 具有将精子结合到透明带上的作用，在人类附睾体部，DCXR 聚集在精子表面以覆盖顶体，这表明了它作为精子成熟标志物的作用。这种蛋白在 15% 的不育男性精子中无法检测到，而 40% 的特发性不育男性存在 DCXR 缺陷。这些男性的精子检测显示出结合透明带的能力缺陷，并且体外受精的失败率也更高。研究还显示 DCXR 水平在输精管切除术后降低。因此，DCXR 可以用作输精管切除术逆转的男性的替代物，其中较低的概率表明较长的梗阻时间。

（五）黏附 G 蛋白偶联受体（ADGRG2）

ADGRG2 基因编码一组在附睾的输出小管中表达的 G 蛋白偶联受体。在 *ADGRG2* 突变的小鼠中发现，流体再吸收被破坏，导致阻塞性不育表型，类似于在

先天性双侧输精管缺失的男性中所见到的表型。

（六）人类精子抗原 11（SPAG11，HE2）

SPAG11 与 β 防御素密切相关，后者是广泛作用的抗菌剂，并且依赖于雄激素，可分泌特定的附睾蛋白。这些蛋白存在于精液血浆、管腔液和附睾上皮中。*SPAG11* 中有两个基因——*SPAG11A* 和 *SPAG11B*。*SPAG11A* 依赖于雄激素，在小鼠附睾的主要细胞中表达，表明其在精子成熟中的作用。*SPAG11B* 定位于精子的颈部和头部区域，并在附睾上皮表达，被认为参与了精子运动和成熟中的信号通路。

（七）精子结合蛋白同源物 1（BSPH1）

BSPH1 是在附睾中表达的精子结合蛋白家族的一个成员，也定位于人类精子的颈部、赤道段和后顶体段。对牛和小鼠的研究表明，由于 BSP（牛和小鼠蛋白质）与精子质膜的相互作用，顶体反应能力增加。据推测，BSPH1 可能与精子质膜相互作用并使其稳定，一旦进入女性生殖道，BSPH1 就会从精子质膜上解离下来，允许精子质膜发生变化以促进顶体反应。

（八）尼曼 - 皮克病 C2 型（NPC2，HE1）

NPC2 编码人类附睾分泌蛋白。该基因在哺乳动物中高度保守，参与胆固醇结合，这改变了脂质的流出，稳定了附睾转运过程中的精子质膜。基因表达蛋白产物已在整个附睾中检测到，但在输精管切除术后胆固醇含量较高的男性中没有检测到。

（九）金属蛋白酶结构域 7（ADAM7）

ADAM7 编码含有去整合素和金属蛋白酶结构域的蛋白 7。ADAM7 在小鼠的头端附睾中表达。它在通过附睾的转运过程中被转移到精子表面，因此可能在精子质膜的功能中发挥作用。其确切功能尚不清楚。

（十）富含半胱氨酸的分泌蛋白 1（CRISP1）

CRISP1 编码一种富含半胱氨酸的分泌蛋白，该蛋白在精子通过附睾时被精子获取，并可能在受精和去顶体反应中发挥作用。它在人类附睾的体和尾段中表达，并且在输精管切除和无精症男性中表达上调。此外，*CRISP1* 参与精子与透明带和卵细胞质膜的结合。然而，它的作用仍有待明确。

（十一）分化簇 52（CD52）

CD52 编码 GPI，它表达于淋巴细胞。大量存在于精液中，其在大鼠精子表面的出现被认为与精子成熟的某些方面有关。然而，在人类中对其功能的认识有限。虽然在动物模型中它被称为“成熟相关精子抗原”，但其精确功能仍未知。

（十二）腺苷激酶 1 和 7（AK1 和 AK7）

AK1 和 *AK7* 编码两种定位于精子鞭毛的腺苷激酶。*AK1* 被认为在精子运动中发挥作用，而 *AK7* 已被证明对适当的纤毛功能很重要。

（十三）β 防御素（DEFB）

β 防御素是在睾丸和附睾中表达的小抗菌肽，并且在物种间保守。除了它们在免疫中的作用外，β 防御素还通过促进精子运动、成熟和顶体反应来促进男性生育。在人类中，β 防御素主要在附属性器官中表达，其突变与精子功能受损有关。*DEFB106b* 参与运动和抗菌活性，*DEFB1* 在头端，而 *DEFB125* 和 *DEFB126* 在尾端。后者参与透明带结合和精子穿透宫颈黏液。

（十四）脂卡林（LCN）

脂卡林是一组参与疏水性配体转运的蛋白质。有 10 种不同的脂卡林在附睾中表达，前列腺素 D2 合酶的表达最高。在人类中，这些基因在附睾的不同区段表达并被认为是参与成熟过程的；与啮齿动物等动物模型相反，这些仅在初始段和头端表达。

（十五）水通道蛋白（AQP）

AQP 编码水通道蛋白家族中的蛋白质。水通道蛋白在水的运输中具有独特的作用，并在精子沿附睾集中所必需的液体重吸收中起关键作用。各种水通道蛋白在附睾中均有表达（AQP1、AQP3、AQP5、AQP7、AQP9、AQP11），其中AQP9在附睾头部和体部高表达，AQP1在附睾远端表达。

（十六）其他

动物模型研究表明，可能调节基因表达的其他因素包括发光因子（来自支持细胞和生殖细胞）、各种生长因子（即成纤维细胞生长因子2）、精子直接产生的精子因子以及热力学因素（包括温度和压力）。此外，有研究表明，小的非编码RNA，如microRNA（19～22个核苷酸区域），也可能在调节附睾功能中起关键作用。其中许多领域仍需要进一步的研究。

要点
● BEB限制附睾管腔与血液之间的物质交换。 ● 各种基因在整个附睾中表达。然而，需要更多的研究来确定它们在精子成熟和运输中的确切作用。

第五节 精子在附睾外的转运和成熟

一、附睾中的精子输送

精子在射精前储存在附睾中，在射精过程中，会发生两个过程——射精和排出。排出时，膀胱颈闭合，前列腺分泌物被释放，包括锌、柠檬酸和酸性磷酸酶，并与储存在附睾远端和输精管中的精子混合。这种液体与来自精囊的碱性液体（构成射精的主要部分）以及来自尿道周围和尿道球腺的少量液体相结合。在排出过程中，膀胱颈首先关闭，以防止精液逆流进入膀胱，精液通过坐骨海绵体和球海绵体肌肉的节律性收缩排出。

二、精子在女性生殖道内的输送

性交射精后，精子沉积在阴道内。阴道环境呈酸性，对精子有害。然而，通过与宫颈黏液的接触，精子迅速向宫颈进发。避免酸性环境对精子损害的策略包括精浆的缓冲能力（pH为6.7～7.4）和免疫抑制剂。宫颈黏液主要由水组成，但对精子构成了一定的屏障，最终会过滤掉异常或运动能力差的精子。有证据表明，宫颈也可能通过白细胞入侵对精子产生免疫反应，但总体上这对精子的影响似乎很小。当精子穿过黏液最集中的宫颈口时，会借助子宫肌收缩和宫颈黏液进入子宫。此时，受损的精子会遭受免疫攻击。然后，精子穿过子宫输卵管连接处进入输卵管，与先前遇到的器官相比，该处的免疫反应程度不同。此时，动物体内的精子可能会储存在输卵管中，但这在人类中尚未观察到。最后，在受精前，精子必须在女性生殖道内进行获能和超激活。

三、精子在附睾外和女性生殖道内的成熟

为了使卵子受精，精子必须在附睾和女性生殖道内经历成熟过程。获能或改变精子的运动能力以产生超活化运动是在20世纪50年代首次描述的。获能过程与精子质膜的变化（胆固醇的丢失、流动性增加、膜的超极化）和细胞内变化（细胞内离子浓度的变化、细胞内碱化、PKA活性增加和蛋白质磷酸化）有关。

在附睾中，基线时管腔液含有低浓度的钠（约40mmol/L）、氯（约40mmol/L）和碳酸氢盐（约4mmol/L），以及高浓度的钾。这些低碳酸氢盐水平和低pH使精子在射精前保持静止状态。位于附睾上皮细胞中的几种活性转运体，包括Na^+/H^+逆向转运体、Na^+/HCO_3^-同向转运体和液泡H^+-ATP

酶以及碳酸酐酶对于维持低肾小管液体 pH 水平至关重要。

在精液中，由于精囊的基本分泌，pH 升高。此外，精液中钠、氯和碳酸氢盐的浓度增加（因此 pH 升高），而钾的水平降低。当暴露于较高水平的碳酸氢盐时，观察到细胞内碳酸氢盐的转运增加。在精子内部，碳酸氢盐靶向 ADCY10 催化 ATP 转化为 cAMP。cAMP 浓度增加导致定位于精子鞭毛的 PKA 被激活，而 PKA 的激活被认为是与精子获能相关的信号通路的初始步骤。

（一）精子的获能

获能的初始事件可能是细胞内碱化，随后是膜超极化以及钙的流入和信号转导。pH 升高发生在进入女性生殖道的碱化部分时，并且继发于质子转运体 Hv1 和钠氢交换器（NHE）以及囊性纤维化跨膜电导调节蛋白（CFTR）的作用，后者是一种由 cAMP 激活的氯离子和碳酸氢盐转运体。通过钠钾 ATP 酶的作用发生膜超极化。在静息状态下它维持人类精子约 −40mV 的膜电位。激活的 SLO3[或特异性钾通道（KSper）] 允许钾离子流出细胞，这改变了质膜的膜电位。膜电位的变化激活了各种电压门控通道，包括 Hv1 和钙通道。细胞内钙浓度的增加是超运动和顶体反应所必需的，并通过 CatSper（精子阳离子通道）发生。下一节将讨论在获能过程中重要的离子通道。

如前所述，细胞内碱化必须发生才能进行获能。阴道和子宫对精子来说是相对恶劣的环境。然而，一旦精子到达子宫输卵管交界处，周围液体的 pH 会增加到约 8，并且开始获能。细胞内 pH 的增加被认为是通过质子的向外移动或碳酸氢根离子的向内移动发生的，这通过激活允许钙内流的通道导致精子超运动。已经提出质子的细胞外运动是通过位于鞭毛中的电压门控 H^+ 转运体 Hv1 或精子特异性 Na/H 交换体（sNHE）发生的。已经提出碳酸氢根离子的细胞内运动是通过 CFTR 及相关的 Cl^- / HCO_3^- 转运体或通过 Na^+/ HCO_3^- 协同转运蛋白家族成员发生的。总的来说，细胞内碱化导致 CatSper（一种钙渗透性通道）和 KSper 的激活。CatSper 被认为是负责精子鞭毛的超活性、对卵子的趋化性和顶体反应的。KSper 通道也被细胞内碱化激活，钾离子的向外流动导致精子质膜的超极化。此外，发现具有突变 KSper 的精子经历了膜去极化，而不是超极化，并且这些精子无法进行顶体反应。

参与精子获能的信号通路包括由 ADCY10 介导的碳酸氢盐激活，它将 ATP 转化为 cAMP。然后，cAMP 激活 PKA 磷酸化下游效应物，导致精子运动的快速变化，并可能激活 CatSper 以允许钙内流。在获能过程中，不同通道和过程之间可能的其他交互作用包括 Src 酪氨酸激酶的激活导致的 PKA 介导的 KSper 通道的直接磷酸化，或 cAMP 与 sNHE 结合诱导细胞内碱化并激活 KSper 通道。需要进一步研究来确定由特定通道活动激活的精确途径以及这些途径如何交叉。

（二）参与获能精子通道

各种离子通道都与精子获能有关。如前所述，离子通道参与细胞内碱化、钙信号转导和膜超极化，所有这些都是获能所必需的。

1. 细胞内碱化　跨精子质膜的质子流出，通过两种已得到充分研究的通道发生——NHE 和 Hv1，导致细胞内碱化。两种通道都位于鞭毛的主要部分中。NHE 由 *Slc9* 基因编码，并将钠离子转运到细胞中，将氢离子转运出细胞。两种特定的 NHE，即 sNHE 和 NHA1，在精子鞭毛中表达并且是精子 pH 调节的重要调节因子。sNHE 被认为是电压敏感的。在小鼠研究中，sNHE

或 NHA1 的丧失导致男性不育，并观察到精子运动缺陷。在这些研究中，添加氯化铵部分挽救了缺乏 sNHE 的小鼠的运动和生育缺陷。一个单独的质子通道 Hv1 对于人类精子细胞内 pH 的调节也很重要。Hv1 的激活是电压依赖性的，其活性受锌抑制。超高分辨率显微镜显示 Hv1 通道位于鞭毛膜的侧面，沿双侧纵线排列。这些通道的特定分布影响精子鞭毛的旋转，这取决于通道是被激活还是被抑制。

碳酸氢根离子进入细胞可以通过 CFTR 发生，CFTR 对氯离子和碳酸氢根离子具有通透性并由 cAMP 激活。已经观察到与先天性输精管缺失无关的 *CFTR* 突变发生在健康男性中，其精子数量或质量下降。较低的 CFTR 水平降低了精子对碳酸氢盐进行膜超极化和 cAMP 产生的能力，导致精子运动能力降低和生育力低下。

2. 钙信号转导　精子活力增强和顶体反应需要细胞内钙浓度的增加，而精子中钙流入的主要调节器是 CatSper。CatSper 是一种精子特有的、低电压依赖性的钙通道，对男性生育至关重要。该通道由多个亚基组成，包括 4 个形成通道的蛋白（CatSper 1 ～ 4），每个都含有 6 个跨膜结构域和 3 个辅助亚基（β、γ 和 δ）。CatSper1 的 pH 敏感结构域位于细胞内 N 端富含组氨酸的结构域中。CatSper2 的破坏可能导致弱精子症或精子不动以及超活化运动失败，而 CatSper3 和 CatSper4 的破坏可能使精子发生顶体反应。由于 CatSper 突变对精子运动有重大影响，因此 CatSper 已成为潜在男性避孕药的目标。针对 CatSper1 的跨膜结构域和孔区的特异性抗体导致小鼠生育能力下降。此外，已经研究了诸如钙通道阻滞剂之类的药物来抑制 CatSper 的作用，从而阻止精子超运动所需的钙流入。

3. 膜超极化　精子膜电位通常由 Na^+/K^+ ATP 酶维持，α4 亚基是男性生殖细胞特有的。缺乏编码 α4 亚基的 *Atp1α4* 的小鼠是不育的，这些小鼠的精子形态异常（中段弯曲）并具有去极化的膜电位。α4 亚基被认为可以维持细胞内钠浓度，进而影响细胞内 pH 和钙浓度。膜超极化需要钾离子的流出，这主要通过 KSper 的激活来实现。KSper 是一种电压门控钾通道，并被细胞内碱化和钙激活。由于 KSper 激活需要细胞内钙，因此认为 KSper 在 CatSper 的下游起作用。缺乏 SLO3（KSper 在小鼠中的形式）的小鼠由于获能过程中的超极化受损而不育。

这些离子通道的突变可能不会损害精子生成（因此，精子计数可能正常）。然而，由于精子无法经历获能和顶体反应，因此精子无法受精。因此，了解这些离子通道在精子获能中的生理和功能仍然是治疗一部分不育男性的重点，同时也是设计非激素类男性避孕药剂的重点。

要点

- 获能是精子运动方式的变化，可产生超活化运动，发生在女性生殖道（子宫输卵管交界处）。
- 获能与精子质膜的改变以及细胞内 pH 和离子浓度的变化有关。
- 获能的分子过程包括细胞内碱化、膜超极化、钙离子流入和信号转导。
- 包括 CatSper 和 KSper 在内的各种通道参与了精子的获能。

第六节 附睾功能障碍与男性不育

一、附睾疾病与男性不育

附睾的各种疾病都可能导致男性不育。这些疾病包括附睾的先天性缺陷、附睾的感染或炎症、肿瘤和梗阻。有附睾疾病史的男性不育可能是由于梗阻造成的。对于生精正常的男性，可以采用辅助生殖技术，从睾丸或附睾的正常区域获取精子。本节重点介绍可能与男性不育有关的附睾疾病，以及附睾相关的不育的管理。

（一）附睾的先天性缺陷

附睾的先天性缺陷见于先天性输精管缺失和隐睾症患者。附睾发育的缺陷可能是导致男性不育的阻塞性和非阻塞性原因。

1. 先天性输精管缺失　患有先天性单侧或双侧输精管缺失（CUAVD/CBAVD）的男性可能有不同程度的附睾异常，从附睾大多完整的轻度异常到无尾部的中度异常，再到无远端头部、体部和尾部的重度异常（图 3.3）。CBAVD 患者的头部通常是存在的。CBAVD 中附睾畸形的病因被认为是由于宫内附睾梗阻引起的脱水分泌物或中肾发育异常。在孤立的 CBAVD 病例中，精子生成大多是正常的，精子可以通过手术恢复并用于辅助生殖技术。

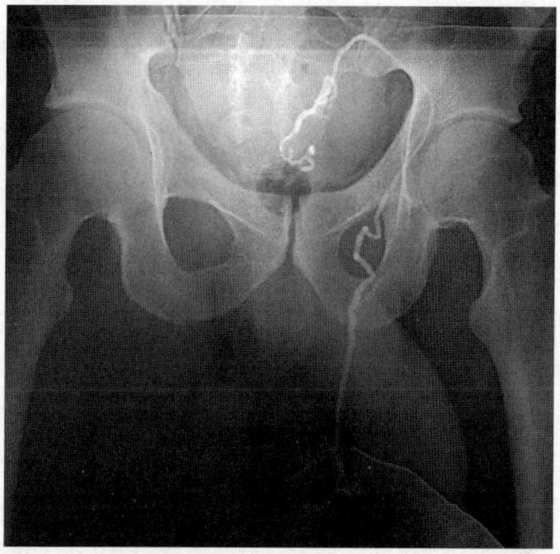

图 3.3　先天性单侧输精管缺失。显示右侧输精管缺失的输精管图

图片由 Dr. Marc Goldstein 提供

2. 隐睾症　在隐睾症患者的睾丸固定术或睾丸扭转时，观察到 32% ～ 61% 的患者有附睾的结构异常。Heath 等将这些异常分为 A 型（在存在正常睾丸的情况下，输精管和附睾完全缺失）和 B 型（附睾和睾丸异常附着）。B 型异常可细分为 4 组解剖学发现：第 1 组，头部和尾部正常附着，体部松散附着（在一些研究中称为环状附睾）（48%）；第 2 组，头部和附睾正常附着，体部和尾部分离（40%）；第 3 组，尾部正常附着，头部分离（4%）；第 4 组，睾丸和附睾几乎完全分离（7%）。其他研究将这些附睾异常分为不同的类别，但所识别的异常与先前描述的分类相似。Marshall 和 Shermeta 发现，33% 的患者有部分附睾闭锁，并伴有附睾与睾丸连续性的丧失。这些缺陷对生育潜力的影响可能是严重的。然而，需要额外的研究来确定隐睾症患者中附睾异常对不育的整体贡献。除了生育问题外，附睾与睾丸的异常附着还可能导致附睾的扭转和梗死。

（二）附睾炎及其他附睾炎症性病症

附睾炎是一种常见的泌尿外科问题，可能与高发病率有关。附睾炎或附睾的炎症可能是由传染性或非传染性原因引起的，可以影响所有年龄段的男性。尽管病因不同，但患者的症状通常是单侧阴囊疼痛和肿胀。然而，附睾炎患者可能是无症状的或有其他症状，包括盆腔疼痛、阴囊肿块或结节、刺激性尿路症状、发热、脓性射精、尿道分泌物和不育。附睾炎的罕见后遗症是瘘管、脓肿、血精症、全身感染和败血症。

（三）传染性附睾炎

通过射精管和输精管的逆行上升被认为是尿路病原体进入附睾的途径。在35岁以下的男性中，附睾炎最常见的病因是性交。这一人群中最常见的病原体是沙眼衣原体和淋病奈瑟菌。患有性传播性附睾炎的男性通常表现为尿道炎、排尿困难、尿道刺激和黏液脓性尿道分泌物，尽管很大一部分男性可能是无症状的。在35岁以上的男性中，革兰氏阴性菌更常引起附睾炎。在这些患者中，当患者出现尿路梗阻和不完全排尿时，常见的尿路病原体大肠埃希菌（大肠杆菌）可引起附睾炎。在尿路梗阻的情况下，较高的排尿压力可能导致感染的尿液反流至输精管和附睾，可能导致输精管炎和（或）附睾炎。经常发现的其他导致附睾炎的细菌病原体包括克雷伯菌属（spp.）、变形杆菌属（spp.）和铜绿假单胞菌。传染性附睾炎的治疗包括针对特定病原体适当使用抗菌药物。附睾炎的罕见严重病例可导致败血症、脓肿或瘘管形成，或睾丸缺血/梗死。

（四）儿童人群中的附睾炎

儿童附睾炎呈现出双峰年龄分布，这种疾病发生在男童（5岁以下）和青春期前男孩中。在5岁以下的男童中，解剖缺陷与附睾炎有很强的相关性。包括后尿道瓣膜、尿道狭窄或发育不全在内的泌尿生殖道缺陷可能导致膀胱出口梗阻和高膀胱压力排尿，随后尿液反流至射精管、输精管和附睾。在青春期前男孩中，功能性排尿障碍，包括膀胱过度活动和逼尿肌-括约肌协同失调，可能导致高膀胱压力排尿和反流性附睾炎。性病病原体较少见，尽管可见于性活跃的儿童或重要的性虐待病例中。更常见的可引起儿童附睾炎的细菌包括大肠杆菌和流感嗜血杆菌，而较不常见的包括沙门菌和铜绿假单胞菌。此外，随着疫苗接种的减少，由副黏病毒科成员引起的腮腺炎附睾睾丸炎现在更常见。腮腺炎病毒感染的特征是睾丸炎和腮腺炎。然而，它也会影响前列腺、中枢神经系统、胰腺、心脏、关节和肝脏。该病通常为自限性，需要支持治疗。

儿童附睾炎通常表现为急性阴囊。附睾炎引起的严重阴囊疼痛必须与睾丸扭转相鉴别，这是一种手术紧急情况。据报道，附睾炎的发生概率几乎与睾丸扭转一样高。体格检查和阴囊超声结合彩色多普勒可以帮助区分附睾炎和睾丸扭转。多普勒可以评估血管系统，而阴囊超声上的附睾炎表现通常显示高血管性附睾。儿科人群中的传染性附睾炎应使用适当的抗菌疗法进行治疗，而非传染性或病毒性附睾炎则采用支持疗法。

（五）附睾炎的罕见传染性原因

其他罕见的传染性附睾炎原因包括免疫受损个体的附睾机会性感染、结核性附睾炎和寄生虫性附睾炎。免疫受损患者可能发生附睾的机会性感染。文献中已报道真菌、细菌和病毒病原体，包括念珠菌、球孢子菌、芽生菌、放线菌、组织胞浆菌、曲霉菌、诺卡菌和巨细胞病毒。如前所述，这些病原体可能通过来自尿路的逆行途径引起附睾炎，尽管这些病原体也可能通过血液传播到附睾。在这些患者人群中，需要使用抗菌药物进行积极治疗，因为机会性附睾炎可能是系统感染的早期迹象，可能会增加这些患者的发病率和死亡率。结核性附睾炎是一种罕见现象，通常与泌尿生殖道的同时感染有关。结核分枝杆菌向附睾的传播可以通过淋巴管及血液发生。当膀胱癌患者接受卡介苗（BCG）膀胱内灌注时，可能会发生医源性结核性附睾炎。寄生虫性附睾炎在美国很少见，但可能是由于血吸虫病、蛲虫病、锥虫病、利什曼病和丝虫病引起的。结核性和寄生虫性附睾炎的治疗包括使用适当的抗菌或抗真菌药物。

（六）附睾炎的罕见非感染性原因

其他非感染性附睾炎包括药物性、医源性、创伤性和应激性附睾炎。

据报道，使用抗心律失常药物胺碘酮的患者会出现药物性附睾炎。附睾的组织学检查显示炎性细胞浸润及组织细胞内的晶体，这可能是胺碘酮代谢物的沉积。附睾中的药物浓度比血清中高 25 ～ 400 倍，这种药物对附睾的影响可能是剂量和时间依赖性的。治疗方法包括调整剂量或停用胺碘酮。

医源性附睾炎可能发生在接受泌尿生殖道手术的患者中，包括间歇性或留置导尿、膀胱镜检查或前列腺活检或手术。当阴囊手术或阴囊外伤导致医源性损伤时，可能会发生创伤性附睾炎。体格检查通常会发现附睾肿胀和触痛，彩色多普勒超声检查会显示附睾充血。创伤性附睾炎患者可能由于附睾管阻塞而发展为慢性附睾炎或不育。通过阴囊支持、冰敷、抬高和休息等保守治疗通常可以改善症状。如果怀疑继发感染，可以使用抗生素。

当男性承受身体压力，如举重或其他剧烈活动时，可能会发生应激性附睾炎。发病机制仍被认为是尿液通过输精管反流至附睾，导致炎症。治疗方法包括使用抗炎药物、冰敷、阴囊支持和休息等非手术治疗。

（七）附睾肿瘤

原发性附睾恶性肿瘤是一种罕见现象，占男性癌症的 0.03%。大多数附睾肿瘤是良性的。鉴于附睾的细胞组成，最可能的恶性肿瘤是腺癌；其他类型包括肉瘤、生殖细胞肿瘤、淋巴瘤和浆细胞瘤，后两者通常与转移性疾病相关。腺癌具有转移潜能，可扩散至区域淋巴结及内脏器官。最常见的良性附睾肿瘤类型是腺瘤样肿瘤，起源于间皮，并通过组织病理学与腺癌相区别。其他良性肿瘤包括作为希佩尔 - 林道（von Hippel-Lindau，VHL）疾病一部分的乳头状囊腺瘤，这些肿瘤具有与透明细胞肾细胞癌中所见相似的透明细胞。最后，肿瘤转移至附睾极为罕见，但在一些泌尿生殖系统（前列腺和肾脏）和胃肠道恶性肿瘤中有发现。

（八）附睾梗阻

附睾梗阻可能是特发性、医源性、感染性（附睾炎或罕见条件如结核病）或创伤性的，如前所述，通常只在检查和治疗不育男性时才被认识到。在阻塞性无精子症男性中，如果卵泡刺激素（FSH）浓度低于正常上限的两倍，附睾梗阻会影响高达 67% 的患者。医源性损伤可能发生在童年时期的手术中，包括疝气修补术或鞘膜积液切除术，或发生在任何阴囊手术中，如睾丸扭转探查术。如果医源性梗阻仅发生在单侧，由于功能性的对侧可能会代偿梗阻，因此许多病例可能会被漏诊。另一方面，先天性梗阻最常发生在附睾的头部和体部，或者可能包括附睾部分的闭锁或发育不全。这可以在术前通过体格检查发现附睾充盈或通过放射学检查 [超声或磁共振成像（MRI）] 发现异常附睾结构（如发育不全或扩张）来诊断。否则诊断可能发生在手术干预时（图 3.4，见彩图），这些男性的精子检索方案包括手术精子抽吸或从睾丸或附睾中取精或显微外科重建输精管至部分未梗阻的附睾。

二、附睾相关男性不育的管理

可以从附睾中通过手术取出精子，采用经皮方式或使用手术显微镜进行操作（图 3.5，见彩图）。经皮附睾精子抽吸术（PESA）通常在诊所进行，采用局部麻醉，是一种微创手术，恢复期短。PESA 在阻塞性无精子症中的精子获取率为 61% ～ 96%。然而，该手术并发症发生率较高，可能导致长期附睾梗阻。显微附睾精子抽吸术（microsurgical epididymal sperm aspiration，MESA）在手术室进行，采用全身麻醉，需要标准的手术显微镜和经过培训、具有显微手术经验的外科医师。MESA 的精子获取率高于 PESA，96%～100% 的患者可以成功获取精子。由于在手术过程中可以直接观察小管，因此 MESA 的并发症更少，未来发生附睾梗阻的风险也更小（图 3.5，见彩图）。

随着精子在附睾中的成熟和发展，手术获取的精子质量也会有所不同。来自尾部的抽吸会产生质量较差的精子，带有碎片和巨噬细胞，但活动力更好。通常从尾部开始抽吸，然后向头部移动，直到获取到合适的精子。一些数据表明，与睾丸中的精子相比，附睾中的精子可能有更高的异常 DNA 碎片率，可以通过原位末端转移酶标记法（TUNEL 检测）测定。除了增加的 DNA 碎片化之外，关于辅助生殖技术和附睾精子获取的数据有限。

如前所述，如果怀疑有附睾梗阻，可以尝试显微手术重建输精管和附睾内无阻塞小管之间的连接（输精管附睾吻合术）。成功后可以实现正常的精子输送，男性可以在成功的输精管附睾吻合术后自然受孕。通常，输精管附睾吻合术后的通畅时间为 2.8～6.6 个月。此手术在技术上具有挑战性，即使在熟练的显微外科医师手中，平均通畅率也仅为 64%。然而，这一范围可能在 31%～92%，术后妊娠率在 10%～50%。鉴于附睾的结构差异，有学者提出靠近头部的重建通常会导致较差的生育结果。

三、附睾作为避孕靶标

鉴于附睾在精子成熟和储存中的独特作用，它是男性避孕药的最佳靶标。然而，尽管进行了许多尝试，但尚未成功开发出针对附睾的男性避孕药。可能的目标包括：①改变附睾周围收缩以减少精子输送时间，防止在整个器官内的优化；②直接用精子抑制剂攻击精子及其功能；③修改附睾管内的管腔液。随着对附睾及其在精子输送和成熟中的作用的研究越来越多，这些信息可能会被用于未来开发有效的男性避孕药。

要点

- 先天性附睾缺陷见于先天性输精管缺如和隐睾症的男性。
- 附睾炎可能是传染性或非传染性的，并可能导致附睾梗阻，需要进行精子抽取或重建男性生殖道以实现生育。
- 可以通过微创手术（包括 PESA 或 MESA）来管理附睾相关的不育症，且通常可以获得较好的精子获取率。
- 附睾可能是未来男性避孕药开发的靶标。

第七节 结 论

精子的成熟和运输是一个复杂且受到严格调控的过程。虽然精子是在睾丸中产生的，但其成熟主要发生在附睾和女性生殖道中。为了阐明正常精子成熟和获能所需的各种精子和非精子因子的功能，研究人员已经开展了大量的工作。然而，还需要更多的工作来阐明这个复杂的生物学过程。

关键信息

- 精子形成发生在睾丸中，而精子成熟则发生在附睾和女性生殖道中。
- 附睾的每个部分在精子成熟中都显示出不同且关键的作用。
- 获能，即精子高活动性的获得是在女性生殖道中发生的，是由于精子质膜内存在各种离子通道。

- 获能需要细胞内碱化、精子质膜超极化，以及钙离子的流入和信号传递。
- 各种附睾相关疾病可能导致男性不育，需要手术重建男性生殖道或获得精子以实现未来的生育。
- 附睾仍是一个持续研究的领域，并且是治疗靶标和研发非激素类男性避孕药的潜在靶标。

致谢

感谢 Vanessa Dudley 的出色插图。C.K. 和 N.P. 得到了 Frederick J. 和 Theresa Dow Wallace 基金会的支持，该基金由纽约社区信托管理。D.J.L. 得到了美国国立卫生研究院（NIH）、美国国家肾脏与消化疾病研究所（1R01DK078121）、尤尼斯 · 肯尼迪 · 施莱佛国家儿童健康与人类发展研究所（1U54HD100549-01、1R01HD095341 和 5P01HD087157）以及 Frederick J. 的部分支持和 Theresa Dow Wallace 基金会的支持。D.J.L. 担任 Roman Health 的科学咨询委员会成员；作为研究员（持有股权），她的部分旅行费用得到了世界卫生组织的支持，以参加该组织的编辑委员会会议。她还在美国生物分析委员会担任秘书兼财务主管。

（周　青　李波男　林群芳　译）

第 4 章 男性生殖内分泌系统

Ettore Caroppo

第一节 引 言

男性生殖内分泌系统的功能依赖于下丘脑的神经和激素信号之间的动态相互作用。在下丘脑中，特定神经元在神经调节物质兴奋性和抑制性信号的控制下，以间歇性脉冲方式分泌促性腺激素释放激素(GnRH)。垂体中，GnRH 与特定垂体细胞类型上的自身受体结合以刺激垂体促性腺激素分泌；睾丸中，促性腺激素的营养作用促进精子发生以及睾丸类固醇和肽的分泌，通过正反馈和负反馈回路调节下丘脑和垂体的功能。

第二节 促性腺激素释放激素

由于 GnRH 系统的解剖复杂性，参与调节 GnRH 分泌的机制远未被完全理解。目前无法在人体内测量 GnRH 分泌，而在小鼠中测量也存在一定难度。因此，研究人员已经对永生化的下丘脑神经元或急性脑切片进行了多项研究，以进行电生理记录。然而，这种模型能在多大程度上再现体内生理学还有待确定。因此，此处提供的数据并不明确，有待进一步完善。

GnRH 是 GnRH 神经元以脉冲方式分泌的一种十肽（在人类中约有 1200 个），其细胞体相对分散在下丘脑中基底和视前区。一旦分泌，GnRH 就会以间歇性脉冲的形式释放到垂体门脉系统，其频率和幅度对于维持促性腺激素对 GnRH 本身的反应性至关重要（称为“自启动效应”）。

对大鼠和小鼠进行的实验表明，单个成年 GnRH 神经元表现出一系列不同的自发放电模式，包括沉默型、持续活跃型或不规则活跃型神经元，包括通常所说的爆裂细胞（bursting cell）（图 4.1）。这种放电行为的可变性也在体内以及培养的胚胎 GnRH 神经元中得到了证实。

对成年和胚胎 GnRH 神经元的研究表明，大多数 GnRH 神经元的爆发放电由 2 ～ 5 个动作电位组成，持续时间约为 2s，爆发间隔为 20s 或更长。在自发活动的 GnRH 神经元中，单个或阵发性动作电位的放电之后是持续几毫秒到几秒的超极化，然后是亚阈值后除极电位，动作电位的放电频率显著降低。GnRH 对钙内流的调节作用介导了放电频率。下丘脑 GnRH 神经元表达的 GnRH 受体是其神经元兴奋性的重要调节器。

GnRH 的脉冲性分泌受到自分泌、旁分泌和内分泌机制的严格调控。

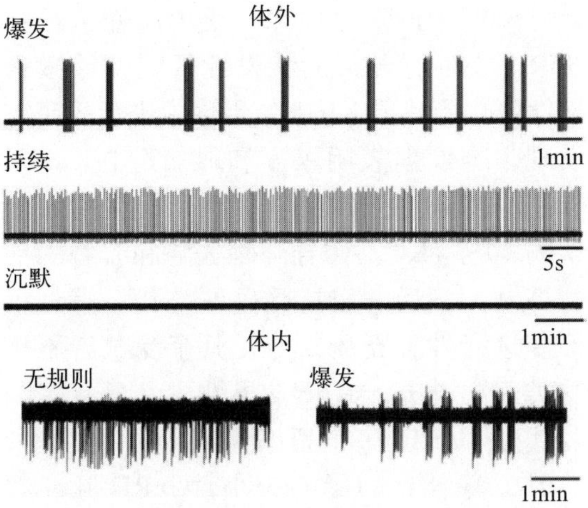

图 4.1　成年啮齿动物 GnRH 神经元在体外（上）和体内（下）的典型放电模式。上面三条曲线显示了急性脑切片标本中成年 GnRH 神经元采用细胞贴附记录模式所表现出的典型爆发、持续和沉默式放电类型。下面两条曲线显示了麻醉的成年小鼠体内 GnRH 神经元的细胞贴附放电模式。每个向上或向下的偏转，代表一个动作电位

转载自 Herbison A. Physiology of the adult gonadotropin-releasing hormone neuronal network. 载于 TM Plant and AJ Zeleznik, eds. Knobil and Neill's Physiology of Reproduction, 4th ed. Academic Press, 2015; pp. 399-467.

一、促性腺激素释放激素分泌的自分泌调节

许多研究表明，GnRH 能够通过超短环负反馈调节自身的释放。下丘脑永生化神经元中功能性 GnRH 受体（GnRHR）的表达证实了这一假说。对去势成年雄性小鼠脑片的研究进一步表明，低剂量的 GnRH 显著降低表达 GnRHR 的 GnRH 神经元的放电频率，而高剂量则使之增加。特别是，低剂量 GnRH 信号对放电频率的降低支持了它在自身释放时的超短抑制作用。此外，使用 GnRH 激动剂布舍瑞林，在永生化的 GT1-1 细胞中，GnRH 的基础分泌、启动子活性和 mRNA 水平都降低了。GnRH 的脉冲性分泌高度依赖于钙离子，并受环磷酸腺苷（cAMP）的刺激。已发现 GnRH 本身可以调节钙内流，从而调节放电频率和尖峰曲线。值得注意的是，GnRHR 的表达、GnRH 依赖的钙信号激活及 GnRH 释放的自分泌调节是早期胎儿 GnRH 神经元的特征。

综上所述，这些证据表明，GnRH 神经元可以利用 GnRH 本身作为 GnRH 内神经网络信号来激活或抑制自身的活动。这一策略可能对 GnRH 峰的产生及其脉冲性释放的调节具有重要意义。

二、旁分泌调节

尽管 GnRH 释放的脉冲性分泌是 GnRH 神经元自发电活动的固有特性，但还有其他调节机制能够维持这一活动，这对生殖至关重要。在其他方面，人们假设了 Kisspeptin 信号在产生脉冲式激素分泌中的潜在作用，因为 Kisspeptin 或其受体全局缺失或突变的人类无法表现出正常的脉冲式黄体生成素（LH）分泌。

一项对近亲结构家庭的研究发现了 Kisspeptin 的生殖功能，这些家庭的成员患有特发性低促性腺激素性腺功能减退症，这些成员是 *Gpr54* 基因上 L148S 突变的纯合子，也就是众所周知的 Kiss1r。进一步建立了 Kiss1r 缺陷的小鼠模型，小鼠表现为性腺功能低下；然而，由于外源性 GnRH 恢复了性腺功能，因此假设 Kisspeptin 可能对 GnRH 的释放起作用。

在人类，Kisspeptin 神经元位于漏斗核和视前区。Kisspeptin 似乎对青春期的正常发育至关重要，其功能丧失突变会导致青春期发育缺失。此外，GnRH 神经元对 Kisspeptin 的反应随着年龄的增长而不同；在成年小鼠中观察到 90% 以上的 GnRH 神经元显著去极化，而在幼年和青春期前的小鼠中只有 27% 和 40% 的 GnRH 神经元对 Kisspeptin 治疗有反应。这表明在青春期发育过程中对 Kisspeptin 有反应的 GnRH 神

经元的数量有所增加。

弓状核（ARC）中几乎所有 Kisspeptin 神经元都共表达速激肽神经激肽 B（NKB）和内源性阿片肽（EOP）强啡肽。NKB 是生育的关键调节因素，因为编码 NKB（*TAC3*）或其受体（*TAC3R*）的基因突变已被发现可导致 GnRH 释放缺陷和随之而来的性腺功能减退。漏斗 / 弓状核中的 Kisspeptin/ 神经激肽 B/ 强啡肽（KNDy）神经元通过作用于 GnRH 细胞体和神经分泌末梢，直接与 GnRH 细胞体接触，产生协调和脉冲式 GnRH 分泌，从而影响 GnRH 的活性。NKB 的刺激作用和强啡肽的抑制作用协调 Kisspeptin 的脉冲式释放，进而驱动 GnRH 和 LH 的脉冲式分泌。图 4.2 显示了 Kisspeptin-GnRH 通路的神经解剖学以及 KNDy 神经元和 GnRH 神经元之间的关系。

KNDy 神经元被认为是所谓的 GnRH 脉冲发生器的关键组成部分。KNDy 假说认为，NKB 是通过触发 KNDy 神经元之间的激活来启动脉冲的信号，而 Kisspeptin 是那些驱动 GnRH 分泌的神经元的输出信号，强啡肽是终止每个脉冲的信号。事实上，相互连接的 KNDy 细胞体被发现能够产生同步放电来协调脉动式 GnRH 的释放，并且药物操纵突触后受体 Kisspeptin、NKB 和强啡肽导致 GnRH 脉冲式释放的改变。

最后，许多其他神经肽 [γ 氨基丁酸（GABA）、谷氨酸、神经肽 Y（NPY）等] 通过与 GnRH 神经元上的配对受体结合作用于 GnRH 神经元，并参与最终调节 GnRH 分泌的复杂机制。

三、内分泌调节

性激素在 GnRH 分泌的内分泌调节中的作用已被多位研究者探讨过，但关于睾酮和雌二醇的相对贡献与各自的反馈部位，以及雌二醇芳构化在调节睾酮在下丘脑水平的效应等问题仍有待解决。

一项在正常男性和缺乏内源性下丘脑 GnRH 分泌而导致的特发性低促性腺激素性性腺功能减退（IHH）男性中进行的研究发现，有证据表明睾酮和雌二醇在 GnRH 分泌的内分泌控制中发挥作用。使用大剂量酮康唑（KC）诱导药物去势和芳香酶活性抑制，然后一组接受睾酮替代，另一组接受选择性补充雌二醇，其余受试者不接受类固醇补充。在正常男性中，只有睾酮替代使 GnRH 脉冲频率恢复到基线水平，而雌二醇补充的影响较小，GnRH 脉冲频率尽管减慢，但仍显著高于基线水平。有趣的是，之前的研究表明，雌二醇通过减缓脉冲频率降低正常男性的黄体生成素水平，而对脉冲幅度没有任何影响，这表明雌二醇反馈的主要部位可能是下丘脑。此外，在去势的睾酮水平（中枢芳香酶活性的主要底物）存在的情况下，循环 E2 可以改变 GnRH 的分泌，这一证明提供了间接证据，表明雌激素在下丘脑的作用不依赖于中枢芳香化。

睾酮对 GnRH 分泌的负反馈作用可能是由 ARC 内的 Kisspeptin 神经元介导的。睾酮抑制 ARC 中 Kisspeptin 神经元的表达，同时刺激前腹侧脑室周围核 Kisspeptin mRNA 的表达。另一方面，雌激素在下丘脑水平的作用部位一直存在争议，因为早期的免疫细胞化学研究表明，GnRH 神经元中缺乏雌激素受体（ER）免疫反应。由于这种技术在处理散布在几个核团中的少数神经元时缺乏敏感性，这些结果受到了质疑；实际上，当使用克隆的 GT1 神经元细胞系时，检测到功能性的 ERα 和 ERβ，后来，发现胎儿和成年 GnRH 神经元在体内都表达 ERα 和 ERβ。同样，评估雌激素对促性腺激素释放激素分泌影响的研究结果也存在一定的矛盾。雌激素似乎对 GnRH 神经细胞膜的兴奋性、cAMP 的产生和 GnRH 的分泌具有负反馈作用（但与

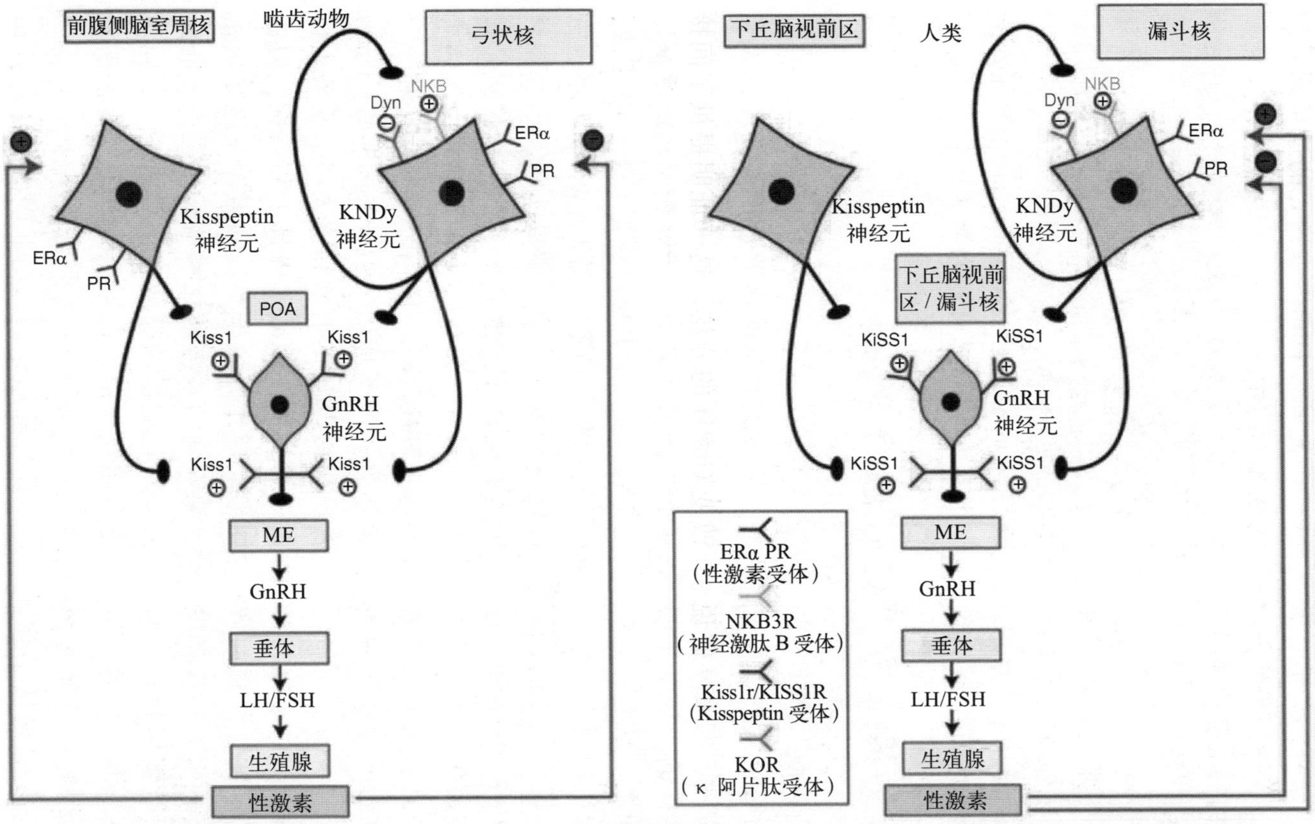

图 4.2　人类和啮齿动物 Kisspeptin-GnRH 通路的神经解剖学示意图以及 KNDy 神经元和 GnRH 神经元之间的关系

Kisspeptin 直接向表达 Kisspeptin 受体的 GnRH 神经元发出信号。Kisspeptin 神经元群在下丘脑内的位置具有种属特异性，在啮齿动物中位于前腹侧室周核（AVPV）和弓状核内。漏斗（人）/ 弓状（啮齿动物）核中的 Kisspeptin 神经元共表达神经激肽 B 和强啡肽（KNDy）神经元，其通过神经激肽 B 受体和 κ 阿片肽受体自突触调节脉冲式 Kisspeptin 分泌，负性（红色）和正性（绿色）性类固醇反馈在啮齿动物中通过不同的 Kisspeptin 神经元介导，分别通过 AVPV 和弓状核。在人类中，漏斗核中的 KNDy 神经元传递负（红色）和正（绿色）反馈。POA Kisspeptin 神经元在人类中介导性类固醇反馈中的作用尚未完全明确。+，刺激性；-，抑制性；Dyn，强啡肽；ERα，雌激素受体 α；FSH，卵泡刺激素；GnRH，促性腺激素释放激素；Kiss 1/KiSS 1，Kisspeptin；LH，黄体生成素；ME，正中隆起；NKB，神经激肽 B；PR，孕酮受体

引自 Skorupskaite K, George JT, Anderson RA. The kisspeptin-GnRH pathway in human reproductive health and disease. Hum Reprod Update 2014;20:485-500. 经许可转载

雌性小鼠排卵前 GnRH 激增相关的正反馈已被证实），这些作用是通过剂量依赖地激活下丘脑 GnRH 神经元中表达的 ER 所介导的。雌二醇对 GnRH 神经元也有非经典的快速作用，包括 cAMP 反应元件结合蛋白（CREB）的快速磷酸化、钾 - 三磷酸腺苷（ATP）通道的调节、细胞内钙浓度的增加和放电频率的改变。然而，这些效应中哪些与生理相关仍有待确定。

雌激素作用的另一个部位似乎是在 Kisspeptin 神经元水平，在那里雌激素与 ERα 结合，随后抑制 Kisspeptin 和 GnRH 的释放。事实上，在去势的动物和人类中，性激素水平的下降会导致 Kisspeptin、GnRH 和促性腺激素水平的升高。弓状核 Kisspeptin 神经元被认为在雌激素负反馈机制和 GnRH 脉冲产生中起作用。然而，这些神经元调节 GnRH 神经元的途径到目前为止还不清楚。

要点
GnRH 的分泌受以下因素的调节： ● GnRH 的自分泌水平（超短环负反馈）。 ● Kisspeptin/KNDy 神经元的旁分泌水平（GnRH 脉冲生成器假说）。 ● 睾酮（可能是通过抑制 Kisspeptin 神经元的活性）和雌激素调节的内分泌水平。

第三节 促性腺激素

促性腺激素包括卵泡刺激素（FSH）和黄体生成素（LH），它们是糖蛋白，分子量为 30 ～ 40kDa，由一个共同的 α 亚基和一个 β 亚基组成，与亚基内的二硫键参与半胱氨酸残基的非共价作用，具有生物特异性。促性腺激素的内在生物活性在很大程度上是由它们的分子异质性决定的，这在很大程度上是由糖含量的变化（α 和 β 亚基内的糖基化、末端唾液酸化和磺化）决定的，这导致促性腺激素亚型在体内具有不同的生物活性、受体结合能力和代谢清除能力。

促性腺激素糖基化是一个复杂的过程，涉及糖苷酶和糖基转移酶，从粗面内质网开始，3 个葡萄糖残基和 1 个甘露糖残基被去除；然后糖蛋白被转移到高尔基体，在那里额外的甘露糖残基被去除；*N*-葡聚糖前体通过添加 *N*- 乙酰氨基葡萄糖（GlcNAc）残基形成杂交 *N*- 葡聚糖前体，并进行分支延伸。唾液酸化的寡糖是由半乳糖和唾液酸加成的。或者，按 *N*- 乙酰半乳糖胺（GalNAc）和硫酸盐的顺序添加产生硫酸盐低聚糖，它几乎占人 FSH 的 10%（图 4.3）。

唾液酸残基的增加延长了循环中人类 FSH 的半衰期，并可能降低靶器官的受体亲和力。另一方面，研究表明，低糖基化的 FSH（hFSH21/18）亚型在 cAMP 生成、CREB 磷酸化和蛋白激酶 A（PKA）活性方面比完全糖基化的亚型更活跃，这可能是因为在受体水平上有更多的结合位点。黄体生成素 β 亚基的一个多态性，由于两个氨基酸转换（Ile15Thr 和 Trp8Arg）和一个额外的共识糖基化位点（Asn13-Ala-Thr），发现在约 30% 的北欧和澳大利亚土著人口中，可使促性腺激素更具生物活性，但体内半衰期比野生型黄体激素短，这是由于末端寡糖的唾液酸化和硫酸化受损。完全去糖基化的促性腺激素仍然能够与其同源受体相互作用，但不能激发第二信使信号的产生。

促性腺激素通过与其同源受体相互作用而发挥作用。FSH 受体（FSHR）是一种仅在支持细胞上表达的 G 蛋白偶联受体，尽管有报道表明它也可以在精原细胞上表达。*FSHR* 的失活突变只有在纯合子中

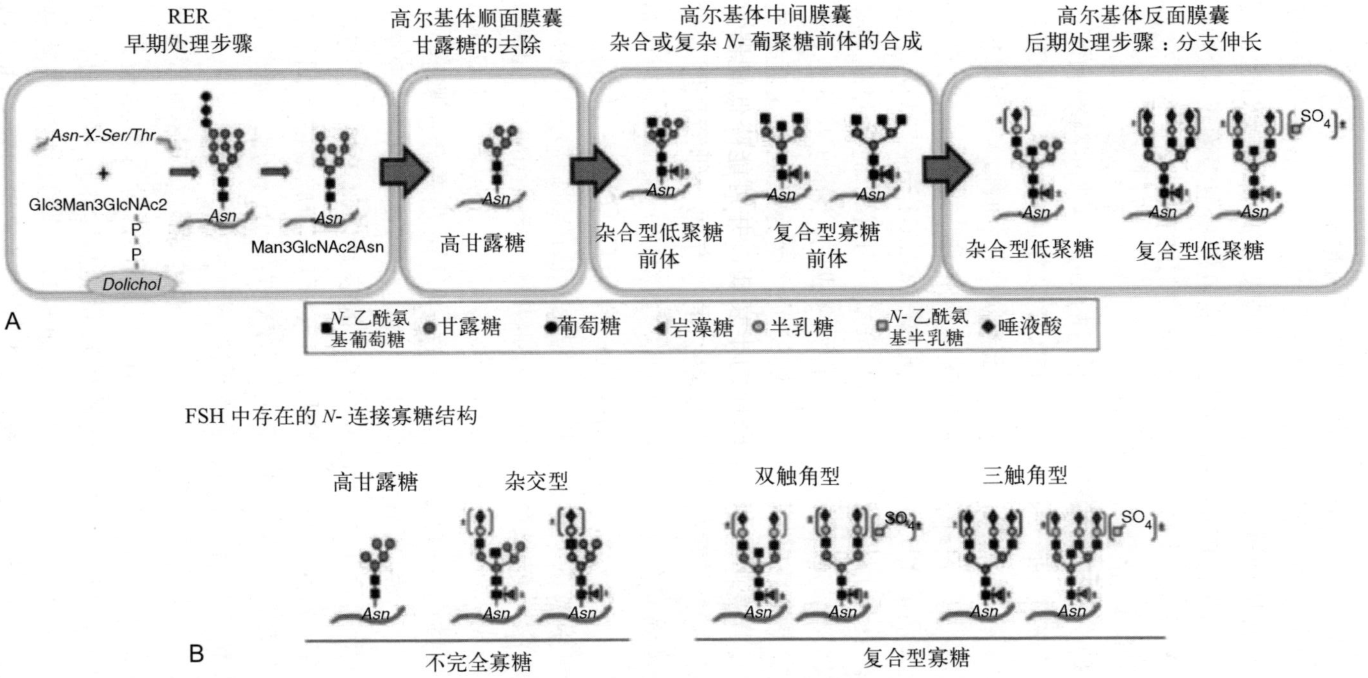

图 4.3　*N*- 聚糖生物合成途径的概述

A. *N*- 连接的糖基化开始于粗面内质网（RER），伴随着长醇连接的 Glc 3 Man 9 GlcNAc 2 到 Asn-X-Ser/Thr 基序的共翻译转移。在顺面高尔基体小泡中，额外的甘露糖残基被去除。在中间高尔基体中，通过添加 *N*- 乙酰葡糖胺（GlcNAc）残基形成杂合型和复合型前体。在反面高尔基体中，发生半乳糖和唾液酸的顺序添加。或者，依次加入 *N*- 乙酰半乳糖胺（GalNAc）和硫酸盐（SO_4）产生硫酸化寡糖。B. 存在于人卵泡刺激素（FSH）上的一些 *N*- 连接寡糖结构。高甘露糖和混合型 *N*- 聚糖是不完全的寡糖。双触角和三触角寡糖是复合型 N- 聚糖。在核心中连接到 β- 甘露糖的“二等分”GlcNAc 残基可以存在于复合型和混合型寡糖中。也可以存在于缺乏末端残基的糖型，如岩藻糖、半乳糖、GalNAc、硫酸盐和（或）唾液酸

引自 Campo S, Andreone L, Ambao V, Urrutia M, Calandra RS, Rulli SB. Hormonal regulation of follicle-stimulating hormone glycosylation in males. Front Endocrinol (Lausanne) 2019;10:17. 经许可转载

发生时才能影响FSH信号。5名芬兰男性为p.Ala189Val *FSHR*基因突变纯合子，导致了突变受体的受体结合和信号转导显著减少，他们的睾丸体积较小（4～15ml），FSH水平升高，抑制素B水平低，精子密度从<0.1到4200万/ml（5名男性中有2人分别育有2个孩子）。FSH与支持细胞上受体的胞外部分结合，激活受体的胞内部分，从而刺激腺苷环化酶和cAMP的形成。cAMP作为第二信使刺激细胞内信号通路（PKA、ERK/MAPK、PI3K、Ca^{2+}和磷脂酶A2），并通过改变包括CREB在内的一系列转录因子的表达和活性来改变基因转录。

LH受体也是一种G蛋白偶联受体；然而，它在性腺外广泛表达。失活的LH受体突变的男性表现为男性假两性畸形以及从小阴茎和尿道下裂到完全女性化的表型，而在性腺激素独立的家族性早熟或中毒病例中发现了激活的突变。LH与其受体的结合促进cAMP的形成，cAMP作为第二信使激活几种蛋白激酶，进而促进类固醇合成基因的表达增加。

促性腺激素是精子发生和睾丸雄激素生物合成所必需的。FSH能刺激产前和青春期前支持细胞的增殖，而在成人中，它能刺激精原细胞和细线期前精母细胞有丝分裂和减数分裂过程中的DNA合成。LH通过刺激睾酮的合成参与调节精子的发生，而睾酮的合成在减数分裂和精子发生的调节中起着关键作用。促性腺激素β亚基的失活突变与睾丸大小可变的无精子症有关，而黄体生成素β亚基的突变阻止分泌或受体结合，与出生时正常的生殖器有关，但会抑制青春期发育和性腺功能低下，以及从少精子症到无精子症的生精障碍。

促性腺激素分泌的调节

（一）前馈调节

一旦从GnRH神经元释放，GnRH通过垂体门脉循环转运到垂体前叶，在那里它与位于促性腺激素细胞表面的高亲和力七次跨膜受体（GnRHR）结合。在刺激下，GnRHR不会脱敏；这种G蛋白偶联受体的非典型特征可能有助于促性腺激素对不同的GnRH脉冲频率做出差异性反应。能够调节促性腺激素对脉冲性GnRH反应的潜在机制可能包括细胞表面受体数量的变化、受体内化或GnRHR下游信号通路活性的波动。

不同的GnRH脉冲频率和幅度改变了FSH和LH的分泌模式，脉冲频率增加导致优先分泌LH，而脉冲频率降低导致FSH释放更多。相反，与脉冲式的GnRH相比，持续暴露于GnRH会下调促性腺激素的mRNA水平和分泌。促性腺激素和黄体生成素生物合成的控制与不同的β亚基的转录密切相关，因为共同的α亚基在快脉冲频率和慢脉冲频率下都会过量产生。FSHβ转录是FSH合成的限速步骤。GnRH受体结合激活GnRHR，随后钙/钙调蛋白激酶Ⅱ和蛋白激酶C（PKC）增加，并诱导不同的丝裂原激活的蛋白激酶（MAPK）通路，包括ERK1/2、p38和JNK；即早期基因（*Jun*、*Fos*、*Atf3*、*Egr1*）也被GnRH刺激诱导。相反，LH储存在分泌颗粒中，GnRH信号作为释放因子。GnRH诱导早期生长反应因子1的表达（EGR1），它与类固醇生成因子1（SF1）和成对的类同源域转录因子1（PITX1）相互作用，调节LHβ启动子的活性。

GnRH脉冲频率能够不同程度地激活调节FSHβ和LHβ转录的信号通路，因此这些通路的激活幅度、持续时间和频率对于脉冲式GnRH信号的反应至关重要。这可能代表促性腺激素细胞对GnRH信号频率的某种感知机制。

（二）激活素-卵泡抑素-抑制素环

激活素是转化生长因子β超家族成员

之一，由两个相同的β亚基组成，有两个主要的亚型 A 和 B。激活素与两个垂体受体蛋白（激活素受体Ⅱ型和Ⅰ型）顺序结合后，细胞内特异的第二信使蛋白 Smad2 和 Smad3 被磷酸化；Smad2 和 Smad3 与 Smad4 结合，形成激活复合体，诱导 FSHβ 编码基因的转录。激活素诱导的 FSH 产生被两种强有力的拮抗剂抑制素和卵泡抑素下调。抑制素是一种由支持细胞产生的异源二聚体，它由一个与激活素相同的亚基和另一个独特的α亚基组成，它与细胞表面的蛋白多糖β-聚糖结合，产生一个高亲和力的复合体，阻断 ActRⅡ受体位置，从而限制激活素的刺激作用。循环抑制素 B 水平在婴儿期很高，在儿童期中期下降，随着青春期的开始而增加，在成年后的前几十年保持稳定，但随着年龄的增长逐渐下降。在一项针对健康男性和生精小管功能缺乏的男性（2 例无性腺患者，1 例克氏综合征患者）研究中，应用芳香酶抑制剂抑制睾酮向雌二醇的转化，以及应用酮康唑抑制间质细胞类固醇的生成，研究睾丸类固醇和抑制素 B 在 FSH 分泌调节中的作用。在使用酮康唑后，抑制素 B 水平正常的健康男性的 FSH 水平略有上升，而在抑制素 B 水平非常低的无性腺男性中，FSH 水平显著升高，接近去势水平。结论：抑制素 B 是 FSH 分泌的主要性腺反馈调节因子，除非生精小管功能严重受损。

卵泡抑素是一种单体多肽，以 FST 315 和 FST 288 两种形式存在，起源于一个由 344 个氨基酸组成的前蛋白。由于其三级结构，FST 315 更能够在体内自由循环，而 FST 288 以组织结合的形式存在。卵泡抑素通过直接结合及中和激活素 A 和 B 两种形式来抑制激活素的作用，从而使激活素 - 卵泡抑素复合体经历快速的内吞和溶酶体降解。

（三）性腺激素对 FSH 分泌的调节作用

虽然抑制素 B 在抑制大量 FSH 分泌方面起着关键作用，但睾丸类固醇似乎在调节垂体 FSH 寡糖复杂性方面发挥了关键作用。研究显示在雄性大鼠中，去势导致青春期前和成年动物脑下垂体 FSH 的寡糖组成发生变化。给予非类固醇抗雄激素药氟他胺，能够干扰雄激素与雄激素受体（AR）在外周和下丘脑 - 垂体水平的结合，导致循环中含有不完全寡糖的 FSH 糖基化变体占优势。用双氢睾酮（DHT）治疗则可降低这些变体的 FSH 糖型的比例。研究发现，睾酮也能迅速增加雄性大鼠 FSHβ 的初级转录水平，而雌二醇则不能。这种作用与激活素信号系统的变化有关，特别是通过抑制卵泡抑素 mRNA 和短暂增加 Smad2、Smad4 和 Smad7 的 mRNA 时。

人体研究证实了动物研究的发现。青春期前和青春期无睾症患者与正常男孩相比，在唾液酸化和寡糖复杂性方面表现出不同的 FSH 糖基化特征。对青春期前的无睾症患者应用 GnRH 可引起血清 FSH 水平的小幅升高，但不影响电荷异物体分布特征。同样，在青春期患者中给予庚酸睾酮并未改变血清 FSH 水平，也没有改变 FSH 电荷类似物的分布情况。然而，含有复合寡糖的 FSH 比例显著增加。

（四）性腺激素对 LH 分泌的调节作用

下丘脑 - 垂体 - 性腺轴的高度协调意味着 GnRH 脉冲式释放到垂体门脉血液中，随后是垂体脉冲式分泌 LH，最后是间质细胞向精索静脉脉冲式分泌睾酮。睾酮本身在下丘脑和脑垂体水平都起到反馈信号的作用，在后一种情况下，主要但不完全是通过将其芳构化为雌二醇。一项在正常男性和 GnRH 缺乏男性中进行的研究很好地证明了这一点，这些男性在接受脉冲式 GnRH 治疗后血清 FSH、LH 和睾酮水平正常化。药物去势和芳香化酶被大剂量酮康唑抑制后，平均 LH 水平增加了 3 倍，血清睾酮和雌二醇水平下降到去势水平。在所有患者中，补充睾酮恢复了睾酮水平，并在健康男性中恢复了正常的 GnRH 脉冲频率，尽管雌二醇水平仍然受到抑制（表明下丘脑的睾酮反馈是一种直接的雄激素效应），而它并没有抑制 GnRH 给药剂量和频率保持不变的 GnRH 缺陷男性的平均 LH 水平，也没有降低 LH 幅度，这表明垂体处的睾酮负反馈需要雌二醇的芳构化。之前的研究也表明，在接受 GnRH 治疗的 GnRH 缺乏的男性中，非芳香化雄激素 DHT 对 LH 水平缺乏抑制作用，在接受芳香化酶抑制剂的男性中，睾酮完全抑制 LH 的分泌。此外，一项研究发现，雄性雌激素受体 -α 基因敲除（ERKO）小鼠的血清 LH 水平是野生型小鼠的 2 倍。

一项高质量的研究结果表明，睾酮可反馈控制垂体水平的 LH 分泌，通过其与局部表达的 AR 的相互作用，仅决定基础（非脉冲式）LH 的分泌。24 名男性接受了涉及两种抗雄激素的为期 4 天的治疗方案：氟他胺（能够阻断对人类神经元的 AR 作用，并容易渗透到大脑，因此被认为可以阻断下丘脑、垂体和外周 AR 通路）和比卡鲁胺（被认为主要抑制垂体和外周 AR 通路）。与安慰剂相比，氟他胺的主要作用是刺激 LH 的分泌爆发频率，增加基础和脉冲式（总）LH 的分泌，增加 LH 的不规则性，而比卡鲁胺仅能增加基础 LH 的分泌。由于更频繁的 GnRH 脉冲可以增加促黄体生成素的脉冲频率、脉冲式 LH 的分泌和 LH 分泌的不规则性，氟他胺的作用可能是解除受抑制的 GnRH 的分泌。

要点

- 促性腺激素的内在生物活性取决于它们的分子异质性，而这取决于碳水化合物含量的变化（α 和 β 亚基中的糖基化、末端唾液酸化和磺化）。
- 不同的 GnRH 脉冲频率和幅度改变了 FSH 和 LH 的分泌模式。
- 抑制素 B 是 FSH 分泌的主要性腺反馈调节因子，而睾丸类固醇似乎在 FSH 寡糖复杂性的调节中起关键作用。
- 睾酮通过对雌二醇的芳构化来调节 LH 的基础分泌。

第四节　睾　　酮

睾酮是男性体内主要的循环雄激素。它促进青春期男性第二性征的发育，与 FSH 一起参与精子发生的内分泌调控，并调节骨量、脂肪分布、肌肉质量和力量以及红细胞的产生。它是由间质细胞在内分泌和旁分泌控制下分泌的。在母体绒毛膜促性腺激素（hCG）和胎儿间质细胞活动的控制下，睾酮分泌在妊娠 12 ～ 14 周达到高峰，以促进泌尿生殖道器官发生，然后由于胎儿间质细胞退化，睾酮分泌下降；第二个睾酮分泌高峰出现在出生后 2 ～ 3 个月。胎儿间质细胞被在青春期分化的未成熟间质细胞取代。男性青春期的躯体变化是由睾酮分泌的显著增加推动的，睾酮分泌水平比青春期前儿童普遍增加约 30 倍。每天产生的睾酮为 4 ～ 9mg，其中约 95% 来自睾丸，其余来自肾上腺雄激素前体的外周代谢。此后，从青壮年开始，睾酮浓度每年逐渐下降 1%；在中年，促性腺激素和性激素结合球蛋白（SHBG）水平也出现更为明显地上升。男性一生中睾酮分泌的示意图如图 4.4 所示。

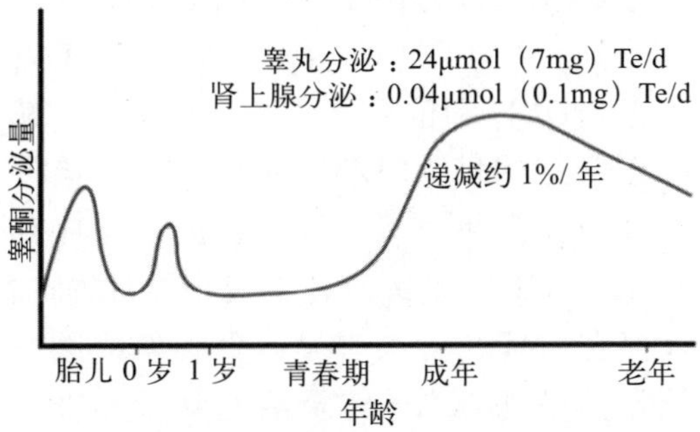

图 4.4 男性一生中睾酮（Te）分泌的示意图。有三个显著的 Te 产生大幅增加的时间段

经许可引自 Liu PY, Veldhuis JD. Chapter 12. Hypothalamo-pituitary unit, testis, and male accessory organs. In: JF Strauss, RL Barbieri, AR Gargiulo, eds. Yen and Jaffe's Reproductive Endocrinology,8th ed. Elsevier Inc, 2019; pp. 285-300.e8.

一、前馈刺激

在正常男性中，睾酮浓度曲线呈脉冲式变化，脉冲之间有 90 分钟的间隔，但也有昼夜变化，清晨时睾酮水平最高。这种脉冲式分泌模式是 LH- 睾酮同步分泌的结果——LH 的脉冲式分泌模式维持了间质细胞对 LH 的敏感性，以及成年睾丸睾酮的分泌模式。间歇性 LH 脉冲与持续的 LH 输注相比，可以获得更高的平均睾酮浓度和总睾酮分泌率，正如在健康男性中的实验证明的那样。因此，睾酮的产生在很大程度上依赖于血液循环中 LH 分泌的时间模式。LH 与其受体结合导致腺苷酸环化酶激活，随后 cAMP 水平升高，并伴随着 PKA 途径的激活；这些翻译后修饰，加上 LH 介导的基因转录增加，导致类固醇合成急性调节蛋白（StAR）上调，从而增加胆固醇向线粒体内膜的转移。限速步骤是胆固醇 C20,22 脱氢酶将胆固醇转化为孕烯醇酮；其他主要的类固醇合成步骤需要 3β- 羟基类固醇脱氢酶、C17,20 裂解酶 /17α- 羟化酶和 17β- 羟基类固醇脱氢酶。图 4.5 展示了间质细胞类固醇合成的示意图。

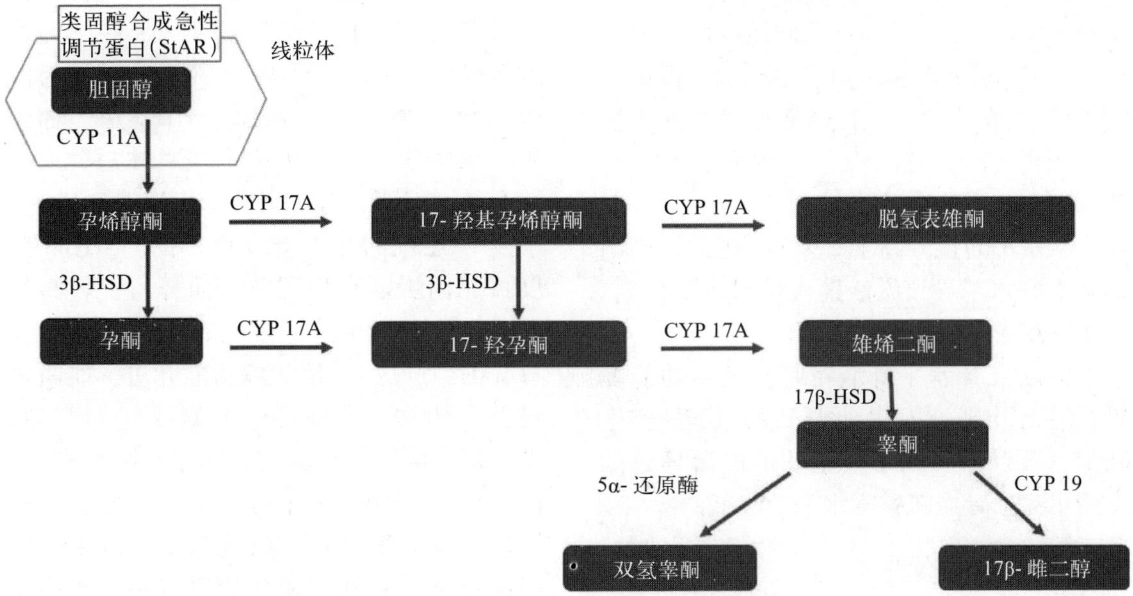

图 4.5 间质细胞中类固醇生成的示意图

CYP 11A. 细胞色素 P450 胆固醇侧链裂解酶；CYP 17A. C17, 20 裂解酶 /17α- 羟化酶；3β-HSD. 3β- 羟基类固醇脱氢酶；17β-HSD. 17β- 羟基类固醇脱氢酶；CYP 19. 芳香化酶

二、激活素和抑制素在旁分泌调控睾酮分泌中的作用

有证据表明激活素和抑制素可能在睾丸功能的旁分泌调节中发挥作用。在大鼠体内，激活素由支持细胞、肾小管周围细胞和血管内皮细胞表达。间质细胞是激活素的潜在靶细胞，因为它们表达激活素受体。经典的研究表明，激活素可以抑制 LH 刺激的睾酮，而抑制素可以逆转这一作用。一项实验研究的结果似乎证实了这一假设。给成年大鼠服用吲哚吡啶 RTI-4587-073（最初是一种组胺受体拮抗剂，用于治疗过敏性疾病，但后来发现可因支持细胞凋亡、支持细胞 - 生殖细胞黏附中断以及精母细胞和精子细胞数量减少而抑制精子发生）可将成年大鼠的抑制素 B 水平降低到无法检测到的水平，而激活素 A 水平未受影响，但结果是血清睾酮水平下降了 50%。随之而来的垂体 LH β 和 FSH β mRNA 水平的升高表明促性腺激素合成的负反馈抑制减少；LH 活性增加导致间质细胞数量增加，StAR mRNA 和蛋白表达增加，但由于 CYP17A1 表达减少，血清睾酮水平并未恢复到正常水平，这表现在 17α- 羟化酶 /17, 20- 裂解酶 mRNA 和蛋白水平的下降，以及孕酮水平间接升高了 2.9 倍。因此，抑制抑制素 B 水平导致激活素 A 信号未受控制，从而导致了类固醇合成受阻。

抑制素 B 水平降低对间质细胞功能障碍的潜在影响，以及由此导致的睾酮的产生减少，可以解释精子发生功能障碍导致的无精子症患者血清睾酮水平的降低。

三、雄激素受体

睾酮通过与类固醇激素受体家族中的 AR 结合来调节其作用。该受体位于 X 染色体上的一个基因编码，该基因有 8 个外显子，编码不同的功能区域：外显子 1 的 N 端结构域指定了一个长的转录激活功能区，外显子 2 和 3 的 DNA 结合结构域（DBD），以及连接 DBD 和位于外显子 4 ～ 8 的 C 端受体结合结构域（LBD）的铰链区。第一个外显子包含两个多态性核苷酸重复序列 GGN 和 CAG，分别编码甘氨酸和谷氨酰胺。尽管存在地理和种族差异，聚谷氨酰胺重复长度的增加与 AR 转录活性降低和精子发生障碍有关。睾酮与 AR 结合会导致受体的构象变化，受体是胞质内的非结合形式；然后睾酮 /AR 复合体移位到细胞核，在那里它发生二聚化并与雄激素反应元件结合以调节基因转录。激活的 AR 活性受到协同调节因子的调节，协同调节因子可以增强或抑制其通过染色质重塑和组蛋白修饰激活靶基因的能力。睾酮对 AR 的亲和力高于雌二醇，但低于 DHT，后者也表现出较慢的与受体解离过程。

四、转运

循环中只有约 2% 的睾酮是以自由的、非蛋白质结合的形式存在的，而 44% 与性激素结合球蛋白（SHBG）结合，54% 与白蛋白和其他蛋白质结合。SHBG 是一种同源二聚体糖蛋白，由 17 号染色体短臂上的单个基因编码，有 3 个糖基化位点，其中 2 个是 N 连接的和 1 个 O 连接的。SHBG 浓度可能因生理和病理条件而异——较高的 SHBG 水平与年龄、慢性感染（艾滋病病毒、丙型肝炎）、甲状腺功能亢进、雌激素过多、药物（选择性雌激素受体调节剂、噻唑烷二酮、抗惊厥药）和极端减肥有关，而较低的 SHBG 水平可能出现在肥胖、糖尿病、胰岛素抵抗、甲状腺功能减退、肾病综合征或肢端肥大症的患者中，或接受糖皮质激素或雄激素治疗的患者中。

传统的自由激素假说认为，只有自由循环的睾酮部分才能扩散到细胞内发挥生物学效应，而蛋白质结合则介导激素滞留，

限制其代谢和失活。这一假说受到了质疑，这些研究假设白蛋白结合的睾酮由于其松散的结合，可以在组织毛细血管中解离并成为生物可利用的形式。另一些研究报道，与 SHBG 结合的睾酮可以通过 SHBG 和高亲和力膜结合受体（如巨型蛋白）之间的联系进入细胞。事实上，巨型蛋白缺失小鼠表现出生殖道的异常。然而，由于缺乏这一领域的后续研究，这一假说仍有待证实。有趣的是，一项实验研究表明，在健康男性中总睾酮、游离睾酮和生物可利用睾酮对 GnRH 和 LH 的分泌起到类似的反馈效应。

五、代谢

睾酮从睾丸分泌后，一小部分被转化为两种具有生物活性的代谢物——雌二醇和二氢睾酮（DHT），而其余部分则被肝脏代谢失活，成为尿液或胆汁排泄的非活性代谢物。循环中约 4% 的睾酮由 5α- 还原酶转化为 DHT，5α- 还原酶由两个基因 Ⅰ 和 Ⅱ 编码。虽然 Ⅱ 型酶突变导致的先天性 5α- 还原酶缺陷导致生殖器模糊，但尚未有人类 Ⅰ 型基因突变的报道。一小部分（约 0.2%）的睾酮被细胞色素 P450 酶（CYP19）芳香化为雌二醇。雌二醇被认为在骨骼成熟中起着关键作用，因为 *CYP19A1* 基因突变而导致芳香化酶缺乏症的男性表现为阉人样体型，成年后的持续线性生长，骨骼闭合严重延迟，以及雌激素缺乏而导致骨质疏松症。

睾酮失活主要发生在肝脏中，通过 UDP- 葡糖醛酸基转移酶（UGT）氧化和结合成葡萄糖醛酸苷，后一阶段需要使非活性代谢产物具有足够的亲水性，以便肾脏排出。睾酮的代谢清除率受循环 SHBG 水平（升高）或体位和肝功能（降低）的影响。

要点

- 睾酮浓度曲线在间歇性 LH 脉冲后呈脉冲式变化。
- 激活素 / 抑制素 B 的比例在旁分泌水平上调节 LH 刺激的睾酮分泌。
- 循环中只有约 2% 的睾酮是游离的、非蛋白质结合的，而 44% 与 SHBG 结合，54% 与白蛋白和其他蛋白质结合。游离形式和结合形式的睾酮似乎都发挥了生物学功能，并对 GnRH 和 LH 的分泌起到了类似的反馈效应。

第五节　睾丸多肽

一、抑制素 B

抑制素 B 是一种糖蛋白激素，由 α 亚基通过二硫键连接到 βB 亚基组成，由支持细胞产生。当发现它的血清水平在没有睾丸男性中检测不到，而在患有其他睾丸疾病的男性患者中显著低于正常水平时，它的睾丸起源得到清楚的证明。免疫细胞化学研究表明，在正常精子发生的男性中，支持细胞和间质细胞中都存在抑制素 α 亚基，而 βB 亚基在粗线期精母细胞、圆形精子细胞和间质细胞中表达，但在支持细胞中不表达，这表明抑制素 B 在生殖细胞的产生中起直接作用。对成年大鼠生精管碎片进行的实验研究结果证实了这些数据，表明支持细胞的抑制素 B（和激活素 A）的分泌受到发育中的生精细胞的影响。由于结果相互矛盾，目前尚不清楚间质细胞是否根据其抑制素 B 的表达参与了抑制素 B 产生的调节。

人类男性体内循环抑制素 B 水平在整个发育过程中都会发生变化。在婴儿期，血清水平较高，然后在儿童期中期下降，并随着青春期的开始而上升，在成年后的头几十年保持稳定，但随着年龄的增长而逐渐下降。抑制素B水平似乎与精子发生和支持细胞数量有关，与血清FSH水平呈负相关。

抑制素B在FSH和睾酮水平调节中的作用已在“激活素-卵泡抑素-抑制素环”和“激活素和抑制素在旁分泌控制睾酮分泌中的作用”中有所阐述。

二、胰岛素样因子3

胰岛素样因子3（INSL3）是由位于染色体19p13.3—p12区域的*INSL3*基因编码，包括胰岛素样生长因子1（IGF1）和胰岛素样生长因子2（IGF2），是一种二聚体肽激素。它是在性别决定后不久由胎儿间质细胞产生的，并在受精后11～12周表达关键转录因子SF1，此时也是首次检测到胎儿雄激素之时。在垂体LH的控制下，间质细胞需要一定的成熟分化才能产生INSL3。INSL3在男性胎儿中的关键作用是诱导睾丸下降的第一个经腹期；值得注意的是INSL3或其受体松弛素家族多肽受体2（RXFP2）在小鼠或人类中完全丧失功能与隐睾症有关。这样的发育步骤似乎也需要雄激素的作用，而随后的腹股沟阴囊迁移似乎只需要雄激素。

睾丸的INSL3分泌在儿童期下降，在青春期增加，并在成年时达到最大值。成年期INSL3的分泌依赖于脑垂体LH的分泌；事实上与健康男性相比，长期的促性腺激素缺乏与循环中INSL3水平显著降低有关。然而，短期的LH/hCG刺激对INSL3水平无效，需要长期刺激才能获得间质细胞的分化和功能的增加。

INSL3可作为间质细胞分化晚期的生物标志物。对大鼠的实验表明，INSL3首先在青春期大量产生LH时过度分泌；当雄激素反馈逐渐稳定下丘脑-垂体-性腺轴，然后获得适应的LH水平时，间质细胞代谢水平降低，从而导致INSL3水平下降。

也有假设认为间质细胞完全分化之前，INSL3可能在第一次生精波中发挥作用。INSL3受体在精母细胞中有少量表达，在减数分裂后的生殖细胞中有较大程度的表达。在大鼠中发现，INSL3能够减少GnRH拮抗剂治疗后生殖细胞通过凋亡而死亡的数量，从而支持其抗凋亡作用。同样，在接受激素避孕的男性中，较高的INSL3水平与未能完全抑制精子发生有关。

基于这些研究，INSL3似乎通过局部调节LH和FSH的作用而发挥睾丸内自分泌/旁分泌系统的作用。

要点
● 抑制素B由支持细胞产生，由间质细胞和生殖细胞表达。它的血清水平在整个发育过程中不断变化，并与支持细胞和生殖细胞的数量相关。
● INSL3诱导睾丸第一个经腹期下降，可作为睾丸间质细胞分化的生物标志物。

第六节 结 论

本章总结的研究结果旨在加深对男性下丘脑-垂体-性腺轴的复杂调节机制的理解。精子发生和雄激素生物合成是一个高度精密且严格调控的系统的最终产物，这个系统在自分泌、旁分泌和内分泌水平上都发挥着重要作用。了解这种复杂的生理动态是泌尿科和男科医师在探讨男性生殖系统疾病的诊断和治疗问题之前所需的正确策略。

（周 青 王 能 李晓屏
孙梦林 译）

第5章

勃起和射精

Ramy Abou Ghayda and Martin N. Kathrins

第一节　引　言

本章介绍勃起和射精等性功能的临床相关方面内容，首先是对阴茎解剖结构进行介绍。

第二节　阴茎解剖学

阴茎由2个阴茎海绵体和1个尿道海绵体共3个基本结构组成。阴茎海绵体位于阴茎的背部，通过微孔隔膜相连，允许血液和注射到阴茎海绵体内的药物向对侧传递。阴茎海绵体延伸至远离前端皮肤层的位置，并在阴茎根部的耻骨下支处分开，勃起状态下阴茎的平均长度约为14cm，周长约为12cm。此部位可以通过手术从会阴进入，由坐骨海绵体肌覆盖，主要参与勃起起始和维持。腹侧海绵体包括阴茎尿道和远端的阴茎头，由球海绵肌覆盖，主要负责产生射精的推进力。

Dartos筋膜环绕覆盖于阴茎皮肤下方，并且与阴囊Dartos肌层相连，Buck筋膜位于Dartos筋膜深层。海绵体的最内环绕层为白膜，白膜由纵向（最外层）和环形（最内层）纤维组成，在阴茎勃起的生理过程中发挥重要的结构支撑作用。阴茎海绵体硬结症是一种纤维增生性疾病，其特征是胶原纤维组成成分紊乱，导致阴茎弯曲和弹性减弱（图5.1，见彩图）。

第三节　血管解剖学

阴茎的主要动脉血液供应来源于髂内动脉，依次经过阴部内动脉、会阴动脉和坐骨结节后到达阴茎。这种血管解剖特点会导致髂动脉血管异体移植吻合，使得接受肾移植的患者出现血流动力学“偷窃”现象。该动脉还可能引起动脉血流的间歇性闭塞，使得骑自行车男性出现勃起功能障碍（erectile dysfunction，ED）。在阴茎内部，双侧海绵体动脉为勃起提供血流。Dartos筋膜内的动脉负责供应阴茎皮肤。阴茎背动脉和海绵体动脉的贯穿动脉供应阴茎头，丰富的皮肤血液供应解释了包皮环切术后较少发生远端缺血性并发症的原因。

静脉回流始于海绵体内的静脉窦，其穿行并与白膜下静脉丛汇合，接着向后形成导静脉穿出白膜。因此，白膜外层的导静脉闭塞对于维持勃起状态至关重要。随后静脉回流汇入回旋静脉和背深静脉，最终由背侧静脉复合体引流到耻骨后间隙。平行引流是通过阴部内静脉和海绵体静脉流向髂内静脉。

第四节 勃起血流动力学

勃起血流动力学可以分为血管流入、停滞和回流三个阶段。勃起始于局部副交感神经系统的信号输入，海绵体动脉流入增加伴随静脉窦内平滑肌松弛，导致海绵体扩张和阴茎胀大。致密多层的白膜内导静脉受到侧向压力导致血液回流减少，海绵体内压力随之增加，导致阴茎勃起。坐骨海绵体肌的收缩作用于阴茎近端，压迫耻骨，导致海绵体血流压力进一步增加，这种局部血流压力远高于全身血压从而出现阴茎勃起。尽管阴茎血气通常等同于静脉血气，但阴茎胀大会导致血氧饱和度短暂性增加，并类似于动脉血气。医学上通常认为海绵体氧分压低与 ED 相关。

阴茎血流动力学临床常用阴茎多普勒超声检查进行测量，可用于评估 ED。阴茎多普勒超声检查通常是在药物诱导勃起后进行的。动脉性 ED 的诊断参考值为收缩期最大峰值流速＜ 25cm/s。静脉性 ED 的诊断参考值为舒张末期血流速度，临床表现为持续充足的血液流入，但勃起持续时间短且期间未能延缓血液回流，舒张末期血流速度＞ 5cm/s，即使收缩峰值速度正常。

要点
● 白膜在促进阴茎导静脉闭塞以维持勃起方面发挥重要作用。 ● 阴茎海绵体之间的微孔隔膜有利于双侧液体的扩散交换。 ● 平滑肌松弛有助于扩张阴茎静脉窦。

第五节 勃起神经解剖学

一、大脑神经解剖学

勃起涉及自主神经和躯体神经通路。人体功能磁共振成像研究表明，性唤起与包括屏状核在内的岛叶区域的活动有关，可能与此区域已知的内脏感觉整合功能有关。长期以来，研究认为阴茎勃起与下丘脑和基底节的活动有关。具体而言，室旁核（PVN）和内侧视前区（MPOA）尤为重要。动物实验数据证明，许多物种这些区域的主动刺激与性唤起有关。这些区域依赖于神经递质多巴胺，从而产生药理学意义。多巴胺能神经元从下丘脑延伸并投射到脊髓自主神经核和躯体神经核，因此在勃起启动中发挥重要作用。选择性 5- 羟色胺再摄取抑制剂被认为通过下调多巴胺传递而导致 ED。催乳素可以调节下丘脑的多巴胺能输出，这可能是高泌乳素血症诱导 ED 的机制。

二、周围神经解剖学

阴茎处于兴奋性自主神经控制之下，去甲肾上腺素可以维持阴茎松弛状态。副交感神经起源于骶丛 S_2 ～ S_4 神经根中间外侧柱，可调控自主性无意识勃起。在中央脊髓的末梢，副交感神经通过骨盆神经支配。骨盆神经在骨盆神经丛内汇合，并与交感神经元混合。副交感神经纤维与外周组织内的突触后神经元相互作用，沿着前列腺筋膜上的海绵体神经进行传递，这些详细的解剖描述归功于前列腺癌外科手术治疗的日益普及。事实上，在动物模型中，对海绵体神经进行电刺激会导致阴茎勃起。交感神经通过胸腰段脊髓输入引起心因性勃起。突触后神经依次通过肠系膜下神经节和腹下神经，随后如上所述与副交感神经纤维汇合于骨盆神经丛。阴茎的躯体神经支配通过阴部神经传递至骶神经根。阴部神经的分布走行解释了局部神经失用症出现生殖器感觉异常的原因。

勃起的神经解剖学对于有脊髓损伤史（SCI）患者的临床诊疗非常重要，交感神经输出障碍的完全性脊髓损伤（T_{10} 以上）男性可以由骶髓和副交感神经输入引起反射性勃起，但由于中枢输入中断，无法根据意志进行心因性勃起。然而对于骶髓下段完全横断的男性仍有可能出现心因性勃起，同时容易出现不自主的勃起疲软，这类患者不会因刺激产生反射性勃起。刺激阴茎头可以引起球海绵体反射，导致骨盆肌肉组织的收缩，因此可以通过刺激阴茎头检验骶髓神经功能的完整性。

三、局部神经生理学

交感神经可通过突触后 α_1- 肾上腺素受体和 α_2- 肾上腺素受体，给予阴茎海绵体持续性的去肾上腺素刺激，从而维持海绵体松弛状态。去肾上腺素刺激起到抗勃起的作用，主要通过抑制海绵体内皮级联反应，阻碍海绵体窦道的扩张。交感神经支配会抑制平滑肌松弛，这是勃起启动的关键生理步骤，相关研究证明了 α- 肾上腺素受体阻滞剂对勃起和海绵体功能的有益作用。

副交感神经的胆碱能作用通过体内毒蕈碱和烟碱受体引起平滑肌松弛，从而使阴茎胀大，对勃起的启动至关重要。胆碱能输入的下游效应包括钙调素结合调节平滑肌细胞内钙离子浓度。

一氧化氮（NO）是一种主要的非肾上腺素能、非胆碱能的副交感神经递质。在内皮细胞中，NO 是在一氧化氮合酶（NOS）介导下由氨基酸 L- 精氨酸合成的。NO 向平滑肌细胞的扩散导致鸟苷环化酶的激活和三磷酸鸟苷（GTP）裂解为环磷酸鸟苷（cGMP）。cGMP 依赖性蛋白激酶被激活后，细胞内的钙通过吸收进入内质网而减少。当细胞内钙浓度下降时，钙调蛋白脱离结合，从而使肌球蛋白轻链激酶失活。随后肌球蛋白轻链被去磷酸化，从而抑制肌球蛋白和肌动蛋白的结合，钙离子级联反应引起平滑肌松弛，最终导致阴茎勃起。

钙浓度降低的途径涉及表面结合腺苷酸环化酶与 G 蛋白耦合，由包括前列腺素在内的多种血管舒张剂神经递质参与诱导。这种蛋白质复合物导致腺苷三磷酸裂解为环磷酸腺苷（cAMP），后者激活 cAMP 依赖性蛋白激酶，从而降低细胞内钙离子浓度。对于导致阴茎平滑肌松弛的两种环核苷酸级联反应，磷酸二酯酶会引起细胞内环核苷酸单磷酸浓度降低，阻碍平滑肌松弛。此外，肾上腺素能神经支配可能抑制 NO 的传递。

RhoA/Rho 激酶通路是另外一种独立的 NO 生化级联反应，导致平滑肌和血管收缩。肌球蛋白轻链磷酸酶受细胞内钙和 RhoA/Rho 激酶级联的影响，会引起肌肉收缩。因此，抑制该通路成为一种有前景的 ED 联合治疗途径。

要点
● 兴奋性交感神经（肾上腺素能）参与维持阴茎的松弛状态。 ● 副交感神经参与勃起的启动。 ● 一氧化氮是一种非肾上腺素能、非胆碱能的副交感神经递质，可支配平滑肌松弛和血管舒张。

第六节 勃起功能障碍

勃起功能障碍（ED）定义为无法持续获得和（或）维持足够的阴茎勃起以完成满意的性生活。ED有多种病因，包括心血管性、内分泌性、医源性、创伤性和心因性。ED患病人群覆盖所有年龄段的男性，其中包括因不育而寻求咨询的男性患者。事实上在美国31岁或以下的男性中，约有14%的人群报告存在某种形式的ED。

目前有许多经过验证的问卷可以用于临床筛查ED，这些问卷可以作为不孕不育评估的一部分。国际勃起功能指数（IIEF）是一份包含15个项目的问卷，最初是为了监测药物治疗后勃起功能改善情况而开发的问卷。为优化门诊医师与患者的沟通和工作效率，根据IIEF问卷内容创建了一个简化版本，称为IIEF-5或男性性健康问卷（SHIM），包含5个问卷项目。SHIM被广泛用于临床实践中，相较于单一ED严重程度咨询更为可靠。SHIM评分与ED的严重程度相关，并可在患者接受治疗期间进行随访跟踪（图5.2）。

ED患病率与年龄成正比，并且年轻男

在过去6个月：					
1. 对阴茎勃起及维持勃起有多少信心？	很低 1	低 2	中等 3	高 4	很高 5
2. 受到性刺激后有多少次阴茎能够坚挺地插入阴道？	几乎没有或完全没有 1	只有几次 2	有时或大约一半时候 3	大多数时候 4	几乎每次或每次 5
3. 性交时有多少次能在进入阴道后维持阴茎勃起？	几乎没有或完全没有 1	只有几次 2	有时或大约一半时候 3	大多数时候 4	几乎每次或每次 5
4. 性交时保持勃起至性交完毕有多大的困难？	非常困难 1	很困难 2	有困难 3	有点困难 4	不困难 5
5. 尝试性交时是否感到满足？	几乎没有或完全没有 1	只有几次 2	有时或大约一半时候 3	大多数时候 4	几乎每次或每次 5

总分：____________

注：1～7分，重度ED；8～11分，中度ED；12～16分，轻中度ED；17～21分，轻度ED；22～25分，无ED

图5.2 男性性健康问卷（SHIM）

性 ED 的患病率可能被低估了。研究表明年轻男性 ED 的发病率可能高达 30%，但重度 ED 在这类男性中相对罕见。事实上，一项研究发现在以不育为主诉的男性患者人群中，轻度和中度 ED 的患病率分别为 18% 和 4%。在这一人群中，血清激素似乎与 ED 症状没有很好的相关性，因此筛查应该更广泛地应用。另一项研究显示不育男性 ED 的患病率可能高于可生育对照组。ED 男性患冠状动脉疾病、脑卒中和全因死亡率的相对风险增加。性活动导致心血管压力增加，临床医师在开始 ED 治疗前必须根据男性的基线心血管风险状况对其进行分层。因此，对 ED 患者的诊疗日益成为一项多学科工作。此外，ED 患者还应进行清晨血清睾酮测试，尽管内分泌疾病因素是 ED 较为罕见的病因之一。

马萨诸塞州男性衰老研究（MMAS）是一项针对美国 40 ～ 70 岁男性 ED 的关键流行病学研究，研究表明 ED 与年龄增长、吸烟、抑郁、糖尿病和心血管疾病有关（图 5.3）。众所周知，糖尿病患者的微血管病变发病率高于普通人群，70% 的 ED 男性可归因于血管性病变和糖尿病，因此在 ED 男性中筛查这两种病因非常重要。与主流观点相反，有研究认为内分泌疾病是 ED 的一个相对罕见的病因。尽管如此，高质量研究证据支持老年男性患者可以通过补充睾酮改善 ED。中度到剧烈的有氧运动也被证明可以改善勃起功能，强调了全身心血管健康和性功能的相互关系。此外，鉴定与 ED 相关的基因位点是一个有前景的新研究方向。

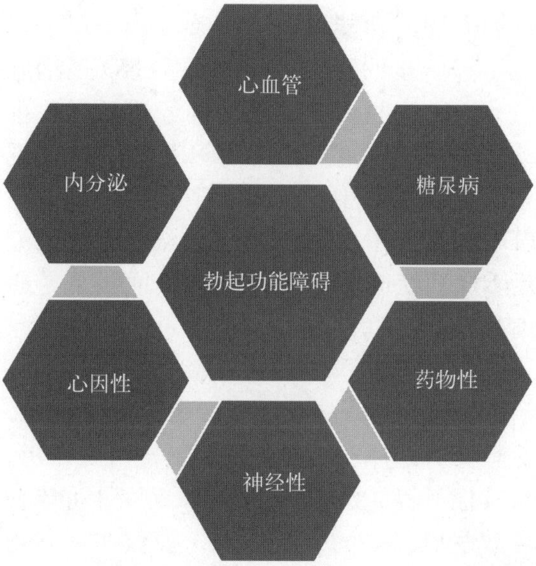

图 5.3　勃起功能障碍的流行病因

勃起功能障碍的干预措施

ED 的干预措施应遵循分级方法，从有创侵入性最小的治疗开始。对于没有心脏代谢等风险因素的男性患者，应考虑心因性 ED 的潜在诊断。临床上可以将男性患者转诊至性治疗师或心理治疗师进行排除性诊断，并充分告知患者这种诊疗方案的积极结果，以及相关佐证的医学研究文献（图 5.4）。

（一）磷酸二酯酶 5 型抑制剂

如前所述，磷酸二酯酶通过抑制平滑肌松弛致使阴茎疲软。第一个临床可用的磷酸二酯酶 5 型抑制剂（PDE5-I）是西地那非（Viagra®），由辉瑞公司在 20 世纪

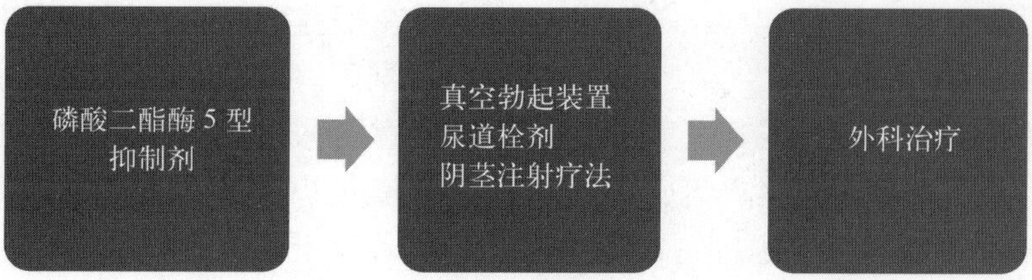
磷酸二酯酶 5 型
抑制剂
真空勃起装置
尿道栓剂
阴茎注射疗法
外科治疗

图 5.4　勃起功能障碍的分级治疗

80年代开发，最初是作为血管舒张剂用于治疗心绞痛。令人惊讶的是，患者在治疗期间勃起功能得到了改善，这一现象促使了进一步的研究。研究证实NO是细胞内cGMP级联反应的关键神经递质，这推动了对该途径的研究。PDE5随后被发现是海绵体组织中的主要亚型。在海绵体内PDE5-I可阻止cGMP减少，从而在性刺激后NO神经递质释放的反应中增强下游肌肉松弛。

西地那非早在1996年就被证明是一种治疗原发性ED的新疗法，该药物对PDE5亚型具有选择性，因此限制了全身副作用。与其他亚型（如PDE6）的弱反应性可能会导致视觉异常的罕见情况，少数非动脉前部缺血性视神经病变会导致视力丧失。ED的危险因素包括年龄增长、血脂异常、糖尿病、高血压和吸烟等。由于西地那非会引起全身血管舒张，具有严重低血压的诱发风险，因此严格禁止同时使用硝酸酯类药物，其他常见的副作用包括面部潮红和鼻塞。西地那非达到最高血清浓度（T_{max}）的时间为45～60分钟，同时摄入高脂肪膳食可能会导致时间延迟，药物的血清半衰期（$T_{1/2}$）为3～5小时。伐地那非（Levitra®）具有相似的药代动力学特征。他达拉非（Cialis®）则是第三类具有类似疗效的药物。他达拉非达到T_{max}和$T_{1/2}$需要的时间更长，T_{max}约为2小时，$T_{1/2}$为17小时，且不受食物摄入因素影响，这使得他达拉非在临床应用中更受欢迎。阿伐那非（Stendra®）是第四类，也是最新一类PDE5-I，其T_{max}最短为30分钟，研究表明该药最快可能在摄入后15分钟具有药效活性。

（二）阴茎注射疗法

根据治疗需要将药物直接注射至阴茎海绵体中，这是治疗ED最古老、最有效的药物干预措施之一。英国医师Giles Brindley在长达1小时的讲座中首次提出并肯定了这种方法的疗效。Brindley医师使用酚苄明实现了海绵体α-肾上腺素受体阻断。首先是使用酚苄明和酚妥拉明静脉注射，然后再通过自身阴茎注射验证，最终观察到酚苄明促进勃起的作用。酚妥拉明至今仍在临床上常规使用，但有学者担心当酚妥拉明暴露于人体生理血清时，相关沉淀物可能会导致阴茎瘢痕形成，随后出现阴茎弯曲、长度缩短。

罂粟碱也被成功地用作海绵体内注射剂，第一批成功将罂粟碱用于治疗的临床病例报告出现在20世纪80年代初。当时提出的机制包括抑制环核苷酸磷酸二酯酶或抗烟酸作用，罂粟碱经常与酚妥拉明联合使用，形成Bi-Mix治疗方案。

类前列腺素是在海绵体组织中内源性产生的物质，也被用作海绵体内注射的有效治疗方案。前列腺素E1给药可使平滑肌松弛，该机制依赖于细胞内cAMP的增加。大多数使用前列腺素E1海绵体内注射治疗的患者在勃起功能方面表现良好，但其中高达50%的患者出现不同强度的阴茎疼痛。前列腺素E1可使用普通制剂或商业制剂（Edex®，Caverject®）。罂粟碱、前列腺素E1和酚妥拉明可以组合使用。前列腺素E1也可制作为尿道内栓剂（MUSE®），然而尿道内栓剂可能会导致女性伴侣出现子宫收缩等副作用，因此在不孕症治疗的情况下不建议使用。

（三）非药物治疗

ED除了药物治疗外，还有真空负压装置、阴茎假体植入术、低强度冲击波治疗等多种替代疗法。真空勃起装置是通过放置在松弛阴茎上的圆柱体装置产生负压，并通过阴茎收缩环来产生静脉闭塞，但临床满意度较低。此外，阴茎收缩环会导致射精量减少，从而限制了备育男性患者的使用。对于经各种治疗无效者，阴茎假体植入手术是一种不可逆转但有效的干预措施，手术主要采用充气式封闭无菌液体和半刚性装置植入，术后临床满意度较高。低强度冲击波治疗是一种很有前景的无创性 ED 治疗方法，治疗机制为通过剪切效应促进新生血管形成，治疗过程操作温和，相关疗效持续时间有待观察，目前该疗法暂未被美国 FDA 批准用于 ED 治疗。

要点

- 随着年龄的增长，ED 的患病率逐渐增加，最常见病因为心血管合并症。
- 药物治疗方案包括口服 PDE5-I、经尿道前列腺素给药和阴茎注射治疗。
- 心因性 ED 是一种排除性诊断，应及时转诊至心理健康专业人员进行诊疗。

第七节　射　　精

射精是男性性行为的最后部分，涉及阴茎机械性刺激或视觉性刺激传入感觉信号的复杂相互作用，然后是复杂的腰骶脊髓反射和大脑中枢调控作用。这些神经生理反应最终通过传出信号作用于男性生殖器官，从而实现射精。

射精主要包括两个连续的过程：

● 精液分泌：射精第一阶段为输精管平滑肌的蠕动收缩将成熟的精子输出，并与前列腺、精囊分泌物进行混合后，排入前列腺内的后尿道。

● 精液排出：射精第二阶段为盆底横纹肌的节律性收缩，确保精液混合物通过尿道口有力地排出体外。

射精是一个高度协调的生理和神经活动过程，膀胱颈内括约肌的协同闭合和尿道外括约肌的松弛确保了射精的顺向性，涉及大脑中枢和脊髓等多个解剖结构的神经调控。

一、性高潮

尽管性高潮与射精相关，并且多数时候性高潮与射精同时发生并预示着射精的结束，但大多数参考文献都认为二者为相互独立的过程。多篇参考文献都对性高潮给出了不同的定义，但他们都认为性高潮是一种与特定生理变化相关的愉悦感，这是身体和心灵之间的复杂交互。生理上，性高潮与过度通气、心动过速和血压升高等变化有关。大多数定义将其描述为一种满足感，因此认为骨盆肌肉收缩和激素水平变化会伴随着大脑中枢神经递质的变化。高级神经中枢主要参与性高潮的控制，功能放射学研究已经确定了与性高潮最相关的脑区，包括中脑和间脑过渡区及小脑区。在性高潮之后通常会短暂出现不应期，在此期间射精和性高潮都会受到抑制。这一时期的长短取决于多种外部和内部因素，如遗传、社会行为、期望值和心理文化的影响。在不应期内，催乳素和血清素（5-羟色胺）水平升高，因此许多科学家将射精后潜伏期的变化归因于激素水平的波动。然而仍需要更多的证据来揭示确切的机制。

要点

- 射精是一个由神经系统严格控制和调节的复杂生理过程。
- 射精是男性性反应的最终阶段。
- 射精包括精液分泌和精液排出两个连续阶段，主要涉及男性生殖器官和神经系统的相互作用，以及激素和神经肽水平的变化。
- 性高潮与射精相关且同时发生，但二者在生理和神经控制方面互相独立。

二、射精的生理控制

射精是一种复杂的生理活动，涉及躯体神经和自主神经，由多个神经中枢、结构和反射协同工作以实现生理性射精。

（一）精液分泌

精液分泌初期膀胱颈紧密闭合，从而确保射精过程的正常顺向性。精液从相应的性器官中形成，首先分泌到前列腺后尿道的液体为前列腺分泌物，随后与运输至射精管末端的精子进行混合。精子通过输精管平滑肌的蠕动收缩进行输送，尽管这种液体体积仅占精液总体积的一小部分（大多数参考文献报道精子占精液总体积的20% ～ 25%），但其中富含锌、酸性磷酸酶和 γ- 谷氨酰转肽酶（GGT）等化合物。前列腺分泌上述物质的功能被用于评估前列腺外分泌功能。前列腺的炎症或感染已被证明与这些物质的浓度呈负相关，导致腺体分泌功能下降。GGT 和锌被认为可以在保护精子免受氧化应激方面发挥作用。此外，锌还被发现具有杀菌活性，可以为精液提供一定程度的抗菌保护。这些生化化合物为精子提供了充足的营养和安全的环境，从而能最大限度地提高精子存活率。

大部分精液由位于前列腺后外侧的精囊分泌，占总精液量的 75% ～ 80%。剩下的精液由尿道球腺和尿道周围腺分泌，占总精液量 5% 以下。交感神经和副交感神经协同作用常导致前列腺、精囊、尿道球腺平滑肌收缩和上皮分泌。在精液分泌阶段，一定程度的阴茎头 - 射精管反射会将精液运输至前列腺后尿道。此反射会引起泌尿生殖系统盆底肌肉（如耻骨直肠肌和前列腺括约肌）的收缩，将精液传输至前列腺后尿道并准备排出体外。

（二）精液排出

射精的第二阶段是通过尿道将精液排出体外的过程。海绵体周围的球海绵体肌和坐骨海绵体肌由躯体系统运动分支控制精液排出，同时提肛肌收缩也有助于推进射精。躯体传入冲动负责将膀胱颈保持在收缩状态并松弛尿道外括约肌，骨盆横纹肌的收缩进一步促进了这一过程。精液排出的发生机制仍在研究中，目前尿道海绵体反射已被确定为精液排出的潜在触发因素。尿道海绵体反射从后尿道传导至尿道球部时，尿道壁就会出现物理膨胀，后尿道扩张会导致快速搏动性的球海绵体肌收缩，随后诱发横纹肌收缩。同步的肌肉收缩引起精液有力地进入悬垂的尿道并紧接着向前推进，还会引起膀胱颈和尿道内括约肌收缩，防止精液逆行回流膀胱。同时，尿道外括约肌松弛，从而完成精液排出。

一些科学证据与这一理论存在分歧，部分原因是它无法解释在没有精液的情况下（前列腺切除术后）横纹肌为何会收缩。相关动物研究也对这一理论表示质疑，研究人员认为精液排出是在脊椎激活阈值基础上的强制连续性发射。尽管横纹肌收缩排出精液是由躯体神经协调完成的，但并没有证据证明该反射由自主神经控制。

要点

- 射精反射是一种同步连续的生理活动过程，包括精液分泌和精液排出两个阶段。
- 精液分泌阶段是精子与附属性器官分泌的多种成分混合，并进入前列腺后尿道的过程。
- 精液由精子、多种酶、糖类等多种化合物混合组成，可以为精子提供营养和保护。
- 精液排出阶段会引发盆底和会阴横纹肌强烈、有节奏的收缩，使得精液通过尿道有力排出。

三、射精的神经控制

躯体神经和自主神经系统通过交感神经和副交感神经输入，同步协调控制以实现射精。射精的神经生理机制是通过中枢和周围神经控制盆腔、精道肌肉和男性性器官收缩，从而实现射精过程。因此，射精主要是通过激素和神经递质的相互作用来实现，其中中枢多巴胺能神经元和 5- 羟色胺能神经元占主导地位。

（一）中枢神经控制

1. *大脑回路* 射精的中枢复杂且相互

关联，涉及大脑的感觉和运动区域，抑制性和兴奋性信号调节脊髓射精反射。多项动物和人类研究试图阐明实现射精的结构、回路和中心。利用正电子发射断层扫描（PET）研究、动物组织免疫学研究和药理学受体调节研究，都可以帮助我们更好地理解射精的中枢神经控制。

解剖学和功能实验已经确定下丘脑是负责启动和协调射精生理过程的主要结构。内侧视前区（MPOA）则被认为是协调射精输入和输出刺激的下丘脑中枢。大鼠实验结果进一步证实了 MPOA 的作用，研究者在该区域给予电刺激可诱发射精。相应地，MPOA 损伤会抑制射精功能。同时，研究认为 MPOA 与其他大脑细胞核共同在射精控制和协调中发挥作用，其中包括位于下丘脑导水管周围灰质的室旁核（PVN），以及脑干区域的旁巨细胞网状核（PGCN），研究发现 PVN 可以通过 PGCN 相关回路连接到脑干。

脑干一直是最近研究的热点，其中脑导水管周围灰质中枢已被证明在 MPOA 和 PGCN 之间起着中介作用。另一方面，涉及 PGCN 的大鼠实验表明，抑制 PGCN 可以提高大鼠精液分泌和排出的控制能力，MPOA 可以通过其他大脑中枢间接连接到脊髓回路。研究认为 PVN 是将大脑冲动输送到脊髓的主要载体，并确定了包括第 5、6 腰椎运动神经元和脊髓腰骶区域交感、副交感神经元在内的特定 PVN 连接。

2. *脊髓回路*　脊髓是射精的协调中枢，在分析传入神经信号并对其做出反应方面发挥着关键的作用。具体机制包括对来自大脑高级中枢和周围神经系统的输入信号进行分析，以及将输出信号传送到负责射精的解剖结构。脊髓自主神经和躯体神经都参与了射精的控制，胸腰椎和骶骨区域分别包含交感神经回路和副交感神经回路。Onuf 核主要负责调控阴茎躯体运动神经，研究人员致力于脊髓射精发生器（SGE）的研究，动物实验观察到 SGE 在适当刺激下可实现精液分泌和排出。SGE 位于第 3、4 节腰椎，Ⅹ层和Ⅶ层内侧，包括投射到盆腔和会阴肌肉的自主神经节前神经元。SGE 还通过脊髓丘脑中间神经元与位于丘脑的束旁核相互作用。腹下神经位于胸椎第 12 节到腰椎第 1 节（T_{12} ～ L_1）之间，主要控制精液排出。阴部神经位于骶椎第 1 ～ 3 节（S_1 ～ S_3），主要负责节律性的肌肉收缩，推动精液排射出尿道口。图 5.5 描述了负责射精的脊髓回路。

3. *周围神经控制*　射精的周围神经控制由传入（感觉）神经和传出（运动）神经组成，传出神经由自主神经系统的分支和躯体神经系统的分支组成。胸椎第 12 段至腰椎第 1 段以及中间外侧柱细胞，均包含负责射精的节前交感神经核。这些神经核通过腹下神经丛的肠系膜下神经节（IMG）将冲动传递到内脏神经。IMG 的腹下神经与副交感神经的盆腔神经相交形成盆腔神经丛。该神经丛负责附睾、输精管、精囊、前列腺、膀胱颈和尿道的神经支配。表 5.1 列出了与射精有关的主要男性生殖解剖结构。

节前副交感神经元起源于骶椎副交感神经核第 2 ～ 4 节的脊髓中间外侧柱细胞，通过盆腔神经在盆腔神经丛中穿行。盆腔神经丛负责射精解剖结构的丰富神经支配，可以支配盆底横纹肌、球海绵体肌和坐骨海绵体肌。传出反射的运动部分由脊髓骶 2 ～ 4 节段 Onuf 核的骶神经运动支配完成。

传入控制主要传递来自阴茎的不同部位和其他会阴结构的感觉信号。这些信息通过阴茎背神经传递至骶髓段，以此构成会阴神经的感觉分支。传入信号主要来源于外周性器官内神经末梢的机械性刺激，这些神经末梢包括阴茎皮肤下的游离神经末梢，以及分布在阴茎头下的 Krause-Finger

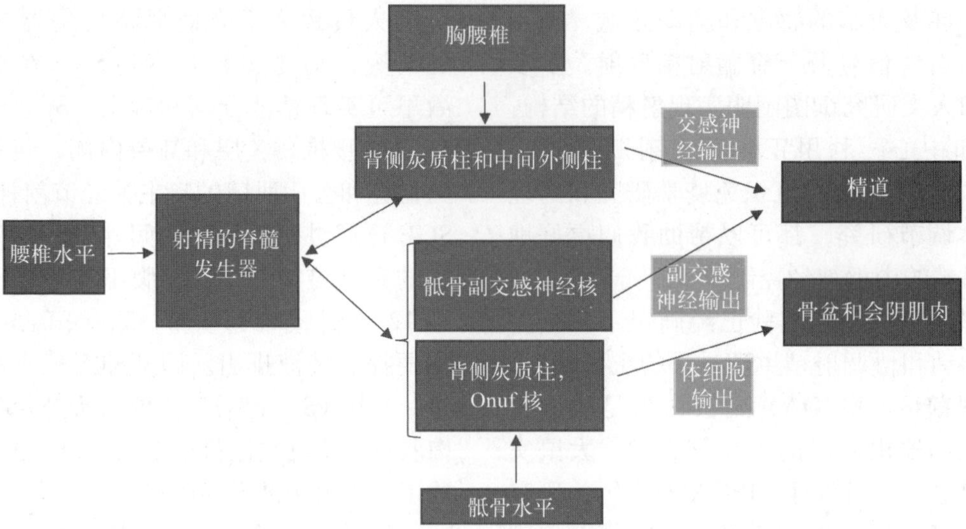

图 5.5 负责射精的脊髓回路

表 5.1 与射精有关的主要男性生殖解剖结构

解剖结构	神经分布	涉及的神经肽
输精管	●盆丛：肾上腺素能和胆碱能神经	●NO、血管活性肠肽、神经肽 Y
精囊	●来自腹下神经和盆神经的交感/副交感神经纤维通过盆腔神经丛	
前列腺	●交感/副交感神经丝 ●沿盆腔神经（血管）的肾上腺素能神经纤维 ●来自腹下神经（实质）的肾上腺素能和胆碱能神经 ●肌肉收缩主要通过 α_1- 肾上腺素受体、M 受体和 α_1- 肾上腺素受体实现	●VIP 和神经肽 Y、脑啡肽 Y
膀胱颈和尿道	●交感神经和副交感神经的双重神经支配 ●腹下神经和盆腔神经与盆腔神经丛连接 ●肾上腺素能 α_1- 和 α_2- 肾上腺素能受体主要存在于平滑肌和黏膜下层 ●胆碱能躯体传出神经元通过阴部神经支配外括约肌	●NOS、神经肽 Y、VIP、脑啡肽、生长抑素

注：NO. 一氧化氮；NOS. 一氧化氮合酶；VIP. 血管活性肠肽。

神经末梢。同时，对于腹下神经的刺激也有助于整体的传入反应。传入控制通过腰骶段脊髓的椎旁交感神经整合于背角和背侧灰质后连合。因此，射精启动不仅限于机械刺激，还可通过视觉刺激诱导大脑、脊椎和周围神经输入的相互作用。

在各种临床环境中自主神经和躯体神经控制的相互作用非常重要。在外科手术中交感神经通路的损伤（如在睾丸癌腹膜后淋巴结清扫术中），膀胱颈和前列腺组织的神经支配中断会导致逆行射精和射精障碍。在睾丸肿瘤皮质旁淋巴结清扫手术中，腹下神经丛的潜在损伤将导致射精障碍。因此，脊髓损伤患者可以通过电刺激诱导射精（EEJ）或阴茎振动刺激（PVS）提供精液样本，方法是通过激活上腹神经丛中的交感传出神经元来实现射精。另外，患有系统性神经系统疾病（如多发性硬化或糖尿病）的患者可能会出现射精障碍，这可能是由于局部神经源性功能障碍。

（二）射精的神经化学和激素调节

射精受到脊髓和脊髓上通路等神经通路和中枢系统的调控，同时也受到神经递质和激素的协调控制（表 5.2）。在对大鼠的研究中，揭示了这些神经递质的相互作用以及产生作用的不同受体的位点（表 5.3）。许多常用药物有可能破坏这些神经递质，导致射精功能障碍和异常（表 5.4）。

总之，勃起和射精是涉及多个器官的两个复杂过程。这些生理活动受到激素和神经递质的严格调控。周围神经系统和中枢神经系统，以及自主和躯体神经系统都参与射精和勃起反射的调控，正常的射精和勃起反应需要协调同步的神经 - 化学相互作用。男性性疾病包括勃起和射精功能障碍是当前医学界和公众的研究热点，最近的科学研究已经取得一定的进展和突破，相关进展成果也已被运用于男性性功能障碍的临床常规治疗和靶向药物治疗，未来更深入的研究将在复杂性勃起和射精功能障碍方面为临床提供更佳的治疗策略。

表 5.2　影响射精的主要激素概述

激素	对射精过程和反射的作用
催产素	●在下丘脑视上区和室旁核合成 ●从垂体后叶释放 ●泌尿生殖受体包括附睾组织、白膜、输精管和精囊 ●与精子数量和活动度的增加有关 ●增加附睾的收缩能力和前向推进力，促进性高潮和性行为
催乳素	●由垂体前叶催乳素细胞产生 ●与高催乳素血症条件下的性欲抑制有关 ●有助于射精后潜伏期形成
甲状腺激素	●增加球海绵体肌和精囊收缩力 ●与甲状腺功能亢进患者的早泄相关 ●与甲状腺功能减退患者的延迟射精和勃起功能障碍相关
糖皮质激素	●性唤起和射精的潜在促进剂 ●射精反射的调控 ●人体研究很少
雌激素	●调节附睾的排放和收缩性 ●对于调节性欲和勃起功能至关重要 ●雌激素受体存在于大脑、阴茎和睾丸中 ●在大脑中，与性唤起相关的区域雌二醇合成增加 ●在阴茎中，雌激素受体遍布整个海绵体，尤其在神经血管束周围浓度较高
雄激素	●性欲增强剂 ●低水平与早泄相关 ●雄激素受体存在于中枢神经系统中，尤其是内侧视前区；还有大多数泌尿生殖 / 骨盆结构

表 5.3 参与射精的主要神经递质概述

神经递质	受体	对射精的影响
多巴胺	两个家族： ●类 D1（D1 和 D5） ●类 D5（D2/3/4）	●D2 刺激射精（分泌和排出） ●D3 受体激动剂触发射精 ●D3 受体阻滞剂抑制排出相并延长不应期
5- 羟色胺(5-HT)	●14 种不同的受体亚型；只有 1A、1B 和 2C 参与射精	●一般来说，在超脊柱水平抑制射精，在脊柱水平促进射精。此外，不同的受体有不同的作用——1A 具有促进作用，而 2C 具有抑制作用 ●SSRI 抑制射精，延长射精潜伏期
NO	可溶性鸟苷酸环化酶	●对射精的全面抑制作用 ●NO 激动剂降低外周交感神经张力，减少精囊收缩 ●NO 拮抗剂增加精液排放，缩短潜伏期

注：SSRI. 选择性 5- 羟色胺再摄取抑制剂；NO. 一氧化氮。

表 5.4 与射精调节相关的精神药物

药物类别	作用机制	射精功能障碍
三环类抗抑郁药	5- 羟色胺 / 去甲肾上腺素再摄取抑制剂	延迟射精和性高潮
选择性 5- 羟色胺再摄取抑制剂	5- 羟色胺再摄取抑制剂	射精延迟、达到性高潮的能力下降 / 无法达到性高潮
5- 羟色胺 / 去甲肾上腺素再摄取抑制剂	5- 羟色胺 / 去甲肾上腺素再摄取抑制剂	射精异常
单胺氧化酶抑制剂	单胺氧化酶阻滞剂	延迟性高潮和射精
去甲肾上腺素和多巴胺再摄取抑制剂	5- 羟色胺、去甲肾上腺素和多巴胺再摄取抑制剂	延迟性高潮和射精
联合再摄取抑制剂和受体阻滞剂	5- 羟色胺再摄取抑制剂和 5- 羟色胺受体阻滞剂	射精功能障碍和性快感缺失

要点

- 射精由自主神经系统、交感神经 / 副交感神经系统和躯体神经系统控制协调。
- 神经系统的不同部分由一组被称为 SGE 的腰段脊髓中间神经元协调。
- 脊髓射精发生器（SGE）与自主神经和躯体神经部分共同构成脊髓神经网络。该网络功能受到来自大脑或外周感觉传入的兴奋性与抑制性信号的显著调控。
- 本小节概括描述了调控射精反射的神经通路。
- 这种复杂的神经元网络作用于参与射精过程的各种神经递质和激素系统，并与之相互作用。

（周 青 符方智 张紫娟 杨 磊 译）

第 6 章
基因组学、表观遗传学与男性生殖

Millissia Ben Maamar and Michael K. Skinner

第一节 男性不育概述

男性不育是指男性无法使有生育能力的女性受孕。不孕症是一个全球性问题，Sharlip 等的研究显示，约有 15% 的夫妇受到不孕症的困扰。根据既往研究，20% ～ 30% 的不孕症病例是由于男性问题，20% ～ 35% 是由于女性问题，25% ～ 40% 是由于双方的共同问题，而在 10% ～ 20% 的病例中，没有发现特定的原因（这些病例被定义为特发性不孕）。此外，近 50% 的不孕不育病例可归因于精子发生异常。导致男性不育的部分因素与遗传相关，其中精液参数改变（活力、形态和浓度）与基因突变直接相关，如染色体畸变或 Y 染色体微缺失。由于不孕症起源的复杂性，研究人员推测：遗传和环境因素都会对不孕症产生影响。复杂的病理学和难以识别的分子异常使得男性不育确诊病因具有挑战性。与不孕表型、反复流产及特发性不孕病例相关的分子机制和染色体变异仍有待阐明。然而，最近的研究表明表观遗传改变可能为男性不育的发病机制提供进一步的借鉴。人类辅助生殖技术（ART）的广泛应用引起了人们对男性不育的鉴别、诊断和潜在治疗的巨大兴趣。近年来，ART 领域的发展为男性不育的表观遗传机制作用提供了间接证据。

要点
● 祖先和早期生活中的暴露可通过环境表观遗传学影响晚年男性不育。
● 精子 DNA 甲基化、非编码 RNA 和组蛋白保留的表观遗传改变可直接影响男性不育。
● 男性不育可以通过精子表观遗传学遗传给后代。

第二节 表观遗传学

表观遗传学是围绕 DNA 调节基因组活动的分子因素和过程，不依赖于 DNA 序列，并且在有丝分裂过程中保持稳定。表观遗传过程是生物体在发育和生理学中使用的分子机制，通过基因表达的改变来应对环境变化。20 世纪 70 年代，DNA 甲基化是第一个被表征的表观遗传分子标记。通过 DNA 甲基化，化学甲基基团附着在 DNA 上，主要附着在动物的胞嘧啶碱基上。其他 DNA 胞嘧啶修饰也逐渐被发现。在 20 世纪 90 年代，还发现包裹 DNA 的组蛋白经过化学修饰以改变基因表达。20 世纪初，非编码 RNA（ncRNA）被发现可以作为表观遗传因子。DNA 的卷曲、环化和一般结构被称为染色质结构，这也是一种表观遗传因素。最近，RNA 甲基化已被证明可以改变基因表达和细胞功能。目前已知的表观遗传分子过程有DNA甲基化、组蛋白修饰、非编码RNA、RNA甲基化和染色质结构（图6.1）。所有这些表观遗传过程都很重要，并且在基因组中基因表达的调节中具有独特的作用，不依赖于DNA序列。这些不同的表观遗传特征对于每种细胞类型来说都是独特且特定的，并构成了细胞身份和表观基因组。表观基因组反映了生物体的发育史和过去的环境影响。表观基因组的动态性和组织特异性使得基因表达具有灵活性，从而导致生物体表型的变化。因此，在整个有丝分裂过程中，大部分表观遗传景观会被从一个细胞复制到另一个细胞。在繁殖过程中，部分（但不是全部）表观基因组在胚胎中被重置。重置后剩余的表观遗传特征将传递给后代。因此，种系（精子和卵子）的表观遗传修饰可能会产生长期后果，因为改变的表观基因组可以传递到胚胎，这个过程被称为跨代表观遗传学。

DNA可及性在生物体的整个生命周期中都表现出不同的特征，导致每个发育阶段都存在独特活性的基因组。精子细胞经历了高度的特化，其生成过程称为精子发生，该过程涉及广泛的细胞、表观遗传和染色质变化。精子的生命周期开始于胚胎阶段，作为一种特殊的体细胞群被称为原始生殖细胞（PGC）。在配子发育之前，PGC经历DNA甲基化消除，进入干细胞状态，这对于精子和后代的正常发育至关重要。一旦性腺成熟，青春期精子发生随之而来。精子发生在睾丸的生精小管中，经历三个不同的阶段：①未分化的二倍体雄性生殖细胞分化为两种不同类型的精原细胞；A型精原细胞通过有丝分裂复制并维持睾丸中精原细胞的数量；B型精原细胞体积增大，转变为初级精母细胞。②B型精原细胞发育为粗线期精母细胞，进入减数分裂，进一步分化为单倍体精子细胞。③圆形精子细胞继续发生核和形态的变化，最终形成成熟精子（图6.2）。在精子发生过程中，减数分裂后，用鱼精蛋白替代大部分组蛋白有助于促进核压缩。成熟后，精子具备活动能力，使其基因组与女性生殖道中的有害分子隔离。精子在通过附睾的过程中继续成熟，以获得运动能力和受精潜力。一旦精子成熟，它们便能够成功使卵母细胞受精。穿过女性生殖道后，在受精时，精子穿过卵丘，与卵母细胞结合并进入透明带，最终与之融合形成受精卵。随着受精卵的发育，会发生表观遗传重编程事件，包括组蛋白重组和DNA甲基化擦除的启动。但这种重组背后的分子机制仍然未知。

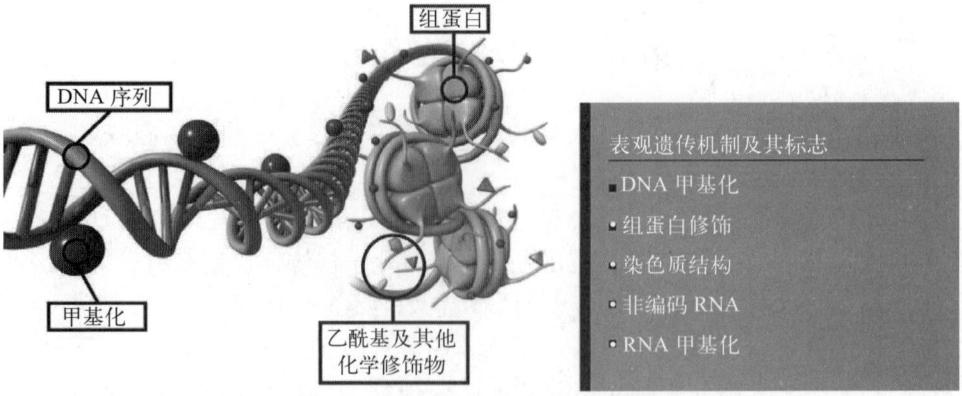

图6.1 表观遗传机制和过程（标志）

引自参考文献[15]，有修改

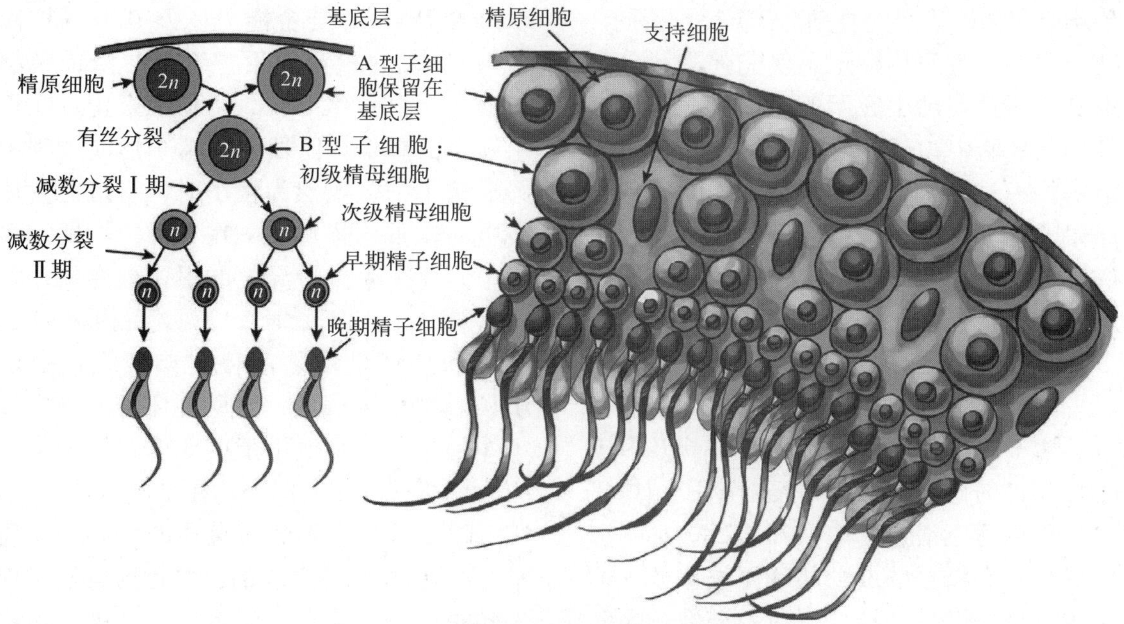

图 6.2　生殖细胞群位于生精小管的基底层

A 型精原细胞经历有丝分裂——其中一个子细胞用于更新 A 型精原细胞，而另一个则成为 B 型精原细胞。这些细胞进行分裂，其子细胞向管腔迁移，直至上皮外表面，其中细胞质的分离不完全，形成精子细胞

改编自参考文献 [89]

一、DNA 甲基化

表观遗传研究最多的是 DNA 甲基化。这种甲基化发生在胞嘧啶 - 磷酸 - 鸟嘌呤（CpG）二核苷酸的半胱氨酸残基上。启动子区域附近的甲基化可以阻止该基因的表达。这些甲基化标记的启动和维持过程由蛋白质家族——DNA 甲基转移酶（DNMT）控制。在男性生殖细胞发育过程中，表观遗传重编程发生在两个关键时刻。首次发生在原始生殖细胞发育阶段，而第二次则在受精后的早期胚胎形成过程中。当 PGC 开始增殖并迁移到未来性腺所在的生殖嵴时，就会触发种系表观遗传重编程事件。去甲基化事件在整个基因组中非同步进行，表明存在一种机制来调节 DNA 去甲基化的速度和位置。尽管基因组的大部分区域经历了迅速的去甲基化，但某些区域仍然保留了甲基化状态。大多数抗性基因座由长末端重复转座元件及长散布元件和短散布元件组成。据推测，甲基化可能阻止这些逆转录病毒元件的激活，从而保护种系免受其潜在威胁。在受精后的胚胎形成过程中，父本和母本 DNA 都会经历去甲基化，并且甲基化模式在发育中的囊胚和体细胞中被重置（图 6.2）。在 PGC 发育期间，DNA 在发育中的胚胎中经历去甲基化和甲基化，导致亲本种系的重置。这些 DNA 甲基化擦除过程中，生殖细胞特有的表观遗传标记被重新设定，这一主动去除过程由 TET 酶协调。受精卵的去甲基化事件在第一次细胞分裂前便已开始，通过活性羟基介导的去甲基化作用而发生。这种重置过程尚未完成，因此一些甲基化标记（如重复元件和印记基因）便保留在发育中的胚胎中（图 6.2）。近期研究人员利用全基因组关联分析（GWAS）来鉴定逃避重编程事件的特定位点。一些甲基化模式在发育中的胚胎中得以保留，这种模式被称为印记基因。这些基因座已经成为理解表观遗

传学生化调控途径的基础。GWAS 还揭示，精子上的表观遗传标记不仅能促进其自身发育，而且有助于胚胎的正常发育。在发育中的胚胎中，基因组印记和 X 染色体失活等调控过程仍在持续进行，并受到包括 DNA 甲基化在内的表观遗传过程的调控。DNA 甲基化在整个发育过程中以细胞类型和组织特异性的方式持续进行。

二、染色质重塑

精子在女性生殖道中的移动涉及多个生理事件的协调，特别需要对精子结构进行调整以适应潜在的有害环境。这种适应性变化对于精子的成功移动至关重要，而其中一个关键的调控机制涉及减数分裂和精子成熟后 DNA 压缩的过程，该过程通过鱼精蛋白替代 90% ～ 95% 的组蛋白来实现（图 6.3，见彩图）。用富含精氨酸的小分子（即鱼精蛋白）取代组蛋白，可以有效地压缩细胞核中的 DNA。这种替代引起的 DNA 压缩使得精子的细胞核表面积减小，从而提高了精子的运动能力，并能有效地保护精子的基因组免受女性生殖道中氧化剂和其他化学物质的不良影响。紧凑的基因组包装有助于防止转录因子和其他调节蛋白的结合。值得注意的是，一旦受精发生，鱼精蛋白会立即与组蛋白发生易位。这一过程对于维持正常的基因组结构和功能至关重要，确保了受精后的胚胎能够正常发育。

三、组蛋白修饰

组蛋白是一种富含赖氨酸和精氨酸的碱性蛋白质，其作用是诱导 DNA 形成核小体这一结构单元。核小体由 H2A、H2B、H3 和 H4 组蛋白组成的球形复合体构成（图 6.3，见彩图）。这些组蛋白单元是由 H1 组蛋白结合的两个 H3-H4 二聚体和两个 H2A-H2B 二聚体组合而成。组蛋白可以改变 DNA 的结合能力以及其他调控因子与 DNA 的相互作用。组蛋白修饰包括乙酰化、甲基化、磷酸化和泛素化。在精子发生的单倍体阶段，即精子形成过程中圆形精子细胞成熟为精子时，组蛋白变体被引入以重构染色质。在人类、小鼠和果蝇中，存在睾丸特异性的组蛋白变体，如 H1、H2A、H2B 和 H3，以及在掺入过渡蛋白和鱼精蛋白之前替代典型组蛋白的 H3。体外研究表明，某些变体可能导致核小体的失稳。其他组蛋白变体则标记特定的染色质结构域。例如，在小鼠精细胞中，H2AL1/2 被整合到异染色质的中心染色质中。组蛋白 H3 和 H4 的乙酰化通常通过促进转录因子与染色质结合来打开染色质结构和激活转录。脱乙酰化和甲基化通常相关，与转录失活有关。组蛋白尾部的赖氨酸甲基化是另一种调节机制。通常，组蛋白 H3K9 和 H3K27 会被甲基化，与染色质失活有关。然而，组蛋白甲基化发生在活性和非活性染色质位点。当 H3 和 H4 组蛋白尾部发生修饰时，它们有时会通过反向机制调节活性和非活性染色质状态之间的转换。组蛋白的修饰及其不同组分的变化在染色质修饰中扮演重要角色，对正常有丝分裂过程和配子的成熟过程至关重要。有丝分裂和减数分裂结束后，单倍体细胞经历发育变化。一些 X 染色体上的组蛋白标记在单倍体精子细胞中被保留，包括甲基化组蛋白 H3K9me2，整体重塑发生率较低。在成熟精子中，H2B 是最常表达的组蛋白。H3K4me3 通常存在于与精子发生有关的基因区域，而 H3K4me2 则存在于富含发育基因的区域。此外，组蛋白 H4 的高甲基化是单倍体精子细胞中组蛋白被鱼精蛋白替代的原因。因此，组蛋白的修饰和包装是精子发生过程中在进化和发育上保守的过程。

四、精子非编码 RNA

尽管观察表明精子中的 DNA 甲基化改变和组蛋白修饰至关重要，但非编码 RNA（ncRNA）也被证实参与其中。已知精子中包含多种类型的 RNA，包括长链和短链的 ncRNA。精子中保留的大量小非编码 RNA（sncRNA）涵盖了多个类别，如 microRNA（miRNA）、时序小 RNA（stRNA）和 Piwi 互作 RNA（piRNA）。其中一些被认为在早期胚胎发育中起关键作用，如 miR-34c，它在首次细胞分裂过程中发挥作用。其他 ncRNA 包括转座元件、已注释的长链非编码 RNA（lncRNA）、内含子保留元件、外显子元件、染色质相关 RNA、小核 ILF3/NF30 相关 RNA、静态 RNA、mse-tRNA 和 YRNA。一些 ncRNA 已知可充当表观遗传修饰剂，如组蛋白修饰和 DNA 甲基化，从而在跨代表观遗传中发挥作用。这一新兴的研究领域在深入了解男性不育方面具有广泛的前景。例如，比较不育个体与可育个体的 ncRNA 谱差异有助于揭示导致男性不育的调控途径。通过研究这些 ncRNA 在精子发生和生殖细胞发育中的调节功能，可以为开发新的治疗策略和诊断方法提供重要的见解。

第三节　男性不育的临床问题

男性不育是一个日益重要的公共卫生问题，对社会和心理层面都会产生重大影响。研究表明，男性不育的发生和发展受到多种遗传和表观遗传因素的影响。相较于基因构成，个体的环境因素在男性不育的发生中更为显著，这是多项研究所得出的共识。

一、DNA 甲基化和男性不育

DNA 甲基化的异常或变化可能导致多种疾病，其中包括男性不育。男性和女性的 DNA 甲基化异常都可能与男性不育的发生相关。在男性不育中，与精子基因组中 DNA 甲基化的改变相关的因素涉及印记基因和非印记基因的变化。已经证实异常的精子发生与不正常的基因印记有关。表观遗传修饰通过调节生殖细胞的发育过程在男性不育中发挥着至关重要的作用。DNA 甲基化失调可能导致印记异常，进而导致男性不育。在辅助生殖技术（ART）中，具有印记基因中异常 DNA 甲基化模式的精子可能导致后代印记异常的发生。如 *Mthfr*（亚甲基四氢叶酸还原酶）启动子区域的 DNA 甲基化改变化，IGF2-H19 印记位点的低甲基化，*Mest*、*Lit1*、*Snrpn*（小核核糖核蛋白N）、*Peg3*（父系表达3）及 *Zac*（ADP 核糖基化因子 GTP 酶激活蛋白 AGD12）的高甲基化，以及多个印记基因和非印记基因（如 *H-Ras*、*Nt3*、*Mt1a*、*Pax8*、*Diras3*、*Plagl1*、*Sfn* 和 *Sat2chrm1*）中的 DNA 甲基化变化，均与男性不育相关。报道显示，在少精子症患者中，H19 印记基因存在低甲基化或无甲基化现象，而 MEST 印记基因则存在高甲基化。少弱畸形精子症和少精子症表型通常通过 DNA 甲基化介导的基因组印记表现出来。

在男性不育中观察到的 DNA 甲基化受损可能是由精原细胞中再甲基化失败或精母细胞中甲基化维持的改变引起的。DNA 甲基转移酶（DNMT）激活的缺陷可能导致 DNA 甲基化模式的异常。正常精子与不育男性的精子之间存在显著而一致的精子 DNA 甲基化模式差异，这一差异可以用于预测体外受精（IVF）过程中的胚胎质量。表观遗传修饰似乎是精子成熟的关键因素。实际上，不育男性表观遗传模式的任何改变都可能合理解释与ART相关的并发症。

二、组蛋白修饰和男性不育

组蛋白的翻译后修饰在正常细胞功能中发挥着积极作用。组蛋白尾部的N端含有可甲基化、乙酰化、磷酸化、泛素化和苏酰化的氨基酸残基。这些修饰和它们所传达的信息被称为组蛋白编码。组蛋白编码可以抑制和（或）增强基因表达。有报道指出，组蛋白修饰异常会对男性和女性的不孕症产生显著影响。

不育男性的精子DNA中展现出许多异常的组蛋白修饰。组蛋白的乙酰化导致染色质变得松弛，其结构更加开放，更易与转录因子结合，而去乙酰化则导致基因沉默。*Brdt*基因（溴结构域，睾丸特异性）外显子中H3K9乙酰化和H3K27三甲基化的增加会降低其表达。H3K9去甲基化活性的丧失会降低精子发生过程中组蛋白替换和DNA压缩所需的*TNP1*（过渡蛋白1）和*PRM1*（鱼精蛋白1）基因的表达。精子细胞中H4乙酰化程度降低，无论是正常还是异常精子发生，都会导致不育表型。精子染色质压缩不足与发育重要基因启动子中组蛋白（如H4K12ac）的异常乙酰化有关，这种乙酰化可能会持续存在于受精卵中。H3K4甲基化与基因表达相关；然而，H3K9和H3K27三甲基化与基因沉默和异染色质形成有关。在减数分裂期间，H3K4、H3K9和H3K27的单甲基化、双甲基化和三甲基化达到峰值，但在减数分裂结束之前移除H3K9是精子发生的开始，因为甲基化标记的建立和移除对精子发生至关重要。据报道，在小鼠中，H3K4甲基转移酶的减少会导致精母细胞凋亡并阻碍精母细胞的发育和分化。JHDM2A的破坏会导致染色质凝聚缺陷和男性不育，因为JHDM2A是一种H3K9组蛋白去甲基酶(HDM)，并且在小鼠精子发生过程中具有靶向作用。Jmjd1a是一种关键的表观遗传调节因子，在睾丸中表达，可使H3K9me1和H3K9me2去甲基化，但不会使H3K9me3去甲基化。据报道，Jmjd1a可降低组蛋白甲基化并增加组蛋白乙酰化。Jmjd1a缺陷可导致严重的生殖细胞凋亡并阻碍精子细胞伸长，从而导致雄性小鼠不育。

三、非编码RNA和男性不育

非编码RNA（ncRNA）不仅在转录和转录后水平发挥作用，还在基因表达的表观遗传调控中扮演着至关重要的角色。它们在真核生物的几乎所有细胞过程中都发挥关键作用，包括与不育症相关的过程。最近的研究表明，非编码小RNA（sncRNA），如miRNA、endosiRNA和piRNA，在男性种系中的表达对于精子发生至关重要。sncRNA（主要包括siRNA、miRNA、stRNA和piRNA）的异常表达与男性种系功能障碍（如精子停滞或凋亡）有关，因而导致男性不育。男性不育与特定miRNA的异常表达相关。有报道指出，靶向mRNA中miRNA结合位点的单核苷酸多态性（SNP）与特发性男性不育存在关联。生精功能障碍导致精子形态异常、低活力或无精子症患者的精浆中miRNA谱存在显著差异。这表明ncRNA特征可作为男性不育诊断的生物标志物。目前人们对于lncRNA在精子发生和男性不育中的调控机制知之甚少。然而，随着分子生物学、基因组技术、生物信息学方法的不断发展及lncRNA注释资源的不断发现，我们有望迅速发现在男性不育中潜在的lncRNA候选药物。

四、环境、表观遗传学和男性不育

许多环境因素会引起表观遗传学改变。已知各种环境和生活方式因素（压力、饮酒、吸烟、饮食）会影响男性和女性的生育能力。多项研究已经证明表观遗传修饰的影响会导致人类疾病。一项针对同卵双胞胎进行的队列研究报告称，与加性遗传效应或共同环境相比，双胞胎个体特有的因素可能在男性不育中发挥更重要的作用，尽管它并没有排除环境对这些因素的间接影响。这表明同卵双胞胎所特有的表观遗传因素，如 DNA 甲基化和染色质状态，可能在一定程度上导致了他们的不育。

一些动物研究报道了通过配子传递的环境表观遗传现象及应激行为。香烟烟雾导致配子中 mir-34b、mir-421、mir450-b、mir-466 和 mir-469 下调。DNA 甲基化模式可能由于化学物质、高酒精摄入以及妊娠期间母亲的饮食或吸烟等环境影响因素而改变。在子宫内暴露于环境毒物，包括邻苯二甲酸酯、乙烯菌核利、双酚 A（BPA）和己烯雌酚（DES），与男性不育有关。尽管其中一些研究没有进行表观遗传评估，但观察到的影响在整个生命周期中持续存在，并且是在发育过程中被诱导的，这表明了表观遗传机制的参与。成年雄性大鼠暴露于不同剂量的对羟基苯甲酸丁酯或甲氧氯也被证明会改变精子中的 DNA 甲基化。发育早期暴露于杀菌剂乙烯菌核利或杀虫剂滴滴涕（DDT，即双对氯苯基三氯乙烷）已被证明会增加生精细胞凋亡并改变精子 DNA 甲基化、组蛋白保留和 ncRNA。

其他与不育相关的环境诱导的表观遗传改变在支持精子发生的体细胞（如支持细胞和间质细胞）中已有描述。环境毒物诱导的表观遗传学已被证明对睾丸病理学和精子数量产生影响。据报道，接触镉以及低剂量或高剂量的砷都可能改变 DNA 甲基化状态。辐射对体细胞基因组稳定性的间接影响已被证明可影响小鼠中未暴露的第一代后代的种系，导致后代中重复 DNA 序列的不稳定性增加。piRNA/Piwi 途径是雄性种系基因组稳定性的表观遗传调控所必需的，它被认为在辐射引起的基因组不稳定性遗传中观察到的表观遗传改变中发挥作用。

要点

- 精子表观遗传改变（表观突变）可被用于评估男性不育及可能传递给后代的风险。
- 精子表观突变可作为个体各种疾病易感性和可能传递给后代的生物标志物。
- 多种不同的表观突变（包括 DNA 甲基化、ncRNA 和组蛋白修饰）可被用作男性不育及其他疾病的生物标志物。

第四节　男性不育的表观遗传跨代遗传

在所有研究的生物体和模型中多种环境因素可以促使疾病的表观遗传跨代遗传和表型变异（图 6.4）。表观遗传跨代遗传的定义是“在没有导致表型变异的持续直接环境影响的情况下，种系介导的表观遗传信息在代际间的传递”。多代的影响指的是直接暴露对后代的影响。父母（F_0 代）的直接环境暴露也会影响父母任一方的种系（精子或卵子）。因此，从该种系衍生的下一代（F_1）仍然被认为是受到暴露的一代，并非真正的跨代。对于妊娠前的父母暴露而言，F_2 代被认为是第一个未经暴露的跨代。然而，对于妊娠期女性的暴露来说，情况有所不同——胎儿及其种系也直接受到暴露。因此，F_3 代是第一个未经暴露的跨代后代（图 6.5）。多代与跨代暴露的示意图如图 6.6 所示。

许多环境毒物已被证明可促进睾丸疾病和男性不育的表观遗传跨代遗传。这牵涉到种系（如精子）的表观遗传变化，对早期胚胎干细胞的表观基因组和转录组产生影响。随后，来源于胚胎干细胞的所有

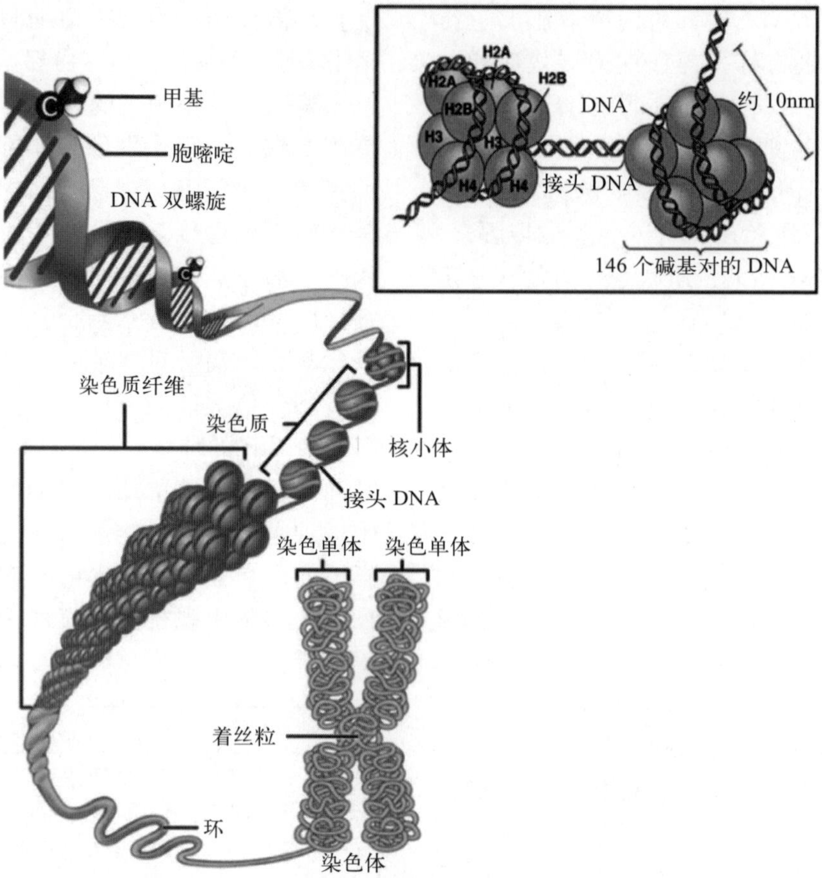

图 6.4 DNA、染色质和组蛋白的结构

染色质是一种具有指导意义的 DNA 支架，可以响应外部信号来调节 DNA 的多种用途。染色质的主要成分——组蛋白的修饰，在这种调节中起关键作用。组蛋白是在真核细胞核中发现的蛋白质。它们将 DNA 包装并排列成称为核小体的结构单元

改编自参考文献 [91]

环境毒物	
乙烯菌核利（农业杀菌剂）	氯菊酯和避蚊胺（驱虫剂）
甲氧氯（农业杀虫剂）	滴滴涕（DDT，杀虫剂）
二噁英 /TCDD（工业污染物）	三丁基锡（工业毒物和杀菌剂）
塑料化合物（双酚 A 和邻苯二甲酸盐）	碳氢化合物（航空燃油）
阿特拉津（一种除草剂）	草甘膦（杀虫剂 / 除草剂）
其他类型的暴露（危险因素）	
营养（高脂肪或热量限制）	吸烟和饮酒
温度和干旱（植物健康和开花）	压力创伤（行为方面）

图 6.5 环境诱导的跨代表观遗传。展示了各种环境暴露及受影响的物种

改编自参考文献 [15]

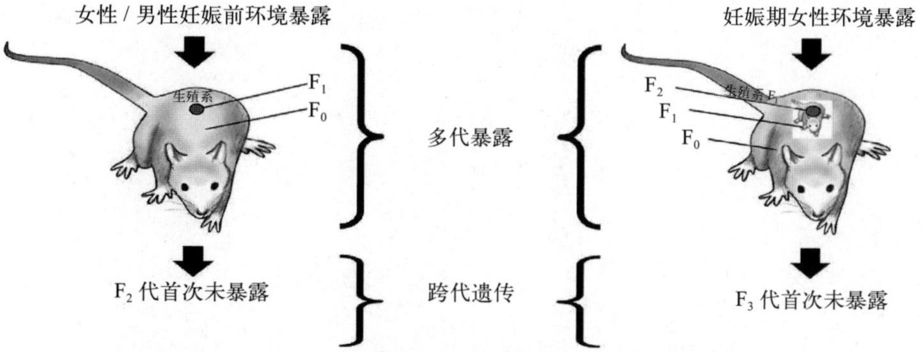

图 6.6　环境诱导的跨代表观遗传。多代与跨代环境暴露示意图

改编自参考文献 [15]

细胞类型和组织都将经历表观基因组和转录组的变化。大量研究表明了环境诱导的跨代遗传的分子机制是如何导致组织特异性疾病发生的。通过对暴露于对照、乙烯菌核利或 DDT 谱系的支持细胞进行分析和比较，揭示了这些分子机制。在乙烯菌核利暴露后，F_3 代大鼠睾丸支持细胞中发现了表观基因组和转录组的变化。已确定一些调节基因的差异与男性不育有关，如 *HDAC1* 和 *HSP90AA1*。环境毒物诱导的表观遗传跨代遗传已被证明会影响睾丸病理和精子数量。在动物祖先暴露于乙烯菌核利或 DDT 后，观察到支持细胞中 DNA 甲基化、ncRNA 和基因表达的跨代变化。此外，已知与丙酮酸产生相关的多个支持细胞基因被下调，会影响生精细胞的存活并促进生殖细胞凋亡，这是观察到的睾丸病理表型之一。因此，环境诱导的体细胞表观基因组的跨代变化与基因表达的跨代变化相关，而基因表达的跨代变化与观察到的疾病发展的增加有关，如男性不育。鉴于当前人类男性不育病例急剧增加，精子数量减少，观察结果表明祖先的环境暴露可能促进了精子和睾丸疾病表观遗传的跨代传递，可能是男性不育病因的重要组成部分。

（周　青　游旭军　唐　诗　译）

第二部分

男性不育的临床评估

第 7 章

不育作为男性健康的评估指标

Jeremy T. Choy and Michael L. Eisenberg

第一节　引　　言

不孕不育是指夫妇未采用任何避孕措施的情况下同居 1 年以上仍无法受孕，据统计，全球有 15% 的夫妇受此困扰。在所有不孕不育病例中，男性因素可能占了 50%，其中 20% 的病例仅由男性因素引起，而另外 30% 的病例是男性因素与女性因素共同作用的结果。随着时间的推移，医学文献中不断积累的证据表明，男性不育与其他合并症的病理机制之间存在密切的联系，这不仅表现在报告的患病率方面，在住院率和死亡率方面也证明了这一点。尽管这些关联背后的确切机制尚不明确，但已提出了多种假说，涉及遗传、发育和生活方式等多方面的病因（图 7.1，见彩图）。在本章中，我们将探讨不育症与合并症之间的联系及其相关病因，进而阐明如何将不育症作为评估男性整体健康的一个重要指标。

第二节　男性不育与合并症

有文献报道，1% ～ 6% 的男性在进行不育评估时可被诊断出重大的伴随疾病（如癌症、糖尿病、遗传异常等）。2008 年，Salonia 等进行的一项前瞻性病例对照研究发现，男性不育患者的合并症发生率显著高于正常生育男性。后续的研究对这一观点进行了深入探讨。2015 年一项对 9387 名男性的横断面研究发现，共病指数的增加与精液量、精子浓度、精子总数和精子活力的降低有关，其中合并高血压、心脏病和外周血管疾病与精液参数异常明显相关。2018 年一项对 3328 名不育男性进行的研究证实，不育男性合并症的患病率比可育男性明显更高（分别为 21.7% 和 9.1%），同时研究还表明，与未接受合并症治疗的男性相比，治疗合并症可以改善不育患者的精子总活力。

一、男性不育与心血管疾病

既往研究表明，男性不育与心血管疾病有关。与血压正常的男性相比，高血压男性的睾酮水平降低。最近一项精液分析数据研究报道，与血压正常的男性相比，高血压男性的精液量、精子数量和精子活力均较低（尽管使用降压药可能会对精液参数产生不利影响，但这可能是一个混杂因素）。从历史上看，由于使用了不育的替代标志物，限制了所收集数据的可解释性，从而阻碍了描述不育与心血管疾病之间潜在关联的尝试。例如，2011 年一项关于父亲身份与心血管风险的著名调查，美国国立卫生研究院（NIH）- 美国退休人员协会

（AARP）饮食与健康研究的数据显示，在为期10.2年的研究期间，无子女的男性比有子女的父亲心血管死亡风险更高。然而，考虑到无子女的男性不一定不育，该研究中的无子女现象只是男性不育的一个不完全的替代指标。最近，一项利用保险理赔数据确定不育男性合并慢性病的研究发现，与接受过生育检查但未被确诊为不育的男性和接受过输精管结扎手术并因此被推定为有生育能力的男性相比，被确诊为不育的男性罹患缺血性心脏病的风险更高。

二、男性不育与代谢性疾病

在过去的半个世纪中，精液质量出现了明显的下降，这与肥胖的流行同步发生，促使人们研究不育与包括肥胖、胰岛素抵抗和高脂血症在内的代谢综合征之间的潜在联系。有大量数据支持肥胖程度与生育能力之间存在负相关，对包括13 077名男性在内的21项研究进行大型荟萃分析显示，体重指数与少精子症和无精子症风险之间呈“J”形关系。同样，对血脂异常和不育症的研究表明，总胆固醇和磷脂水平升高与精子畸形有关。此外，在确诊患有糖尿病的男性中，患有不育症的发病率增加，受孕时间延长，而在不育男性中，患糖尿病的风险增加。

三、男性不育与肿瘤疾病

虽然恶性肿瘤和癌症治疗对生育能力的损害已经确定，但越来越多的证据表明，男性不育与罹患肿瘤疾病的风险之间存在关联。一些研究报告称，男性不育与睾丸癌之间存在一定联系。丹麦一项大型队列研究对32 000名男性进行了长达30年的调查，结果发现精子浓度下降、精子活力下降和精子畸形均与睾丸癌发病风险增加有关。同样，美国一项对51 000对不育夫妇进行的多中心队列研究显示，男性不育患者罹患睾丸癌的风险较正常男性增加了3倍。美国另一项对76 000名男性不育患者进行的队列研究发现，与年龄匹配的对照组及假定有生育能力的输精管结扎男性相比，不育男性罹患多种癌症（包括睾丸癌和非霍奇金淋巴瘤）的概率更高。

男性不育和前列腺癌之间的理论联系不明显，在已报道的文献中存在相互矛盾的数据。2010年一项纳入22 562例男性不育患者的回顾性队列研究进行了一项亚组分析，结果显示，与年龄匹配的对照组相比，不育男性罹患高级别前列腺癌的风险更高。相反，后来对20 433名接受精液分析的男性进行的一项回顾性队列研究显示，男性不育与前列腺癌风险之间并无关联。一项对445名前列腺癌患者进行的病例对照研究显示，不育男性罹患前列腺癌的可能性降低。迄今为止，人们对男性不育与前列腺癌之间的潜在联系还缺乏共识。

最新数据表明，男性不育也可能是肿瘤风险的标志，不仅对不育男性而言如此，对其生物学家庭成员也是如此。2016年的一项回顾性队列研究对12 889名男性进行了精液分析，结果发现，不育患者的一级亲属罹患睾丸癌的风险比可生育对照组的相应一级亲属高出52%。此外，与对照组的亲属相比，研究中无精子男性的一级和二级亲属的甲状腺癌发病率明显更高。进一步的分析表明，与可育对照组的兄弟姐妹相比，少精子症男性的兄弟姐妹儿童期罹患癌症的风险增加了2倍，特别是罹患急性淋巴细胞白血病的风险增加了3倍。这些相关的家族特征意味着基因或环境暴露可能是致病因素。

四、男性不育与自身免疫性疾病

丹麦一项针对24 000多名男性不育患者的大型队列研究显示，与可育男性对照组相比，不育男性患多发性硬化的风险更高。考虑到多发性硬化背后的疑似自身免疫病理，进一步的研究试图评估男性不育与自身免疫之间的联系。随后的一项流行病学研究发现，与年龄匹配的对照组相比，不育男性不仅患多发性硬化的风险增加，还更容易患上其他自身免疫性疾病，包括类风湿关节炎、银屑病、格雷夫斯病和自身免疫性甲状腺疾病等。尽管这些病症的内在机制尚不清楚，但有一种假说认为，雄激素可能会保护自身免疫，而在性腺功能减退的情况下，这种保护作用可能会受到抑制，不育男性有时会出现这种情况。

五、男性不育与死亡率

研究表明，男性不育也是住院的一个预测因素。丹麦的一项研究对 4712 名男性不育患者进行了评估，并随访至首次住院、死亡或研究期结束。研究结果表明，精子浓度、数量和活力的下降均与全因住院率的增加有关。研究特别指出，精子浓度低于 1500 万 /ml 与较高的住院风险有关。关于不育是否预示死亡风险，两项著名的队列研究提供了精液质量受损可能与死亡风险增加有关的证据。丹麦的另一项队列研究对 43 277 名有精液分析数据的不育男性进行了统计，结果表明，死亡率随着精子活力的增加、精子形态的改善以及精子浓度的增加而降低，最高阈值为 4000 万 /ml。同时，美国一项对 11 935 名不育男性进行的队列研究显示，与精液参数正常的男性相比，精液量、精子浓度、精子总数和精子活力下降的男性死亡率更高。精液参数有两项以上缺陷的男性死亡风险是正常男性的 2.3 倍。重要的是，即使调整了不育男性普遍较差的基本健康状况，高风险依然存在。不过，值得注意的是，在所有死亡率研究中，死亡的总体发生率较低（约为 1%）。

要点
● 流行病学研究表明，与有生育能力的男性相比，不育男性的共病率更高。
● 男性不育与心血管疾病、代谢性疾病、肿瘤和自身免疫性疾病之间存在关联。
● 男性不育可能是住院的一个预测因素，并可能与死亡风险的增加有关。

第三节　潜在的相关病因

虽然男性不育与合并症之间的确切关联机制尚未明确阐述，但研究者们已提出了多种病因假设，包括遗传、发育和生活方式因素等。

一、基因相关

鉴于人类基因组中有 10% 参与生殖，影响生育的基因突变很容易同时影响其他非生殖生理过程。这种现象在囊性纤维化跨膜传导调节蛋白（*CFTR*）基因突变的例子中得到了很好的说明，该基因突变可通过先天性双侧输精管缺失导致不育，同时还可能诱发囊性纤维化的肺部、胃肠道和内分泌表现。此外，导致林奇综合征的 *MLH1* 基因突变也见于因生精功能障碍而患无精子症的男性，与结直肠癌发病有关的 *ERCC1* 和 *MSH2* 基因突变也与生精功能障碍导致的无精子症有关。此外，因生精功能障碍导致无精子症的男性在细胞周期调节和 DNA 修复方面的功能不良率较高，有报道称无精子症男性的癌症发病率也有所增加。

男性不育与合并症之间遗传相关的另一个突出例子是克兰费尔特综合征，其中性染色体非整倍体导致了原发性性腺功能减退。除了不育症外，克兰费尔特综合征患者罹患心血管疾病、血脂异常、胰岛素抵抗、糖尿病和癌症的风险也会增加。最后，已知会严重影响生育能力的Y染色体微缺失可同时涉及*SHOX*基因，而*SHOX*基因一旦受损，就会导致身材矮小。

二、发育相关

根据“成人疾病胎儿起源（FOAD）假说”，胎儿会经历发育可塑期，在此期间，宫内事件会对胎儿未来罹患成人疾病的风险产生持久的影响。Skakkebaek等提出的睾丸发育不良综合征（testicular dysgenesis syndrome）深深植根于FOAD概念，将精子发生障碍、尿道下裂、隐睾和睾丸癌归为一个单一的表型群，认为它们是由宫内胚胎和性腺发育紊乱引起的。环境暴露和辅助生殖技术被认为是潜在的诱发因素。隐睾症、尿道下裂、早产和低体重儿的发病率较高。在通过体外受精和卵胞质内单精子注射出生的男婴中，也发现了早产儿低出生体重的现象。早产儿还容易患心血管疾病、1型和2型糖尿病。对卵胞质内单精子注射的男性精液质量研究显示，与自然生育的男性相比，他们的精子浓度和精子总数都较差。

三、生活方式相关

社会心理因素也被认为是导致不育与合并症相关的因素。前面讨论了肥胖与不育之间的联系，肥胖容易导致许多不良健康问题，而吸烟和过量饮酒等不良习惯也对健康产生了有害影响。2011年的一项荟萃分析显示，吸烟是精子浓度、数量、活力、形态和精液量受损的独立风险因素。评估酒精影响的数据结果存在矛盾，一些研究报告称酒精会导致精液量减少，而另一些研究则发现适量摄入酒精对精液参数或受孕率没有明显影响。有趣的是，心理压力也会对精子浓度、活力和形态产生负面影响。

要点

- 导致男性不育的基因突变也可能引发其他非生殖性疾病。
- 发育假说认为，宫内事件扰乱了胚胎和性腺的发育，可能会导致多系统疾病的发生，并在成年后表现出来。
- 不良的生活习惯和社会心理因素也可能将男性不育与医学合并症联系在一起。

第四节 结　论

男性不育可能作为男性整体健康的生物标志，同时也可能预示未来合并症和死亡风险。现有文献明确指出，男性不育与慢性疾病（包括心脏病、代谢性疾病、肿瘤和自身免疫性疾病）之间紧密关联。尽管已经提出了遗传、发育和生活方式等方面的病因，但这些关联背后的确切机制尚不明确，有必要对这些机制进行更深入的研究，以进一步确定男性不育与合并症之间的复杂关系，从而为改善男性健康提供科学依据并指明未来研究方向。

（邱俊峰　洪志明　译）

第 8 章 男性不育的诊室评估

Gabriella Avellino and Mark Sigman

第一节 引 言

男性不育是一种令医患双方提及都倍感压力且难治的疾病。这种可能“后继无人”的窘境，也时常会伤害到患者夫妻的自尊心。此外，许多临床医师并不熟悉目前可用的诊断性的检测，也不知如何解读这些检测结果以制订合理的诊疗方案。

幸运的是，近几十年来，人们开始尽可能地重视基于循证医学的实践指南，或在缺乏充分的科学研究时重视专家共识的作用。美国泌尿外科学学会（AUA）和美国生殖医学会（ASRM）联合制定了一份涵盖男性不育症评估和诊疗等多方面的指南。为了确定现在日益增多的诊断检测是否恰当，以及诊断流程是否高效，循证医学和实效研究的应用至关重要。虽然科学界越来越重视设计合理的研究，但是患者却更关注普遍缺乏证据或仅为个人经验的替代医学疗法。互联网的广泛应用，使患者能够快速获取信息，然而这些网络内容良莠不齐，往往会使患者误判各种检验检查的诊断价值，同时也对许多疗法的效果产生不切实际的期望。这就要求我们临床医师要切实掌握不育评估的基础知识。

20% ～ 25% 没有生育问题的夫妻，在 1 个月内通过正常性行为就可以顺利妊娠，6 个月内，这个比例上升到 75%，而在 1 年内，这一比例增至 90%。在未采取避孕措施 1 年后约有 12% 生育能力不详的夫妻未能成功妊娠。而在这些夫妻中，约 30% 是由男方因素导致的，而另外的 20% 则同时涉及男女双方。因此，约 50% 的不孕不育与男方因素相关。比较重要的一点是，25% ～ 35% 的夫妻不经治疗，也可以通过性生活及时自然受孕。有报告指出，头 2 年内受孕率为 23%，另外还有 10% 的概率在 2 年后受孕。总体而言，对于非无精子性不育的夫妻，每月妊娠的概率在 1% ～ 3%。虽然一般来说，备孕失败 12 个月以上才能被诊断为不育，但有些时候患者可能会在此之前就求医就诊了。比如存在已知可能导致不孕的因素，如有隐睾病史，或是对女方高龄的担忧（因为他们可能会在事业有成后才尝试为人父母）。如果未能如期妊娠，这些夫妻就要和女性的生物钟赛跑了。因此，实行基础、简单且低成本的临床评估刻不容缓。和诊断其他疾病一样，对于不育也需要详细了解病史，进行体格检查，并开展一系列初步的实验室检查。这些病史和检查结果可用于鉴别诊断，有时还需要更进一步的详细检查。尽管有许多检查可用于评估不育的不同方面，但并不是所有患者都需要进行所有的检查。

评估不育的主要目标是确定：①如果病情是可逆的，则着手提高男方的生育能力；

②如果病情是不可逆的，则最好使用辅助生殖技术，采集男方的精子进行宫内人工授精（IUI）或体外受精（IVF）；③如果病情既不可逆，患者又拒绝采用辅助生殖技术，供体授精或领养则更为可取；④是否有导致男性不育的重大病理改变；⑤是否有对患者和（或）其后代和家庭可能有影响的遗传病因。发现可治愈的病因后，可以针对潜在的发病机制给出治疗方案。不幸的是，很多时候引起精液分析异常的根本原因我们仍不得而知。此外，在进行了精液分析、排卵监测和输卵管通畅性测试等生育能力评估之后，仍有高达25%的夫妻没有表现出异常，因此也存在病因不明的不孕不育。

在这些情况下，通常采取经验性的治疗手段和技术，比如运用IUI、IVF或卵胞质内单精子注射（ICSI）。临床医师应该熟悉每种技术的适应证和局限性，为患者提供恰当的诊疗选择。

要点

- 约12%的夫妻在尝试12个月的性生活后仍无法成功受孕。
- 有时，25%～35%的不孕不育夫妻也可能在没有任何干预的情况下通过性生活成功受孕。
- 在不孕不育夫妻中，有高达50%的可能性病因与男方因素有关。
- 男性不育的检查目的是确定病情是否可逆；若不可逆，则可采取辅助生殖技术、领养、供体授精等方式；也需要确定是否有重大病变，包括但不限于恶性肿瘤和遗传病。

第二节　病　　史

一份全面的病史资料不可或缺，包括详尽的生育史、就医史、手术史，以及对相关生活方式和接触生殖毒性物质可能性的回顾（表8.1）。

表8.1　男性不育相关病史

不育病史
持续时间
早期生育史
现有伴侣
其他伴侣
既往治疗史
伴侣（配偶）的评估与治疗
性生活史
性功能
润滑剂
性生活时长
性生活频率

续表

自慰频率
童年及青春期发育状况
隐睾症，睾丸固定术
疝修补术
膀胱颈Y-V成形术
睾丸扭转
青春期开始时间
就医史
系统性疾病（如糖尿病、多发性硬化症）
既往/当前诊疗经过
手术史
睾丸切除术（睾丸癌、睾丸扭转）
腹膜后手术
骨盆损伤
骨盆、腹股沟和阴囊手术
疝修补术
Y-V成形术、经尿道前列腺手术

续表

感染史
病毒性发热
流行性腮腺炎性睾丸炎
性病
肺结核、天花（罕见）
寨卡病毒
生殖毒性物质
化学制剂（杀虫剂）
药物（化疗药物、西咪替丁、柳氮磺吡啶、呋喃妥因、酒精、大麻、雄激素类固醇、可卡因）
高温环境（热水浴、桑拿）
辐射
吸烟
家族史
囊性纤维化
雄激素受体缺乏
系统回顾
呼吸道感染
嗅觉丧失
溢乳症
视野缺损
头痛

一、生育史

生育史中，应明确夫妻二人目前的不孕不育是继发性的还是原发性的。原发性不育是指患者与其现伴侣无既往妊娠史，继发性不育则是指患者过去曾使其现伴侣受孕，临床医师应向患者夫妻阐明任何令其受孕困难的细节。夫妻双方过去与其他伴侣的妊娠史也应详细记录。不育的持续时间、既往对不育的评估和治疗、避孕措施或润滑剂的使用情况、性生活的频率及其具体时间也需要记录。因为往往夫妻双方都对月经周期不甚了解，也不清楚女性仅在月经中期才具备生育能力的事实。此外，应当强调的是，并非一定要在排卵期才可以进行性生活，因为精子可以在宫颈黏液和隐窝中存活 48 小时以上，但排卵后卵子存活时间只有不到 24 小时。研究表明，有生育能力的夫妻在排卵前 5 天内进行性生活可能会受孕，但如果仅在排卵后第 2 天进行性生活，则不会受孕。因此建议大多数夫妻在接近排卵期时，每隔一天进行一次性生活，以确保在卵子存活的 12 ～ 24 小时，活动精子存留于女性生殖道和输卵管内，从而达到受精的目的。如果性生活过于频繁，排卵时阴道内累积的精子数量可能就不足了。我们应当询问男方的勃起、射精功能和自慰频率。事实证明，一些常用的润滑剂会对体外精子运动产生不利影响，如 KY 润滑剂、Lubifax、Surgi Lube、Keri 乳液、Astroglide 和唾液。有些润滑剂，包括生蛋清、植物油、花生油以及几种市售时标注“对精子友好”的商业润滑剂似乎不会影响精子活力。尽管这些都只是体外研究，也表明了润滑剂的负面效应，但临床研究并未发现有同样的负面影响。尽管如此，还是建议夫妻慎用润滑剂，并且必要时只使用最少剂量。临床医生也要对性功能障碍进行评估，因为勃起功能障碍、阴茎硬结症、性欲低下和不射精症都会导致不育。

要点
● 应记录完整的生育史，包括原发性或继发性不育，性生活的持续时间、频率、勃起功能和润滑剂的使用情况。 ● 在接近排卵期时，夫妻每隔一天进行一次性生活通常就足够了。

二、童年病史

评估男性不育时，特殊的童年病史可能是至关重要的细节。足月新生儿的隐睾发病率低至 1% ～ 3%，而早产儿的隐睾发生率则高达 30%。双侧隐睾会导致精子的生成显著减少，而单侧隐睾的影响似乎要轻得多。男性单侧隐睾的无精子症发病率为 13%，与未经治疗的双侧隐睾男性无精子症的发病率 89% 形成鲜明对比。

一些对睾丸固定术后既往隐睾患者的研究报告称，约有 30% 的单侧隐睾男性精子浓度下降了 28% ～ 82%。然而，另一些研究报告称，只有 17% 的患者精子浓度异常。与此相比，约 50% 的双侧隐睾患者精子浓度降低了 81% ～ 100%。有趣的是，大多数单侧隐睾男性使配偶受孕并非难事。男方患有单侧隐睾的夫妻生育率平均为 85%，仅略低于对照组的生育率，或许两者没有统计学上的显著差异。与此相比，男方患有双侧隐睾的夫妻生育率仅为 50% ～ 65%。虽然指南建议隐睾患者在 2 岁之前进行睾丸固定术，但是现在有在更早的年龄（特别是在 1 岁之前）进行睾丸固定术的趋势，不过由于缺乏数据支撑，目前尚未证明这种方法可以提高生育率。另一方面，在青春期后下降不全的睾丸并不能正常发挥作用，而且青春期后修复也不能提高生育率。

应记录睾丸损伤或睾丸扭转的病史，因为两者都可能导致睾丸萎缩。30% ～ 40% 有睾丸扭转史的男性精液分析结果异常。在发生睾丸扭转时或之后，有 0 ～ 20% 的患者体内会出现抗精子抗体（ASA）。有趣的是，对扭转睾丸的对侧睾丸活检表明，出现生精功能受损和组织学异常的概率很高。虽然人们担心睾丸扭转会对对侧睾丸造成再灌注损伤，但组织学研究结果表明，易受扭转影响的睾丸可能早已存在生精缺陷。尽管有了这些发现，还是缺乏明确的证据证明有睾丸扭转病史的成年男性生育能力减弱。排除有睾丸扭转病史和既往不育史的男性，因睾丸扭转而行睾丸切除术和睾丸固定术的男性的生育率分别为 90.2% 和 90.9%，而普通人群的生育率则为 82% ～ 92%。

应当记录青春期发育的时间。发育明显迟缓或发育不完全，就意味着有患内分泌疾病的可能。腮腺炎在青春期前很少影响睾丸，然而在男性青春期后（15 ～ 30 岁），睾丸炎是腮腺炎最常见的并发症，有 16% ～ 30% 的患者发病。虽然腮腺炎性睾丸炎常见于单侧，但也有 15% ～ 30% 的患者发展为双侧睾丸炎。虽然在流行性腮腺炎疫苗问世之后，这种感染已然少见，但在一些发展中国家仍是一个麻烦。腮腺炎性睾丸炎对睾丸的损伤可能相当严重，会导致睾丸明显纤维化和睾丸萎缩。最重要的是，无论是青春期前还是青春期后，约 50% 的腮腺炎性睾丸炎患者会发展成睾丸萎缩。

要点
● 完整的患者病史应包括隐睾、睾丸外伤或睾丸扭转、青春期发育情况和流行性腮腺炎性睾丸炎的记录。

三、系统性疾病

一些系统性疾病可能会影响生育能力，这些疾病在男性不育的评估中约占 1%。糖尿病和多发性硬化症都可能影响勃起、射精和性功能，肌强直性营养不良与睾丸萎缩有关。任何引起发热或病毒血症的全身性疾病，都可能导致睾丸功能受损，这些影响可能需要 1 ～ 4 个月才能在射精中显现出来。损伤因素的出现和精液中出现异常精子细胞之间的实际间隔不尽相同，这取决于生精过程的哪个阶段受到影响。因此，如果患者在首次就诊前的 3 个月内有急性病史，并且实验室分析显示精液质量低于正常水平，则在确定生精质量之前的几个月内都不应重复检查。尽管脓精症或前列腺炎都是少见且未经证实的不育病因，我们也应记录这些病史。慢性上呼吸道感染伴严重运动功能障碍的病史增加了原发性纤毛运动障碍（primary ciliary dyskinesia，PCD；旧称不动纤毛综合征）的可能性。目前，已知有 40 多种遗传病变与 PCD 相关，大多数（但不完全）是常染色体隐性遗传，如伴有内脏转位，则称为卡塔格内综合征。应记录一切尿路感染或性传播疾病的病史，尤其是在并发附睾炎的情况下。附睾感染可能导致附睾梗阻。此外，急性单侧附睾炎与生精能力暂时减弱及永久性的少精子症甚至无精子症有关。人类免疫缺陷病毒（HIV）感染病史会引发更严重的疾病和 $CD4^{+}$ T 细胞计数降低，这些都会使精液指标下降，但可能对男性生育能力没有影响。镰状细胞贫血病史也与不育相关，因为男性阴茎可能会因此反复异常勃起，最终出现勃起功能障碍。我们应回顾患者的近期旅行史。精液中可能检查到寨卡病毒，且该病毒会通过性行为传播，继而对子宫内受感染的胎儿产生毁灭性影响，从而导致吉兰 - 巴雷综合征和先天性小头畸形。尽管动物模型表明寨卡病毒会引发睾丸功能障碍、睾丸萎缩和雄性不育，但在人类身上还未观察到这种情况。美国疾病控制与预防中心（CDC）针对疑似接触寨卡病毒的夫妻发布了最新生育咨询建议。

要点
● 病史和检查应评估是否有糖尿病、多发性硬化症、肌强直性营养不良、发热史、PCD 和附睾炎。 ● 旅行史应明确是否有可能接触过寨卡病毒。 ● 对于可能会暂时损害生精功能的急性病，应在其恢复的几个月后重新进行精液分析。

四、既往手术史

应获取既往手术的详细信息。膀胱颈手术和前列腺手术可能会导致逆行射精，患者会出现不射精或射精量少，以及射精后尿液中存在大量精子的情况。盆腔和腹膜后手术也可能会影响射精功能。改良腹膜后淋巴结清扫术，采用模板法或神经保留法，可保留大多数患者的交感神经并保护射精功能。腹膜后手术后仍保留有射精功能的患者可使用拟交感神经药等药物进行有效治疗，并在射精后的碱化尿液中提取精子进行宫腔内人工授精；射精也可以通过电刺激或结合 ICSI 的手术取精方式来实现（见第 23 章）。输精管可能会在疝修补术的过程中受损，或因使用聚丙烯网片修复时出现瘢痕导致损伤。开放性疝修补术中，输精管阻塞性无精子症的风险小于 1%，而经腹腔镜修补术的风险为 2.5%。

要点
● 既往手术史都应记录在案，特别是生殖系统、盆腔或腹膜后手术。

五、癌症病史与其治疗史

睾丸癌患者在治疗前后都可能表现为不育。即使是单侧睾丸癌患者也可能存在生精功能障碍。约 50% 的睾丸癌患者在化疗前精子浓度低于正常标准。值得注意的是，少精子症或无精子症患者中有 75% 在监测期间会变得正常。在使用顺铂类药物进行癌症化疗后，大多数人会罹患无精子症，虽然其中大部分会在 4 年内恢复生精功能，50% 的人会在 2 年后恢复，80% 的人会在 5 年后恢复。对睾丸精原细胞瘤患者进行放射治疗后的 4 ～ 6 个月会造成其生精功能受损。即使在生殖系统做好防护的情况下也可能出现生精功能障碍。在经腹膜后放射治疗出现生精功能障碍的精原细胞瘤患者中，大多数患者的精液质量会在 2 年内恢复到基础水平，其中有 3/4 可在 4 年内尝试生育成功。白血病、淋巴瘤和各种实体瘤患者的精液指标通常低于正常水平。大多数霍奇金病和白血病患者在化疗后会出现无精子症；然而，有些治疗也许并不会导致永久不育。放化疗结合的骨髓移植通常会导致永久不育。烷化剂具有特别强的生殖毒性，其不良后果具有不可逆性。

要点
● 某些癌症，包括睾丸癌、淋巴瘤和白血病，以及癌症治疗，尤其是顺铂化疗和烷化剂，都会让患者面临生精功能受损的风险。

六、药物治疗及毒品摄入

我们应详细了解患者的用药史，包括处方药、非处方药、违禁药品和营养补充剂等。不过，大多数药物都缺少说明对男性生育能力潜在影响的详细数据。我们可以通过线上医院和大学数据库访问如 Reprotox® 和 Reprotext® 等数据库来获取线上资源。大量吸食大麻与男性乳腺发育症、血清睾酮水平下降、精子浓度下降及脓精症有关。但其他报告的数据则有所冲突，表明与不吸食大麻的人相比，吸食大麻者的睾酮水平更高，而且从治疗到妊娠的时间没有显著变化。同样，可卡因吸食者也有伴发少精子症、畸精症、弱精子症的报道。此外，他们可能伴有更高的药物滥用率、吸烟率和感染率，因此应该进行适当的筛查。降压药通常与勃起功能障碍有关，但其中大多数并不直接影响生育能力。螺内酯具有抗雄激素的作用，与男性乳腺发育症和精液质量下降相关。据报道，钙通道阻滞剂会导致精子出现可逆的功能缺陷，削弱精子使卵子受精的能力，但不会影响精子的产生或标准的精液分析质量。然而，并不是所有研究都报道了这个影响作用。已烯雌酚（DES）于 20 世纪 50 年代已被应用于孕妇身上，关于产前接触 DES 的男性患有附睾囊肿和隐睾的报道，引起了人们对其是否影响生育能力的担忧。虽然研究表明男性泌尿生殖系统异常的发病率较高，包括隐睾、附睾囊肿和睾丸炎症等，但对产前接触 DES 的成年男性的随访研究表明，DES 对男性生育能力没有不良影响。众所周知，外源性雄激素会诱发低促性腺激素性性腺功能减退症，这可能是由睾酮直接引起的，或由人工合成代谢类固醇导致，随后抑制内源性睾酮的产生通常会引发无精子症，不过结果往往是可逆的，一般在 3 ～ 6 个月即可恢复正常。值得注意的是，一些患者需要更长的时间来恢复生精功能，而另一些患者的垂体功能却不能恢复正常。脱氢表雄酮（DHEA）是一种常见的非处方药，目前尚无其对人类男性生育影响的相关数据，大鼠实验研究证明 DHEA 不会影响生精功能。α 受体阻滞剂可能引发射精量减少或不射精症，而且似乎不是由逆行射精引起的，相比其他 α 受体阻滞剂，坦索罗辛更常出现这种情况。锯叶棕是另一种常用于治疗前列腺问题的非处方药，不过目前还没有这种药物对人类男性生育能力影响的相关数据。动物实验研究报告指出，许多抗生素对雄性的生育能力具有潜在不良影响，然而大多数抗生素对人类生育能力影响的研究数据还比较欠缺。极高剂量的呋喃妥因可能会导致初级精原细胞阶段出现早期发育停滞，不过这些影响似乎是可逆的，且通常在临床上使用的短期低剂量治疗不太可能造成损害。虽然目前的报道显示红霉素、四环素和庆大霉素可能对生育能力产生不良影响，但其对人体体内效应的文献证据不足。已知柳氮磺吡啶会导致人类精子浓度和活力下降或精子畸形，不过这些影响是可逆的，但对于有生育顾虑的患者来说，应该采用不会影响精液质量的 5- 氨基水杨酸（美沙拉嗪）进行治疗。西咪替丁是一种抗组胺药，据报道具有抗雄激素作用，可诱发男性乳腺发育症，也有报道提出西咪替丁会导致精子数量下降，但这种影响是可逆的，且不会损害生育能力。免疫调节剂也是常用药物，但是其中大多数缺乏明确的人体实验数据。干扰素已被用于治疗腮腺炎性睾丸炎，不过没有人体实验数据表明该药物会损害男性生育能力。有报道称秋水仙碱可诱发少精子症，然而这是在白塞病患者长期使用后报道的，男性患者短期使用对精液质量没有影响。环孢素可使大鼠生育能力受损，然而目前还没有相关人体试验数据。吗替麦考酚酯是一种移植患者常用的药物，已知女性患者服用后可致胎儿畸形，然而父亲接触此药后，似乎并不会增加胎儿不良生育结局的风险，对男性生育能力的影响也未知。同样的，虽然甲氨蝶呤属于妊娠绝对禁用药，但有限的数据显示，父亲接触甲氨蝶呤对男性生育能力或生育结果没有负面影响。降脂药如羟甲基戊二酰辅酶 A（HMG-CoA）还原酶抑制剂（他汀类药物）因为对细胞膜具有潜在影响而备受关注，不过似乎对人类精液质量没有任何临床影响，动物实验数据也表明其对大鼠生育能力没有危害。长期使用阿片类药物（无论是口服还是注射）都可能诱发低促性腺激素性性腺功能减退症，且会导致继发性功能障碍，虽然大鼠模型表明其对动物生育能力存在负面影响，但对于人类的影响却尚待研究证明，其影响可能取决于用药剂量。

癫痫与睾酮水平下降和雌激素水平升高有关。此外，用于治疗癫痫的药物可能会加重激素异常变化，并与某些精子形态缺陷有关。α 受体阻滞剂通常用于治疗伴发下尿路症状的良性前列腺增生症，并不会影响勃起或性高潮，然而每种 α 受体阻滞剂都会对射精功能甚至精子质量产生不同的影响。例如，坦索罗辛会减少射精量、降低精子浓度和精子活力，而阿夫唑嗪似乎没有这种效应。此外，西洛多辛会引起射精功能障碍，但多沙唑嗪和特拉唑嗪似乎不会影响射精。

> **要点**
>
> - 应详细收集患者的用药史，包括处方药、非处方药、违禁药品和营养补充剂。

七、职业与生活方式的影响

应仔细记录患者是否有暴露于有毒环境的情况，包括接触农药，以及工作时接触化学物质的可能。可查阅化学品安全使用说明书（MSDS）以获取更多信息。接触铅、汞、镉、砷、烃、土壤阿米巴熏杀剂和 2- 溴丙烷（氯氟烃的替代品）与生精减少有关。患者如果曾暴露于这些化合物的高浓度环境中，应检测其血清中的重金属含量水平。虽然酗酒者常患有睾丸萎缩，使人们担心过量或长期饮酒对男性生育能力可能产生负面影响，但适度饮酒似乎是无害的。吸烟对男性生育力的影响仍然存在争议，不过越来越多的数据表明吸烟会产生不良反应。有相关研究发现吸烟可导致精液指标下降或没有影响。有趣的是，据报道当夫妻二人中男方吸烟，而不吸烟的女方被迫吸二手烟时，女方受孕所需时间会延长。同样，有报告称吸烟者的体外受精结果不佳，男性吸烟者的后代生育能力会受损。人们经常质疑摄入咖啡因是否有害，但这似乎并不会影响男性的生育能力，尤其是在适度摄入的情况下。接触超高温环境的情况也应该记录。已有证据称频繁的桑拿浴和热水浴会降低精液指标。如果发现正在进行评估的患者精液指标异常，那么患者应该戒除这些习惯。此外，人们发现某些职业的工人，如焊工、工业机械驾驶员、出租车司机、卡车司机、面包师、陶瓷炉操作员和潜水员的不育率较高。虽然我们通常认为穿紧身内裤会影响生精功能，但一项大型研究表明这种影响尚待证实。

要点
● 应记录患者所接触的环境情况。 ● 个人史应包括评估酒精、大麻、烟草使用情况和高温环境（如热水浴或桑拿）接触情况。

第三节 体格检查

对于不育男性的体格检查，应重点关注可能影响生育能力的异常情况，包括患者的男性特征以及第二性征的发育情况。雄激素异常意味着内分泌紊乱的可能性。雌激素水平过高或雌-雄激素比例失衡可能引发男性乳腺发育症。卡塔格内综合征与原发性纤毛不动综合征和死精子症相关，并伴有内脏转位。我们应该评估阴茎的弯曲和角度以及尿道口位置，因为这些阴茎的解剖学异常可能会导致在不恰当的阴道穹窿处射精。触诊患者阴囊内容物时，应让其站在温暖的诊室内，同时留意睾丸的大小及质地。现有研究表明睾丸缩小通常与生精功能受损有关，因为85%的睾丸参与了精子的产生过程；因此，生精上皮萎缩会导致睾丸质量减轻。可以用睾丸体积测量器测量睾丸体积，也可以用卡尺测量其长度和宽度。正常男性的睾丸体积不小于20ml，睾丸最大长度不小于4cm。值得注意的是，亚洲男性的睾丸通常较小。应仔细检查附睾，记录附睾头、附睾体和附睾尾是否存在，以及附睾是否感觉硬结或饱满。附睾饱满可能表明生殖管道系统梗阻。虽然触诊时常可扪及精囊囊肿和附睾囊肿，但并不意味着存在梗阻。在触诊精索时，应仔细记录输精管是否存在，以及是否有输精管萎缩或输精管结节的区域。应该让患者取站姿以检查精索内和睾丸周围是否存在精索静脉曲张。患者做Valsalva试验时，可能会观察到精索静脉进一步充盈和扩张。另外，患者也可以扩张腹部，会使腹内压增高而不收缩提睾肌。精索静脉曲张可被分为轻度（1级）、中度（2级）、重度（3级）三级。患者做Valsalva试验时才能扪及精索静脉曲张，则定性为轻度（1级）；患者无须做Valsalva试验，站立时就可扪及精索静脉曲张，则定性为中度（2级）；患者阴囊表面肉眼可见精索静脉曲张，则定性为重度（3级）。当患者仰卧时，精索静脉曲张程度会有所减弱。亚临床型精索静脉曲张是指通过辅助技术（如超声检查）才能发现的精索静脉曲张，在体格检查中无法被扪及或疑似扪及。我们不建议对亚临床型精索静脉曲张进行全面检查或成像检查。有时解剖异常，如阴囊较小、睾丸偏高或精索增厚，会导致体格检查难以确诊。这种情况下可应用双功能超声检查等检查技术。虽然通常建议患者进行直肠指检，但大部分经直肠超声检查可以发现的异常会被直肠指检漏诊。

要点
● 体格检查应评估可能影响生育能力的任何异常情况。 ● 睾丸大小与生精功能相关。 ● 附睾饱满可能提示梗阻。 ● 应采取站姿来评估精索静脉曲张。 ● 应仔细记录双侧输精管是否存在。

第四节　初步实验室检查

在完成病史采集和体格检查后，应进行初步的男科实验室检查。评估的基础是至少完成两次精液分析。然而，精液分析并不是衡量生育能力的直接指标。虽然可育和不育人群的总体精液指标存在差异，但也存在大量重合部分。临床医师必须了解精液指标的平均值和最低阈值及两者的差异，当患者精液指标低于平均值时，在统计学角度上其生育的可能性就会降低。虽然平均精子密度可以根据有生育力的男性群体的平均值及其 95% 置信区间来定义，但低于该范围的样本并不一定就意味着不育。因此，与医学其他领域的正常值规定不同，评估精液指标的范围是为了区分可育人群和不育人群。据报道，男性群体的平均精子密度通常在 6000 万～ 7000 万 /ml，这个平均数与实现妊娠所需的最小精子数量不同。此外，也要认识到生育能力不只取决于精液这个单一指标，也取决于夫妻双方的状态。因此，精子平均数量达标但缺乏活力的患者也无法生育。同样重要的是，不能将辅助生殖技术（包括 IUI）和正常性交实现妊娠所需的精液指标混淆。研究发现，正常性交的妊娠率会随着精子密度的降低而降低。一般来说，不可能仅凭精液分析就将不育患者和可育人群区分开来，因为大多数不育男性的精液中仍有一些活动精子。更准确的说法是将这类患者归为生育能力低下人群。相反，无精子症患者则是完全没有生育能力。显然，在不同的患者身上，相同数量的活动精子受精能力也不尽相同。比如，接受过治疗的低促性腺功能减退症的男性，即使精子密度低于 500 万 /ml 也可生育，而来自 IVF 中心的数据表明，即使是精子数量与常人相同，少弱畸精症患者的活动精子也不能正常受精。世界卫生组织（WHO）给出的参考值已成为划分可育人群的最低标准（表 8.2）。虽然在此之外还有其他多种生育能力检测，但精液分析是所有接受男性生育能力评估的患者都需要进行的检查。临床应先根据病史、体格检查和常规精液分析的

表 8.2　WHO 提供的精液指标参考范围

指标	参考值
精液量	≥ 1.5ml（第 5 百分位，95%CI：1.4 ～ 1.7ml）
pH（酸碱度）	≥ 7.2
精子浓度	≥ 1500 万 /ml（第 5 百分位，95%CI：1200 万～ 1600 万 /ml）
单次射精的精子总数	≥ 3900 万（第 5 百分位，95%CI：3300 万～ 4600 万 /ml）
精子活力	≥ 40% 精子总活力（PM+NP）（第 5 百分位，95%CI：38% ～ 42%）
	≥ 32% PM（第 5 百分位，95%CI：31% ～ 34%）
精子正常形态率	≥ 4% 严格标准下（第 5 百分位，95%CI：3.0% ～ 4.0%）
存活率	≥ 58% 精子存活率（精子膜完整）（第 5 百分位，95%CI：55% ～ 63%）
白细胞	＜ 100 万 /ml

注：CI. 置信区间；PM. 前向运动；NP. 非前向运动。

结果，再判断是否需要运用其他检查来缩小鉴别诊断的范围。

要点
● 初步实验室检查包括两次精液分析，再根据分析结果开展进一步的检查。

精液分析

（一）精液的采集

向患者提供指导和说明精液样本采集的具体标准是很重要的。一般来说，所有患者都应至少进行两次精液分析。采集样本前应保持禁欲时间一致，以便准确对比同一患者的精液样本。研究发现，在禁欲的头 4 天内，精子浓度每天增加 25%；精子总数和精液量随着禁欲天数延长而增多，而精子活力和形态保持不变。值得注意的是，即使在禁欲期开始前 7 天内射精也会导致精子浓度下降。所以在首次采集样本之前，有必要跟患者解释清楚，如果前两次的精液分析结果大相径庭，则需要再采集额外的样本。为了最大限度地减小采样误差，应该选用清洁的广口样本容器（但不一定要无菌）。一些塑料可能含有残留的杀精化学物质，因此应检查样本容器的批次，以排除精子毒性污染物的影响。可以把新鲜精液样本在容器中培养几个小时，确保精子活力不会降低。可以通过自慰或中断性交来采集精液，也可以使用不含杀精剂的特殊采精避孕套。不应采用普通乳胶避孕套，因为这可能会影响精子活力或含有杀精剂。对于一些在自慰或避孕方面有宗教约束的夫妻，可以选用带针孔的采精专用避孕套。虽然可以采取中断性交来取精，但这并非一种理想的方法，因为初段射精样本可能会因此丢失。此外，酸性的阴道分泌物和细菌可能会污染样本。精液样本应在室温或体温下送至实验室。简单来说，可嘱患者将容器放在贴身口袋中，在 1 小时内将其送至实验室。样本容器应标有患者的姓名、采集日期、时间及禁欲时长。

居家精液检查虽然越来越方便和普及，但结果并不全面，应谨慎使用。即使检查结果正常，患者在生育评估时还应进行进一步的实验室精液检查。

（二）精液分析的生理特征

新鲜的精液是一种凝结物，在射精后的 5 ～ 25 分钟就会液化。使精液凝固的成分源于精囊，启动液化过程的蛋白酶则来自前列腺。先天性双侧输精管缺如（CBAVD）的患者通常是精囊缺如或不发育。因此，这些患者的精液量少，呈酸性且不会凝结。关于精液指标和特征的检测细节详见第 18 章。精液黏稠度异常在报告中很常见，理解其具体含义非常重要。精液不液化是指精液在液化后仍然保持高黏稠度。由于精液在液化前由凝结物组成，不液化的精液在射精后仍保持为凝结物。相比之下，精液黏稠度高是指精液在射精后有所液化，凝结程度减少，但其黏稠度仍然比正常精液更高。正常液化的精液可以成滴落下，而高黏稠度的精液则成股流下，而非形成液滴。虽然过去人们认为，精液黏稠度高和精液不液化都是不育的病因，但事实是否如此，目前尚无明确证据支持。据报告称，精液不液化的患者在进行了常规的性交后试验（PCT）之后，在精液液化前的宫颈黏液中就已经发现了精子。虽然有些人将精液黏稠度高归咎于生殖道感染，但目前的数据尚不足以支撑这一观点。在过去，每当出现精液黏稠度高或精液不液化的情况，就要进行一次 PCT。如果在宫颈黏液中发现有正常数量的活动精子，就能有效证明精液黏稠度并非导致这对夫妻不孕不育的因素之一。在这种情况下，如果 PCT 表明宫颈黏液质量很好，但活动精子数量很少，就可以优化处理男方精液并进行 IUI。然而现在无论 PCT 结果如何，这些夫妻都可能继续选择 IUI 或 IVF 治疗。在大多数情况下，精液黏稠度的结果很少用于指导临床治疗，而实验室也很难使用不液化的精液进行分析处理。

（三）精子浓度

“精子计数”一词通常指的是以每毫升精液中数百万精子报告的精子密度。另一个指标“精子总数”则是指一次完整射出的精液中所含的精子总数。这个值是通过精子浓度乘以精液体积得到的。有多种方法可以测定精子浓度，这些方法大都使用计数板，在计数板网格内对精子进行计数。精子数量是否有显著差异，取决于所用计数板的类型。对于未检测到精子的样本，应以 1500r/min 的速度离心 10 分钟并检查沉淀物，确定精子的留存状况。

（四）精子活力

精子活力指的是呈现活动状态精子的百分比。世界卫生组织（WHO）目前建议按照精子活力质量将精子分为前向运动精子、非前向运动精子和不动精子三类。前向运动精子会向前直线移动或者转圈，而非前向运动精子则无法向前移动，但遵循活动精子的运动模式。不动精子则没有任何运动表现。实验室可以采用其他测量方式，比如记录活动精子的百分比，然后总体评估精子前向运动的相对速度。

显微镜下的精液分析中，有时可见精子凝集团。大量的精子凝集则意味着可能存在抗精子抗体（ASA）。可以进行进一步的检查来评估是否存在 ASA，以便调整患者的治疗方案。

在湿片显微镜下，常可以看到没有尾巴的圆形细胞，这些细胞统称为“圆细胞”，如精母细胞等未成熟的生殖细胞和白细胞都可能呈现这种外观。如果圆细胞出现的数量过多，应记录在案，再通过进一步检查来分辨这些是未成熟的生殖细胞还是白细胞。白细胞在精液中异常增多被称为脓精症。

由于不动精子可能仍有活力，如果精子活力检测无法证明所有精子都已失活，那就不应诊断为“死精子症”。在精子活力低于 5% ～ 10% 的情况下，应使用活力染色法来确定不动精子是否存活。不动精子存活率高意味着可能存在原发性纤毛运动障碍（PCD）等超微结构异常。可以利用电子显微镜检查精子细胞骨架来确认诊断，但此类检测可能较难进行。

（五）精子形态

精子形态的显微镜检查是生精上皮状态的敏感指标。虽然可以使用显微镜的相差镜检法粗略评估精子形态，但要评估得详细而准确，就需要使用染色细胞学涂片。早期的精子形态评估方法通常将异常精子定义为几种类别，如果精子不符合其中任意一种就认定为正常。然而，人们在观测性交后的宫颈黏液或透明带表面回收的精子后，现在运用了更严格的标准来定义正常精子（详见第 18 章）。目前商业实验室使用了多种形态评分标准，其正常下限分别为 60%、30%、14% 和 4%。因此，解读精液分析报告中的形态评分，需要医师熟悉各个实验室的分类方式。WHO 最新的手册采用了严格的形态评估标准，使用 4% 的正常形态作为最低阈值。临床医师还必须了解现有的临床研究，以便解读不同等级的正常精子形态。最初采用严格形态标准的研究，主要针对的是接受 IVF 治疗的患者。据报道，依照严格形态标准，正常形态精子比例在 14% 以上的患者受精率优于 14% 以下的患者。进一步的研究报告指出，正常形态精子比例低于 4% 的患者受精率最低。使用形态评分来预测 IUI 和性交的妊娠率也存在类似的情况。尽管存在这些标准，有些男性没有正常形态的精子，仍然能够不借助 IVF 就使女方受孕。已经明确的是，即使精子形态评分较低，女方仍然可能受孕。因此，任何评分标准都不应该孤立使用，而应结合其他指标综合考虑。

（六）计算机辅助精液分析

为了改进人工精液分析，人们在1985年开发了计算机辅助精液分析（CASA）技术。大多数系统使用视频和多帧分析确定特定的精液指标。除了可以分析精子活力、精子浓度，有的还可以分析精子形态，也可以获取人工分析无法测量出的其他指标。例如，曲线速度是指单个精子在单位时间内在两个连续位置间运动的平均距离，直线速度是指精子前向运动的速度。这与人工分析确定精子前向运动的方法相关。直线速度除以曲线速度就得到直线率。CASA系统常用于检测超活化，这是精子获能后的一种状态。超活化精子表现为头部和尾部大幅度摆动，但精子运动缓慢或不运动。这些CASA导出的精液指标以及其他指标的临床实用性仍然有限。CASA系统的潜在优势包括能够获取精确的定量数据，可能可以实现精液分析程序的标准化。然而这些优势也掩盖不住其缺点，比如缺乏标准化的程序会影响诊断结果，以及购买设备的费用开销庞大。虽然CASA仍然是一种有价值的研究工具，但在临床领域中并未被证实比人工分析更有用。

要点

- 初步实验室检查包括两次精液分析，再根据分析结果开展进一步的检查。

应向患者提供准确的指导意见以便正确地采集和分析精液。

- CBAVD患者的精液量较少，呈酸性。
- “精子计数”一词指的是以每毫升精液中数百万精子表示的精子密度。“精子总数”通常指的是一次完整射精所含的精子总数。
- 精子活力指的是显示任何运动的精子的百分比。
- 精子凝集可能表明存在ASA。
- 圆细胞可能是未成熟的生殖细胞，也可能是白细胞。需要进一步检查以作区分。
- 最新的世界卫生组织手册采用了严格的精子形态评估标准，规定正常形态精子比例阈值为4%。
- CASA仍然是一种有价值的研究工具，但在临床领域中并未被证实比人工分析更具优势。

第五节 解读初步评估结果

在采集病史、体格检查和精液分析之后，应进行鉴别诊断，采取更进一步的实验室检查来细化诊断结果，从而确定治疗方案。初步评估的结果可应用于诊断流程中，这一流程系统化且条理清晰，指导临床医师进行相关诊断检查，尽量避免遗漏适用的步骤。应用这种方法可以将精液分析结果分为以下几种情况：①所有指标正常；②无精子症（精液中没有精子）；③精子浓度、形态和活力的普遍异常；④精液评估（如精液量或精子浓度、活力或形态）的单一指标异常。我们利用患者群体总结了一张表格，分别统计了这些类别的发生率（表8.3）。

表8.3 8758例患者中精液异常的分布情况

无精子症	4%
单项指标异常	29%
精子活力异常	18%
精液量异常	2%
精子形态异常	7%
精子计数异常	2%
两项以上指标异常	37%
所有指标正常	30%

一、正常精液指标

如果精液指标正常，那不孕不育的原因可能涉及女方因素、不当的性行为习惯（包括错误的性生活时机或勃起功能障碍）、精子功能缺陷或 ASA 的存在。“不明原因的不育症”是指夫妻双方在排除女方因素后，男方精液指标及诊断评估均正常，却仍无法使女方受孕。在接受评估的夫妻中，有 10% ～ 30% 可能被诊断为原因不明的不育症。尽管其中高达 27% 的夫妻在没有任何干预的情况下能成功受孕，但可能还是需要其他检查。虽然不常见，但一些精液参数正常的男性也可能存在功能缺陷，从而干扰精子使卵子受精的能力，或可能导致着床障碍或持续妊娠。在以前，人们曾使用精子穿透试验、半透明带结合试验或顶体反应检测等检查来测试精子功能。但随着卵胞质内单精子注射（ICSI）的问世，这些检查已经很少用了。有些夫妻还需再做一项精子 DNA 碎片（SDF）检测。虽然严格意义上讲，这并不是精子的“功能”检查，但有些医师也将其当作功能检查来使用。由于实验室程序缺乏标准化、正常和异常之间的阈值不明确，以及针对异常结果的治疗方法未经证实等问题，我们不建议将 SDF 检测和活性氧（ROS）测定作为常规检测手段。随着检测和治疗手段的进一步改进，它们可能会在患者身上发挥更加明确的作用。如果发现男方存在精子缺陷，应重新进行评估，并尝试确定病因是否可逆。如果无法找出病因，那么有明显精子缺陷的夫妻应直接选择 ICSI 进行体外受精（IVF）治疗。针对无精子缺陷且原因不明的不育症，可以考虑采用宫内人工授精（IUI）联合促排卵治疗或 IVF。

要点
● 如果精液指标正常，则要考虑女方因素、不当的性行为习惯（如错误的性生活时机或勃起功能障碍）、精子功能缺陷或 ASA 的存在。
● 在接受评估的夫妻中，有 10% ～ 30% 的夫妻可能被诊断为“原因不明的不孕不育症”，即男女双方的评估均无异常。对于这些夫妻来说，可以考虑 IUI 或 IVF 作为治疗选项。

二、无精子症

“无精子症”指的是精液中无任何精子。和“不射精”不同，“不射精”指是的单纯只有射精动作而没有精液射出。评估无精子症患者的第一步，是确保精液样本离心处理后仍没有观测到精子。有些患者一开始被诊断为不育症，在其精液样本离心处理后的沉淀物中又能发现精子，这种情况并不罕见；这就排除了输精管完全堵塞或完全无精子生成的可能。无精子症通常分为生精功能障碍型和梗阻性两类。生精功能障碍型无精子症指的是精子生成不足，而梗阻性无精子症意味着输精管系统堵塞导致射精不畅，但是有足量的精子生成。医师在体格检查时应仔细记录睾丸大小和输精管状况，并检查血清卵泡刺激素（FSH）和总睾酮水平，当精液量正常时，这些指标有助于鉴别无精子症的不同病因。睾丸较小也意味着无精子症可能是由生精功能障碍引起。

先天性双侧输精管缺如（CBAVD）是一种可通过体格检查确诊的梗阻性无精子症。这种缺陷通常是由囊性纤维化跨膜传导调节蛋白（*CFTR*）基因突变引起的。CBAVD 患者通常精液量少、无精子且 pH 呈酸性。少部分患者可能由于非囊性纤维化介导的胚胎缺陷而缺少输精管。这些病例通常与肾脏异常有关，尤其是单侧肾脏缺如，因此，可对其进行肾脏超声检查。这些患者因为仍保有生精功能，所以通常睾丸大小和FSH水平也正常。如果无精子症患者的睾丸大小和FSH水平均正常，则可以充分诊断为梗阻性无精子症。CBAVD患者通常不需要进行诊断性睾丸活检，除非病史、体格检查或FSH水平升高提示了生精功能障碍。

由于囊性纤维化基因携带者在一般人群中很常见，如果夫妻双方考虑提取精子和ICSI，在疑似患有囊性纤维化介导的CBAVD的情况下，女方也应进行基因检测。

睾丸萎缩意味着生精功能障碍，其主要原因可能是先天性的睾丸功能障碍或激素缺乏。因此，如果无精子症患者的精液量正常，输精管又可扪及，应筛查其FSH和睾酮水平。若检查发现FSH和睾酮水平低且伴有睾丸萎缩，则可诊断为低促性腺激素性性腺功能减退症，应检查患者黄体生成素（LH）和催乳素水平；促性腺激素水平低而睾酮水平正常或升高，通常与使用外源性雄激素有关；促性腺激素水平低，催乳素水平升高，则可能患有泌乳素型垂体瘤，应进行颅脑成像检查（如磁共振垂体扫描）。若发现睾丸萎缩，FSH水平升高，表明生殖细胞功能衰竭。重要的是，商业实验室采用的FSH正常值范围可能是根据生育能力不详的男性确定的。因此，生精功能正常的患者，其FSH值通常处于正常范围的较低水平（$< 5 \sim 7.4$mIU/ml），高于此水平则疑似生精功能缺陷。虽然双侧生精功能正常的患者其FSH通常处于较低的正常水平，但高于此范围也可能有完好的精子生成。单侧睾丸异常的患者其FSH水平可能会升高。如果FSH水平升高，只有考虑IVF/ICSI的患者才应进行诊断性睾丸活检。如果是由原发性睾丸缺陷而非激素缺乏引起的无精子症，则应让患者进行基因检测，包括常染色体核型分析和Y染色体微缺失分析(见第17章)。若发现异常，则可能会对其后代或其他家庭成员有影响，因此在应用辅助生殖技术之前，要先为夫妻双方提供基因咨询。

FSH水平正常，睾丸大小也正常，则提示梗阻性无精子症的可能。如果患者疑似患有CBAVD或变异型CBAVD，也应进行基因检测。睾丸活检可鉴别生精功能缺陷和输精管梗阻。如果选择了IVF/ICSI，进行诊断性活检时应结合精子提取。取出的精子可以冷冻保存，以便在后续的IVF/ICSI周期内使用。若活检发现生精功能正常，则可诊断为梗阻性无精子症。对于精液量正常的无精子症患者，可以在显微镜下探查阴囊并切开输精管，通过输精管灌注或标准造影术采集输精管液的样本。输精管液中无精子则意味着其近端梗阻。输精管液中有精子，但不能将液体灌注到输精管远端，则意味着其远端梗阻。若无精子症患者精液量正常，其输精管液中精子量少，且输精管远端的灌注正常，则意味着输精管远端到泌尿生殖系统的入口畸形。

在进行输精管造影检查时，应避免向附睾方向逆行注射，因为这可能会损伤附睾，以及增加导管内压力，引发造影液外渗。一般来说，输精管造影检查不需要双侧都做，如果发现单侧输精管通畅，即可排除梗阻性无精子症的可能。阴囊探查中，显微镜下观察和检查附睾时如果发现扩张的附睾小管，就可以确诊为附睾梗阻。通过显微外科手术，可以对个别附睾小管做显微附睾造口术，在手术室内用高倍干式显微镜（400倍）检查其中液体，以确定是否存在精子。如果确诊附睾梗阻，应采用第22章介绍的附睾输精管吻合术。输精管造影显示输精管通畅，但输精管液中无精子且附睾小管未扩张，则应考虑输精管导管或精索之间梗阻的可能。无精子症患者的精液量少可能由性腺功能减退（睾丸激素水平低）、射精管梗阻、精囊缺失或功能减退引起。双侧射精管梗阻的患者和CBAVD

（通常伴有精囊缺失或发育不良）患者的精液样本量少，无精子，呈酸性。如果患者射精量少（详见“精液量少”一节），应采集其射精后的尿液样本，以排除逆行射精的可能。有些患者的射精量少且精液样本中无精子，却在逆行射精后的尿液中发现大量精子，这种情况罕见。相比之下，干性射精的患者更常见逆行射精，即射精后在尿液中可发现精子。逆行射精的男性，其尿液可能在性高潮后变浑浊。如果发现逆行射精，可尝试使用拟交感神经药物诱导顺行射精。另外，可以在碱化尿液后从排出的尿液里提取精子，或者可以在射精前将培养液注入空膀胱，然后通过排尿提取精子并用于 IUI 或 IVF（见第 23 章）。如果射精后的尿液中不含精子，应采取经直肠超声（TRUS）来检查精囊和射精管。过去是通过测量精液的果糖含量来评估射精管是否梗阻，但 TRUS 的问世取代了这种检查方法（见第 10 章）。疑似射精管梗阻的精囊扩张可在 TRUS 时被抽吸。如果抽吸出的精囊液在湿片显微镜下检查出数百万计的精子，则可确诊为射精管梗阻。此外，发现精囊液存在精子，表明生精功能完好。具有这些特征的患者无须用睾丸活检诊断。如果确定为射精管梗阻，可以考虑行射精管经尿道切除术。无精子症患者射精量少，且 TRUS 未发现射精管梗阻的，应按照正常精液量无精子症患者的评估程序继续检查。在 133 例无精子症患者中，活检结果显示生精功能正常的有 101 例（41%），其余患者存在睾丸功能障碍：仅有支持细胞者占 38%，生精细胞停滞发育者占 20%，局部瘢痕者占 2%。

要点

- 无精子症表示精液中没有精子，应对样本进行离心处理来确认精液中无精子。
- 无精子症可由“梗阻性病因”导致，意味着有一定量的精子生成，或由“生精功能障碍”导致，表示没有精子产生。
- 无精子症的评估应包括体格检查和血液检查，体格检查应记录睾丸大小和输精管的状况，血液检查主要检测血清 FSH 和总睾酮水平。
- CBAVD 是一种梗阻性无精子症，可通过体格检查确诊。其精液分析中精液量少、未见精子且呈酸性。
- 大多数 CBAVD 病例是由 *CFTR* 基因突变引起的。若疑似由囊性纤维化介导的 CBAVD，女方应考虑进行基因检测。然而，少数病例可能是由非囊性纤维化介导的胚胎学缺陷引起的，常伴有单侧肾缺失。
- 若睾丸大小和 FSH 水平均正常，则提示梗阻性无精子症。
- 睾丸萎缩则表明精原细胞缺陷，可能是由先天性睾丸功能障碍或由激素缺乏引起的。筛查 FSH 和睾酮水平有助于鉴别诊断。
- 虽然判断 FSH 水平的正常标准可能因实验室不同而有所差异，但生精功能正常的男性 FSH 值通常处于正常范围中的较低水平（< 5 ～ 7.4mIU/ml）。
- 由睾丸发育异常导致生精功能障碍的男性可能有致病基因，应进行常染色体核型分析和 Y 染色体微缺失分析。若结果为阳性，应转向基因咨询。
- 如果行输精管切开术和输精管造影确认梗阻，则不应对附睾逆行注射。只需检查确认单侧输精管通畅，即可排除梗阻性无精子症的可能。
- 精液量少的无精子症可能是由性腺功能减退、射精管梗阻、精囊缺失或功能减退（如 CBAVD）引起的。
- 射精量少的男性可能有逆行射精，尽管这种情况在精液量少的无精子症患者中罕见。
- 在排除逆行射精后，TRUS 有助于诊断射精管梗阻引发的精囊扩张。

三、精液多发异常

精子在密度、活力和形态方面出现组合性缺陷，常被称为少弱畸精症（oligoasthenoteratospermia，OAT）。目前最常见的病因是精索静脉曲张。精索静脉曲张可以通过体格检查诊断，无须使用常规辅助检查。如果患者过于肥胖、阴囊过小或交感神经反应而导致体格检查不理想，又疑似精索静脉曲张时，则可以采用超声检查或静脉造影等辅助检查技术。在精液分析前 3 个月内，如果患者出现暂时性不适，比如中暑或发热等，都应纳入考虑范围。导致 OAT 的其他原因包括环境毒素、毒品滥用、药物治疗及隐睾症。最后，也要考虑射精管部分梗阻的可能，这可能与精液量减少以及其他精液指标异常相关。尽管有学者主张对射精管部分梗阻的患者进行诊断和治疗，但尚未有明确的诊断标准。临床医师在解释更常见的特发性男性不育时，应谨慎使用“部分射精管梗阻”一词。

要点
● 少弱畸精症指的是精子密度、活力和形态的组合缺陷，其最常见的原因是精索静脉曲张，可通过体格检查诊断。

单一精液指标缺陷

尽管精液分析无法提供有关精子的功能性信息，但它是评估男性生育能力的最佳工具。最近，WHO 调整了对可育男性精液分析的下限参考值，使其与单侧第 5 百分位数下限相对应，因此将有更多原先被认为生育能力较差的男性被纳入“正常”生育人群范围。每个男性患者都要分析两次精液，因为样本之间可能存在较大差异。例如，一项在生育中心的研究显示，高达 27% 的男性首次精液分析正常，第二次精液分析异常。此外，高达 66% 的男性至少有一项精液指标异常。

四、精液量的缺陷

完全不射精，也称无精液症或干性射精，是指男性性高潮时没有液体顺行尿道排出。该病应与无精子症进行鉴别。无精子症是指精液顺行尿道流出，但精液中无精子。射精障碍可能是由逆行射精引起，即精液逆流到膀胱中，或者是因为无法射精（也称为性高潮时的射精障碍），即没有精液通过输精管和射精管排入尿道。表 8.4（来源于一篇关于射精功能障碍的综述）归纳了相关术语及其描述。

射精障碍的常见原因包括神经系统异常，如脊髓损伤、糖尿病和多发性硬化症，此外还包括 α 受体阻滞剂的使用。约有 10% 使用坦索罗辛的患者存在射精功能障碍，而如果使用了非选择性 α 受体阻滞剂和阿夫唑嗪，则较少发生射精功能障碍。腹膜后手术，包括结肠手术和腹膜后淋巴结清扫术，也可能影响射精功能。真正的不射精应该与完全无法性高潮进行鉴别，完全无法性高潮可能由用药导致，如使用了选择性 5- 羟色胺再摄取抑制剂，或由心理障碍引起。

射精量少比起完全不射精更为多见，

表 8.4 射精功能障碍的亚型及其描述 [a]

	有无高潮感觉？	有无精液排出？	有无顺行射精？	有无逆行射精？
不射精	+/ –	–	–	–
性快感缺失	–	–	–	–
无精子症	+	+/ –	–	+/ –
射精功能障碍	+	–	–	–
早泄	+（过早高潮）	+	+	–
逆行射精	+	+	–	+

a. 参见参考文献 [204]。

最常见的原因是样本采集不完整。应多次采集样本，以确保精液量少这一结果的一致性。此外，应该询问患者，是否确实收集到了所有的精液样本。最后，部分逆行射精是导致射精量少的另一个常见原因。应该考虑前文提到的神经系统疾病、药物、膀胱颈或前列腺手术及不明原因。无精子症伴射精量少的评估已在“无精子症”一节中讨论。有些患者无法通过自慰采集完整的样本，则可以使用特殊的采精避孕套，通过性交来采集。每个样本上都应该记录禁欲时间，因为过短的禁欲时间会导致精液量减少。非无精子症患者无射精或射精量较少时，应该做射精后尿液分析。患者在射精前排尿最容易获取样本。在排尿后指导患者射精，将所有顺行射出的样本收集到一个容器，然后患者再排尿到第二个容器。将尿液在离心力 1500*g* 的离心机中离心 10 分钟，并检查沉淀物。即使是生育能力正常的患者，在射精后尿液分析中也会有精子存在。然而，无精子症（无顺行射精）的患者射精后尿液中也有精子存在，这表明要么是逆行射精，要么至少有部分精液进入了尿道。如果非无精子症患者的射精量较少，其尿液精子数大于顺行射精样本的精子数，表明至少逆行射精是导致其功能障碍的一个重要因素。如果在射精后的尿液中发现精子，则可以排除双侧输精管完全梗阻的可能。如果射精后尿液中没有精子，则疑似射精管梗阻或无精液排出。双侧射精管完全梗阻会引发无精子症，且射精量少，精液样本呈酸性。在“无精子症”一节中已有对于这类患者的相关描述。不过需要注意的是，CBAVD 和射精管梗阻的患者可能都会有这些特征。通过体格检查可以鉴别 CBAVD 患者，再用 TRUS 排除射精管梗阻的可能。对于射精量少的非无精子症患者，是否用 TRUS 来诊断部分射精管梗阻仍有争议。有些学者主张在这种情况下可以进行射精管切开术，而另有学者则倾向于取用顺行射精样本中的精子来进行辅助生殖技术。射精量大（> 5.5ml），或者精液过多，理论上可能会稀释精子密度，从而导致不育。然而这种说法仍然未经证实。这类患者通常被诊断为特发性不育，可能需要接受 IUI 或 IVF/ICSI 等治疗。

五、精子密度缺陷

有些患者精液分析中唯一的异常就是精子浓度降低（$< 1.5 \times 10^7$/ml）。轻度少精子症为（1 ～ 1.5）$\times 10^7$/ml；中度少精子症为 $5 \times 10^6 \sim 1 \times 10^7$/ml；重度少精子症为 $< 5 \times 10^6$/ml。对于精子密度 $< 1 \times 10^7$/ml 的患者，应测定血清 FSH 和睾酮水平。常规做法是对精子密度 $< 5 \times 10^6$/ml 的患者进行核型分析和 Y 染色体微缺失分析；然而，绝大多数遗传缺陷会出现在精子密度 $< 1 \times 10^6$/ml 的患者身上，应该把这一阈值考虑在内，这样会更具效益。有 3%～5%的重度少精子症患者会检查出核型分析异常。如果检查出促性腺激素缺乏，应进行完整的内分泌评估（见第 12 章）。FSH 水平升高提示原发性睾丸缺陷的可能，最常见于特发性少精子症（表 8.5）。虽然精索静脉曲张常与精子密度降低有关，但通常也会检查出其他精子指标异常，如精子活力减弱等。在排除了基因异常、激素缺乏的情况下，可以选择其他治疗方式，包括经验性药物治疗（见第 21 章）及辅助生殖技术，如 IUI 和 IVF/ICSI 等。

表 8.5　在男性不育门诊确诊的最终诊断类别分布

	数量	百分比
免疫性不育	121	–
特发性不育	1535	32.6
精索静脉曲张	1253	26.6
梗阻性不育	720	15.3

续表

	数量	百分比
常见女方因素	503	10.7
隐睾症	129	2.7
射精功能障碍	95	2.0
内分泌因素	70	1.5
药源性 / 辐射损伤	64	1.4
基因缺陷	56	1.2
睾丸功能障碍	52	1.1
性功能障碍	32	0.7
脓精症	25	0.5
癌症	20	0.4
系统性疾病	15	0.3
感染	10	0.2
睾丸扭转	5	0.1
超微结构异常	5	0.1
总计	**4710**	**100.0**

六、精子活力缺陷

术语“弱精子症”指的是精子运动能力缺陷，可能表现为运动（有活力）的精子百分比偏低，或者精子前向运动缓慢（前向运动力弱）。导致弱精子症的可能原因包括长时间禁欲、与脓精症相关的生殖道感染、抗精子抗体（ASA）、精子超微结构缺陷、部分射精管结构性梗阻、精索静脉曲张、生殖道系统内梗阻及特发性原因。弱精子症应与精子凝集进行鉴别，精子凝集是指显微镜下发现个别精子结聚在一起。不明原因的弱精子症和精子凝集都提示存在ASA。一般来说，最好是进行ASA的直接检测，以确认与精子结合的ASA是否存在，而间接检测则是确定体液（如血清等）中ASA是否存在（见第17章）。过去，如果抗体呈阳性，这些患者通常会接受免疫抑制类固醇治疗；然而，这种药物的治疗效果较差，并且存在严重的副作用风险，如股骨头无菌性坏死。更常规的做法是引导患者进行IUI或ICSI治疗。弱精子症无须检测ASA，可以建议夫妻直接进行ICSI治疗。如果首选IUI治疗，则可用胰蛋白酶预处理精液。如果患者只是弱精子症而并不缺乏激素，那就不需要检测其激素水平。

精液样本中的不动精子通常是死精子，因此不能存活。临床医生应考虑到精液样本可能受到容器内污染物或极端高温的影响。样本完全失活或活力小于5%～10%，意味着精子可能存在超微结构缺陷。在这些情况下，应检测其存活力。如果所有精子都失活，诊断为“死精子症”会更加切合实际。相反，如果发现高比例的存活精子且活力极低，则意味着精子超微结构缺陷。在这种情况下，应通过电镜评估精子的状况，这类异常最常见的是原发性纤毛运动障碍（PCD）。若伴有内脏转位，则称为卡塔格内综合征。最近已经发现此类患者的各种基因缺陷，意味着基因检测可能很快会取代电镜检查。

七、精子形态缺陷

“畸形精子症”或“精子畸形”指的是精子形态的缺陷。随着“严格”标准的应用，出现这种情况的报告越来越多。大多数情况下，精子畸形是特发性的，而精索静脉曲张和影响生精的温度因素也是其潜在病因。如圆头精子（球形精子症）等罕见的超微结构缺陷，其特征是缺乏顶体结构；虽然可以采用ICSI治疗，但受孕的成功率较低。关于单发畸形精子的男性使女性受孕的总体概率，其数据指标一直都有争议。有学者提出，其他精液指标无异常且排除女方因素后，男性应继续尝试自然受孕或考虑IUI。如果发现多个精液指标异常或伴有女方因素，男性应考虑IVF/ICSI。

八、精液的其他异常情况

如果精液中圆细胞的数量增加，则表明有脓精症的可能。应区分未成熟的生殖细胞和白细胞，以确定是否为脓精症。若确诊脓精症，则应检查患者是否患有支原体或衣原体感染，可以采用 PCR 技术的尿液分析方法来检查。虽然目前提倡对精子进行细菌培养，但样本常会受到尿道远端微生物污染。如前文所述，精液黏稠度高导致不育的可能性很低，用抗生素或抗氧化剂治疗脓精症的疗效并不明确。

要点

- 应该进行两次精液分析，因为不同样本之间可能存在较大变化。
- 不射精症，或称干性射精，是指在射精过程中没有产生液体，可能是由于逆行射精或射精障碍，或者性高潮时没有精液射出。
- 射精量过少的最常见原因是样本采集不完整。
- 非无精子症患者如果没有顺行射精或射精量过少，应进行射精后尿液分析。
- 精子浓度小于 1×10^7/ml 的男性应检查血清 FSH 和睾酮水平。
- 当精子浓度小于 5×10^6/ml 时，通常建议进行核型分析和 Y 染色体微缺失分析；然而，大多数基因缺陷是出现在精子浓度小于 1×10^6/ml 的男性身上。
- “弱精子症”指的是精子运动能力的缺陷，可能表现为精子运动能力或前向运动力减弱。长时间禁欲、生殖道感染、ASA、精子超微结构缺陷、射精管部分梗阻、精索静脉曲张、生殖道系统梗阻和特发性原因都是其潜在病因。
- 如果存在 ASA，可引导患者接受 IUI 治疗，并用胰蛋白酶预处理精液，或者接受 IVF/ICSI 治疗。
- 观测精子活力为 0 ～ 10%，可能存在精子超微结构缺陷。
- “畸形精子症”指的是精子形态的缺陷。它可能是特发性的，也可能是由精索静脉曲张或极罕见的超微结构缺陷导致的。
- 圆形细胞可能是未成熟的生殖细胞或白细胞。

第六节　其他实验室检查

在病史、体格检查和精液分析之后，图 8.1 ～图 8.4 所示的操作步骤用于缩小鉴别诊断范围，可能会指示进行其他检查。应强调只有在需要缩小诊断范围或确定针对患者的疗法时才能采取补充检查。表 8.5 列举了患者病因类别的大样本数据。

一、激素研究

对于生育能力低的男性，进行激素评估有两个目标：确定导致男性不育的内分泌异常状况，或提供有利于男方治疗的预后信息。激素检查的临床指征包括：患者的病史提示激素异常，例如主诉为性功能障碍或性欲减退，或在体格检查中发现雄激素水平下降或乳腺发育异常。然而，最常见的指征是少精子症，绝大多数的激素异常是发生在精子浓度小于 1×10^7/ml 的男性身上。尽管促性腺激素是脉冲式分泌的，但通常无需联合检测，因为单次的晨间检查通常足以准确反映患者的真实临床内分泌状况。晨间检查是在早上进行的，因为睾酮的分泌呈昼夜节律，在早上睾酮分泌水平较高。当单次测定结果不符合患者的临床评估的情况时，应考虑联合采样。对于精子浓度小于 1×10^7/ml 的患者，应测定其 FSH 和睾酮水平。最常见的异常情况是 FSH 水平升高，通常表示生精功能受损。相比之下，不论生精功能正常或受损，都可能出现 FSH 水平正常的情况。

由内分泌因素引起的男性不育比较罕见，在病例中仅占不到 3%。如果在初次激素评估中发现 FSH 或睾酮（T）缺乏，应

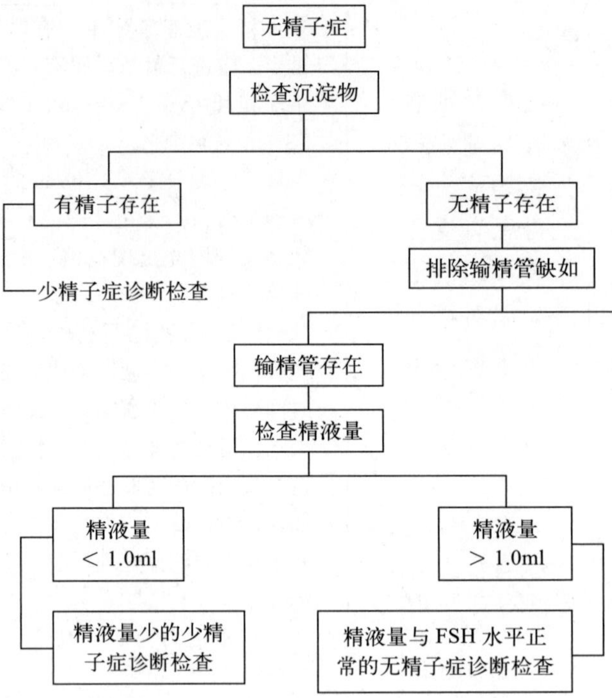
无精子症
检查沉淀物
有精子存在
无精子存在
少精子症诊断检查
排除输精管缺如
输精管存在
输精管缺如
CBAVD
检查精液量
精液量 < 1.0ml
精液量 > 1.0ml
精液量少的少精子症诊断检查
精液量与 FSH 水平正常的无精子症诊断检查

A

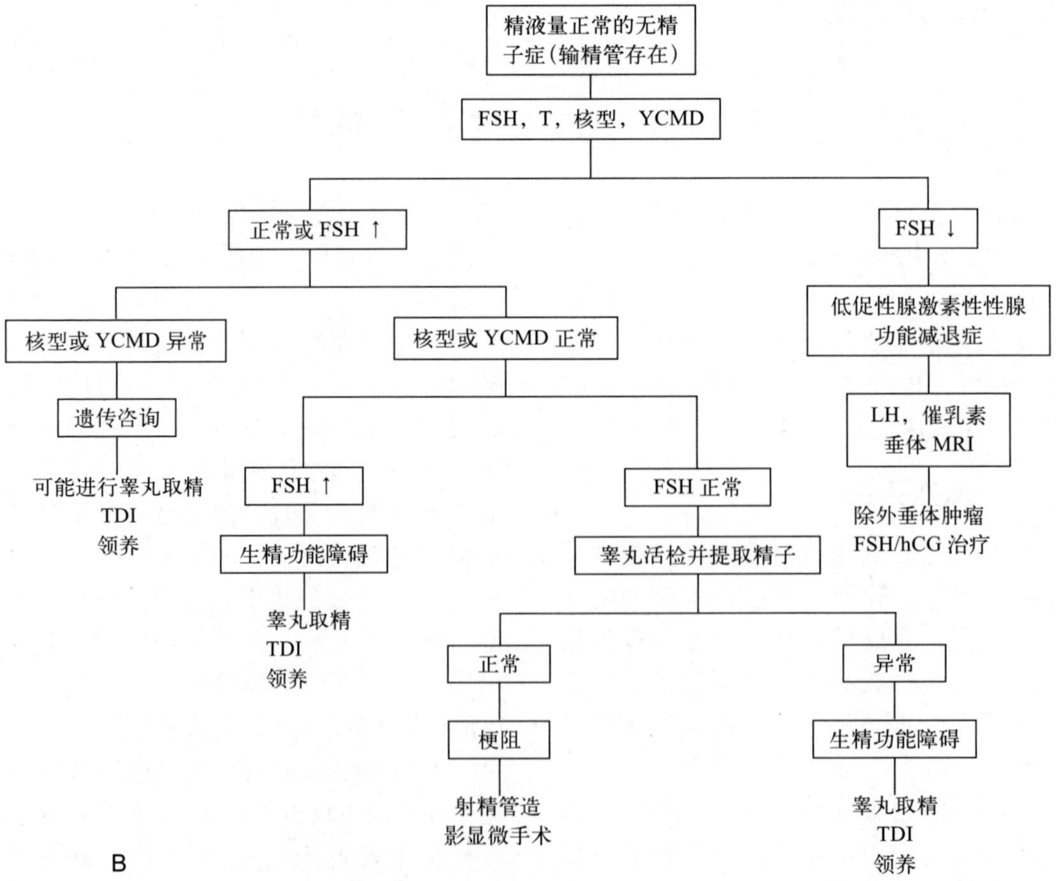
精液量正常的无精子症（输精管存在）
FSH，T，核型，YCMD
正常或 FSH ↑
FSH ↓
核型或 YCMD 异常
核型或 YCMD 正常
低促性腺激素性性腺功能减退症
遗传咨询
可能进行睾丸取精
TDI
领养
LH，催乳素
垂体 MRI
FSH ↑
FSH 正常
除外垂体肿瘤
FSH/hCG 治疗
生精功能障碍
睾丸活检并提取精子
睾丸取精
TDI
领养
正常
异常
梗阻
生精功能障碍
射精管造影显微手术
睾丸取精
TDI
领养

B

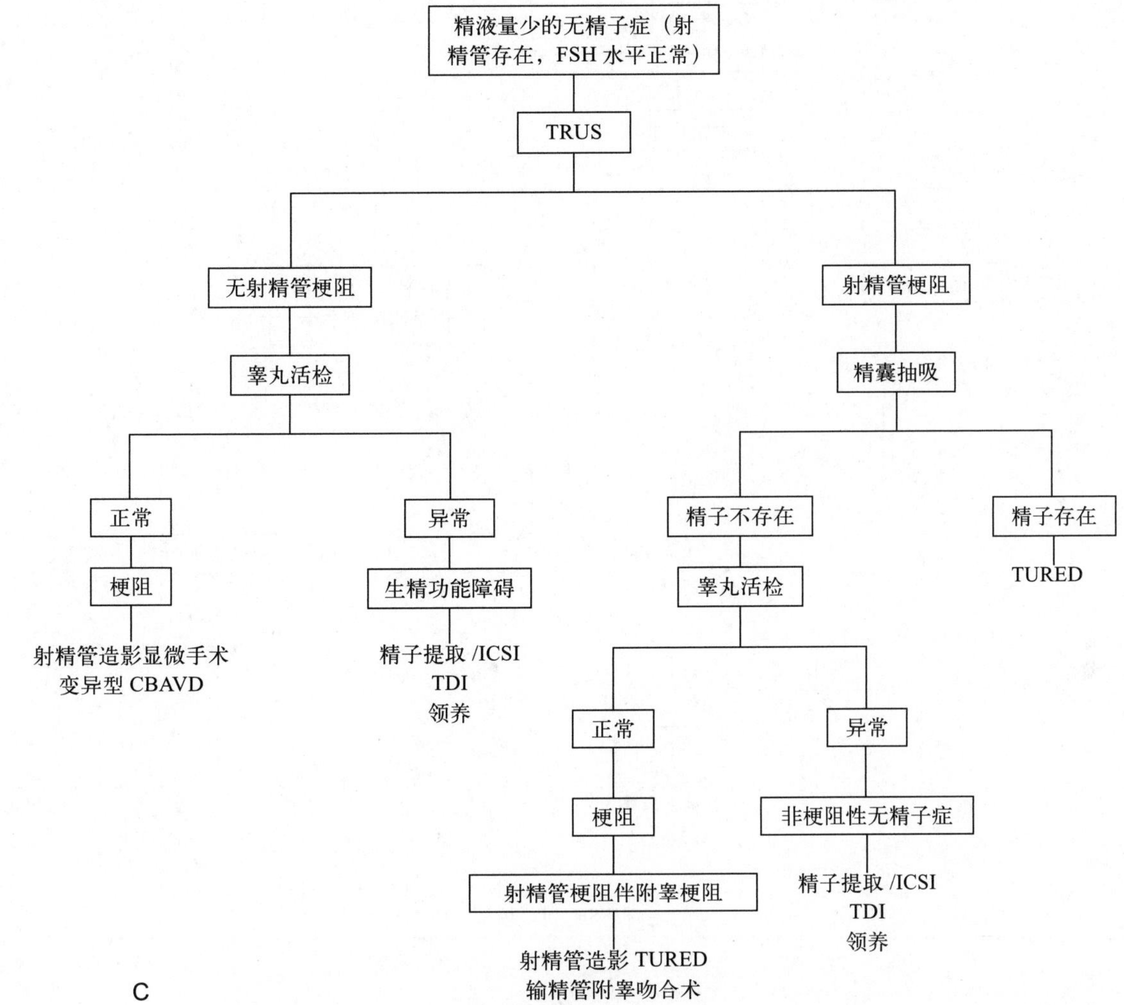

图 8.1　无精子症的诊疗流程

CBAVD. 先天性双侧输精管缺如；FSH. 卵泡刺激素；T. 睾酮；LH. 黄体生成素；TDI. 治疗性供体人工授精；hCG. 人绒毛膜促性腺激素；TRUS. 经直肠超声；TURED. 经尿道射精管切开术；ICSI. 卵胞质内单精子注射

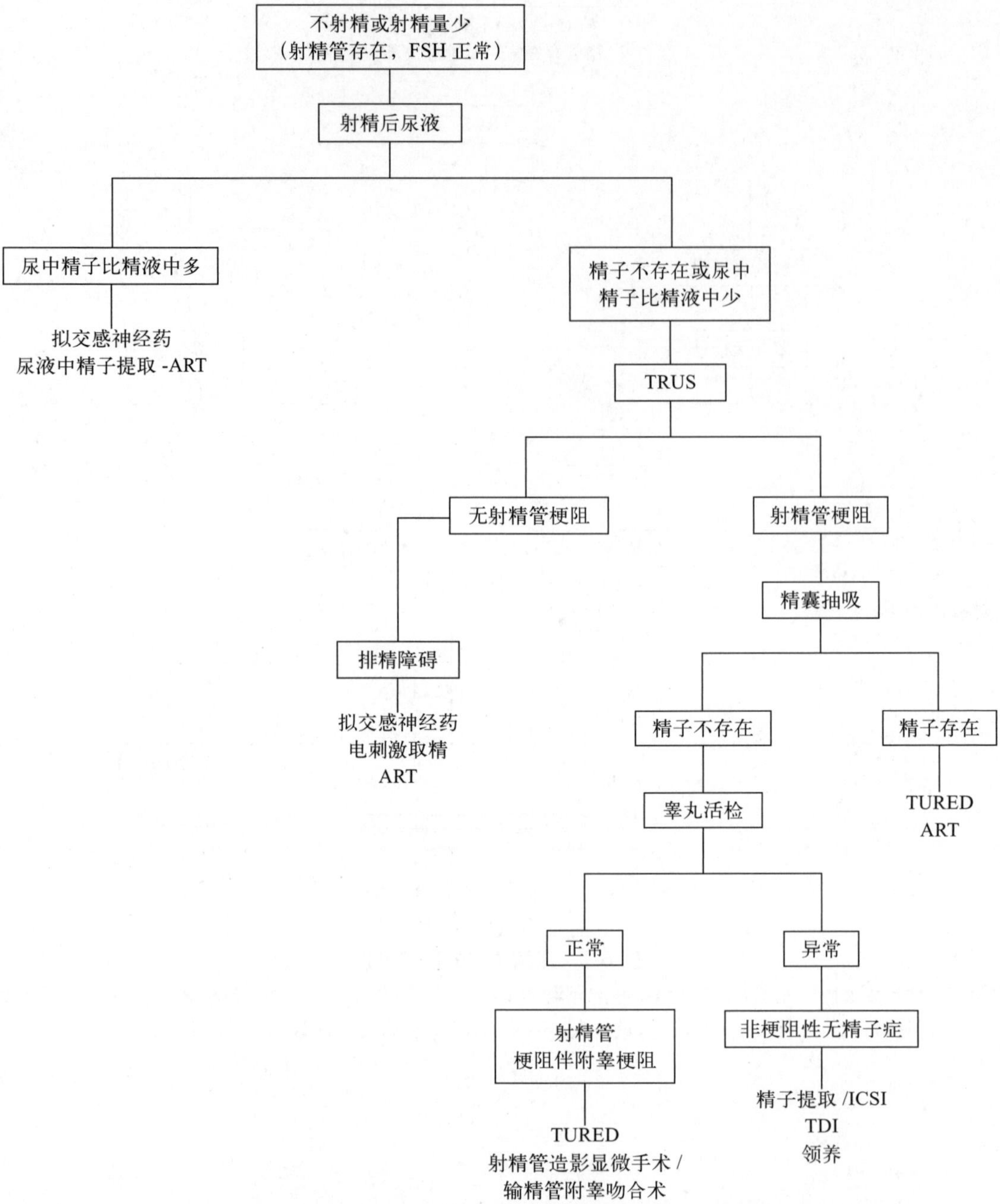

图 8.2 不射精或射精量少的诊疗流程

FSH. 卵泡刺激素；ART. 辅助生殖技术；TRUS. 经直肠超声；TURED. 经尿道射精管切开术；ICSI. 卵胞质内单精子注射；TDI. 治疗性供体人工授精

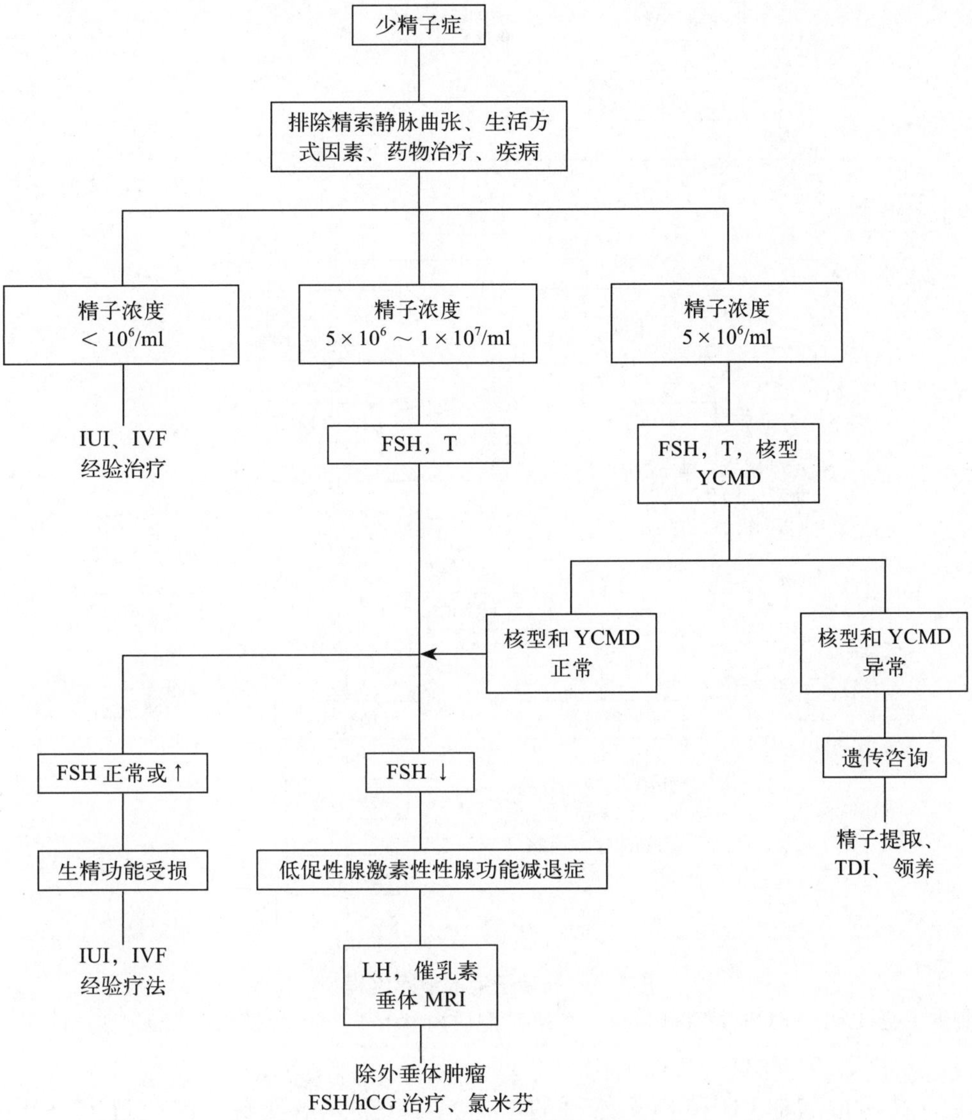

图 8.3　少精子症的诊疗流程

IUI. 宫内人工授精；IVF. 体外受精；FSH. 卵泡刺激素；T. 睾酮；TDI. 治疗性供体人工授精；LH. 黄体生成素；hCG. 人绒毛膜促性腺激素

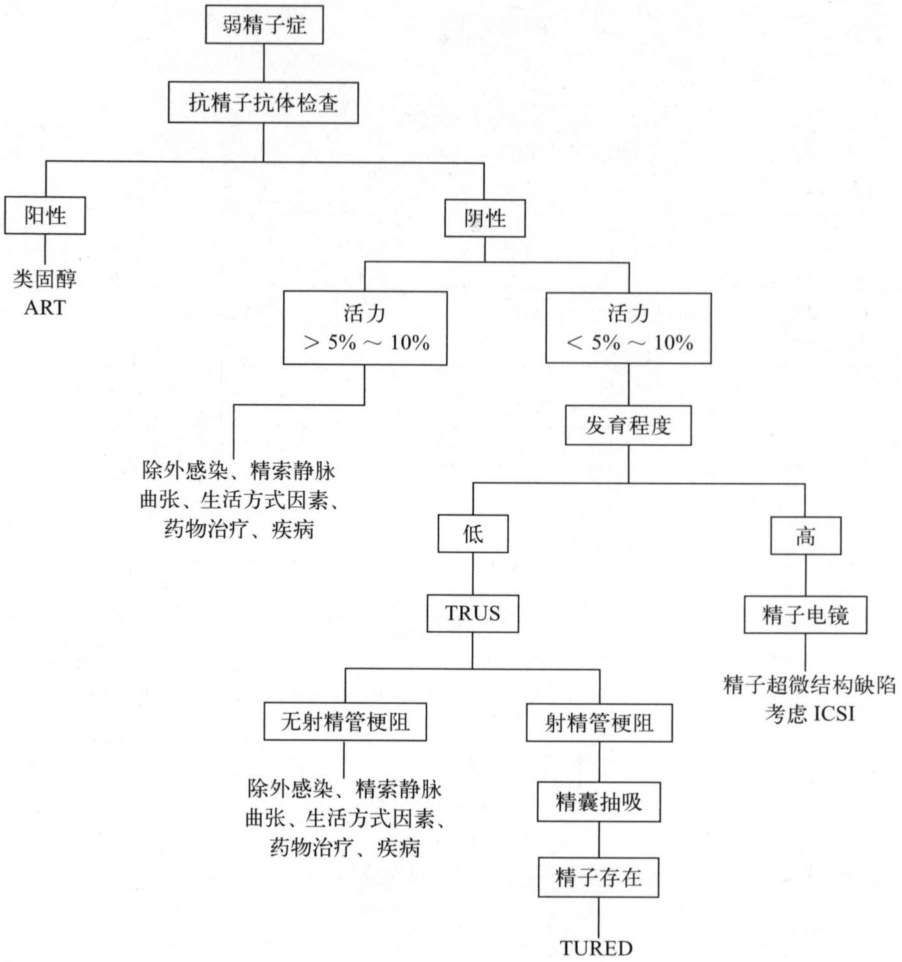

图 8.4 弱精子症的诊疗流程

ART. 辅助生殖技术；TRUS. 经直肠超声；ICSI. 卵胞质内单精子注射；TURED. 经尿道射精管切开术

进行复查，并考虑增加 LH 和 PRL 水平的性激素检测（见第 17 章）。

二、精液中白细胞的定量分析

一些不育患者的精液中有大量圆形细胞。湿片显微镜下白细胞和精母细胞（未成熟的生殖细胞）外观相似，均呈圆形，因此统称为“圆细胞”。虽然有很多实验室把圆细胞报告为白细胞，但是不用特殊的染色技术很难准确测定白细胞的存在。WHO 把每毫升精液中含有超过 1×10^6 个白细胞的异常情况称为“脓精症”。因此，如果患者每毫升精液中圆细胞超过 1×10^6 个或每个高倍视野中有超过 10 ～ 15 个圆细胞，应考虑对精液样本进行白细胞染色（见第 18 章）。关于真性脓精症的临床意义仍存在争议。许多脓精症患者并没有感染病史，也不是所有研究都表明精液中白细胞增多的夫妻生育率会降低。脓精症更常见于生殖道感染及并发不育的患者。脓精症的细菌培养并非总是呈现阳性结果。精液圆细胞过多的患者约只有 1/3 真正患有脓精症，其他患者则是未成熟的生殖细胞增多。对于脓精症的患者应进行生殖道感染评估（见第 16 章），尽管在无感染症状的情况下是否对脓精症进行治疗仍存在争议，目前建议采用的疗法包括经验性抗生素治疗、抗炎药物、频繁射精和前列腺按摩。也可以去除精液中的白细胞后将精子用于 IUI/IVF 治疗，但是其疗效尚未得到证实。

三、抗精子抗体

尽管这些年来抗精子抗体（ASA）的检测方法已经成熟，但对其检查指征、检测结果的解释以及对免疫性不育的诊疗仍存在争议。导致 ASA 产生的危险因素包括任何破坏血睾屏障的病变，如生殖道梗阻等。用 PCT 试验震颤不动精子发现其与 ASA 有关。其他检查指征包括精子活力减弱或精子凝集，以及原因不明的不育症。在无精子症患者中发现 ASA，表明有梗阻性病因的可能，因此该检测方法或许对这类患者有用。针对 ASA 的治疗策略包括尝试减少 ASA 生成、对精液进行技术处理以去除抗体，或者采用 ICSI 解决由抗体引起的潜在受精问题（见第 23 章）。只有检测结果对患者的治疗有影响时才应进行检测。

四、其他专项检查方法

标准的精液分析包括检查精子数量、活力和精液量等客观指标。尽管这些指标可能与受精存在相关性，但它们并不能直接用于评估受精的过程。体内受精时，精子必须能够穿过宫颈黏液到达卵子的位置，进行获能（顶体反应），与卵膜融合，并融入卵质。目前有多种功能检查用于衡量精子在这些不同受精阶段的能力。精子与宫颈黏液的相互作用常通过 PCT 来测量。精子发生顶体反应和顶体膜的溶解能力可通过顶体反应检测或精子穿透试验来评估，顶体反应检测可以确定精子能够发生顶体反应的百分比。精子与卵黄膜的结合能力可通过半透明带结合试验来评估。尽管这些检查各有其用，由于 ICSI 技术的普及，这些检测的需求已大大减少。

有些生殖中心采用了其他检查方法，比如检测精液中的活性氧（ROS）自由基。虽然精液中通常会存在少量 ROS，但 ROS 浓度升高可能会损害精子质膜并促使 DNA 链断裂（详见第 18 章）。最近的研究表明，与生育能力正常的男性相比，生育能力低下的男性精子 DNA 完整性较差。研究发现如果女方反复流产或夫妻 IVF/ICSI 失败，与男方非整倍体精子增多有关。只有在反复流产的情况下才应检查精子 DNA 碎片率。此外，这些检查的作用仍然存在争议，这些内容会在第 17 章讨论到。

要点

- 病史或体格检查结果发现激素异常，如性功能障碍或乳腺发育异常，或者精子计数小于 1×10^7/ml，则应于晨间评估血清总睾酮和 FSH 激素水平。若发现异常，应进行下一步检查。
- 将白细胞染色可以区分白细胞和未成熟的生殖细胞，两者统称为圆细胞。脓精症表明可能有生殖道感染。
- ASA 的存在表明可能有血睾屏障损伤，只有在检查结果影响治疗时才评估 ASA 水平。
- 精液分析是评估客观指标，并不是功能性检测。精子功能性检测的作用仍然存在争议。

第七节　结　　论

尽管有各种复杂的检查和对男性不育病因的研究，但对生育能力不足的男性进行基本评估仍是基于详尽的病史采集、体格检查和基础的精液分析。在特定情况下，会采用其他诊断检查，其流程如图 8.1 ～图 8.4 所示。后续章节将深入讲述更多专项诊断检查和不育症的具体原因。根据评估的结果，医生应针对改善男方的生育能力，选择合适的治疗方案，从而让夫妻通过自然性交受孕。此外，当精子有可能存在时，医生应该考虑采用辅助生殖技术合理利用这些精子。在某些情况下，这两种方法都可以用来治疗无精子症或精子数严重不足的患者，从而改善精液指标。虽然精液指标可能不会让生育能力恢复到正常水平，但改善精液指标可以让患者能够应用其他治疗方案，如用 IUI 以取代 IVF。后续章节会深入讨论手术和药物治疗男性生育能力不足的方案。最后我们要知道收养和供精受孕仍然是比较现实的选择。

（陈文铄 译）

第 9 章

男性不育的女方因素评估

Sahar Wertheimer，Jessica L. Chan and Margareta D. Pisarska

第一节 引 言

不孕不育很常见，全球高达 15% 的夫妇受其影响。约 1/3 的不孕不育由女方因素引起，20% 的不孕不育由男方因素引起，而女方因素和男方因素共同引起的不孕不育占 20% ～ 40%。当女方的年龄在 35 岁及以下，且夫妻双方在无避孕措施下规律性生活 12 个月后仍未受孕，就需要对不孕不育进行评估。女性在 35 岁以后生育能力会逐渐下降，因此针对 35 岁及以上的女性，应在无避孕措施下规律性生活 6 个月后开始评估。对于有月经周期不规律或子宫内膜异位症等已知不孕风险因素的女性，应尽早进行全面评估。不孕不育可能是女方因素与男方因素共同作用的结果，因此，当男方已被确诊为不育症的时候，女方也应进行全面的检查。在本章中，我们将重点介绍女方因素的评估。

妊娠的基本条件包括完整的下丘脑 - 垂体 - 卵巢轴（HPO）、优质的卵子、正常排卵、功能正常且通畅的输卵管、可接受胚胎的子宫及正常的精子。因此，在评估女方因素时应充分考虑上述情况。

相关病史应包括：

- 备孕的时间和性生活的时长。
- 生育史：既往妊娠、终止妊娠或流产次数等；上述生育史是否与当前伴侣有关；每次妊娠的结果及是否出现并发症。
- 月经和妇科疾病史：初潮年龄；月经周期是否规律；经期长短及经量多少；有无痛经及痛经的严重程度。既往有无子宫肌瘤、卵巢囊肿或子宫内膜异位症等病史。
- 性交史：性交时与深度相关的疼痛、性功能障碍。
- 性传播疾病或盆腔炎（PID）病史，异常的子宫颈涂片检查和治疗。
- 腹部或子宫手术史、住院治疗史或外伤史。
- 药物史，包括既往使用过的任何避孕措施。
- 慢性病史：有无其他合并症或甲状腺功能异常、乳溢、多毛症、痤疮或类似潮热等血管运动性症状。
- 环境暴露：任何药物的长期服用史、烟酒史；职业暴露史；毒物接触史、剧烈运动、压力；体重波动等。
- 家族史：包括先天性疾病、已知的遗传疾病、学习障碍、过早绝经、不孕症。

体格检查应包括：

- 生命体征、体重和体重指数（BMI）。
- 甲状腺触诊，检查是否有肿大、结节或触痛感。
- 检查乳房是否有分泌物。
- 多毛症、痤疮、雄激素性脱发或任何雄激素过多的表现。

• 阴道窥阴器检查，以评估宫颈是否有异常病变或分泌物。

• 盆腔内部检查：用于评估任何器官的压痛、子宫、卵巢的肿大或肿块。若怀疑子宫内膜异位症，直肠阴道检查可能有助于排查子宫骶结节或盆腔内器官活动僵硬情况。

• 在不孕不育的评估过程中，医生提供孕前健康咨询是临床治疗本病的优势环节。

美国妇产科医师学会（ACOG）和美国生殖医学学会（ASRM）建议在初始评估中需要考虑以下方面：

• 总体健康状况，确保控制好糖尿病、高血压等慢性疾病。

• 健康的生活习惯，包括饮食和锻炼，以及避免摄入尼古丁、酒精或其他违禁药物。

• 对病原体（麻疹 - 腮腺炎 - 风疹、乙型肝炎、水痘、破伤风、白喉类和百日咳）的免疫力。

• 性传播疾病的筛查及可疑寨卡病毒暴露的筛查。

• 提供最新的流感疫苗接种。

• 检查患者正在服用的任何药物，并用可接受的替代品替换任何可能致畸的药物。

• 提供遗传病学检测。

• 配偶暴力行为筛查。

• 鼓励摄入含叶酸的产前维生素。

第二节 HPO 轴：排卵

排卵是指卵子排出的过程，标志着月经周期从卵泡期转向黄体期。通过详细的月经史可发现规律、可预测的月经周期，是区分有无排卵月经周期的主要方法。正常月经周期是 21 ～ 35 天，月经周期少于 35 天称为少经，连续 3 个周期以上月经未来潮则称为闭经。大多数有规律、可预测月经周期的女性都会排卵，但也存在周期不规律的情况，这些女性的排卵周期不稳定或排卵不频繁，导致性交时间难以确定。无排卵周期的女性在所有不孕女性中约占 40%。

一、排卵测试

使用手机应用程序（APP）预测排卵周期是当下流行的一种方法，这些应用程序根据用户记录的周期时长和月经日期来预测排卵期。值得注意的是，尽管应用手机软件有助于及时预测排卵期，但研究表明大多数此类应用都不能准确地预测受孕窗口期。为了提高准确性，我们建议采取以下方式进行确认。

在预计月经来潮前一周（以 28 天的标准周期计算，即第 21 天）测量黄体期孕酮水平，若大于 3ng/ml 则视为排卵的最佳证据。尽管这为排卵提供了最好的证据，但以此来确定排卵和性交的时间并不可靠。

女性也可以通过使用非处方尿液排卵预测试剂盒自行测试排卵情况。试剂盒内含有试纸，通过检测排卵前 1 ～ 2 天出现的黄体生成素（LH）是否激增来预测排卵。尽管许多研究已证实尿液 LH 预测试剂盒的有效性，但它仍然存在约 7% 的假阳性率。多囊卵巢综合征（PCOS）或卵巢储备功能减退的女性可能会有较高的 LH 基线水平，因此更有可能连续多日获得假阳性结果。

居家连续测量基础体温（BBT）是一种相对经济的排卵检测方法。排卵周期通常与 BBT 的双相模式有关，排卵后体温会升高。这种方法迄今仍被占用，但由于它只能回顾性地确定排卵时间和受孕窗口期，且操作相对烦琐，因此未被广泛使用。

经阴道超声波连续扫描也可直接观察卵泡（卵母细胞周围充满液体的囊状物）

的发育和排出情况。卵泡以每天 1 ～ 3mm 的速度生长，直至排卵。随后卵泡破裂，形成黄体。此种方法烦琐、耗时且经济负担较大，因此并不常用。

子宫内膜活检，即通过检测孕酮对子宫内膜的作用来监测黄体功能，曾被视为“金标准”。但由于其准确性和精确性不足，这一方法已不再适用于排卵状态的确定。

二、排卵障碍

（一）多囊卵巢综合征

多囊卵巢综合征是女性最常见的内分泌疾病，影响着全球 5% ～ 20% 的育龄女性。多囊卵巢综合征的定义因其诊断标准而异，包括一系列症状及与生殖、代谢和心理影响相关的无排卵月经周期。美国国立卫生研究院（NIH）制定了最严谨的多囊卵巢综合征诊断标准，即患者须有排卵稀发或无排卵，并有临床和（或）生化特征表现的雄激素过多。ASRM 认可 2003 年《鹿特丹多囊卵巢综合征诊断标准》，该标准要求患者满足三项标准中的两项：①排卵稀发或无排卵；②临床或生化高雄激素血症；③盆腔超声显示多囊卵巢形态。在评估多囊卵巢综合征的最新国际循证指南中进一步描述了这些要素的特征。高雄激素血症的临床表现包括多毛症 [根据种族不同，改良的 Ferriman Gallwey 评分（一种对身体 9 个部位末端毛发生长的视觉评分系统）≥ 4 ～ 6 分]、雄激素性脱发（根据 Ludwig 视觉评分进行评估）或严重痤疮。可以通过血清中的总睾酮和游离睾酮水平及硫酸脱氢表雄酮（DHEAS）来检测生化高雄激素血症，最好使用高质量的检测以提高其准确性。对于正在使用激素避孕的女性，雄激素的测定并不可靠，建议在检测前停药 3 个月。当血清中雄激素水平高出基线时，应考虑其他原因，如分泌雄激素的肿瘤。多囊卵巢是一个误称，因为实际上是卵泡的数量变多，使得卵巢呈现出典型的多囊卵巢形态，而不是囊肿数量增多。通常多囊卵巢形态的鉴定标准是每个卵巢的窦状卵泡数≥ 12 个，或每个卵巢的卵泡体积≥ 10ml。随着近年超声技术的发展，当使用频宽为 8MHz 的换能器时，超声检查多囊卵巢形态的阈值是卵泡≥ 20 个，或卵巢体积≥ 10ml。鉴于年轻女性和青少年的卵巢储备功能较强，因此必须谨慎分析这些患者的窦卵泡计数（AFC）。由于长期无排卵会使这些患者体内的雌激素受到抑制，因此在她们没有妊娠时，必须使用一种孕激素来保护子宫内膜。如果患者有生育需求，通常可以使用来曲唑或枸橼酸氯米芬来诱导排卵。研究表明，来曲唑可改善多囊卵巢综合征女性的排卵情况，并提高累积活产率。

（二）功能性下丘脑闭经

功能性下丘脑闭经（FHA）是一种慢性无排卵性疾病，无具体的器质性病因。它的特点是无月经、促性腺激素水平低或正常以及雌激素水平下降。该病占继发性闭经的 34%，最常见于承受心理或生理压力（如剧烈运动或减肥）的女性，机体为了节约能量以适应当前状态，下丘脑 - 垂体 - 性腺轴会受到抑制。近期研究表明，该病存在遗传易感性。由于这是一种排除性诊断，内分泌协会的指南建议在排除了引起闭经的解剖学或器质性原因后再进行诊断。研究表明，部分患者通过改变生活方式以增加体重或减少运动，可以恢复正常的月经。但此类女性易出现长期雌激素过低引起的后遗症，包括心血管疾病和骨质疏松症，因此在未备孕时应接受激素替代治疗。如果闭经超过 6 个月，建议进行骨质密度扫描。部分研究表明，认知行为疗法和瘦素替代疗法能降低患病风险并改善卵巢功能。由于下丘脑 - 卵巢轴功能的缺失，使用枸橼酸氯米芬或来曲唑诱导排卵不一定有效，但可以通过用合成促性腺激素替代内源性卵泡刺激素（FSH）来实现诱导排卵。

三、内分泌失调

（一）高泌乳素血症

泌乳素是一种由垂体前叶释放的肽类激素，具有促进产妇产后泌乳的功能。高泌乳素血症与闭经甚至性腺功能减退有关，高水平的泌乳素会抑制促性腺激素释放激素（GnRH）的脉冲式分泌。异常的泌乳素水平与多种因素有关，包括某些药物和垂体肿瘤。多巴胺具有抑制泌乳素的作用，因此多巴胺拮抗剂是高泌乳素血症最常见的元凶之一。高泌乳素血症的其他病因包括甲状腺功能减退症（详见“甲状腺功能障碍”）、胸壁病变、精神压力或任何导致全身性泌乳素增加的并发症（如慢性肾病）。

如果在实验室检查中发现轻度泌乳素血症，应考虑复查空腹泌乳素。在某些情况下，会在泌乳素测定中检测到巨泌乳素，这是一种在生理上无活性的泌乳素，会导致泌乳素水平升高。如果患者的泌乳素水平持续升高，应评估血清巨泌乳素水平。如果重复检查确认为高泌乳素血症或泌乳素水平明显偏高，则应进行带有造影剂的垂体磁共振成像（MRI）以评估是否存在肿瘤。

（二）甲状腺功能障碍

即使促甲状腺激素（TSH）只是轻微下降，也足以在下丘脑水平引起促甲状腺激素释放激素（TRH）的代偿性增加。TRH 作为泌乳素释放因子，会抑制促性腺激素的分泌并导致月经紊乱。美国妇产科医师学会（ACOG）建议检查甲状腺激素水平，以确定甲状腺功能障碍是否为排卵性异常出血的病因，然而目前关于甲状腺疾病在有异常子宫出血的女性中的患病率的数据有待进一步收集。

通过药物纠正高泌乳素血症或甲状腺功能障碍，可迅速恢复月经规律。因此，对于疑似无排卵的女性，应检查泌乳素水平和甲状腺功能，以评估是否需要治疗。

第三节 卵巢储备功能

卵巢储备的概念传统上与剩余卵母细胞的数量有关，但这些卵母细胞的质量也是一个重要因素。年龄被视为预测卵母细胞质量的最佳指标。随着女性年龄的增长，自然流产率和染色体非整倍体的概率也会增加。染色体非整倍体被认为是减数分裂纺锤体缺陷导致的染色体不分离。大量研究显示，自然流产率和染色体异常率会随着年龄的增长而增加。特别是在 37 岁以后，胎儿的染色体非整倍体发生率显著增加。在评估高龄产妇（AMA）时，必须告知患者流产和后代胎儿非整倍体的风险会增加。

卵母细胞的数量通常会随着女性年龄的增长而减少（图 9.1）。当胎儿在子宫内约 20 周时，她一生中的卵母细胞数量将达到顶峰，有 600 万～ 700 万个，在出生时，则下降到 100 万个。卵母细胞在女性的一生中呈进行性凋亡，因此在青春期时会有 30 万～ 50 万个卵母细胞，而到绝经期时大约只有 1000 个。这种进行性凋亡的速度被

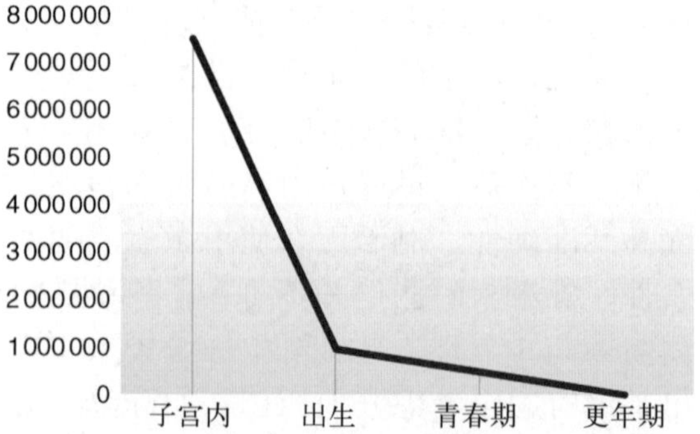

图 9.1 卵巢储备功能随着年龄增长的变化

认为会在 32 岁左右时增加，而在 37 岁之后则更加显著。

一、卵巢储备功能检测

用于评估女性个体卵巢储备的实验室检测和卵巢影像学检查对提供咨询和治疗方案的选择具有重要作用。需要明确的是，每一种检测都有其局限性，尽管这些结果在诊断和治疗中有所帮助，但它们并未被证实可以预测妊娠或活产。

卵泡刺激素（FSH）是一种糖蛋白多肽，由垂体前叶响应 GnRH 的脉冲式分泌而分泌，具有刺激和调节早期卵泡发育和生长的作用。不断生长的优势卵泡会产生雌二醇，最终诱导排卵。FSH 受雌二醇和抑制素 B 上升的负面抑制，因此在周期的第 2 ～ 5 天测量基础 FSH 水平，此时雌二醇和孕酮水平最低。随着整个卵泡库的耗竭，来自性腺的中央负反馈减少，基础 FSH 水平上升。虽然卵巢储备功能下降的基础 FSH 水平的临界点因不同实验室而异，通常使用 FSH 水平＞ 10mIU/ml 作为阈值来最大限度地提高对卵巢储备功能降低患者的诊断灵敏度。使用的阈值越高，灵敏度越低，但对于卵巢刺激反应减弱和受孕失败的特异性越高。

雌二醇是一种类固醇性激素，主要由卵巢分泌，其次由肾上腺分泌。在女性月经周期第 2 ～ 5 天检测基础雌二醇水平时，通常与 FSH 结合使用，以帮助分析 FSH 水平。随着卵巢衰老，基础雌二醇水平上升，可能会导致基础 FSH 水平虚假降低。因此，如果雌二醇水平较高，而 FSH 水平“正常”，则表明 FSH 水平可能较高，应据此解读数值。

抗米勒管激素（AMH）是由小卵泡颗粒细胞分泌的一种糖蛋白，主要由原始卵泡、初级卵泡和成熟卵泡分泌，与卵泡库的大小呈线性相关。虽然个体的 AMH 水平存在一定的差异，但大多数研究表明 AMH 水平在整个周期内保持相对稳定，不受促性腺激素波动的影响。研究还表明 AMH 能够很好地预测卵巢刺激的反应——无论是对有卵巢过度刺激综合征风险的患者，还是对有不良反应风险的患者——AMH 通常被用于设定体外受精胚胎移植术（IVF）的剂量方案。

大部分关于 AMH 预测卵巢储备的数据都源自不孕人群。因为数据之间存在冲突，因此在测量 AMH 以评估其他健康且未确诊不孕症的女性生育力时应谨慎。一项研究表明，AMH 是 30 多岁健康女性自然生育能力的预测因子，而另一项研究则表明，在 20 多岁的年轻女性中，AMH 水平较低与生育能力降低无关。

由于激素避孕药会抑制 HPO 轴，因此 FSH 和雌二醇水平会降低，对于评估卵巢储备功能没有临床价值。研究还表明患者在口服避孕药期间，AMH 水平会下降 30% ～ 50%，因此在临床实践中向患者提供咨询时应考虑到这一情况。

（一）AMH 的其他用途

近日，AMH 作为绝经年龄的潜在标志物而备受关注。然而，绝经年龄是一个复杂的问题，受到许多因素如遗传、环境和生活方式的影响，因此还需要进一步的长期研究。

多囊卵巢综合征（PCOS）的女性卵泡数量增加，血清中的 AMH 水平比普通人群高 2 ～ 4 倍，且与 PCOS 症状的严重程度相关。一些研究表明，增高的 AMH 水平与多囊卵巢颗粒细胞的固有属性有关。有观点认为，未来 AMH 水平可能会取代或添加到 PCOS 的诊断标准中。鉴于 PCOS 研究人群的异质性，确定可重复的临界值具有一定的挑战性。

抑制素 B 是腔前卵泡产生的一种糖蛋白，对 FSH 起负向抑制作用。随着卵泡库的耗竭，基础抑制素B水平下降，FSH的中枢负反馈也随之降低，从而导致基础FSH水平上升。抑制素B水平受GnRH和FSH刺激的影响，具有高度的周期内和周期间变异性。抑制素B的阳性预测值(PPV)较低，限制了其在临床上的应用，因此不建议将其作为卵巢储备功能的标准测量指标。

（二）窦状卵泡计数

每个月经周期中，一组卵巢卵泡被从原始卵泡库中选出，发展为排卵前卵泡。虽然最终只有一个卵泡会成为排卵的优势卵泡，但排卵前卵泡群（也称窦状卵泡）能反映出卵泡库的整体储备。通过阴道超声波检查来进行卵泡计数（AFC），计算两个卵巢中平均直径在2～10mm的窦状卵泡的总数（图9.2）。低AFC（3～10个）已被证明与卵巢储备不良和对IVF刺激反应差有非常准确的相关性。AFC在一定程度上受超声技师技术的影响，因此在使用者之间存在一定的差异。与AMH一样，AFC在激素避孕的情况下也会受到一定程度的抑制，因此在解读AFC值时应当考虑这一因素。

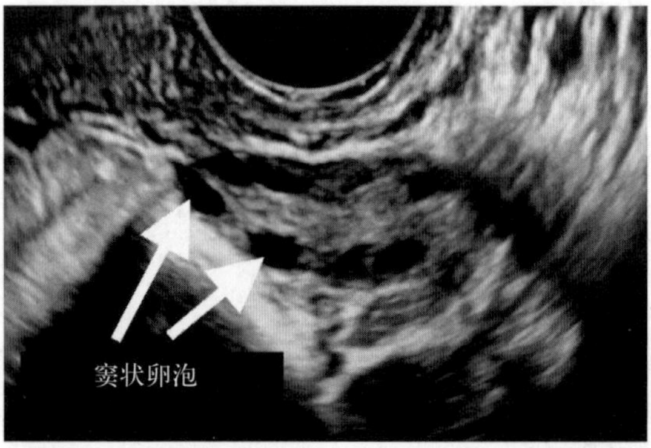

图9.2 卵巢的超声图像，其中窦状卵泡表现为直径2～10mm的低回声区

图片由加利福尼亚洛杉矶Cedars Sinai医疗中心的Margareta Pisarska医生提供

> 要点
> - 卵巢储备功能检查包括：
>   - 月经周期第2～5天卵泡刺激素和雌二醇；
>   - 抗米勒管激素；
>   - 窦状卵泡计数。
> - 对使用激素避孕措施的女性进行卵巢储备参数的解读时，应谨慎。

二、卵巢储备功能失调

卵巢储备功能减退

尽管缺乏统一定义，卵巢储备功能减退（DOR）主要指绝经前期女性卵巢储备参数降低，导致生育能力下降。DOR的诊断涉及卵巢储备功能减退的多个方面，但它与更严重的疾病其特点是患者仍有规律的月经。虽然年龄是最常见的影响因素，但包括家族史、子宫内膜异位症、吸烟、化疗和放疗在内的其他因素也可能导致同龄女性的卵巢储备功能差异。

原发性卵巢功能不全（POI）是指40岁以下的女性，卵巢卵泡耗竭导致少经或闭经。这些患者的促性腺激素水平处于绝经期范围，并伴有雌激素过低。虽然大多数病例没有明确的病因，但一些最常见的病因包括染色体异常、自身免疫性疾病以及化疗或盆腔手术等医源性原因。

性腺发育不全或性腺发育缺陷通常与POI有关，并与特纳（Turner）综合征高度相关。虽然大多数POI患者的核型正常，但一项小型研究发现，在年龄小于30岁的继发性闭经女性中，高达13%的人核型异常。在核型正常的女性中，脆性X综合征前突变基因携带者约占POI女性的6%。脆性X综合征是最常见的遗传性智力低下，常在有家族病史的女性中发现。它是一种X连锁显性遗传模式，是由于*FMR1*基因中的CGG核苷酸重复扩增所致。三联体重复的数量表明了突变的严重程度，*FMR1*基因发生突变的女性后代有基因扩增的风险。这些患者可以选择进行产前基因诊断检测。一小部分患有 POI 的女性会出现与艾迪生病相关的自身免疫性淋巴细胞性卵巢炎。由于存在肾上腺功能不全的风险，通过检测肾上腺抗体来识别这些女性非常重要。接受化疗或放疗的恶性肿瘤女性，发生卵巢功能衰竭的风险非常高。在化疗中，环磷酰胺等烷化剂的性腺毒性最大，其他药物也有不同程度的性腺毒性。腹部或盆腔的放射线也可能导致卵母细胞闭锁，其程度与剂量有关，当剂量大于 6 ～ 10Gy 时风险最高。患者在治疗期间年龄越小，其生育潜力预后越好。

由于 FSH 水平高度升高，这些女性通常对卵巢刺激反应不佳，不适合采用辅助生殖技术。即便如此，值得我们重视的是 POI 并非绝经；这些女性偶尔会排卵，仍有 5% ～ 10% 的概率自然受孕。因此，若不希望受孕，应采取避孕措施。此外，还应讨论雌激素水平过低的长期风险，如骨质疏松和心血管疾病，并评估激素替代疗法的益处。

要点

- 卵巢储备功能减退指的是与同龄人相比生育力下降但仍有月经的女性。
- POI 适用于年龄在 40 岁以下出现月经不规律或闭经的女性，这往往是病理性的。
- 一旦确诊为高促性腺激素性性腺功能减退症，对 POI 的检查应包括：
  - 核型；
  - *FMR1* 基因前突变；
  - 肾上腺抗体：通过免疫沉淀法或间接免疫荧光法检测 21- 羟化酶（CYP21）。

第四节　女性生殖道解剖

排卵后，卵子会沿输卵管向子宫移动，在输卵管中与精子受精，并最终进入子宫着床。精子通过子宫颈和子宫，以便与卵子相遇。评估可能导致上述任何过程阻塞的疾病是女性不孕症诊断的重要部分。

一、诊断成像和检验

（一）输卵管

确保输卵管是否通畅有以下几种方式。一线检测方法是子宫输卵管造影术（HSG），造影剂通过宫颈注入子宫和输卵管，使用 X 线透视检查获取图像。若图像显示造影剂通过输卵管进入腹腔，则可确认输卵管通畅。图像还能显示输卵管的一些病理性改变，当造影剂在远端聚集时，可能提示存在输卵管周围的粘连。据报道，HSG 的灵敏度为 72% ～ 85%，特异度为 68% ～ 98%。输卵管痉挛可能导致假阳性结果，通常表现为输卵管近端造影剂阻塞，需要进一步的检查。

腹腔镜染色导管检查是指通过宫颈注入造影剂（通常是亚甲蓝或靛青），然后在腹腔镜下观察造影剂是否溢入腹腔，这被认为是输卵管畅通的金标准，因为它可以更全面地评估输卵管、子宫和卵巢，并有可能同时进行治疗性手术。因该方法创伤较大，不应再应用于不孕症的诊断。不过，对于那些已经需要手术或怀疑 HSG 呈假阳性的女性，该方法仍然可行。

近年来，有专家推荐在门诊中使用子宫输卵管超声造影（HyCoSy）来评估输卵管的通畅性。此技术使用的造影剂是空气混合的生理盐水溶液，能在超声扫描中产生回声。输卵管是否通畅，是通过观察造影剂是否能通过输卵管并流入腹腔或后穹隆来判断的。该技术的优点是操作简单、成本低廉、无须手术或放射、相关疼痛评分低于 HSG。此外，它还能同时对子宫进行评估。观察造影剂在输卵管中的移动需要相关的超声技术，因此这种方法对操作者的依赖性很强。使用磷脂涂层的氟烷泡沫的新造影剂可实现更长时间的可视性，但在子宫内使用尚未获得美国FDA的批准。多项研究发现，与腹腔镜染色导管检查相比，HyCoSy 技术的灵敏度和特异性与 HSG 相似。

（二）子宫

经阴道超声检查是盆腔的一种优选成像方式，作为盆腔初步评估的一部分，可提供大量的信息。在患者排空膀胱的前提下，卵泡早期是进行基线超声扫描的理想时间。在矢状面和横切面上对子宫、宫颈和卵巢进行系统评估。应评估子宫的位置和大小，以及子宫肌层或子宫内膜的形状或结构是否存在异常。评估子宫内膜应该考虑到患者所处的月经周期阶段。在卵泡早期，月经来潮后，子宫内膜应呈薄线状。在卵泡晚期，即排卵前后，子宫内膜应增厚并呈三层状。在黄体期，受孕酮的影响，子宫内膜应更厚，质地略呈等回声。子宫肌瘤是子宫肌层的良性肿瘤，呈现为清晰界限的高回声块，应评估它们与子宫内膜腔的关系。如果子宫呈球状膨大，前后壁不对称，或子宫肌层囊肿，则应怀疑患有子宫腺肌病。这是一种子宫内膜腺体和基质植入子宫肌层的疾病。如果子宫内膜较薄，传统的二维超声成像可发现如息肉之类的子宫内膜病变，但经阴道超声诊断子宫内病变（如息肉）的总体敏感性较低，仅为 51%，因此，更倾向于使用其他方式。

评估宫腔内病变的传统方法包括宫腔镜造影（如 HSG）和生理盐水灌注宫腔声学造影（SIS）。如前所述，HSG 是将造影剂注入宫颈，通过子宫并从输卵管流出，以评估输卵管是否通畅（图 9.3A）。它还有一个额外的优势，那就是能扩张子宫腔，揭示子宫腔的形状并检测充盈缺陷。通过子宫腔的形状，我们可以检测或排除类似子宫纵隔或单角子宫等先天性异常。然而，由于 HSG 只能勾勒出宫腔的轮廓，而不能显示宫底的外部轮廓，因此无法区分子宫纵隔或双角子宫，需要通过盆腔 MRI 或三维超声成像来进一步确定。充盈缺损可能代表黏膜下肌瘤、子宫内膜息肉或宫腔粘连。

SIS 是将生理盐水注入子宫内膜，使前后子宫壁分隔开，同时通过经阴道超声检查进行子宫成像，从而对宫腔进行更全面的评估（图 9.3B）。根据 meta 分析的综合

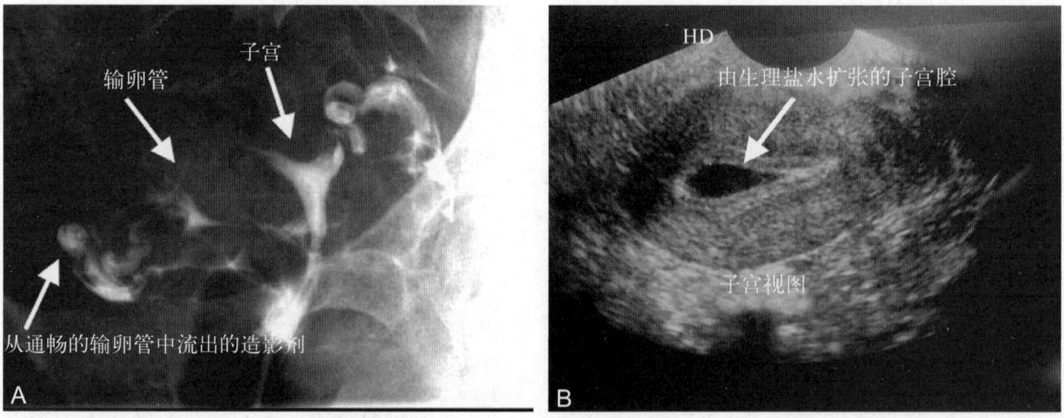

图 9.3 子宫输卵管造影术利用不透射线的造影剂来描绘子宫腔轮廓（A）；子宫超声检查中注入子宫的生理盐水呈现低回声，描绘了子宫腔轮廓（B）

图片由加利福尼亚州洛杉矶市 Cedars Sinai 医疗中心 Margareta Pisarska 医生提供

结果，通常经阴道超声造影的耐受性很好，该方法可将子宫内膜病变的检测灵敏度提高到 93%，这与宫腔镜下的 95% 灵敏度相当。

多项研究表明，与传统的二维超声成像相比，三维超声成像可提高病理检测的灵敏度和特异性，尤其是对宫内病变和先天性畸形的检测，正在越来越广泛地应用于初始成像。许多研究表明，它的准确率可与 MRI 或腹腔镜检查结果相媲美，达到 95%。虽然三维超声成像比 MRI 更具经济效益，但它需要高性能的设备和经过专业培训的超声技师。

宫腔镜检查是诊断宫腔内病变的金标准，可以直接观察并同步进行治疗。由于宫腔镜检查的创伤性较大且费用较高，通常只在已经怀疑存在病变时进行评估，而不是作为首选的诊断方法。然而，门诊宫腔镜检查日益受到一些医疗机构的青睐，它在 IVF 前对不孕症患者进行评估更具有优势，避免了全身麻醉，大大降低了手术成本。门诊宫腔镜检查的实施需要具备使用较小内镜设备的专业知识，同时还需要采取策略降低患者的疼痛感受。最近的 meta 分析探讨了大剂量非甾体抗炎药（NSAID）、局麻药和曲马多在改善患者体验方面的疗效。

MRI 可用于进一步明确疑似先天畸形的特征。MRI 也常被用于手术计划，因为与超声相比，其在子宫肌瘤的定位方面更优，尤其是在子宫增大或存在多个肌瘤的情况下。

（三）卵巢

经阴道超声检查可用于评估卵巢的大小和体积。如前所述，可通过计算每个卵巢中 2 ～ 10mm 大小的卵泡数量来获得 AFC。应注意测量并详细描述单纯囊肿、黄体、子宫内膜异位瘤或其他盆腔肿块。多普勒超声可用于检测任何附件肿块的血流或血管情况。实质部分、结节、厚隔膜和高彩色多普勒血流有助于明确罹患恶性肿瘤的可能性。经阴道超声检查在评估盆腔肿块方面的准确率已达到 80%。

当盆腔肿块的来源或特征不确定时，使用有造影剂或无造影剂的磁共振成像可帮助提高诊断准确性。若疑似恶性肿瘤伴有转移，推荐使用 CT 扫描。

要点
● 子宫和卵巢的首选成像方式是经阴道超声检查，MRI 或 CT 用于进一步确定附件肿块的特征或定位子宫肌瘤。 ● 为评估腔内病变，可以选用 SIS、HSG 或三维超声成像。 ● 为评估输卵管通畅性，可以选用 HSG 或 HyCoSy。腹腔镜亚甲蓝通畅试验应预留给需要手术的患者或作为确诊检查。

二、解剖学异常

解剖学异常一般可分为两类——先天畸形或米勒管畸形，以及在月经初潮后开始的后天性疾病，包括因外伤或疾病而发生的病变。尽管有些病变（如子宫肌瘤）主要影响生殖道的某一器官，但生殖系统是一个协同工作的整体，因此每一种病变都可能从多个方面导致不孕。因此，本节以专题而不以生殖器官列出器质性异常。

（一）先天畸形

先天性子宫畸形与许多不良妊娠的结果有关——从着床失败、反复流产到胎儿畸形和早产。由于许多女性没有症状，因此很难估计真正的发病率。然而，大量的回顾分析显示，在普通人群中，米勒管畸形的发病率为 4% ～ 7%，在高危人群中为 13% ～ 25%。大多数异常是弓形子宫，其次是不完全纵隔子宫和完全纵隔子宫。

1. *胚胎发育*　输卵管、子宫、宫颈和阴道的上 2/3 由副中肾管（也称为米勒导管）发育而成。这些结构的正常发育主要分为三个阶段：米勒导管的器官形成从妊娠第 5 周左右开始；导管融合形成子宫；到妊娠第 20 周时，残留的隔膜被吸收。这些过程中的任何一个失败都会导致子宫发育异常，并且在 11% ～ 30% 的情况下这种异常与同侧的肾脏异常有关。

2. 分类　关于标准分类体系尚未达成一致意见，当前沿用的是美国生育医学会的分类系统。它将异常分为五大类(图 9.4)。Ⅰ类异常代表米勒导管发育不全 / 不发育。这些患者没有子宫。最常见的是先天性子宫阴道缺如综合征（MRKH 综合征），占原发性闭经病例的 15%（仅次于性腺发育不全 / 特纳综合征）。Ⅱ类异常指的是单角子宫，是器官发育过程中形成的单侧缺陷。在此类型中，根据残角的程度，分为四类。副中肾管完全融合失败导致的是双子宫（Ⅲ类），具有两个独立的子宫角和两个子宫颈。而部分融合失败则导致双角子宫（Ⅳ类），只有一个宫颈。Ⅴ类异常包括纵隔子宫：两个米勒管之间的隔膜在融合后无法完全吸收。子宫纵隔可以是肌肉组织，也可以是纤维组织。如果是纤维组织，可以在宫腔镜下切除。在有限的研究中发现，这种方法可以降低有连续流产史的女性的流产率，提高活产率。当子宫纵隔部分吸收失败，导致子宫底内陷时，就会出现弓形子宫（第Ⅵ类)。美国生殖医学学会（ASRM）的定义有助于区分弓形子宫和纵隔子宫。弓形子宫或正常子宫的纵隔深度＜ 1cm 并具有＞ 90° 的钝角。而纵隔子宫的纵隔深度＞ 1.5cm，并具有＜ 90° 的锐角。这两种情况都可以与双角子宫区分开来，双角子宫的子宫底有一个＞ 1cm 的凹陷。Ⅶ类是异常的最后一类，与子宫内暴露于己烯雌酚（DES）

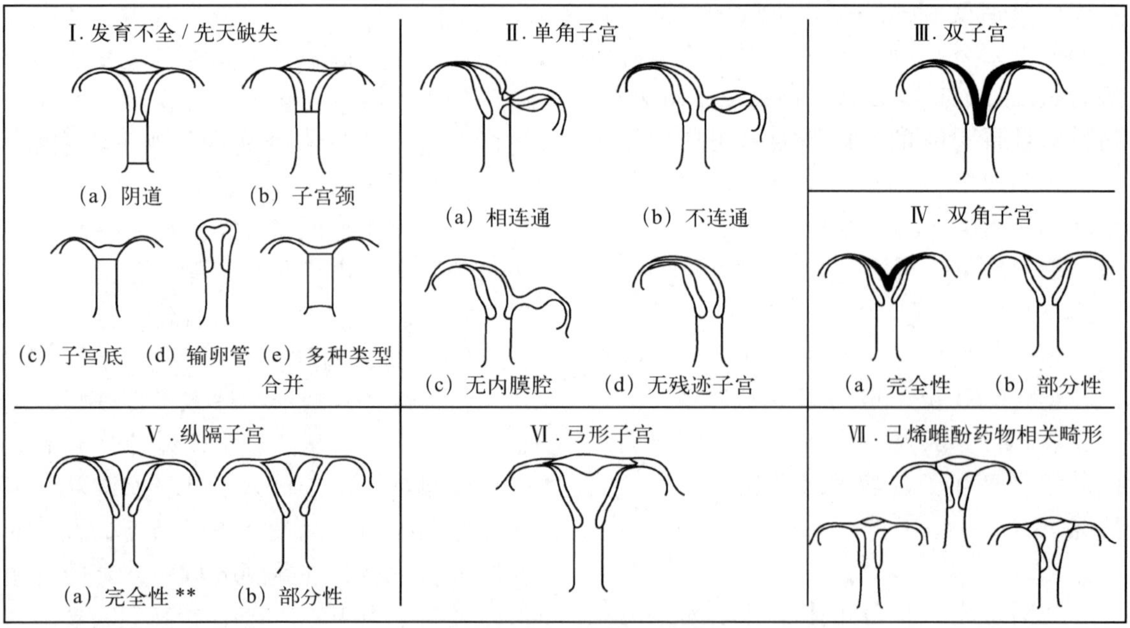

图 9.4　美国生育医学会对米勒管异常的分类

转载自 Fertility and Sterility, 49/6, The American Fertility Society classifications of adnexal adhesions, distal tubal occlusion, tubal occlusion secondary to tubal ligation, tubal pregnancies, Mullerian anomalies and intrauterine adhesions, 944–955, 1988. 经 Elsevier 授权

*　子宫可能正常，也可能出现各种异常形态

** 可能有两个明显不同的宫颈

有关。己烯雌酚是一种非甾体类雌激素，被认为可预防流产，主要在 1945 ～ 1970 年使用。在此期间，人们一直在使用这种雌激素，直到发现它会大大增加胎儿子宫畸形和罹患阴道透明细胞癌的风险后，它才被迅速撤出市场。明确子宫畸形的类别有助于确定治疗方案和判断是否需要进行手术矫正。

（二）后天解剖学异常

1. *子宫平滑肌瘤*　子宫平滑肌瘤又称子宫肌瘤，是子宫肌层的良性肿瘤。它们是导致女性异常子宫出血、月经过多和盆腔压迫的常见病因，严重降低了患者的生活质量。子宫肌瘤在育龄女性中极为常见，黑种人女性的发病率高达 80%，白种人女性的发病率为 70%。子宫肌瘤也是子宫切除手术的主要原因。子宫肌瘤根据其在子宫壁内的位置分为：浆膜下肌瘤、肌壁间肌瘤或黏膜下肌瘤。依据国际妇产科联盟（FIGO）的分级系统，按照纤维瘤在子宫壁内的位置进一步分为 8 种类型（图 9.5）。黏膜下肌瘤从 0 型到Ⅱ型不等。0 型包括完全位于子宫内膜腔内的肌瘤，没有任何子宫肌层延伸。Ⅰ型即大部分肌瘤位于子宫内膜腔，只有小于 50% 的肌瘤位于子宫肌层。Ⅱ型包括 50% 或以上位于子宫肌层内的肌瘤。

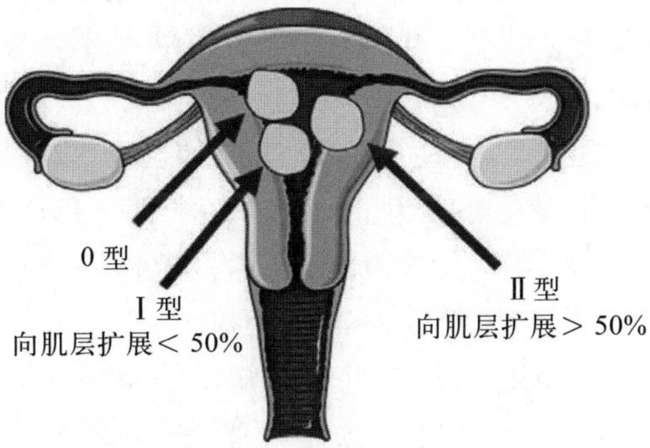

图 9.5　黏膜下肌瘤的 FIGO 分级

由于其与子宫内膜腔的关系，黏膜下肌瘤是不孕症检查中的主要关注点。但对于子宫黏膜下肌瘤是否会对妊娠率产生不利影响以及切除肌瘤是否会改善妊娠率还存在争议。黏膜下肌瘤降低生育能力的机制被认为包括子宫收缩功能障碍、输卵管阻塞、慢性子宫内膜炎和子宫内膜容受性受损。在一项全面的系统评价及数项回顾性队列研究中显示，患子宫黏膜下肌瘤的女性接受宫腔镜切除术后，与原位黏膜下肌瘤的女性相比，其临床妊娠率更高。然而，最近 Cochrane 数据库的部分学者仍对宫腔镜手术切除子宫黏膜下肌瘤后女性的临床妊娠率是否真正提高持有不确定态度。

要点
● 鉴于宫腔镜手术的总体并发症发生率较低，尚无证据表明宫腔镜切除术会对妊娠率造成负面影响，并有可能改善预后。因此，美国生殖医学学会表示尽管需要更多高质量的数据作为进一步评估，但目前切除子宫黏膜下肌瘤被认为是合理的。

2. *子宫内膜息肉*　子宫内膜息肉是子宫内膜的良性增生，其结构包括腺体、间质和血管。其发病率在不同人群中介于 8% ～ 34%，但由于众多患者无明显症状，因此很可能会漏诊。子宫内膜息肉的危险因素包括增加雌激素暴露的情况，如肥胖或使用他莫昔芬。虽然绝经后女性发生恶性肿瘤的风险最大，但在绝经前的女性中，恶性风险仍为 1.7%。研究发现，息肉在不孕女性中的发病率增加了约 7%，但这种关系的因果关系尚未确定。息肉导致生育能力降低的机制有很多，包括诱发子宫内膜出血、子宫内膜炎、干扰正常内分泌功能、增加糖化载脂蛋白浓度从而抑制精子与卵子结合等。与黏膜下肌瘤一样，对于息肉是否真正具有临床意义以及是否应该切除息肉也存在争议。2016 年的一个系统性回顾和 meta 分析发现，与保留原位的子宫内

膜息肉的女性相比，接受宫腔镜切除术的子宫内膜息肉女性的妊娠率有所提高，但证据质量较低。有趣的是，其中一项研究专门探讨了在宫内人工授精（IUI）前进行息肉切除术是否会提高妊娠率，结果发现息肉切除术组中的大多数妊娠都是在第一次 IUI 前自然发生的。

要点
● 由于宫腔镜下子宫息肉切除术是一种低风险的干预措施，并能潜在地提升治疗效果，因此在治疗不孕症时考虑采用这种方法是合理的。

3. *粘连性疾病*　盆腔粘连组织的形成可能是在组织受到损伤或发生炎症过程之后，如术后损伤和感染（盆腔炎、阑尾炎等），或子宫内膜异位症等疾病。粘连性疾病可影响生殖道中的每个器官，对生育造成严重影响。治疗方法取决于受影响的器官和病因。

阿谢曼（Asherman）综合征是指先前的子宫手术或感染破坏了子宫内膜的基底层而导致宫腔内粘连。由此产生的肉芽组织会转化为纤维瘢痕组织，称为粘连，会堵塞宫腔，并导致月经不调甚至闭经。研究表明，它可增加流产、胎盘异常植入和异位妊娠的风险，部分原因被认为是血管减少或异常。Asherman 综合征在很大程度上无症状，据报道，在有头胎终止妊娠刮宫史或产后胎盘残留史的女性中，其患病率高达 19% ～ 21%。在有胎盘滞留、盆腔炎、反复流产、终止妊娠史或曾因子宫肌瘤、子宫纵隔等进行过子宫手术的女性中，应怀疑 Asherman 综合征。Asherman 综合征的严重程度可根据子宫腔受累的百分比分为轻度、中度和重度，最严重的可导致子宫腔壁粘连。HSG 或 SIS 对检测宫腔内粘连的敏感度可达到 75%，然而两者的假阳性率都很高。使用宫腔镜直接观察是诊断的金标准。处理方法是通过宫腔镜分离粘连，30% ～ 66% 的患者会复发，因此临床上常联合其他手术或药物治疗来预防二次粘连。粘连障碍的范围包括固体异物如子宫颈扩张球囊导管或宫内节育器（IUD），以及半固体凝胶和激素治疗方案。虽然预防二次粘连的方法还需要更明确的研究，但大多数权威机构都同意在治疗后对宫腔进行随访评估。一些研究报告称，治疗后的妊娠率和活产率超过 60%。

虽然在美国很少见，但在发展中国家，结核分枝杆菌感染是引起 Asherman 综合征的常见病因，可影响多达 25% 的不孕女性。特别是在 HIV/AIDS 患者中应高度怀疑。

任何导致粘连的盆腔病变或炎症反应都会损害输卵管的通畅性与功能。根据美国疾病控制与预防中心（CDC）的最新数据，输卵管因素导致的不孕症占接受 IVF 患者的 12%。输卵管因素导致的不孕症占女性不孕症的大多数，其病因是感染。虽然感染确实会从邻近器官传播，如阑尾炎或炎性肠病，但性传播是大多数盆腔炎（PID）感染的罪魁祸首。性传播感染，尤其是沙眼衣原体和淋球菌，影响着近 50% 的 15 ～ 24 岁女性，是一个重大的公共卫生问题。除了作为可能危及生命的疾病这一直接问题外，PID 的长期后果还包括输卵管运送受精胚胎的能力受损，从而增加了异位妊娠和不孕的风险。在临床确诊的 PID 患者中，约有 15% 的女性会发展成不孕症。然而，大多数病例并无症状，因此未被发现。此外，女性患 PID 的次数与其后来发展为不孕症的可能性相关。对于有 PID 病史的女性，应进行输卵管通畅性诊断检查，如 HSG 或腹腔镜检查。治疗方法包括手术矫正和使用 IVF 绕过输卵管。

4. *子宫内膜异位症*　子宫内膜异位症是公认的盆腔粘连性疾病的罪魁祸首之一，指子宫内膜腺体和间质出现在子宫体以外部位的疾病。子宫内膜异位症的主要病因是经血逆流，但也存在其他理论，包括浆膜上皮化生、血液和淋巴良性转移或干细胞，这些理论有助于解释在距离子宫较远的器官中罕见地发现子宫内膜异位症的情况。子宫内膜异位症症状的严重程度差异较大，一般认为这取决于浸润的深度及子宫内膜异位植入物的位置。女性通常会出现周期性或持续性盆腔疼痛，以及在性交、排尿或排便时的深度疼痛。

数据表明，30% ～ 50% 的不孕女性患有子宫内膜异位症，在患有盆腔疼痛的女性中，这一比例可以达到 80%。子宫内膜异位症和不孕症背后的病理生理学是复杂且多因素的，且大部分尚不明确。就输卵管而言，已知子宫内膜异位症可导致机械性阻塞和输卵管积水，这使输卵管无法拾卵。人们还认为，子宫内膜异位症会降低输卵管的生理性运输能力，从而损害输卵管的功能，导致妊娠率降低。此外，许多研究表明，全身炎性细胞因子、巨噬细胞和氧化应激水平升高，可能会妨碍精子和卵母细胞的相互作用及着床环境。卵巢子宫内膜异位囊肿也会破坏有活力的卵巢组织，从而降低生育能力。事实上，如前所述，与未受影响的同龄女性相比，患有子宫内膜异位症的女性的卵巢储备标志物 AMH 水平较低。

子宫内膜异位症只能通过在腹腔镜手术中切除的病变组织的病理组织学分析来确诊，因为影像学检查只有在附件囊肿（子宫内膜瘤）存在时才能检测出来。子宫内膜瘤通常表现为均匀的附件肿块，伴有低回声，被形象地称为“磨玻璃”外观。深部浸润型直肠阴道隔或肠道子宫内膜异位症可以通过经阴道超声检查（在直肠中带或不带流质对照）或 MRI 来检测。因为子宫内膜异位症病灶处外形多变，因此在手术过程中想要准确识别它们需要一定的专业背景。通常情况下，它们被描述为蓝色或褐色火药灼伤样病灶（图 9.6，见彩图），但也可表现为白色或红色病灶。在检查过程中，需要对骨盆和侧壁进行详细检查，特别是卵巢下方的卵巢窝和子宫骶韧带区域。

对于有生育意愿的女性而言，子宫内膜异位症的治疗既困难又有争议。激素抑制尚未被证明有效，一般不推荐使用。根据最近的 Cochrane 系统评价显示，与观望治疗相比，腹腔镜手术可以提高活产率和妊娠率。有关子宫内膜瘤的数据尚存争议，目前认为切除子宫内膜瘤并不能明显改善生育能力。最近的研究支持对无症状的女性进行期待疗法，但如果需要手术以减轻疼痛或担忧发展成为恶性肿瘤，则必须注意保护卵巢组织，目前切除手术已被证明优于消融手术。与期待疗法相比，辅助生殖技术已被证明可以提高患有子宫内膜异位症的女性的妊娠率，在大多数情况下，IVF 可最大限度地发挥其生育潜力。一些研究主张在 IVF 前使用手术或 GnRH 激动剂进行预处理以优化周期，而另一些研究则显示此举无益。仍需更多的证据来制定明确的指南，目前已在进行相关试验。

要点

- 盆腔粘连性疾病通过多种机制严重损害生育能力，包括解剖性阻塞、机械性传输障碍，以及腹膜和子宫环境的改变。评估是否有腹部或子宫手术史、PID 和子宫内膜异位症病史非常重要。在特定情况下，手术分离粘连和切除子宫内膜异位植入物可能会提高部分患者的生育能力。

第五节 不明原因的不孕症

最终，15% 的夫妇在检查中发现，他们的不孕症没有明确的病因，因此被诊断为不明原因的不孕症。虽然没有明确的治疗目标会令人沮丧，但与期望管理相比，使用辅助生殖技术进行经验性治疗可显著提高这些夫妇的成功率。然而，即使采用了最先进的生殖技术，女性移植携带正常基因型的胚胎，仍有 20% ～ 40% 会出现植入失败。

随着研究的不断深入，遗传学和表观遗传学越来越多地在探索不明原因的不孕症和胚胎植入失败这一领域发挥重要作用。全基因组关联分析（GWAS）可以更好地识别单核苷酸多态性（SNP），这些单核苷酸多态性会导致群体间的遗传变异，并与不孕症相关疾病有关。

研究发现，与正常月经功能相关的基因（如 *LHCGR* 基因）以及与生殖激素功能、代谢综合征和胰岛素抵抗相关的基因（如 *FSHR*、*FSHB*、*DENND1A*、*INSR* 和 *THADA*）都与多囊卵巢综合征有关。患有子宫内膜异位症的女性体内 *CDKN2B-AS* 等基因的表达量较高，这些基因在子宫内膜功能障碍中起着一定的作用。其他与子宫内膜异位症有关的基因包括那些在女性生殖道发育中起重要作用的基因，如 *WNT4* 和 *HOXA10*。虽然已有研究将 POI 与遗传原因联系起来，但大部分最初数据都探讨了 X 染色体，包括缺失、易位和 *FMR1* 基因前突变。最近的数据发现了与 POI 相关的其他多种基因突变。*FOXL2* 基因是卵巢卵泡成熟过程中的关键转录因子，其转录后修饰已成为研究的重点。其他相关基因包括 *GDF9*、*FIGLA*、*FOXO1a*、*FOXO3a*、*NOBOX*、*BMP15* 和 *POF1*。

目前对遗传学和表观遗传学的关注使人们对不孕症的病理有了更深入的了解，并迅速成为生殖领域的重要组成部分。未来的诊断可能会结合遗传学和表观遗传学，以帮助进行个体化医疗和治疗。

最后，为了充分发掘生育潜能，我们不应忽视不孕对心理的影响。长期且高成本的评估和治疗过程会增加患者的压力和焦虑情绪，甚至可能对婚姻关系造成影响。重要的是，要考虑到女性和男性在应对策略上存在差异，无论他们是否处于恋爱关系中，不孕症可能会使每个寻求治疗的人感到孤独。女性可能会受到先入为主的女性观念和自我价值的影响。我们在努力将不孕症医学化并有效治疗患者的同时，还必须考虑患者的心理和情绪健康，并在必要时提供系统支持和转诊治疗，以便为不孕症夫妇提供最全面的人文关怀。

（邱俊峰　韦　一　译）

第 10 章

男性生殖系统影像

Roger K. Khouri Jr and Tolulope Bakare

第一节　引　　言

据统计，不孕不育在育龄夫妇中的发生比例为 10% ～ 15%。其中，由男性因素所致不育的情况约占 50%，单纯因男性因素导致不育占 20%，由男女共同因素所致不育占 30% ～ 40%。男性不育可能与多种先天、后天因素相关。既往对于不孕不育的检查和治疗过度集中于女性，近些年来，人们对男性不育有了更多关注。临床上，对不育男性的评估应达到以下目的：①识别可逆病因，以改善生育能力；②识别不可逆病因，辨别可以进行辅助生殖技术（assisted reproductive technology，ART）治疗的情况；③识别不可逆病因，辨别不适合 ART 的情况；④观察不育的病理学变化；⑤明确可能对患者及其后代具有影响的遗传原因。

大多数男性不育可以借由病史、体格检查、内分泌检查和精液分析进行诊断。某些情况下，影像学检查对于本病的诊断和治疗有重要价值。现代影像技术可以识别导致不育的部分病理情况，最常见的包括精索静脉曲张、输精管或精囊（seminal vesicle，SV）闭锁或梗阻、射精管梗阻（ejaculatory duct obstruction，EDO）、隐睾、睾丸肿瘤和垂体瘤等。放射科和泌尿科医生已在影像学研究应用方面取得显著进展，以期有效地诊断和治疗男性不育。在这一章中，我们参考近年来关于男性不育的放射学研究，概述了相关疾病的影像学情况及特征。

第二节　诊　　断

为了系统地介绍男性不育，同时也为让患者及其伴侣更方便地了解本病的检查和管理，我们根据病理变化将病因分为睾丸前、睾丸和睾丸后（梗阻性）三方面。同时基于此框架，我们编写了本章内容。

由于其实用性、低成本和无辐射等特点，超声（ultrasound，US）被广泛应用于不育患者的初步检查。对于无精子症，睾丸活检是诊断的金标准，而阴囊超声在识别因睾丸因素导致的不育方面具有 75% 的敏感度和 72% 的特异度，对于睾丸后因素则有 30% 的敏感度和 87% 的特异度。研究同样表明，经直肠超声（transrectal ultrasound，TRUS）在识别因睾丸因素导致的不育方面具有 39% 的敏感度和 88% 的特异度，对于睾丸后因素敏感度为 45%，特异度为 83%。除超声外，一些更先进或侵入性的检查通常应用于复杂的病情或用于指导治疗决策。

一、睾丸前因素

本病的睾丸前因素通常与内分泌异常（低促性腺激素性性腺功能减退症）或全身性疾病有关。一般而言，盆腔影像对于此种情况价值有限，可进行脑成像辅助诊断。对于睾丸前病因的诊断，关键是要识别到临床表现和实验室检查结果的异常，考虑导致不育的睾丸前因素，并进行影像学检查。

（一）先天性低促性腺激素性性腺功能减退症（继发性性腺功能减退症）

据研究，平均每 30 000 名活产男婴中就有 1 人患有先天性促性腺激素释放激素缺乏症（idiopathic gonadotropin deficiency，IGD）。卡尔曼（Kallmann）综合征是 IGD 最常见的表现，但特发性变异的 IGD 患者也可表现为嗅觉正常。IGD 可能与多种基因的突变相关，并且大多数突变基因可遗传。虽然基因检测对于大多数病例而言可明确诊断，但影像学检查在本病诊疗中仍具有关键作用。对于睾酮水平低于 150g/dl 并且血清黄体生成素（luteinizing hormone，LH）水平低于正常范围的男性，皆应进行颅脑磁共振成像（magnetic resonance imaging，MRI），以评估是否存在颅内占位性病变。

（二）垂体瘤

垂体前叶的催乳素细胞分泌过量催乳素，可抑制下丘脑促性腺激素释放激素（gonadotropin releasing hormone，GnRH）的正常脉冲式分泌，进而引起低促性腺激素性性腺功能减退。催乳素还可与支持细胞和间质细胞上的受体相结合，抑制精子发生和类固醇生成。当血清催乳素水平＞ 80ng/ml 时，强烈提示泌乳素瘤。对于检验结果提示泌乳素瘤的不育男性，应进行头颅 MRI 检查。标准头颅 MRI 可准确诊断和定位大多数垂体腺瘤（图 10.1）。如果检验结果强烈提示泌乳素瘤，但头颅 MRI 无异常，可加检钆增强 MRI（同时采集冠状面和矢状面），判断有无漏检垂体微腺瘤。

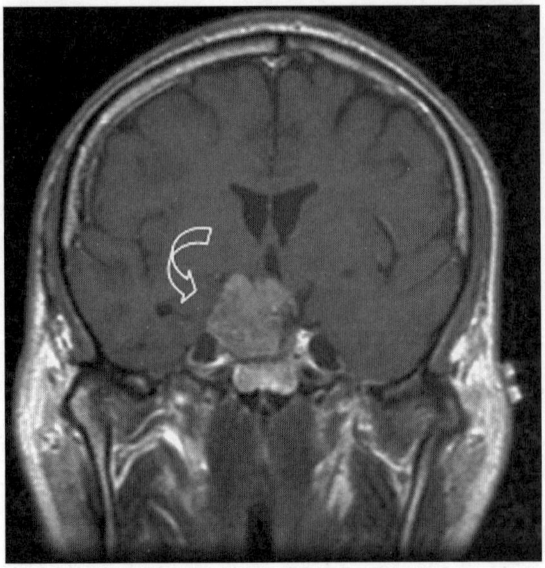

图 10.1　蝶鞍冠状位 MRI 显示一个巨大的垂体腺瘤（弯曲箭）

要点
● 根据低促性腺激素性性腺功能减退症或催乳素血症的实验室检查结果，怀疑睾丸前因素。 ● 怀疑睾丸前性腺功能减退的男性，应进行头颅 MRI 检查。

二、睾丸因素

高促性腺激素性性腺功能减退症是睾丸原因导致不育的典型表现。无论病理生理学结果如何，通常可以通过其体积、循环和弹性来估计睾丸的生精能力。正常睾丸体积为 15 ～ 25ml，不同测量方法所得结果存在较大差异。睾丸总体积＜ 20ml 时提示原发性睾丸衰竭。睾丸体积可通过实测大小或阴囊超声评估得到，公认的计算公式为（长 × 宽 × 高 ×0.71）。多普勒超声频谱可确定睾丸内阻力指数（resistance index，RI），该指数与血液循环情况高度相关。此外，还可以使用超声弹性成像来确定睾丸弹性。在考虑相应诊断的情况下，泌尿科医师可单独或联合运用上述检查，以评估睾丸生精功能。

（一）精索静脉曲张

精索静脉曲张是男性不育最常见的可逆性病因，该病在男性中发生率为 14% ～ 20%，在不育男性中发生率为 35% ～ 40%。精索静脉曲张可导致睾丸体积变小、精液质量下降，同时也与类固醇生成受损密切相关。

大多数精索静脉曲张并不影响患者的生育能力。因此，临床医师在讨论治疗方案之前必须对精索静脉曲张进行分级。1 级仅可通过 Valsalva 动作触及；2 级虽不可见，但无须 Valsalva 动作即可触及曲张精索静脉；3 级视诊可见如蚯蚓团状的曲张静脉。倘若精索静脉曲张仅为影像学检查发现，无阴囊积液、阴囊增厚、手术瘢痕或其他因素的干扰，在体格检查未触及，通常没有临床意义，无须治疗。如果存在阴囊积液、阴囊增厚、手术瘢痕或其他情况，此时分级系统不适用，应在临床医师指导下进行影像学检查。

精索静脉造影是诊断精索静脉曲张的金标准，影像学表现为精索内静脉扩张，并向精索静脉的其他分支部分（腹部、腹股沟、阴囊、盆腔）回流。由于精索静脉造影术的临床应用受到成本、时间、侵入性和操作者技术的限制，它常用于指导静脉栓塞手术之前的准备工作，偶尔用于诊断复杂病例。

对于临床未触及的精索静脉曲张，彩色多普勒超声（color Doppler ultrasound，CDUS）是最可靠的非侵入性检查手段（图 10.2）。如果在进行 Valsalva 动作时观察到多根直径超过 3mm 的静脉，并且这些静脉中的血流存在反流，提示患者精索静脉曲

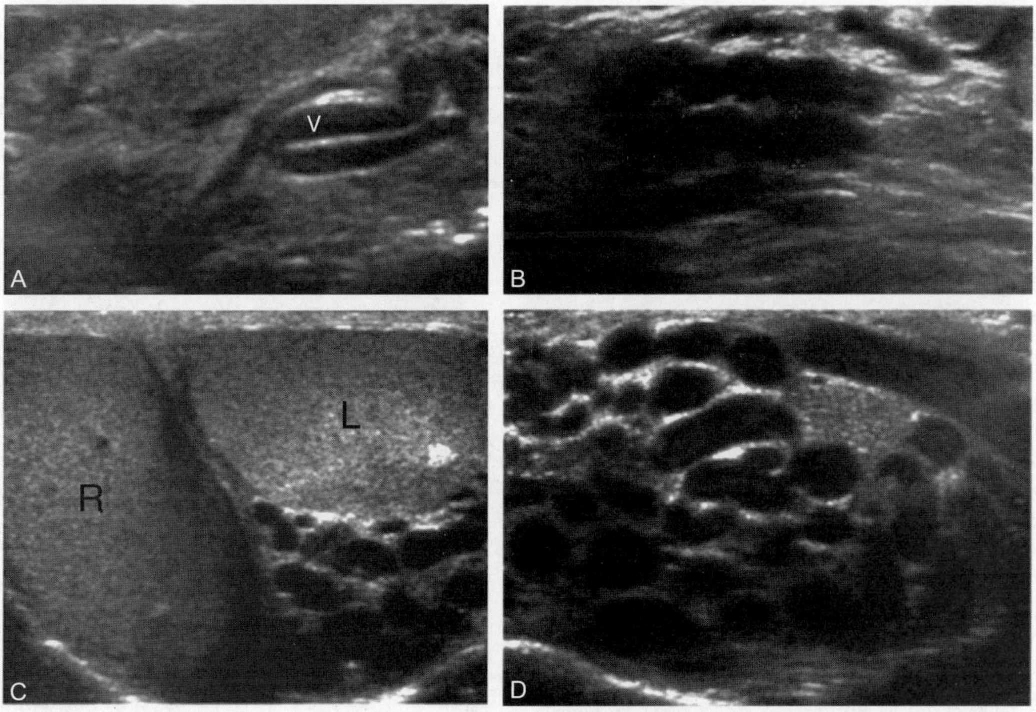

图 10.2　精索静脉曲张超声图像

A. 左侧阴囊矢状位图像，显示轻度扩张的静脉（V），最大直径 3mm；B. 中度精索静脉曲张的矢状图像，最大直径 4mm（光标之间）；C. 正常睾丸横断面图（R，右；L，左）和左侧深处的重度精索静脉曲张；D. 巨大蔓状左侧精索静脉曲张的矢状位图像（与 C 中的患者相同），包括许多迂曲和扩张的静脉

张程度较重。当患者至少有一根精索静脉的直径超过 3mm 时，选择进行精索静脉结扎手术可以显著提高精子数量和运动能力。Valsalva 动作时 CDUS 上的反流也可预测精索静脉曲张切除术的成功率。然而，有多达 50% 的精子计数正常且检查时无精索静脉曲张的男性在 Valsalva 动作时 CDUS 也可出现反流。虽然 CDUS 可以显示血流反流的存在，但它并不能精确测量逆流的持续时间或幅度。在检查结果不一致或模棱两可的情况下，需要对临床信息进行综合分析后决策。弥散张量成像是近期出现的一种高度可重复且准确的诊断精索静脉曲张的方法，但它在实际临床中的应用价值仍待确定。

脉冲模式多普勒超声有助于将 Valsalva 动作时的反流分为三类：一是短暂性反流（< 1 秒），为生理性；二是中度反流（1 ～ 2 秒），该反流幅度在整个 Valsalva 动作中持续降低，通常不可触及；三是持续性反流（> 2 秒），该反流在腹部用力时保持稳定，通常可触及。在没有可触及的精索静脉曲张的情况下，只有持续性反流患者在治疗后显示出明显改善。

在精索静脉曲张的男性中，约有 2% 的人曲张的静脉可能延伸至睾丸内部。睾丸内静脉曲张在 CDUS 上通常表现为睾丸纵隔附近存在直径大于 2mm 的静脉，通过 Valsalva 动作时血液的回流可将其与管状扩张区分开来。如果精索静脉曲张伴有睾丸体积减小，则建议进行精索静脉结扎术。研究证明手术可激发睾丸追赶性生长，若仅观察则会导致睾丸萎缩恶化。

由于睾丸静脉左、右侧回流路径不同，左侧精索静脉曲张更常见。对于单纯的右侧精索静脉曲张患者需怀疑腹膜后肿瘤，需要进行计算机断层扫描（computed tomography，CT）检查。

（二）附睾睾丸炎

在急性炎症阶段，附睾睾丸炎（以及睾丸炎、附睾炎）会显著地抑制精子的生成。炎症导致睾丸和附睾组织受损，从而影响了精子的生成。而且，炎症引起的瘢痕可能长期抑制精子生成或附睾阻塞，影响精子的输送。通过相应的病史和体格检查，阴囊彩色多普勒超声可以确认急性期的附睾睾丸炎，影像上显示特征性的异质性肿大和充血（图 10.3，见彩图）。对于这种情况需立即进行抗生素治疗。临床上，大多数因不育而接受评估的男性非急性感染，而在曾经患有严重附睾睾丸炎的男性中，阴囊超声检查可能显示非特异性的瘢痕，但没有治疗方案可以逆转这个过程。

（三）隐睾

在未治疗的情况下，单侧和双侧隐睾男性的不育率分别是正常人群的 2 倍和 6 倍。隐睾最常在小儿泌尿科医师对 6 个月以上的儿童进行体格检查时发现。对于隐睾的治疗，最佳时间是在患儿 6 ～ 12 个月时进行睾丸下降固定术。这可以降低患者未来发生不育和恶性肿瘤的风险，同时也有助于识别睾丸肿块。在常规检查中，通常不建议进行影像学检查，因为隐睾的患者往往需要手术进行探查和治疗。在未触及睾丸的病例中，超声检查可以识别出腹股沟区域的睾丸（图 10.4），但其敏感性较差。MRI 或 CT 可以识别腹腔内的睾丸，有助于手术计划的制订（图 10.5 ～图 10.7）；然而，在 MRI 上未发现睾丸并不意味着不需要进行手术探查，因为 MRI 在识别腹腔内的睾丸方面只有 55% 的敏感度。从肿瘤学的角度来看，未经治疗的隐睾症男性更值得关注，因为青春期后睾丸下降固定术不会显著改善生育能力，应考虑睾丸切除术。

（四）睾丸肿瘤

不育男性罹患睾丸肿瘤的风险显著增

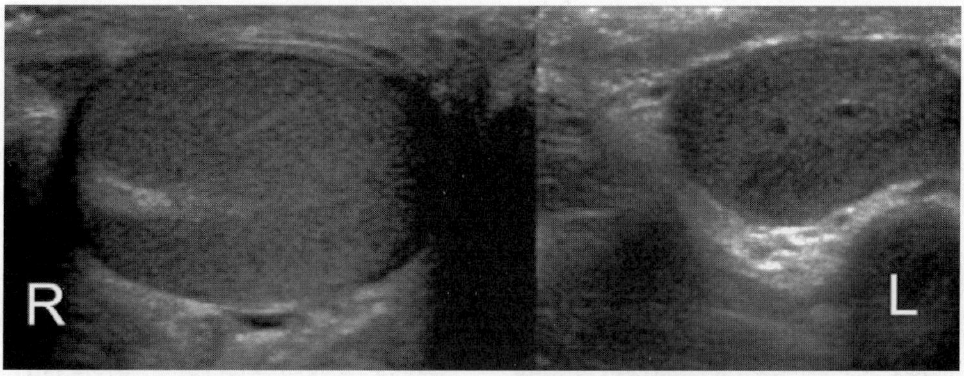

图 10.4 两个睾丸的分屏超声图像（放大倍数相同）。右侧（R）睾丸大小和位置正常；左侧（L）睾丸在腹股沟管内未降，小且不均匀

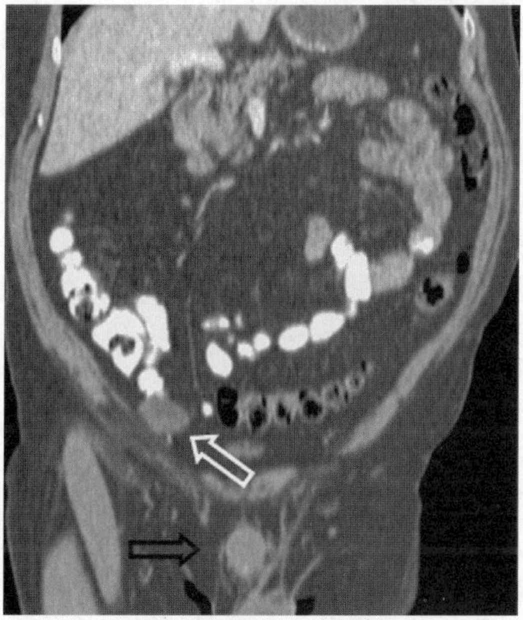

图 10.5 右侧未降睾丸的冠状位 MRI 图像。左侧睾丸位于腹股沟管正上方（白色箭头）；右侧睾丸正常结构缺失（黑色箭头）

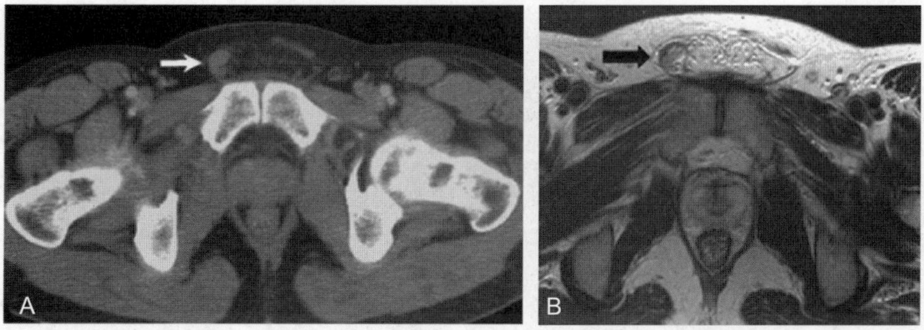

图 10.6 右睾丸未降落，萎缩，位于腹股沟管内的轴位 CT（A）和 MRI（B）图像（箭头）

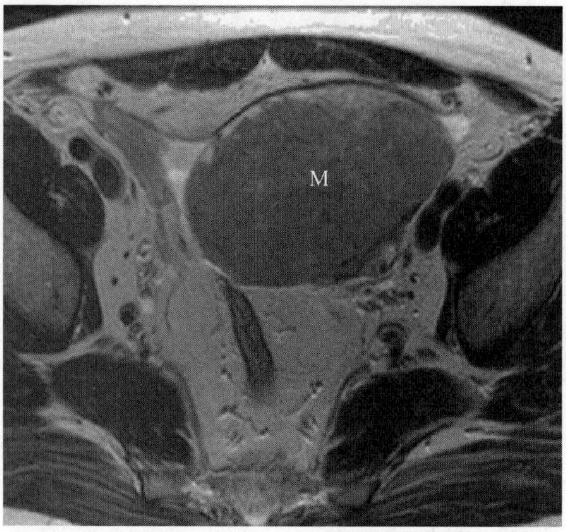

图 10.7 轴位 MRI 图像，左侧睾丸肿大，未降，被肿瘤（M）替代

加，即使在控制了隐睾等混杂因素后也是如此。对于不同的研究，不育男性罹患睾丸肿瘤的风险增大幅度存在较大差异。然而，两项高质量的流行病学研究表明，不育男性患上睾丸肿瘤的危险比（即患病风险）可能在 2.4 ～ 2.8。这可能导致一些泌尿科医生建议对所有不育男性进行阴囊超声筛查。然而，与仅通过体检发现睾丸肿瘤相比，没有证据表明早期发现非可触及的睾丸肿瘤可改善预后。因此，我们建议仅通过体检筛查睾丸肿瘤。

尽管超过 95% 的可触及的睾丸病变是恶性的，应进行腹股沟睾丸切除术，但大多数影像可见而无法触及的睾丸病变是良性的。这些肿块未表现明显的生长模式，通常可以通过密切的随访进行安全监测，或者使用保留睾丸的手术方法切除。如果阴囊超声显示肿块的异质性较高（图 10.8），应考虑进行睾丸切除，特别是当血清肿瘤标志物水平升高时。在情况不明确或患者焦虑程度较高的情况下，应考虑进行实时超声弹性成像或阴囊 MRI，这两种方法识别睾丸恶性病变的准确率超过 90%。

在双侧或单侧睾丸肿瘤的情况下，对于所有希望保留生育能力的男性，在睾丸切除时应尽可能保留睾丸组织或行显微镜下睾丸取精术（microscopic testicular sperm extraction，micro-TESE）。术前进行阴囊超声有益于制订手术方案。

（五）睾丸微石症

阴囊超声检查常不经意发现睾丸微石症（testicular microlithiasis，TM）（图 10.9 和图 10.10），其程度与精液参数呈负相关。TM 也与隐睾症紧密相关，并且很可能是精原细胞管退化的非特异性标志物。然而，大多数 TM 男性的生育能力正常，并且没有证据表明针对 TM 的特定治疗可以改善生育能力。因此，不建议主动筛查 TM，也不建议因偶然发现的 TM 而调整不育症管理方案。

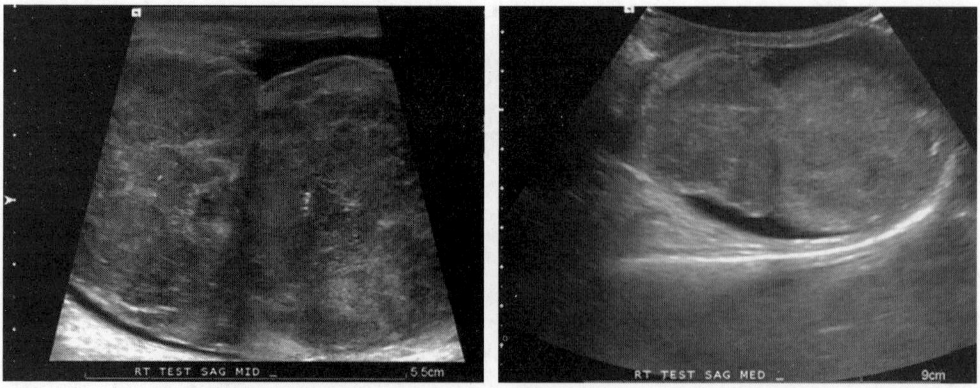

图 10.8 彩色多普勒超声上，睾丸肿瘤典型表现为异质性肿块，伴有大量血液灌注和睾丸实质浸润

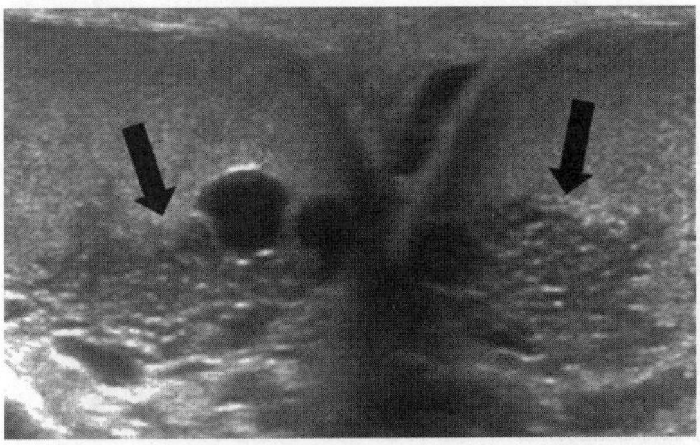

图 10.9　双侧扩张的睾丸网（箭头）阴囊中线横断面超声图像，不要与肿瘤混淆

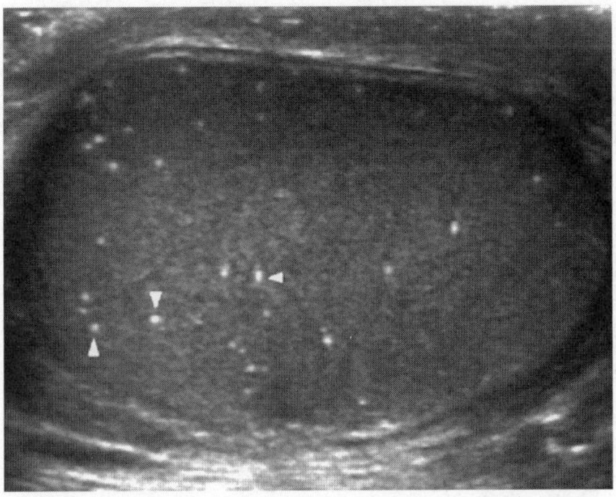

图 10.10　阴囊矢状面超声显示多个微小回声睾丸病灶（箭头），代表微石症

关于 TM 与睾丸恶性肿瘤之间的关系存在广泛争议。根据相关研究分析，二者之间的关联更可能是由于混杂因素而非因果关系造成的。因此，在没有其他风险因素的情况下，患有 TM 的男性从医师的安抚情绪中获益更多，而不是通过额外的筛查测试。由于不育是睾丸恶性肿瘤明确的风险因素，我们只强调在不育的 TM 患者中定期进行睾丸自检的重要性。

（六）染色体异常

在患有无精子症或少精子症且没有明显睾丸后病因的患者中，应进行染色体分析。克兰费尔特综合征和 Y 染色体微缺失是精原细胞功能障碍型无精子症的最常见遗传原因。影像学检查对于诊断无太大价值。尽管这些男性中的少部分人可以通过辅助生殖技术成功生育，但他们应先被转诊至医学遗传学专科。这些染色体异常通常会加大与泌尿学无关的其他严重疾病的风险，必须进行妥当的管理。医学遗传学家还可以就染色体异常的潜在遗传风险进行细致交流。

要点
● 根据高促性腺激素性性腺功能减退症的检验结果以及精索静脉曲张或睾丸偏小的体格检查结果，可以怀疑由睾丸因素导致的不孕。 ● 如果怀疑不育是由睾丸因素导致的，并且检查时不存在精索静脉曲张或隐睾，则需通过阴囊超声确定睾丸体积、血液循环和弹性来综合评估睾丸内在的生精能力。

三、睾丸后因素

睾丸后因素所致不育的男性通常表现为无精子症或少精子症，精液常规检查见精液量、pH 和果糖含量低。如果怀疑睾丸后因素（排除睾丸前或睾丸因素），并在检查时双侧可触及输精管，我们通常先使用 TRUS 判断有无梗阻。

（一）先天性双侧输精管缺如

梗阻性无精子症的白种人男性患者中约 25% 患有先天性双侧输精管缺如（congenital bilateral absence of the vas deferens，CBAVD）。这可能是与该人群中囊性纤维化突变的高携带率相关。因此，医师在进行进一步的诊断前，必须进行详细的体格检查，尤其是双侧输精管触诊。

通常情况下，不需要进行影像学检查。然而，超声检查可以帮助印证诊断。在阴囊超声检查中，通过其平行排列的肌肉壁可以识别输精管。输精管与附睾和精囊在胚胎学上都起源于中肾管。如果输精管缺如，阴囊超声检查可能显示输出小管、附睾在体尾交界处突然停止。TRUS 和 MRI 可显示 SV 异常或缺失（图 10.11 ～图 10.14）。

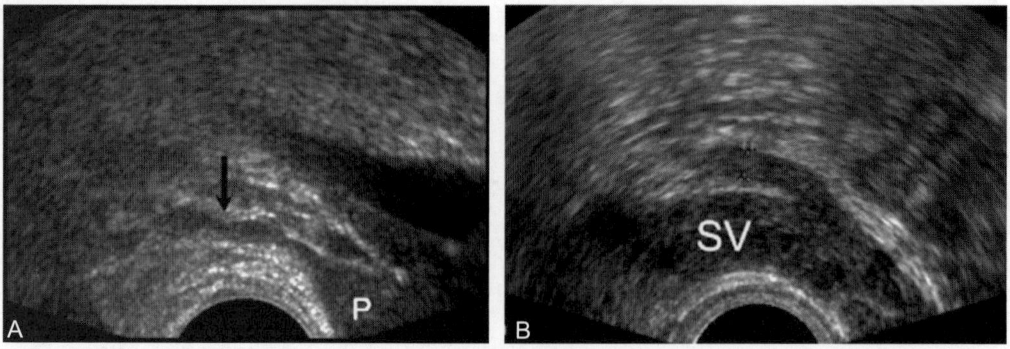

图 10.11 CBAVD 患者前列腺（P）头侧的 TRUS 横断图像，右侧精囊明显萎缩，输精管缺如（A）；TRUS 图像显示正常的右侧精囊和输精管连接其内侧（B）

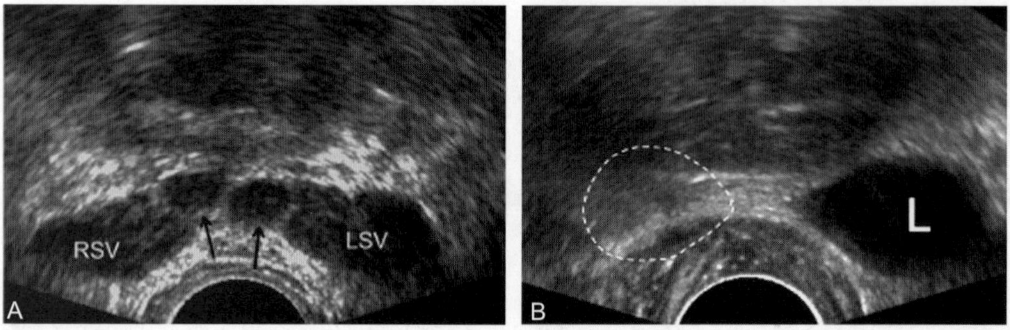

图 10.12 正常精囊（RSV，右；LSV，左）和输精管（箭头）（A）；TRUS 图像显示左侧（L）精囊扩张，右侧精囊缺失（虚线描绘其预期位置），两侧未见输精管（B）

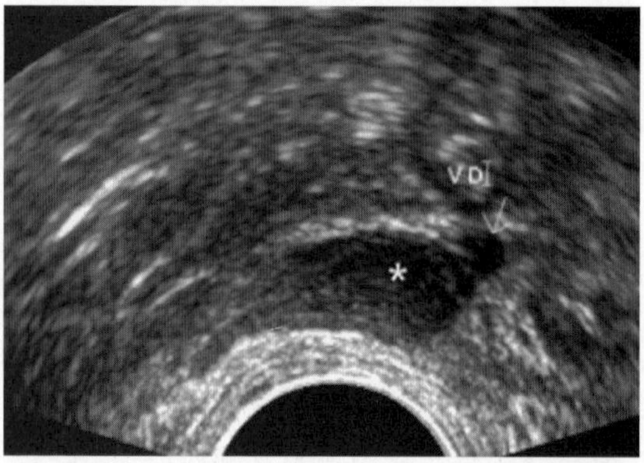

图 10.13 左侧精囊萎缩（*），单侧盲端输精管异常进入左侧精囊（VD 和箭头）的横向 TRUS 图像

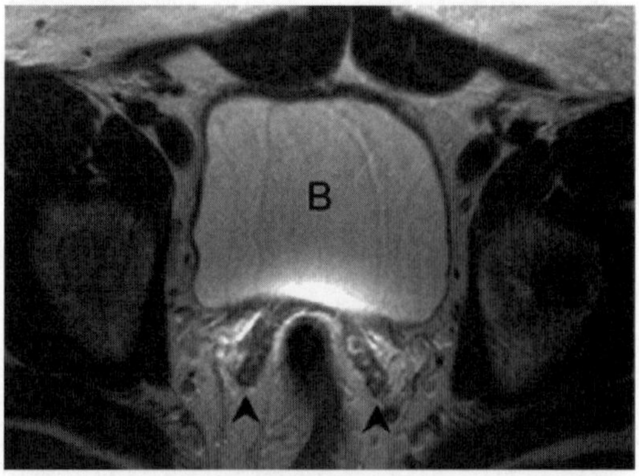

图 10.14 双侧精囊萎缩（箭头）和输精管缺如（B，膀胱）的横断面 MRI

所有先天性输精管缺失的患者都需要进行肾脏超声检查，以评估与输精管缺如相关的肾脏发育不良或其他肾脏异常情况。

（二）射精管梗阻

完全性射精管梗阻会导致无精子症，而部分射精管梗阻则会导致重度少精子症。

此类患者通常没有症状，体格检查也未见明显异常，临床可能存在的症状包括射精前或射精过程中的疼痛及射精力度的减弱，需要进行影像学检查才能做出诊断。尽管血管造影曾经是金标准，但因其侵入性和诱发医源性狭窄的风险，在现代医疗实践中已很少使用。经直肠超声（TRUS）作为标准的影像学检查手段，可以显示前列腺囊肿和（或）射精管（> 23mm）、精囊（> 15mm）及梗阻近端的输精管壶腹（> 6mm）的扩张。TRUS 并不是功能性检查，对射精管梗阻只有 50%的特异度，需要进行验证性试验。如果 TRUS 表现与射精管梗阻一致，TRUS 引导下进行精囊抽吸检查发现有精子，则可以确认诊断，并且强烈表明解除梗阻会极大地改善生育能力（图 10.15）。为提高敏感性，TRUS 引导下的精囊抽吸应在射精后的 24 小时内进行。

射精管梗阻可能是由射精管远端狭窄引起的，这种狭窄可能是先天性的、炎症后遗症或是医源性的（图 10.16）。TRUS 检查未必能明确病情，部分射精管梗阻很难排除。TRUS 引导下的精囊造影术可以通过在透视前直接向精囊注射非离子造影剂，更好地描绘解剖结构。或者，在 TRUS 引导下向精囊注入亚甲蓝（一种染料），膀胱镜下观察染料从射精管口排出情况，以判断完全或部分射精管梗阻，这种技术通常被称为输卵管通色素法。

射精管梗阻可能由射精管囊肿、尿道球腺囊肿、前列腺中线囊肿、米勒管囊肿及精囊囊肿的压迫引起。约有 10% 的不育

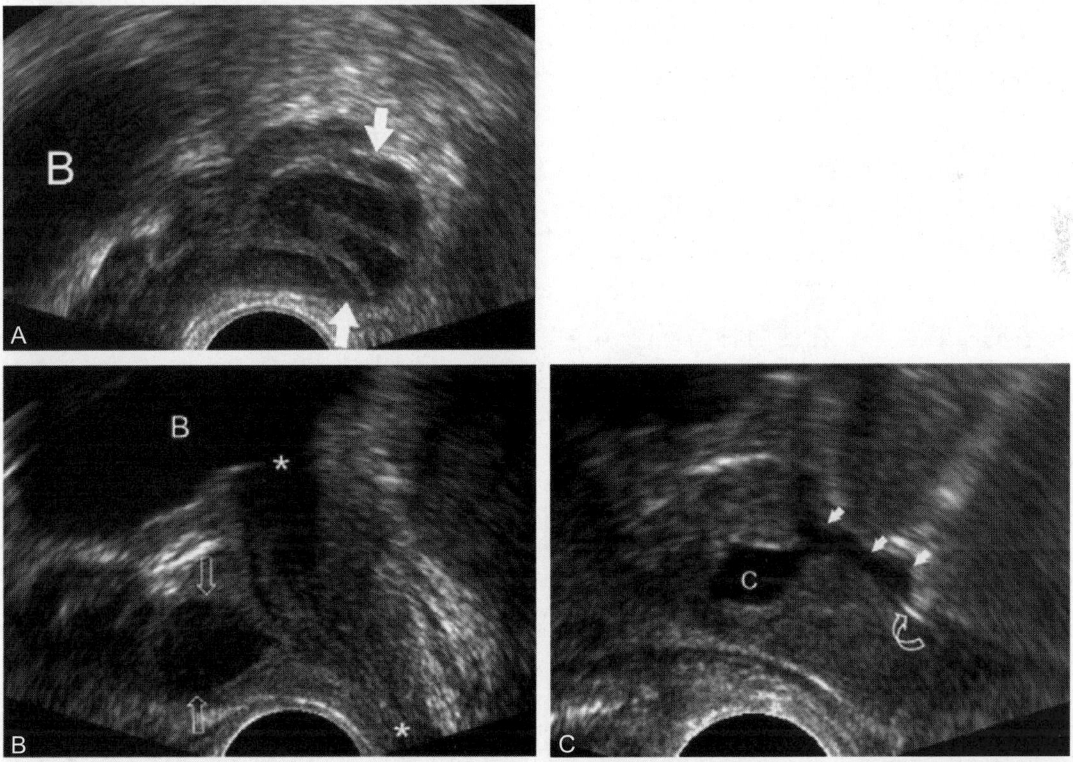

图 10.15　左精囊扩张的横向 TRUS 图像，厚 2cm（箭头之间）（B，膀胱），另一精囊（未示出）具有类似的外观（A）；前列腺矢状面 TRUS 图像显示阻塞的中线囊肿（箭头之间）（B，膀胱；尿道走行沿着星号之间的线）（B）；经尿道射精管囊肿切除术后矢状中线 TRUS 图像（C，囊肿；箭头为充满液体的尿道前列腺部与无顶囊肿相通；弯曲箭头显示膀胱镜的回声尖端刚好在囊肿下方）（C）

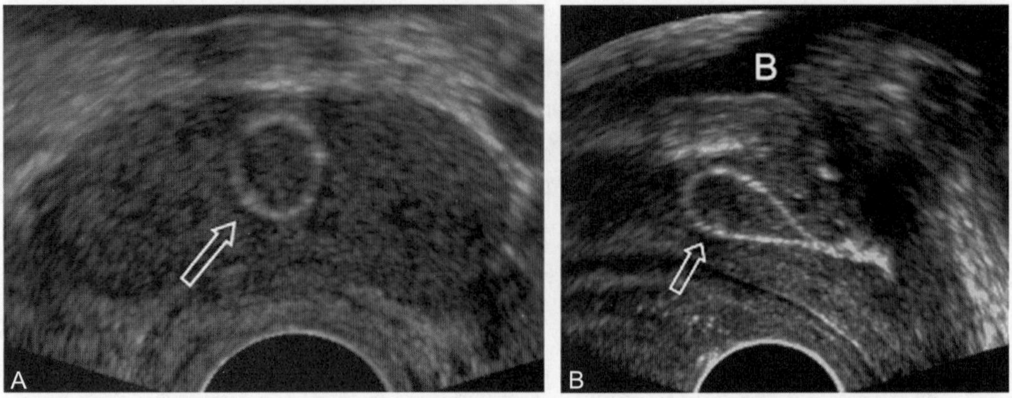

图 10.16 前列腺的横断 TRUS 图像，显示射精管囊肿伴周围钙化，内部有低回声碎片（箭头）（A）；同一囊肿的矢状面 TRUS 图像（箭头），为指向尿道的泪滴形状（B，膀胱）（B）

男性患有前列腺中线囊肿，囊肿的体积与精液参数呈负相关。体积小于 0.117ml 的前列腺中线囊肿通常为偶然发现，一般不会引起射精管梗阻，不需要治疗。TRUS 有助于诊断继发于囊肿压迫引起的射精管梗阻，但对囊肿本身的显像能力有限（图 10.17 ～图 10.19）。MRI 在识别和描述这些囊肿方面尤为清晰。在 TRUS 结果不明确的情况下，直肠内 MRI 可以更准确地显示梗阻程度和周围解剖结构。

极少数情况下，射精管梗阻可能是由精囊收缩障碍而非机械性阻塞引起的，多见于糖尿病患者的精囊神经病变或多囊肾病患者的精囊囊肿。在这两种情况下，精囊造影显示精囊肿大，但没有可见的阻塞。

（三）附睾梗阻

附睾梗阻患者通常患有重度少精子症或无精子症，其激素水平正常，睾丸体积正常，射精量正常，精液 pH 呈碱性。本病常为淋球菌和（或）衣原体感染性附睾炎的后遗症。检查时偶尔可以看到附睾增大。附睾梗阻是一种排除性诊断，通常不需要影像检查。但是，超声检查可以帮助确诊。

如果进行 TRUS 发现输精管末段和精囊连接处出现狭窄或慢性炎症的迹象，则提示附睾阻塞。阴囊超声可显示附睾近端扩张的低回声或高回声区域。部分附睾阻塞仅在高频（10 ～ 14MHz）超声下才能检测到，可导致生育能力下降。附睾囊肿则较为常见，不会导致梗阻（图 10.20）。

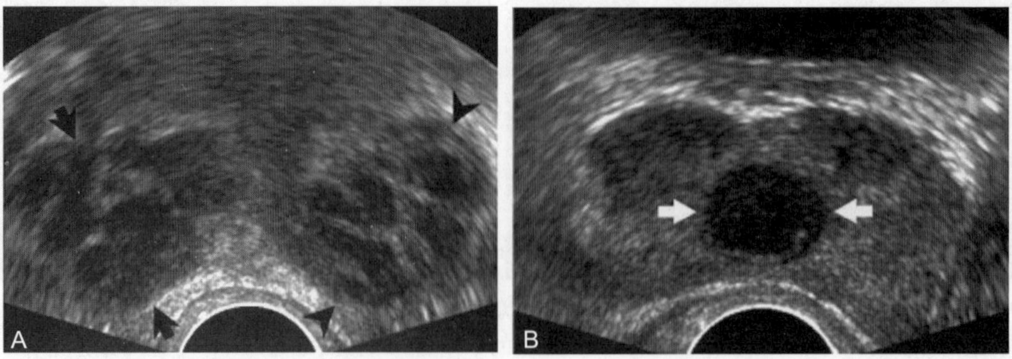

图 10.17 对称扩张的精囊的横向 TRUS（箭头之间）（A）；1.2cm 中线囊肿的横向 TRUS，向下越过前列腺（箭头）（B）

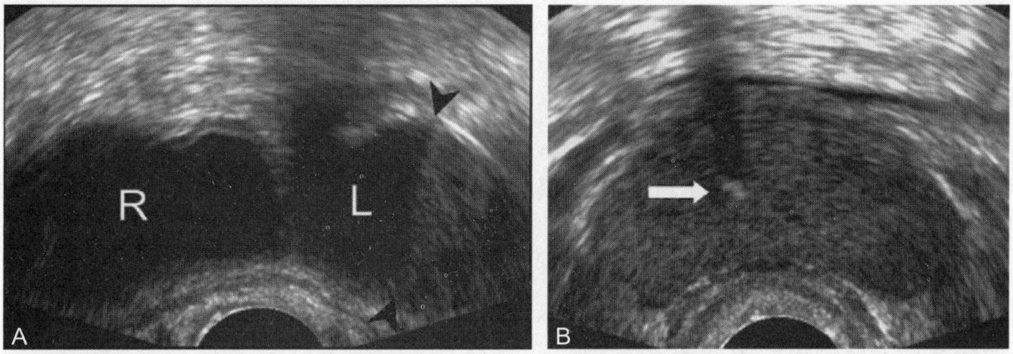

图 10.18　两侧精囊囊性扩张的中线横向 TRUS（R，右侧；L，左侧），由于患者处于左侧卧位，左侧 SV 中见碎片 - 液体平面（沿箭头之间的线）（A）；同一患者前列腺的横向 TRUS 图像，右侧射精管钙化物显示强化回声（箭头）（B）

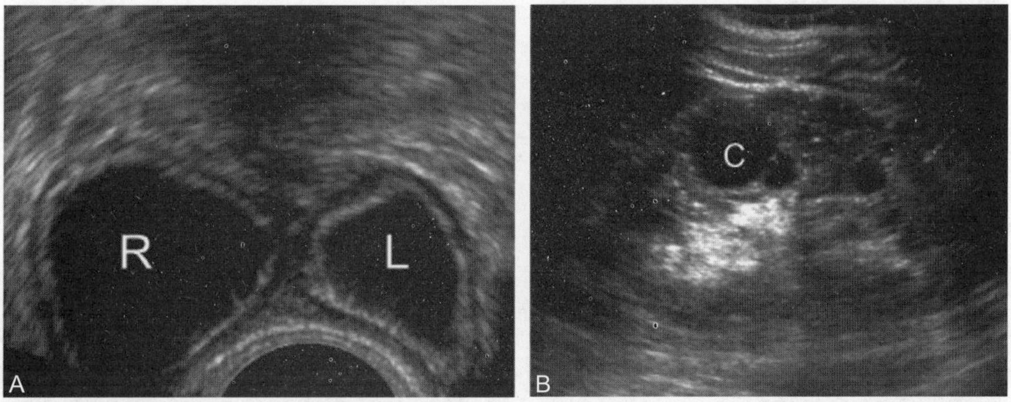

图 10.19　明显囊性精囊的 TRUS 中线图像（R，右侧；L，左侧）（A）；此患者肾脏的矢状超声图像，显示无数的无回声囊肿，最大的被标记为 C，并诊断为双侧多囊肾（B）

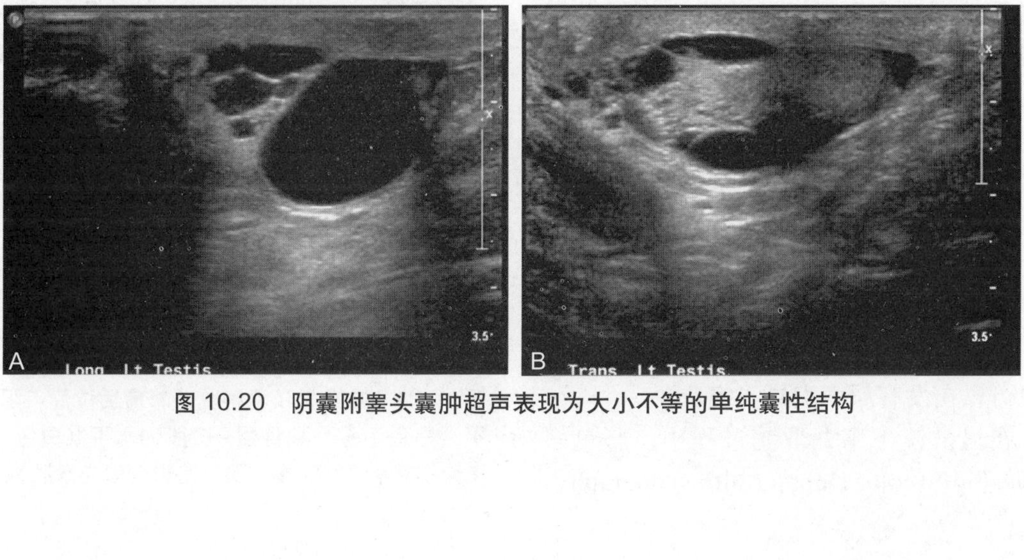

图 10.20　阴囊附睾头囊肿超声表现为大小不等的单纯囊性结构

（四）输精管阻塞

输精管阻塞几乎全部是由医源性因素引起的。绝大多数输精管阻塞病例由输精管结扎手术导致。其他一些病例与腹股沟手术或输精管造影有关，通过病史和体格检查即可做出诊断。阴囊超声通常显示附睾管状扩张，但输精管造影是诊断的金标准。然而，由于其引起的副作用，一般不推荐在输精管阻塞的诊断中使用。

> **要点**
>
> - 根据精液分析结果，无精子症或少精子症，伴随着射精量、精液的酸碱度以及果糖含量的降低，可怀疑睾丸后因素引起的不育。
> - 如果怀疑是睾丸后因素引起的不育，并且检查时触及双侧输精管，TRUS 可以安全准确地评估大多数睾丸梗阻的原因。

第三节 治 疗

一、精索静脉曲张

尽管精索静脉曲张治疗的益处一直备受争议，尤其是对于青少年来说，一些前瞻性研究明确表明，静脉曲张的治疗会导致睾丸“追赶式生长”和精液参数的改善。然而，当前尚缺乏足够数量与质量的证据证明静脉曲张手术对生育率有益。

精索静脉曲张结扎术是治疗精索静脉曲张的经典方案，而静脉曲张程度决定了治疗后精液参数的改善情况。目前，经皮精索静脉曲张血管栓塞术是一种安全、有效和微创的用于替代精索静脉曲张结扎术的方法，可以在局部麻醉下进行，也可以选择镇静。超声引导下导管进入右股总静脉或颈内静脉，接着通过透视引导进入病变精索静脉，然后使用硬化剂或线圈栓塞来闭塞静脉（图 10.21 和图 10.22）。经皮栓塞对于既往精索静脉曲张结扎术或腹股沟手术失败的病例尤其有用。

二、超声引导下取精

阴囊超声可帮助指导睾丸取精，但取精也可以在没有超声引导下完成。

在显微镜下睾丸取精过程中，彩色多普勒超声（color Doppler ultrasonography，CDUS）和增强对比超声可以帮助确定睾丸中血流灌注最高的区域，从而预测具有最大精子生成潜力的部位。然而，缺乏足够的研究证明这种超声引导方法对患者确切有益。

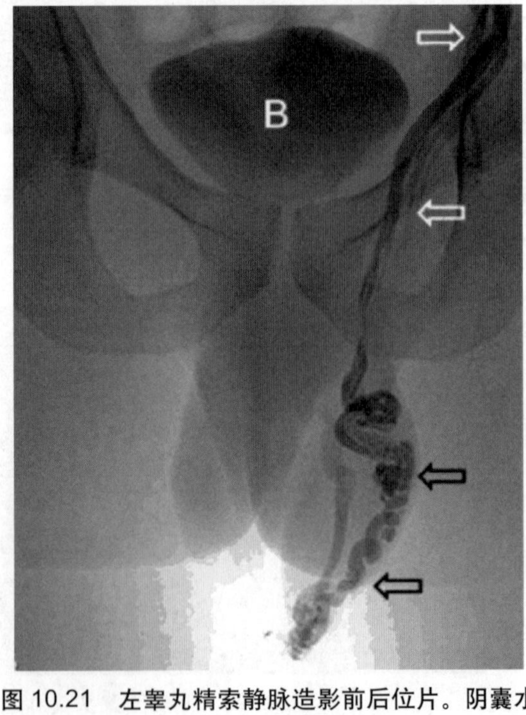

图 10.21 左睾丸精索静脉造影前后位片。阴囊水平（黑色箭头）和骨盆 - 腹股沟水平（白色箭头）多个扩张和回流静脉（B，造影剂填充膀胱）

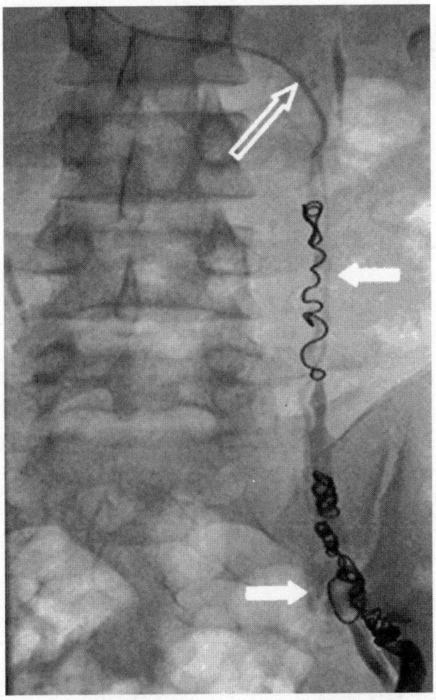

图 10.22 左睾丸血管栓塞术治疗精索静脉曲张的前后位片。导管（空心箭头）在静脉腔内展开多个线圈（实心箭头）

三、射精管梗阻

在停用所有可能导致射精管梗阻的药物之前，不应对射精管梗阻进行手术干预。经尿道射精管切除术（transurethral resection of ejaculatory ducts，TURED）于 1973 年首次被应用，并且直到现在仍然是射精管梗阻的标准治疗方法。TRUS 引导的精囊造影术或通色素法可以准确地定位阻塞位置并引导 TURED 的切口，最大限度地提高准确性并减少并发症。有时，尽管进行了 TURED 手术，但仍然可能失败。这可能是由于合并近端梗阻而未被诊断出来，从而影响了手术效果。

对于由泌尿生殖道囊肿引起的射精管梗阻，应进行超声引导的囊肿抽吸和造影，以确定囊肿是否与精道相通。与精道相通的囊肿可以通过囊肿抽吸来治疗，而不与精道相通的囊肿可以通过 TURED 来治疗。还有报道称成功使用钬激光对前列腺部尿道囊肿进行尿道内激光治疗。

在射精管不完全性梗阻中，膀胱直接造影和内镜引导下射精管球囊扩张术是一种可行的治疗选择。

要点
● 影像学检查在男性不育的治疗中发挥越来越大的作用。 ● 泌尿科医师需要与放射诊断、放射介入科医生密切合作，以明确每种情况下的最佳治疗方法。

（洪志明　陈文铄　译）

第 11 章 环境化学物质对男性生殖的影响

Rebecca Z. Sokol

第一节　引　　言

化学物质和毒物对健康和生殖的潜在不利影响并非一个新的问题，它可以追溯到圣经时代、古埃及、古希腊和罗马帝国时期。然而，直到 20 世纪中叶，人们才开始关注化学物质对生殖的影响。1962 年，瑞秋·卡森发表了里程碑式作品《寂静的春天》，书中描述了杀虫剂对野生动物繁殖的有害影响。瑞秋·卡森被认为是环境保护运动的开创者，直接影响了 1966 年美国国家环境卫生研究所（NIEHS）和 1970 年美国国家职业安全与健康研究所（NIOSH）的成立。NIEHS 的使命是“探索环境如何影响人类，并为创新研究提供全球领导力，通过预防疾病和残疾以改善公众健康”。NIOSH 的使命是“在职业安全与健康领域发展新知识，并将这些知识应用于实践，以改善工人的福祉”。通过这些机构以及欧洲和世界卫生组织（WHO）的管理，职业和环境对生殖影响的研究项目数量大幅度增加。尽管有成千上万种化学物质被用于工作场所或常用产品中，或存在于环境（比如空气、水、土壤和食物）中，但它们对生殖功能的影响相对较少。在对这些化学物质进行研究的过程中，很少有清晰的证据表明它们会引起生殖毒性。

无论是化学、物理还是生物的毒物，都可以通过直接的化学作用或间接通过代谢产物改变生理调控系统，从而干扰生物过程。在男性生殖系统中，这种潜在干扰可能发生在下丘脑 - 垂体 - 睾丸轴的任何水平，和（或）改变睾丸后事件，如精子活力和（或）功能的改变。有假设认为，毒物引起的干扰可能导致异常发育、性腺功能减退和（或）不育，并可能对繁殖产生多代和跨代效应。

早期毒理研究主要集中于动物模型。尽管这些研究提供了重要的数据，但对于大多数化学物质而言，这些毒理研究结果与人类健康危害的相关性和可预测性仍然不够明确。

总体而言，这些研究：

1. 使动物暴露于高于环境中发现的暴露水平。

2. 使用睾丸生精过程更为强大的动物模型，而非人类男性。

3. 不调整可能改变人类男性对所研究毒物反应的混杂因素。

4. 通常不研究化学物质混合物。

为了减少这些限制，研究人员已经开发了体外测试系统，作为评估毒性潜力和毒物作用机制的工具。虽然这些测试在评估复杂的、综合的生殖功能方面存在局限性，但已经取得了重要进展。早期的临床研究集中在工作场所或化学灾难中的集群案例。最著名的生殖毒物是重金属铅和杀虫剂 1,2- 二溴 -3- 氯丙烷（1,2-dibromo-3-

chloropropane, DBCP)。对于这两种物质来说，对暴露工人的临床集群的识别可以使它们被认定为生殖毒物。重要的是，临床医师观察到在加工厂工作的男性不育发病率增加，这一现象促使了第一次临床研究。

最近，流行病学观察研究为证明毒物暴露与不良生殖健康结果风险增加之间的关系提供了证据。目前，这些流行病学研究成果是化学物质存在有害影响的主要依据。然而，流行病学研究往往无法给出确凿结论，因为它们只能证明相关性，无法证明因果关系，并且由于多种原因的存在，流行病学研究往往很难进行。其中包括以下因素：

1. 必须研究大量受试者以获得足够的统计显著性。

2. 个体如果存在生殖问题，更有可能自愿参与研究，从而使样本失衡。

3. 混杂因素可能使数据的解释变得复杂。这些因素包括已存在的多种化学物质暴露、基础疾病、肥胖、药物、毒品和酒精滥用、年龄、社会经济因素、种族和伴侣的生育状况。

4. 研究主要依赖参与者回忆过去的暴露情况。

5. 缺乏暴露数据，如血液、精液和尿液中化学物质及其代谢物的水平及生命周期中的暴露时机。

6. 很少有毒性生物标志物得到验证。

要点
● 毒物，无论是化学毒物、物理毒物还是生物毒物，都是通过直接的化学作用或间接通过代谢产物改变生理调控系统来干扰生物过程。 ● 早期的毒性研究大多使用动物模型。 ● 人类观察研究的目的是获得毒物暴露与不良生殖健康结果风险增加之间存在关系的证据。 ● 无论是动物实验还是观察研究，都不能提供有关环境、化学物质对男性生殖毒性影响的确凿证据。

尽管存在这些限制，流行病学的相关结果依旧使内分泌干扰物质（EDC）和睾丸发育不全综合征（TDS）的假设得以建立。EDC 理论认为，在胎儿、新生儿和成年期间，环境中存在具有内分泌干扰特性的化学物质，可能会干扰生殖器官的发育，使精液质量和生殖激素的产生或作用结果发生改变。

最初有关破坏机制的假设是“雌激素假说”，将增加了内源性或外源性具有雌激素属性化合物的暴露作为病理学的发现。之后，研究者对该假设进行了修正，认为这是雄激素和雌激素作用之间的失衡，尤其是在受体位点这方面。EDC 可以结合到激素受体上，作为激动剂或拮抗剂，调节激素的分泌，从而影响其生物作用。对 EDC 的敏感性取决于毒物的剂量、效力和暴露的频率，以及暴露的途径、时机和持续时间，同时还提出了其他毒性机制，包括改变基因表达和影响胚胎发育的表观遗传变化。根据时间和暴露剂量的不同，病理效应可能导致异常表型。

2001 年，研究人员提出了“睾丸发育不全综合征”（TDS）一词，用于识别由 EDC 暴露所导致的隐睾、尿道下裂、睾丸癌、异常精子生成和不育症等临床病症。最近，肛门生殖器距离异常（AGD）被添加到 TDS 中作为异常男性化的标记（图 11.1，见彩图）。AGD 被定义为雄性啮齿动物的肛门到阴茎根部的距离和雌性啮齿动物的肛门到后阴唇系带的距离。AGD 是一个受雄激素调控的第二性征表现，在子宫内发育，并被认为是正常男性生殖雄性化的指标。雄性啮齿动物的 AGD 约为雌性的两倍。男性 AGD 的缩短提示着激素调控性别分化异常。最近有文献报道，在极高剂量的抗雄激素氟他胺和雌激素激动剂己烯雄酚（DES）暴露的成年大鼠中，AGD 可能会因雄激素 - 雌激素平衡的改变而发生继发性变化。

临床研究者测量了男孩和成年男性的 AGD，以确定该标记是否能识别子宫内化学物质暴露和性分化异常或不育之间的关系，类似于动物研究。在临床研究中，AGD 是从肛门中心到阴茎根部测量的，肛门阴囊距离（ASD）是从肛门中心到阴囊后会阴移行部测量的。一般来说，这些测量值会根据体重进行调整，并报告为肛门生殖器指数（AGI）[AGI=AGD/ 体重（mm/kg）]，但 AGD 测量的精确度还需要进一步验证。

要点
• EDC 理论认为，在胎儿、新生儿和成人期间，环境中具有内分泌干扰特性的化学物质可能会干扰生殖器官的发育，使精液质量和生殖激素的产生或作用发生改变。
• TDS 这一术语被提出是为了标识因接触 EDC 所导致的隐睾、尿道下裂、睾丸癌、异常精子生成和男性不育等。
• AGD 是一种男性化的标志。

被认为具有生殖毒性的化学物质可以分为重金属、农药和工业化学品 [包括常见的双酚 A（BPA）和邻苯二甲酸酯]。本章回顾和总结了动物和临床研究提供的信息，并评估了已发表的关于精子计数可能下降的流行病学数据和提出的 EDC 和 TDS 假说。

第二节 重 金 属

重金属，尤其是铅，是广为熟知的具有生殖毒性的物质。

一、铅

（一）动物研究

动物研究中，铅暴露会导致血清睾酮和精子生成的剂量反应被抑制。机制研究也表明，铅暴露会破坏生殖轴的各个层次，包括从铅暴露雄性动物体内采集的精子可使小鼠、大鼠和兔的卵子在体外受精的能力降低。不良的生殖效应似乎与剂量、可逆性和年龄相关，其中青春期动物最为敏感。

（二）临床研究

在一项开创性研究中，Lancranjan 等研究了在铅蓄电池厂工作且在生产线上接触铅的男性，以及未接触铅的办公室职员。文中记录了接受铅暴露的工人出现剂量相关的精子生成抑制、血清睾酮水平正常或降低以及尿中促性腺激素水平正常的情况。其他研究人员进行的临床随访研究也报告了由铅引起的精子异常和促性腺激素水平的变化。铅的毒性作用可能发生在中枢神经系统和性腺上，同时直接干扰精子进行顶体反应的能力，从而导致男性不育。

对铅的毒性认识，特别是在中枢神经系统方面的毒性认识，使铅在汽油、油漆和水中被禁用。1940 年，铅基油漆在欧洲被禁止使用，但直到 1978 年才在美国被禁止。美国根据 1991 年的《清洁水法》和《安全饮用水法》，对水中的铅进行监管。1992 年的《住宅铅基涂料危害减少法令》则指示美国环境保护署（EPA）监管铅基涂料所带来的危害。尽管对含铅汽油的监管，使铅暴露情况已得到显著减少，但仍然可以在环境中包括空气、土壤、水、化妆品、草药和香料、弹药、电池、许多老旧房屋的铅基油漆、管道及管道材料中找到铅。某些行业仍然会暴露于有毒水平的铅中，这可能对暴露男性的生殖能力产生不利影响。

二、其他重金属

关于其他重金属对男性生殖影响的报道较少。普遍存在的化学物质如镉、汞、硼和铬可能与铅干扰男性生殖轴的机制类似。

> 要点
> - 动物和临床研究表明，铅干扰了下丘脑 - 垂体 - 睾丸轴的各个层面。
> - 其他重金属对男性生殖影响的报道较少。

第三节　农业化学品

农业化学品是最早被怀疑对男性生殖具有毒性的化学品之一。其中包括 DBCP、乙烯菌核利（vinclozolin）、环氧氯丙烷（epichlorohydrin）、二氯二苯三氯乙烷（DDT）、溴乙烷（ethylene dibromide）、莠去津（atrazine）、十氯酮（kepone）和二噁英（dioxins）。人类在工作场所和环境中都会接触到这些化学品。接触方式包括食入、吸入或皮肤接触。一般来说，动物研究表明这些化学品可能对出生后和成年雄性动物的生殖系统产生毒性影响，以及可能出现继代效应，包括降低 AGD、减少精子数量、出现尿道下裂和降低睾酮水平。临床研究报告的结果最多只能得出模棱两可的结论，最常见的研究发现是当暴露程度较高时精子浓度轻微减少。以上列举的许多农药虽然已经不再生产，但可能仍然存在于环境中。美国环境保护局通过《农药法案》（Pesticides Act，1999）和《农药法规》（Pesticides Regulation，2017）对农药的正确使用进行监管。欧洲食品安全局负责监管欧洲地区的农药使用。

DDT 曾是一种常用的控制疟疾的农药。DDT 的使用在许多国家受到严格控制或禁止。动物研究证实 DDT 及其代谢物会在类固醇受体位点发挥作用，损害男性生殖系统的发育。在人类中，高水平的职业暴露与精子浓度降低有关，而较低水平的暴露则未发现这种关联。

DBCP 是一种广泛用于美国和欧洲农业的杀虫剂，直到 1979 年才被大规模禁用。Whorton 首次报道了在加州北部 DBCP 生产工人的精子数量与 DBCP 暴露时间之间的直接关系。暴露于 DBCP 的工人出现卵泡刺激素（FSH）水平升高，精液异常，精子发生和生育能力恢复不一。动物和人类研究证实了 DBCP 的睾丸毒性，尽管 DBCP 在大多数国家已被禁止使用，但许多国家的地下水仍然受到污染。

橙剂除草剂中含有二噁英（TCDD），它是越南战争期间使用最广泛的除草剂，至今仍引发争议。大多数研究者报告暴露于橙剂的男性在精液质量和不育方面无明显差异。一项流行病学研究中未记录到受暴露员工妻子的不良生殖事件。目前，二噁英已受到严格监测和管制。

杀真菌剂，尤其是乙烯菌核利，在少数动物研究中被怀疑对胎儿时期和出生后的男性生殖功能有影响作用，但临床研究中未见此效应。

> 要点
> - 农业化学品是最早被怀疑对男性生殖有毒的化学品之一。
> - 已有充分的文献证明 DBCP 是一种睾丸毒性物质，会导致动物和人类中精子生成减少。

第四节 工业化学品

非重金属工业化学品中，被怀疑对男性生殖系统具有毒性的化学品包括氯甲烷和二氯甲烷、有机溶剂、多环芳烃（PAHs）和多氯联苯（PCB）。总体而言，动物研究表明这些化学品可能是睾丸和精子毒素，作为雌激素受体激动剂或抗雄激素，对胎儿尤其有害。《持久性有机污染物的斯德哥尔摩公约》禁止PCB的制造，其他化学品也受到严格的管制。

目前普遍存在的工业化学品双酚A和邻苯二甲酸酯作为潜在内分泌干扰物被广泛研究。据报道，这些化学品和（或）其代谢物存在于美国几乎所有被研究的个体（包括从3岁儿童到成年人的所有年龄段）的尿液中，尽管它们的浓度较低。这些数据是国家健康和营养调查（NHANES）数据库的一部分内容，更新后的表格由美国疾病控制与预防中心（CDC）在2019年第4份关于人类暴露于环境化学物质的国家报告中发布。丹麦及其他欧洲国家也报告了类似的结果。

由于BPA和邻苯二甲酸酯的普遍暴露，并且由于动物研究表明这些化合物具有微弱的雌激素激动剂或抗雄激素作用，可能会破坏人类生殖系统，大量发表的研究既支持也驳斥了它们扰乱男性生殖系统的能力。

一、双酚A

双酚A（BPA）主要用于聚碳酸酯塑料和环氧树脂的生产。BPA是塑料瓶、塑料食品容器和小型厨房设备的主要成分。由BPA生产的树脂被用作食品罐和水管的涂层。BPA可以渗入食物和饮料中，而饮食是人体日常暴露的主要途径。BPA通过尿液排泄，在美国和欧洲的研究中，大多数研究对象的尿液中存在BPA。在美国的一项研究中，对2517份年龄在6岁及以上人群的尿液样本进行检测发现，在93%的样本中检测到了BPA。估计人体暴露量范围为1～4μg/（kg·d）。

（一）动物研究

BPA类似于雌激素，因此有可能干扰生殖系统。动物研究表明，BPA是一种睾丸毒素，在大鼠中表现为加剧精子缺陷和减少精子数量。有少数研究表明，在大鼠世代研究里，祖辈暴露于BPA后，会增加后代睾丸和精子异常的发生率及延长青春期发育的时间。然而，也有其他研究并未发现一致的毒性效应。

针对人们对于BPA对生殖影响的普遍关注，以及公开发表的有关男性生殖毒性的动物数据的不确定性，NIEHS对大鼠进行了一项全面的BPA剂量反应研究。该研究“旨在确定广泛暴露的BPA对健康的潜在影响”。2018年，NIEHS发布了其CLARITY-BPA（关于BPA毒性学术与监管的联合会）的核心研究报告，该报告在发布之前经过了外部科学专家组的审核。该研究“设计的目的不是进行高剂量的危害鉴定研究，而是检查一个广泛的剂量范围，从合理接近人类饮食暴露水平到比目前估计的总的非职业暴露高25 000倍以上的水平”。研究评估了体重和睾丸重量，对睾丸和附睾尾部精子计数，测算精子运动能力，同时对睾丸、前列腺和垂体组织进行了组织学评估。在BPA剂量组中没有显著影响精子参数或睾丸组织病理学的发现。一些数据表明，尽管有争议，但低剂量BPA对多个器官系统的影响的认识是一致的，尽管收集和分析的数据使得专家小组得出结论认为非职业接触不会对人类构成风险。参与该研究的一些调查人员持不同意见，并认为确实存在低剂量效应，且由于人类终生暴露于低剂量效应，传统的基于动物的研究不能反映人类的情况。他们提出了担忧，即产品中用于替代 BPA 的化学物质可能对人类健康产生比原化合物更大的风险。

（二）临床研究

近期的临床研究同样没有明确说明 BPA 对男性生殖系统的因果关系。Lassen 等对 308 名丹麦普通年轻男性进行了研究，98% 的人尿液中检测到了 BPA。精液分析中发现的唯一异常是 BPA 水平最高的男性精子活动率稍下降（在正常范围内）。相同四分位数男性的睾丸素和黄体生成素（luteinizing hormone，LH）水平稍高，但仍在正常范围内。没有确凿的数据证实子宫内 BPA 暴露与男孩青春期发育异常之间的相关性，也没有发现男性尿液中 BPA 水平与受孕时间有关。这一结论得到了一项系统综述的支持，该综述认为男性尿液中的 BPA 水平与更长的受孕时间无关。根据对文献的综合评估，美国国家毒理学规划处得出结论，BPA 暴露的非职业人群的生殖效应是“可忽略的”，而在职业环境中暴露于更高水平 BPA 的工人也只存在“较小的风险”。这一结论引起了极大争议，并受到专家科学家的质疑，他们警告称忽视动物实验证据和暗示性人群研究中的增量证据是不明智的。然而，2014 年发表了一篇涵盖 2007 年至 2013 年关于 BPA 对生殖健康影响的最新实验和人类证据的文章。该文章的许多作者在该领域中研究，他们得出结论“研究表明 BPA 可能是动物模型中的睾丸毒素，但在人体数据方面存在争议”。

要点
● BPA 是一种无处不在的化学物质。 ● 动物毒性研究结果不确定。 ● 近期的临床研究同样不确定，没有明确指出 BPA 与男性生殖系统有明显的因果关系。

二、邻苯二甲酸酯

邻苯二甲酸酯是 1,2- 苯二甲酸的烷基或二烷基酯，它们主要用作增塑剂和溶剂。高分子量的邻苯二甲酸酯（DEHP、DINP、DOP）存在于数百种产品中，包括医用管材、乙烯基地板、汽车塑料、塑料包装薄膜、塑料衣物和花园浇水管。低分子量的邻苯二甲酸酯（DMP、DEP、DBP）广泛用于个人护理产品，也存在于肠溶涂层药物中。它们主要通过口服和经皮途径进入体内，并且这些化学物质会被快速代谢并排出尿液。在 2003 ～ 2004 年的美国国民营养与健康调查中，在大多数受测试者的尿液中都检测到了邻苯二甲酸酯代谢物。

接触邻苯二甲酸酯可能会影响男性的生殖功能，无论是在胎儿期还是出生后，其毒性机制被认为是通过调节雄激素或雌激素作用来实现的。动物研究的数据比临床数据更可靠，临床研究主要关注邻苯二甲酸酯在子宫内对胎儿以及对青春期男孩和成年男性的毒性影响。

（一）动物研究

动物研究显示，给予成年大鼠高剂量的邻苯二甲酸二乙基己酯（DEHP）会明显降低精子计数以及血清 FSH 和睾酮水平，并呈剂量 - 反应关系。除了评估生殖激素和精子参数外，研究人员还检测了接触邻苯二甲酸酯的动物的 AGD。跨代动物研究报道，暴露于子宫内高水平邻苯二甲酸酯的雄性啮齿动物后代出现青春期延迟，精子和支持细胞数量减少，睾酮水平及 AGD 发生变化。一项对 19 项动物研究的系统综述得出结论，存在大量数据证据表明胎内 DEHP 暴露，而不是其他代谢物的暴露，会导致雄性 AGD 的变化。

（二）临床研究

临床研究对婴儿、未到青春期的男孩和成年男性进行了研究。一项对孕妇队列的前瞻性研究报道，随着产前母体尿液中测得的邻苯二甲酸酯代谢物水平的增加，对年龄标准化后的男性AGI显著降低。同一作者及其同事在瑞典也报道了类似的结果。邻苯二甲酸酯还可能干扰子宫内胎儿绒毛膜促性腺激素（hCG）的变化，导致新生男婴AGD缩短。然而，需要注意的是，新生儿和幼儿在测量过程中很可能会移动，会影响测量的准确性。这一点尤其重要，因为儿童之间报告的差异很小。对所有男孩（平均年龄15个月）进行的测量中，母亲产前尿液中邻苯二甲酸酯代谢物检测到阳性的平均AGD和AGI分别为（68.0±9.7）mm和（7.4±1.8）mm/kg。作者报道，与最低四分位数的男孩相比，母亲尿液中邻苯二甲酸酯阳性的最高四分位数的男孩AGI较短的优势比（OR）显著；然而，他们注意到置信区间（CI）非常宽。最近的两项荟萃分析报告了子宫内邻苯二甲酸酯暴露与男孩AGD变化之间关系的中等水平证据。AGD或AGI的这些变化如何与儿童的长期健康和性别特异性发展相关，还有待记录。

邻苯二甲酸酯暴露与激素水平和精液质量之间的关系有限且不一致。根据NHANES的数据，男孩（6～12岁）尿液中的邻苯二甲酸酯代谢物水平与睾酮水平呈负相关，但在40～60岁的成年男性中则没有明显相关性。这些发现的意义有待阐明。关于邻苯二甲酸酯对精液参数影响的临床研究存在争议。在美国招募的育龄男性中，成年期邻苯二甲酸酯暴露与传统精液质量参数之间没有关联。一项关于环境暴露对精液参数影响的孕前队列研究组的报道发现，母亲尿液中邻苯二甲酸酯单酯及其氧化代谢物的浓度与精液质量异常存在相关性。尤其重要的是，对男性生殖系统暴露于邻苯二甲酸酯的流行病学证据的系统综述报道了不同邻苯二甲酸酯与AGD、异常睾酮、精液参数和受孕时间（TTP）之间的一致性关联不确定。

在两个大型队列研究中，报道了男性尿液中邻苯二甲酸酯水平与其伴侣的TTP之间的关系。两项研究均报道，大多数在男性伴侣中测量的尿液邻苯二甲酸酯代谢物与不良生殖结局无关。这些结果得到了关于男性暴露于邻苯二甲酸酯和TTP的系统综述的支持，发现关于邻苯二甲酸酯暴露与TTP延迟之间的数据不一致。

在一篇关于邻苯二甲酸酯生殖毒性的最新综述文章中，作者得出结论："DBP/DEHP暴露一直被证实能减少胎儿睾酮产生，导致大鼠中高发病率的睾丸发育障碍，然而，流行病学研究报道了母亲邻苯二甲酸酯暴露与间接测量的胎儿睾酮产生指标（即AGD）之间不一致的关联，并且没有研究报道邻苯二甲酸酯暴露与睾丸下降或尿道下裂之间的关联。"

要点
• 邻苯二甲酸酯是普遍存在的化学物质。 • 暴露于邻苯二甲酸酯可能会干扰男性的生殖功能，包括胎儿时期和出生后的影响。 • 动物研究得到的数据比临床数据更可靠。

第五节 内分泌干扰物和睾丸发育不全综合征的假设

许多出版物要么支持、要么质疑睾丸发育不全综合征（TDS）理论的准确性。TDS理论最初是由全球某些工业化国家精液质量下降的报告驱动而形成的。这些报告的结论促使欧洲和美国的研究人员调查是否可以在他们的诊所和实验室中记录到类似的精液参数下降。一些团体记录到了精液质量下降，而另一些则没有记录到。

这些不同的发现使大多数研究人员得出结论，如果精液质量的下降确实存在，可能有显著的地理差异。解释这种地理现象的理论包括环境、社会经济、种族、年龄及方法学因素，主要涉及精液分析方法、研究对象的选择标准、进行精液分析的季节及采集精液样本前的禁欲时间等。同样具有争议的是，生育能力是否因可能的精子浓度下降而下降。

关于胎儿期环境暴露与人类睾丸癌、隐睾、尿道下裂和精液质量之间关系的数据更有限，争议也更大。在一项全面的系统综述和荟萃分析中，Bonde 等系统地综合了关于胎儿期或婴儿期接触到“欧洲委员会分类为 1 类内分泌干扰物”的化学物质(至少有一个完整器官因内分泌干扰而产生不利影响的记录）后发生隐睾症、尿道下裂、精子数目减少和睾丸癌风险的已发表数据。纳入标准要求通过生物样本的生化分析来记录暴露情况。从 1314 篇参考文献中筛选出 33 篇满足这些标准的论文，统计评估了测量到的预期 EDC 水平与以下一项或多项结果（隐睾症、尿道下裂、睾丸癌和精子数目）之间的关联。总体结果表明，TDS 生殖障碍的风险略有增加（OR：1.11，95%CI：0.91 ～ 1.35），其中接触 DDT 代谢产物[二氯二苯二氯乙烯（pp'DDE）]的风险最显著。胎儿时期和出生后暴露于 EDC 与尿道下裂（图 11.2，见彩图）、隐睾症（图 11.3，见彩图）和睾丸癌（图 11.4，见彩图）之间的关联分别为 1.13（95%CI：0.86 ～ 1.50）、1.03（95%CI：0.72 ～ 1.47）和 1.20（95%CI：0.78 ～ 1.89）。关于胎儿时期暴露于特定 EDC 与精子数目之间关系的合格论文数量不足，无法进行分析。

要点

- 研究既支持又反驳了精液质量，尤其是精子浓度下降的初步报告。
- 关于胎儿期环境暴露与人类睾丸癌、隐睾症、尿道下裂和精液质量之间关系的数据有限且存在争议。
- EDC 假设仍需进一步澄清和验证。

第六节　结　论

尽管有大量的出版物报道了环境化学物质对男性生殖影响的研究结论，但确凿的研究数据仍然有限。尽管动物研究已经记录了某些化学物质的毒性，而流行病学研究对大多数研究中的化学物质仍然没有定论。导致人类观察性研究无法建立因果关系的因素，包括多种化学物质暴露的混杂或叠加效应、暴露和测试时间的关系、暴露剂量和途径、暴露频率和持续时间、暴露时的年龄以及非单调的剂量 - 反应关系。其他复杂因素包括环境化学物质在体内的积累、化学物质在组织中的积累、个体健康状况以及与整个人群的个体差异。

尽管 EDC 假设引人注目，但仍需进一步澄清和验证。内分泌学会关于 EDC 做出第一份科学声明的作者得出结论：“关于 EDC 与男性生殖健康指标改变关联的人类证据仍然有限，并且在某些情况下，研究结果也不一致”。在 2015 年内分泌学会发表的第二份声明中指出，过去 5 年“在理解 EDC 对内分泌健康和疾病影响方面取得了重大进展”，并且“尽管细胞和动物研究的实验设计存在差异，并且需要谨慎从流行病学研究中推断因果关系，但大多数研究支持暴露和不良结果之间的联系”。欧洲专家在他们的综合报告中也表达了类似的观点。然而，基于实际研究结果，许多所谓的 EDC 的负面效应尚未得到证实。

迄今为止，TDS 假设也尚未得到验证，尽管最近的统计分析表明，出生前和出生后暴露于某些EDC可能会对人类男性生殖健康产生风险略微增加（1.11，95% CI：0.91～1.35）的影响。在内分泌学会关于EDC的第二份科学声明中，作者们得出结论："整体而言，研究表明EDC与男性生殖功能之间，存在与暴露有关的一系列疾病的联系，包括隐睾症尿道下裂，精液质量差以及睾丸生殖细胞癌（TGCC）发生的风险增加。但是，在这些TDS方面，直接连接和确定哪些EDC可能在人体中起因果作用尚不明确"。

为了采取有效的控制和干预策略以预防生殖和发育毒性，必须建立一个足够可靠的理论基础。

正如本章节中所讨论的那样，缺乏确切的数据限制了我们得出明确结论。我们对哪些化学物质真正具有生殖毒性、暴露范围、发育过程中的时间段以及受影响的组织和方式都缺乏确定性。所有这些不确定性都限制了将内分泌介导途径与特定化学物质的毒性之间建立因果关系的努力。化学物质破坏内分泌系统的机制超出了核激素受体的范围。其他一些被提及但尚未被验证的机制包括破坏非类固醇受体（如神经递质受体）以及干扰与类固醇生物合成相关的酶（如芳香化酶）途径，以及芳香化酶对微生物群的影响。基因-环境相互作用以及社会经济因素的作用仍需要进一步阐明。对于理解化学物质的作用机制或模式的重要因素，目前可用的数据十分有限，包括分子事件和不良生殖健康之间的关系。同样令人担忧的是研究结果间的不一致性。

未来EDC研究的领域包括：

- 基础生物学和化学。
- 作用机制。
- 暴露特征和生物监测。
- 研究终点和生物标志物。
- 敏感期窗口。
- 发育效应。
- 子宫内化学暴露的潜伏期效应。
- 化学混合物的作用。
- 组织和器官特异性效应的易感性和适应能力。
- 动物研究成果与临床结果的转化。
- 跨代和表观遗传效应。
- 混杂和累积交互作用。
- 应用系统评价方法以增加在收集综合科学证据方面的客观性和透明性。

医师的角色在于识别正在进行不育评估的男性所处的环境中潜在的生殖毒性物质。如果持续的工作场所或近距离接触可能导致不育，应该建议制订控制或预防暴露的计划。鼓励医疗保健从业者向患者提供咨询，特别是对于备孕的夫妇，指导他们如何尽可能地减少与潜在生殖毒性物质的化学物质接触。向公众宣传化学物质对生殖的可能影响应该是一项优先实行的任务。然而，讨论应该基于已经证实和尚未证实的事实。虽然预防原则"……当一项活动对人类健康或环境构成威胁时，即使某些因果关系在科学上尚未完全证实，也应采取预防措施"是一个重要的概念，但该原则的实施需要仔细评估数据，做出明智决策，避免引起恐慌和过度反应。要考虑到不主动预防由毒物所引发疾病的不良后果，这对公共卫生和经济都造成了一定程度的负面影响。同时，试图限制许多化学品和杀虫剂的生产也会对公共卫生和经济方面造成影响。最后，科学家、医师、监管机构、企业领导、政治家、政策制定者、患者和普通大众之间的有效沟通将有助于促进基于科学的决策，并实现互利共赢的结果。

（洪志明　韦　一　译）

第 12 章

男性不育的内分泌因素——诊断与治疗

Fiona Yuen，Ronald S. Swerdloff，and Christina C. L. Wang

第一节　男性不育的内分泌学

一、内分泌性不育

不育通常定义为夫妇不采取避孕措施、规律性生活 12 个月，女方仍无法受孕（WHO 标准）。据估计，约 1/3 的不育病例是由男性因素引起的，1/3 由女性因素引起，其余是由于男女共同因素或无法解释的原因。近期的一项大型横断面研究表明，约 10.1% 的男性患有不育。在一项出生队列研究中，38 岁男性不育比例为 14.4% ～ 21.8%。鉴于男性的生育力依赖于完整的下丘脑 - 垂体 - 睾丸（HPT）轴（见第 4 章）才能生成足够的精子，内分泌因素引起的男性不育是很罕见的。全身性内分泌疾病和 HPT 轴紊乱引起的男性不育占 2% ～ 5%。尽管如此，诊断过程中仍应重视内分泌因素；因为多数性腺功能减退疾病都有特定的治疗方法，部分不育患者可因此获益。了解不孕不育的潜在内分泌病因，有助于不孕夫妇进行共同决策。如果不对相关因素进行处理，则可能会造成严重后果。诊治男性不育时，评估内分泌因素至关重要。

二、下丘脑 – 垂体 – 睾丸轴

HPT 轴的功能已在第 4 章中详细论述，这里简要描述 HPT 轴调节睾酮产生和精子发生的功能（图 12.1）。最近的发现加深了我们对下丘脑分泌促性腺激素释放激素（GnRH）神经调节机制的认识。下丘脑中的 Kisspeptin/ 神经激肽 B/ 强啡肽（KNDy）神经元参与调节 GnRH 的分泌，尤其是对性激素的反应。KNDy 神经元是 GnRH 脉冲式分泌的关键因素：神经激肽 B 负责启动脉冲，Kisspeptin 是 KNDy 神经元驱动 GnRH 分泌的输出信号，强啡肽终止脉冲（见第 4 章）。神经激肽 B（由 *TAC3* 编码）及其受体（由 *TAC3R* 编码）、Kisspeptin 及其受体 Kiss1R（也称为 GPR54）以及强啡肽的突变都与低促性腺激素性性腺功能减退症、不孕不育或生育能力低下有关。

下丘脑神经元脉冲式分泌十肽 GnRH。GnRH 刺激垂体分泌糖蛋白类促性腺激素：卵泡刺激素（FSH）和黄体生成素（LH）。LH 作用于睾丸间质细胞（Leydig 细胞）产生睾酮，而 FSH 促进睾丸支持细胞（Sertoli 细胞）合成调节蛋白，如抑制素 B 和激活素 A。睾酮通过负反馈抑制 GnRH 和促性腺激素的释放（包括 LH 和 FSH）。因此，在原发性睾丸功能衰竭的患者中，血清 LH 浓度随着间质细胞功能减退而升高，同时 FSH 浓度随着支持细胞或生精细胞功能衰竭而升高。雌二醇也参与 GnRH 和促性腺激素释放的负反馈。相较于 LH，支持细胞分泌的抑制素 B 对 FSH 的抑制作用更强。

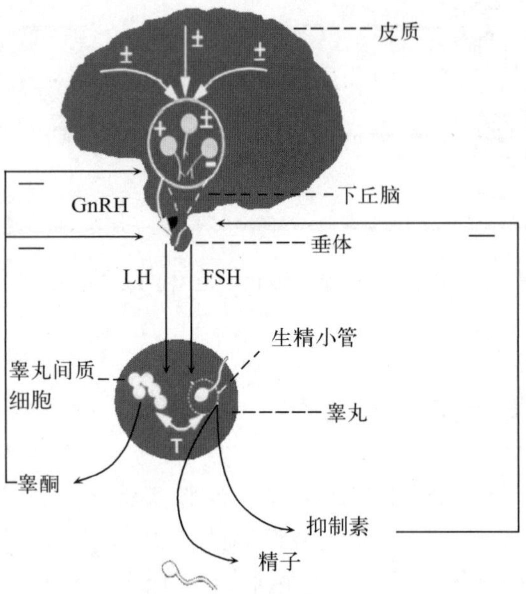

图 12.1 下丘脑 - 垂体 - 睾丸轴显示内源性类固醇和多肽对下丘脑和（或）垂体的负反馈

睾丸间质间隙的睾酮浓度远高于外周血清。睾丸内极高浓度的睾酮对精子发生至关重要。通过外源性激素抑制内源性睾酮的产生，会显著抑制精子发生，这是男性激素避孕的基础，也是滥用合成代谢类固醇导致不育的原因。

睾酮在睾丸和外周组织中通过 5α- 还原酶转化为双氢睾酮（DHT），并通过芳香化酶转化为雌二醇。男性每天产生 5 ～ 10mg 的睾酮和 40 ～ 50μg 的雌二醇，后者主要是通过睾酮和雄烯二酮的芳香化产生。15% ～ 25% 的雌二醇由睾丸间质细胞产生。支持细胞产生许多可能在睾丸功能中起重要作用的蛋白质，包括抑制素 B 和激活素 A。抑制素 B 由成人睾丸产生，反映支持细胞功能。生殖细胞和支持细胞功能障碍的患者，血清抑制素 B 浓度较低。激活素 A 主要在出生后产生，对生殖细胞和支持细胞的发育都很重要。支持细胞的另一个重要产物是抗米勒管激素（AMH），负责男性胎儿米勒管的退化。AMH 浓度降低是支持细胞功能障碍的标志，此时常伴有精子发生异常。精子发生在第 13 章中有更详细的讨论。

总之，精子发生由 HPT 轴调控，以上任何物质浓度的失调都可能导致生育能力受损。

要点
● 确定男性不育的内分泌原因很重要。 ● HPT 轴功能障碍导致精子发生障碍和性腺功能减退。 ● 内分泌性不育可能不常见，但诊断时应重视，因为此类不育常有特定的治疗方法。

第二节 男性不育内分泌原因的诊断方法

一、以内分泌为中心的病史和体格检查

在评估男性不育时，询问病史和体格检查都是必要的。应该特别关注雄激素缺乏的相关症状，因为 HPT 轴的紊乱会导致性腺功能减退。病史应包括对发育史的评估，包括睾丸下降和青春期过早或延迟，这是早期睾酮缺乏的特异性症状。性欲下降、性生活减少、勃起功能障碍、乳房不适和男性乳腺发育、身高下降、潮热和出汗提示睾酮水平下降。其他与睾酮水平下降相关的非特异症状包括精力下降、情绪低落、无法集中注意力和睡眠障碍。必须评估生育史，包括性交的频率和时间、既往生育情况和不育的持续时间。还要询问影响生育的疾病史（包括流行性腮腺炎、结核病和性传播感染）、既往史（包括上呼吸道疾病、贫血和糖尿病史）、用药史（包括过去或现在使用的合成类固醇和化疗药物）、暴露情况（包括环境毒素、化学物质、高温和辐射）、手术史（尤其是涉及泌尿生

殖系统或垂体的手术）以及家族史和社会史（包括过去或现在使用消遣性毒品和过量饮酒）等。

体格检查应包括对重大疾病的全面评估。对中枢神经系统重点评估，包括是否存在视野缺损（鞍区存在较大肿物时可能会出现），是否存在面部中线缺陷，如唇腭裂（与先天性促性腺功能减退症相关）。甲状腺疾病相关症状包括甲状腺肿、眼球突出及眼睛的其他病变、眉毛变淡和胫前黏液水肿。对性腺功能减退、肝硬化、睾丸癌和甲状腺功能亢进相关的男性乳房发育患者进行乳房检查。腹部检查应评估是否存在肝大，可见于血色素沉着病、淋巴瘤和某些肝脏疾病。

注意患者体型。性腺功能减退会导致体内脂肪的重新分布，睾酮浓度低的男性可能肌肉量较少，而脂肪量增加、内脏肥胖。类无睾体型表明患者在青春期之前即发生了性腺功能减退，因为闭合长骨的骨骺需要雄激素 / 雌激素，青春期前性腺功能减退患者的骨骺闭合延迟。类无睾体型是指上半身与下半身的比例（耻骨到头顶：耻骨到地面）＜ 1，臂展超过身高 5cm。克兰费尔特综合征患者个子很高；在性染色体总数未超过 4 条时，患者身高随着性染色体数量的增加而增加。评估体毛，稀疏的胡须、体毛、阴毛、腋毛提示性腺功能减退。

应仔细检查外生殖器，包括尿道口的位置。小阴茎（阴茎背侧长度＜ 2.5cm）、尿道下裂和隐睾提示胚胎发育缺陷。胚胎发育过程中，男性尿道的形成需要合成睾酮，并由 5α- 还原酶转化为 DHT，DHT 与雄激素受体结合，刺激靶组织中的基因转录。在 5α- 还原酶缺乏的男性中，睾酮不能转化为 DHT，外生殖器不能得到充分的雄性化，患者可能被当作女性抚养。青春期睾酮浓度很高，可以部分转化为 DHT，患者第二性征发育。雄激素合成缺陷的男婴，如 3β- 羟基类固醇脱氢酶缺乏症或 17α- 羟化酶缺乏症 /17,20- 裂解酶缺乏症，由于雄激素合成异常，生殖器性别模糊。患有雄激素受体缺陷的男婴，如雄激素不敏感综合征（AIS），根据 AIS 的严重程度，患者会出现尿道下裂、生殖器模糊甚至女性表型。在妊娠早期（前 3 个月），人绒毛膜促性腺激素（hCG）刺激睾酮和 DHT 的产生；因此，患有先天性低促性腺激素性性腺功能减退症的男婴并不普遍患有尿道下裂。在妊娠晚期，阴茎的发育需要胎儿分泌 LH；因此，患有先天性低促性腺激素性性腺功能减退症的男婴患有小阴茎（阴茎长度比平均长度小 2.5 个标准差）。隐睾症常见于患有尿道下裂或小阴茎畸形的男婴。HPT 轴的激素在出生后的头 6 个月内被激活释放活性。在此期间，可以观察到睾丸体积和阴茎长度的增加。而患有 AIS、睾酮类固醇生成缺陷和克兰费尔特综合征等原发性睾丸功能缺陷的患者也会出现小阴茎。

应该查睾丸的大小、质地、位置以及是否有肿块。睾丸体积可以用 Prader 睾丸测量仪评估。睾丸体积增大是男孩青春期的第一个征兆。正常成人睾丸体积在 15 ～ 35ml。小睾丸（＜ 15ml）通常意味着精子发生障碍、精子浓度低。对于青春期发育迟缓的患者，应使用 Tanner 分期法评估发育情况。检查附睾和输精管是否存在、质地如何，以发现局部异常，如囊肿和输精管缺如。病史和体格检查需要重点关注性腺功能减退的症状和体征。小睾丸是精子发生受损的重要标志。

二、精液分析

精液分析是诊断男性不育的基础。诊断男性不育至少要收集两次禁欲 2 ～ 7 天的精液样本。这一点将在第 18 章详细讨论。在大多数内分泌性不育中，精液分析显示精子浓度偏低。如果血清睾酮水平很低，精液分析将显示无精子或重度少精子。

三、血清激素检测

如果精液分析异常，应根据病史和体格检查，检查睾酮、LH 和 FSH 的浓度，以及进行其他实验室检测。内分泌评估通常适用于以下情况：①精液参数异常，特别是精子浓度＜ 1500 万 /ml；②性功能障碍；③查体显示性腺功能减退或其他特定的内分泌疾病，如垂体功能减退。内分泌评估应包括清晨（上午 7 ～ 10 时）血清 FSH、LH 和睾酮的测定。清晨采样是必要的，因为血清睾酮分泌具有昼夜节律性，确定血清睾酮参考值范围时选择使用上午 7 ～ 10 时的血液样本。但是这种昼夜节律随着年龄的增长而减弱或消失。总睾酮浓度偏低时应重复检测，并同时检测血清 LH 和 FSH。多数实验室用免疫测定法测定血清睾酮，既往研究表明，免疫法与质谱法相比，具有较大的偏差，缺乏准确性和灵敏度。因此，免疫测定法不能准确地测定女性和儿童的血清睾酮浓度，因为他们的总睾酮浓度较低。然而，近年来，随着疾病控制和预防中心对睾酮检测结果的协调统一，测定之间的变异性和低浓度睾酮缺乏准确性的问题得到了显著改善。这些努力使得美国和欧洲基于人群的研究报告中血清睾酮浓度参考范围保持一致。在 19 ～ 39 岁的健康非肥胖男性中，每百分位数 2.5、5、50、95 和 97.5 分别对应 264ng/dl、303ng/dl、531ng/dl、852ng/dl 和 916ng/dl（换算系数 ng/ml × 0.0347=nmol/l）。因此，使用第 5 和第 95 百分位的这些新数据，其参考值范围应该在 303 ～ 916ng/ml，这非常接近于普遍接受的血清睾酮浓度参考范围（300 ～ 1000ng/dl；10.4 ～ 34.7nmol/L）。血清睾酮浓度＜ 230ng/dl 或 8nmol/L 提示睾酮缺乏。如果数值一再降低，并且患者有睾酮浓度低的相关症状，患者很可能患有性腺功能减退症。只有当怀疑性激素结合球蛋白（SHBG）浓度改变时，才需要测量游离睾酮浓度。肥胖、糖尿病、使用雄激素和糖皮质激素、肾病综合征，以及甲状腺功能减退症患者都存在 SHBG 浓度降低（以及由此产生的总睾酮浓度降低）。老年、肝硬化或甲状腺功能亢进以及服用某些抗惊厥药物或雌激素的男性，SHBG 浓度升高。SHBG 基因的多态性可能与 SHBG 浓度的高低有关。

图 12.2 说明了血清睾酮、LH 和 FSH 检测结果如何帮助治疗内分泌性不育。睾酮浓度低，且患者出现睾酮缺乏的症状或体征，提示患有男性性腺功能减退症。如果 FSH 和 LH 浓度较低，则称为低促性腺激素性性腺功能减退症或继发性性腺功能低下。一些男性血清睾酮浓度持续较低，但血清 LH 和 FSH 浓度可能正常，这表明对睾酮的负反馈反应不足，见于肥胖、衰老、压力和其他系统性疾病中。如果 FSH 和 LH 浓度升高，则提示原发性睾丸缺陷症（原发性或高促性腺激素性性腺功能减退症）。如果 FSH 浓度升高，而睾酮和 LH 浓度正常，提示患有原发性睾丸缺陷而没有睾丸间质细胞功能障碍。这种组合常见于非内分泌性、非梗阻性男性不育，包括 Y 染色体微缺失等遗传性疾病。克兰费尔特综合征患者的睾酮浓度通常在参考范围的下半部，但促性腺激素浓度升高，抑制素 B 浓度检测不到。因此，FSH 和 LH 值升高的患者应进行核型分析。LH 和睾酮浓度高，同时 FSH 浓度正常，提示部分雄激素抵抗。在促性腺激素被抑制的情况下，睾酮浓度高可能表明体内有能产生睾酮的肿瘤，或滥用活跃的合成类固醇（图 12.2）。

要点

- 血清 LH、FSH 和睾酮的评估在诊断内分泌性不育中至关重要。
- FSH 浓度升高提示生精小管原发性损伤。
- LH 浓度升高和睾酮浓度降低提示间质细胞原发性疾病。
- 血清睾酮浓度低伴 LH 和 FSH 浓度低，提示低促性腺激素性性腺功能减退症，通常由下丘脑 - 垂体功能障碍引起。

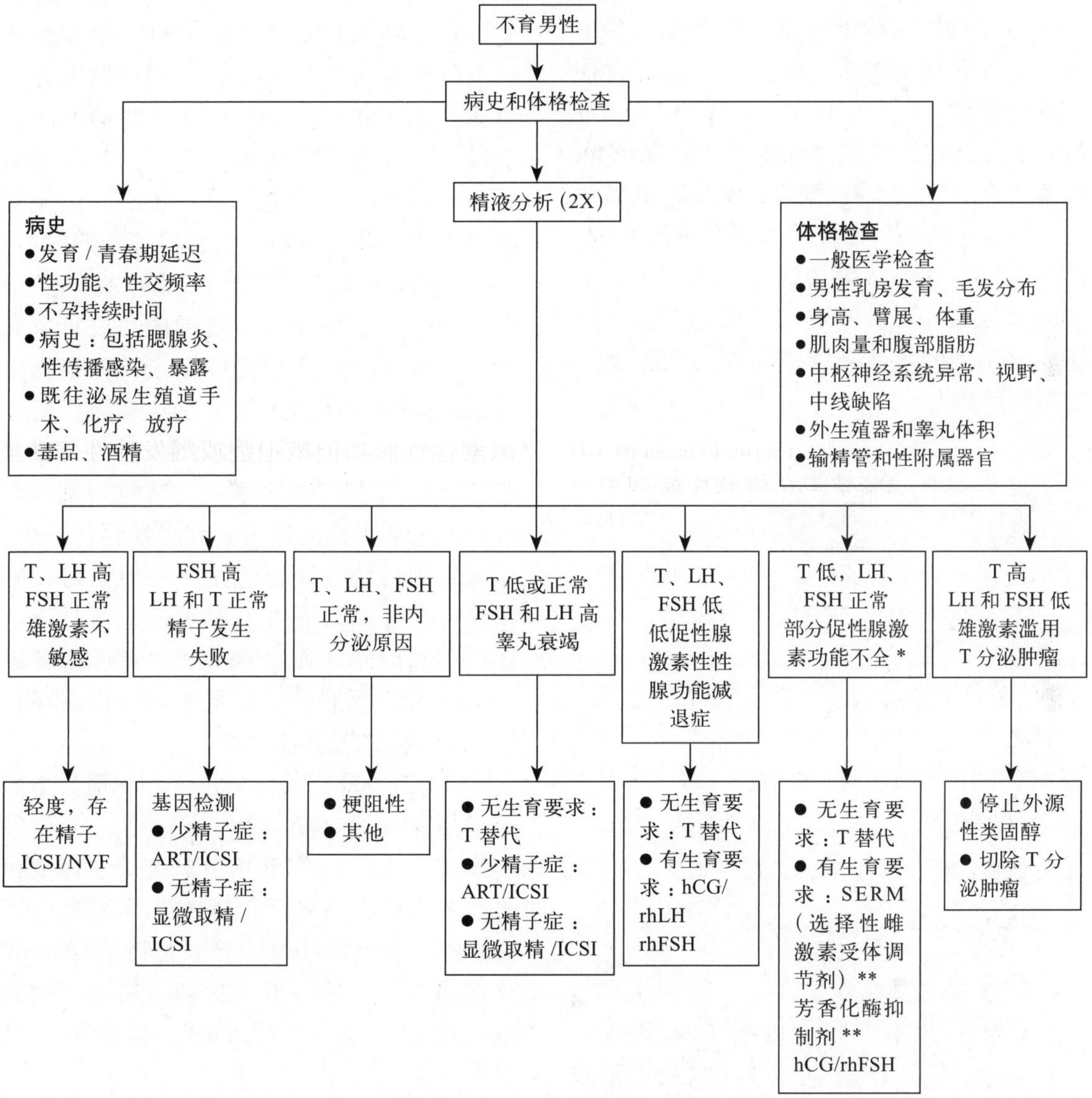

图 12.2　男性不育内分泌病因的诊断方法

* 有争议的诊断。** 有争议，超适应证用药（见表 12.4 和第 21 章）。SERM. 选择性雌激素受体调节剂

第三节 内分泌性男性不育的诊断与治疗

一、原发性睾丸功能缺陷

某些疾病会导致精子发生障碍，但不会影响睾酮浓度。由于生精功能障碍，此类疾病被归为无精子症或少精子症。其中包括Y染色体微缺失、唯支持细胞综合征和其他遗传疾病，如*DAZ*、*SOX5*和*TEX11*基因突变。在这些睾丸疾病中，有很多病例精子发生障碍要比睾酮合成障碍更加严重，因为生精小管往往受到更严重的影响。这些疾病将在第14章中讨论。表12.1显示了原发性睾丸疾病的更常见原因，这些疾病损害精子的生成并影响睾丸间质细胞产生睾酮的能力。

表12.1 原发性睾丸衰竭的原因

先天性	获得性
染色体异常（克兰费尔特综合征XXY，XXXY，XXXY男性；XX男性）	外伤、扭转、睾丸切除术
Y染色体微缺失	睾丸炎
隐睾症、无睾症	化疗 / 放疗 / 暴露
雄激素不敏感综合征	HIV感染
类固醇合成缺陷	慢性肝病
强直性肌营养不良	自身免疫性多内分泌腺病

（一）染色体疾病

导致男性不育和性腺功能减退最常见的染色体疾病是克兰费尔特综合征(47,XXY，简称克氏综合征)。在此表型男性中克兰费尔特综合征的患病率约为1/600。然而，丹麦的一项研究报告称，克兰费尔特综合征的患病率为每10万名男性胎儿中213例，每10万名成年男性中40例，远低于预期。这很可能是因为高达50%的XXY核型男性在胎儿期没有被诊断出来；多数都是在成年后被诊断出来的。在接受无精子症检查的男性中，有10%～15%的人有XXY或其他性染色体非整倍体变异。克兰费尔特综合征在产前通过羊水穿刺和染色体检测进行诊断；在新生儿期出现小阴茎、隐睾和尿道下裂；儿童时期可能会出现学习障碍和行为障碍；青少年时期可能会出现青春期延迟，身材较高，类无睾体型，臂展可能较短或正常。青春期前后，XXY男孩的FSH和LH浓度升高，但是血清睾酮浓度仍在参考范围内。成年人表现为不育和克兰费尔特综合征的典型临床特征，如小睾丸。无精子症几乎是普遍存在的（睾丸中可能存在精子隐窝）。生精成熟失败发生在青春期早期。其他常见的查体异常包括男性乳房发育和男性性征减少。尽管智力可能在正常范围内，但学习缺陷和执行功能障碍是非常常见的，并且会一直持续到成年。成年克兰费尔特综合征患者常伴有腹部肥胖，而且肥胖、代谢综合征和糖尿病的发病率更高。

除XXY外，其他染色体细胞遗传学变异包括46，XY/47，XXY嵌合体，其生精小管损伤较轻。XXY核型中X染色体数目的增多与更高的身材和精神缺陷有关。XX男性除了身材矮小外，其表型特征与XXY男性相似。这是由于Y染色体短臂（携带睾丸决定因子的*SRY*基因）易位至X染色体。

性染色体异常患者尽早诊断后，可以获得相关咨询、特殊教育及行为管理辅导，以开发他们的潜力。青春期男孩和成年男性可接受睾酮替代疗法。睾酮替代疗法已被证实可以改善这些男性的性功能，增加骨骼和肌肉质量，减少脂肪量，并可能有助于延缓代谢综合征和糖尿病的进展。克兰费尔特综合征的患者通常无法生育，精液分析显示无精子；然而，在一些生精小管中可能存在生精岛。对于男性伴侣患有克兰费尔特综合征或携带额外 X 染色体的夫妇，可进行显微睾丸取精（microTESE），然后进行卵胞质内单精子注射（ICSI）和体外受精（IVF）。总体精子获取率约为 50%，妊娠率约为 50%。由于外源性雄激素对 HPT 的抑制作用，当克兰费尔特综合征患者考虑 microTESE 时，应停止雄激素替代治疗。一些 microTESE 中心主张使用抗雌激素药，因为有报道称，患有克兰费尔特综合征的男性体内雌激素浓度较高，可能对精子发生有害。对于在 microTESE 准备过程中使用芳香化酶抑制剂，仍存在争议（见第 23 章）。

克兰费尔特综合征是原发性睾丸功能衰竭最常见的原因之一。无生育要求的成年患者应使用睾酮替代治疗；有生育要求的患者可通过 microTESE、ICSI 和 IVF 治疗。

（二）先天性无睾症与隐睾症

先天性无睾症是导致不育的另一个原因。先天性无睾症患者在胚胎发育过程中，睾丸退化。出生时阴囊和阴茎看起来很小，并且阴囊、腹股沟管和腹中没有睾丸。诊断可通过下腹部和阴囊的影像检查以及 hCG 刺激后睾酮浓度未能升高而得到证实。睾酮治疗是诱导青春期所必需的，而且应该持续终身。考虑到外观，可以行阴囊假体置入术，但患者无法生育。

隐睾症可导致生育力低下 / 不育。隐睾症在出生时占 2% ～ 9%，早产儿的发病率较高，但在出生后 6 个月下降到 1% ～ 3%。隐睾症的患病率和发病趋势存在很大的地理差异。隐睾症是一种发育不良性疾病，可能与尿道下裂有关。隐睾症与子宫内暴露于环境中的抗雄激素或雌激素有关。即使只有一个睾丸没有下降，隐睾症有时仍被认为是一种双侧疾病，因为单侧隐睾症中 70% 存在另一侧睾丸功能障碍，且单侧隐睾症无精子症的发生率约为 13%。与单侧隐睾症患者相比，双侧隐睾症患者在精子生成减少方面要严重得多。隐睾症与生殖细胞癌症风险的显著增加有关。单侧隐睾症患者在婴儿期早期行睾丸固定术可能有利于保护生育能力，并降低患睾丸癌的风险。约 10% 的不育男性有隐睾症和睾丸固定术病史。美国泌尿外科学会（ANA）建议尽早进行睾丸固定术，但应在 6 个月后进行。睾丸固定术可降低不育和睾丸肿瘤的风险，但不能完全预防。

隐睾症与成年男性不育和生殖细胞肿瘤风险较高有关。隐睾症的发病率和流行趋势存在较大的地理变异性，这表明隐睾症可能受到环境因素的影响。建议早期行睾丸固定术。

（三）雄激素和雌激素受体紊乱

影响组织对睾酮反应的先天性疾病可能导致不育。雄激素（睾酮和 DHT）与雄激素受体（位于 X 染色体上）结合，在与受体结合后，雄激素受体移位到细胞核以调节雄激素反应基因的转录。影响雄激素受体的突变可能不会导致性征完全丧失，从而导致多种 AIS 临床表现，从轻度 AIS（轻度男性化障碍伴不育），到部分 AIS（外生殖器性别不清）和完全 AIS（女性表型）。AIS 患者睾酮浓度升高。LH 浓度也升高，这是雄激素受体或受体后缺陷，缺乏负反馈所致。雄激素受体的外显子 1 具有不同数量的 CAG 和 GGC 重复序列，导致聚谷氨酰胺和聚甘氨酸的长度可变。在一些（但不是全部）研究中，较长的 CAG 重复序列导致雄激素受体转录降低，并已被证明与精子发生减少和不育有关。

雌激素受体缺陷的小鼠表现出性功能和生育能力受损。患有雌激素受体突变的男性有正常的性别分化和青春期发育。因为骨骺闭合延迟，这些男性的身材高大。雌激素在精子发生中的作用仍不清楚。雌激素受体 α 基因 *ESR1* 和雌激素受体 β 基因 *ESR2* 的多态性可能与男性不育有关，但受到不同种族背景的影响。此外，*SHBG* 基因的多态性也与男性低生育能力有关。

雄激素受体基因突变与多种表型相关，从轻度（仅为男性不育）到新生儿生殖器性别不清，再到女性表型。轻度雄激素受体缺陷合并不育的治疗类似于特发性少精子症或无精子症，即采用辅助生殖技术（ART），如 ICSI 和 microTESE。

（四）类固醇生成障碍

影响类固醇生成的突变也可能导致不育。先天性肾上腺增生症最常见的类型是 21- 羟化酶缺乏症。男性患者的睾酮水平正常或升高；然而，孕酮的过度产生和糖皮质激素的过度治疗可能通过抑制 HPT 轴而影响雄激素的合成，导致低促性腺激素性性腺功能减退症。未得到充分治疗的先天性肾上腺增生症会导致睾丸中肾上腺残余瘤的发展。在发现肾上腺残余瘤的先天性肾上腺增生症患者中，70% 为无精子症或少精子症，而没有肾上腺残余瘤时为 3.6%。睾丸肾上腺残余瘤通过阻塞睾丸网、压迫生精小管引发睾丸功能不全，导致梗阻性无精子症和永久性睾丸损伤。这类患者具有原发性睾丸衰竭的内分泌学特征，FSH 和 LH 值较高，而抑制素浓度较低。超声监测可早期诊断肾上腺残余瘤，糖皮质激素治疗可能是优选。用米托坦诱导"内科肾上腺切除"可降低促性腺激素浓度，增加抑制素 B 浓度和精子数，并缩小肾上腺残余瘤的体积。应该注意的是，21- 羟化酶缺乏症男性患者可能存在性生活和生育方面的心理问题。

其他一些不太常见的先天性肾上腺增生症会导致男性胎儿出生时生殖器性别不清。*HSD3B2* 基因突变导致 3β- 羟基类固醇脱氢酶（3β-HSD）缺乏症，睾酮的产生受损，脱氢表雄酮（DHEA）浓度升高，不论男婴或女婴，都会出现生殖器性别不清。男性通常是不育的。他们在糖皮质激素和盐皮质激素的产生方面也存在缺陷。*CYP17A1* 基因突变导致 17α- 羟化酶缺乏症（17OHD）和 17,20- 裂解酶缺乏症；单独的 17,20- 裂解酶缺陷症罕见。患有 17OHD 的男性婴儿有女性外生殖器或不明确的生殖器，有腹腔内或腹股沟睾丸，盲袋阴道。他们也会出现糖皮质激素和盐皮质激素的生成障碍，并且不育。

5α- 还原酶基因 *SRD5A2* 的突变会影响睾酮向 DHT 的转化。外生殖器的正常发育需要 DHT，而 5α- 还原酶缺乏症的男婴出生时生殖器模糊不清，有阴蒂样阴茎、阴囊对裂、尿道下裂、阴道盲袋和不发育的前列腺；但他们有附睾、输精管和精囊。这些遗传学意义上的男性经常被当作女孩抚养，直到青春期发生男性化，从而导致性别角色的改变。如果睾丸下降，则精子生成正常。*SRD5A2* 缺陷与不育相关，尤其是发生隐睾症时，会导致精子生成障碍。精子运输也会受到影响，这是因为精液量过少，且缺乏前列腺特异性抗原导致精液液化失败。此外，阴茎过短和会阴型尿道下裂可能会对阴道性交和自然受孕造成额外的物理障碍。

芳香化酶基因（*CYP19A1*）突变的患者很少见，其症状 / 体征与雌激素受体缺陷的患者相同。他们因骨骺不闭合而身材高大；因雌激素缺乏而出现骨量减少和骨质疏松。尽管雌激素在啮齿动物的精子发生中可能很重要，但它在人类精子发生中的作用尚不清楚。芳香化酶缺陷可能与不育无关。另一方面，芳香化酶过量被认为对精子再生有害。虽然芳香化酶抑制剂有时用在重度少精子男性行 ICSI 取精前，但这种方法尚未通过安慰剂对照临床研究得到证实。

类固醇生成障碍有不同的表型，与之相关的不育可能无法治疗。

（五）强直性肌营养不良

强直性肌营养不良是一种常染色体显性遗传性疾病，表现为运动功能受损、轻度认知障碍和精子发生障碍。20% 的强直性肌营养不良男性的睾酮浓度也很低。无生育要求的患者应接受睾酮替代治疗。如果存在重度少精子症且有生育要求，可能需要进行 ART 和 ICSI。

（六）睾丸衰竭的后天性原因

外伤、扭转和血管病变可能导致睾丸衰竭；外伤或扭转后通过超声和血流分析进行紧急评估，然后进行手术修复，可减少睾丸损伤。即使只有一侧睾丸发生扭转，也会影响双侧睾丸功能，这是因为体内可能会产生抗精子抗体。睾丸炎，尤其是流行性腮腺炎性睾丸炎，可导致青少年和成年男性的睾丸损伤。通常情况下，睾丸间质细胞的受累程度低于生精小管，多达 20% 的患者会出现精子生成障碍。男孩和成年男子的烷基化化疗药物和对睾丸的辐照会导致睾丸衰竭，对精子生成的损害大于对睾酮生成的损害。男性不育可能发生在男孩首次接受癌症治疗多年后。癌症治疗后保留生育能力的新方法将在第 25 章讨论。无论是否伴随睾酮浓度降低，其他后天因素都有可能损害精子发生。这些因素包括感染、药物、环境毒素和自身免疫性疾病等，我们将在第 16 章中进行详细讨论。

要点
● 在睾丸功能衰竭的患者中，不育可能与睾酮缺乏有关。 ● 在某些情况下，不育可以通过显微取精和 ICSI 治疗；但如果无生育要求，可通过睾酮替代治疗相关的性腺功能减退症。

二、低促性腺激素性性腺功能减退症

低促性腺激素性性腺功能减退症（HH），也称为继发性性腺功能减退症，患者睾酮和促性腺激素浓度都很低。而由于某些潜在的原因，睾丸本身可能仍然具有正常结构。如前所述，先天性促性腺功能减退症的婴儿通常患有小阴茎和隐睾。出生后，他们可能没有婴儿期的小青春期（生命最初的 3 ～ 6 个月，LH 和睾酮的生理学激增）。一般来说，如果其他垂体轴完好无损，儿童时期的生长发育是正常的。大多数典型的 HH 患者会出现青春期延迟或缺失。由于骨骺延迟闭合，他们的身体比例往往呈类无睾状。成年男性 HH 患者可能表现为性分化正常、不育和血清睾酮浓度低。这些男性的睾丸体积可能较大，但其睾酮浓度明显低于正常成年男性的范围。

表 12.2 列出了 HH 的常见原因。HH 也可能是获得性的；抑制促性腺激素浓度的疾病包括蝶鞍肿块 / 垂体肿瘤，伴有或不伴有高催乳素血症、外源性类固醇激素、阿片类药物和急性疾病。成年后出现获得性 HH 的患者可能具有性腺功能减退症的特征，如脂肪分布改变和体毛脱落，也可能没有变化，这取决于疾病的持续时间。

表 12.2　低促性腺激素性性腺功能减退症和不育症的原因

先天性	获得性
● 孤立性低促性腺素性功能减退症，包括卡尔曼综合征 ● 多种垂体激素缺乏症 ● 选择性 LH 和 FSH 及其受体突变 ● 其他：普拉德 - 威利综合征、劳 - 穆 - 比综合征	● 垂体腺瘤和卒中 ● 颅咽管瘤 ● 颅颊裂囊肿 ● 脑膜瘤及其他肿瘤 ● 肉芽肿性疾病 ● 浸润性疾病 ● 头部外伤 ● 术后或放疗

续表

先天性	获得性
	● 药物：雄激素、雌激素、孕激素、糖皮质激素、阿片类药物

（一）孤立性低促性腺激素性性腺功能减退症

仅涉及GnRH的先天性低促性腺激素性性腺功能减退症称为孤立性低促性腺激素性性腺功能减退症（IHH）或孤立性GnRH缺乏症（IGD）。可分为无嗅觉/低嗅觉IHH（卡尔曼综合征）和嗅觉正常的IHH。正常情况下，促性腺激素释放激素神经元起源于鼻板，并沿着嗅觉神经元迁移到大脑，到达下丘脑。卡尔曼综合征患者GnRH神经元迁移和嗅觉轴突发育受损。一般来说，迁移过程正常，但GnRH神经元的分泌/作用有缺陷。卡尔曼综合征患者具有典型的先天性低促性腺激素性性腺功能减退症的特征，包括隐睾、小阴茎、无青春期、类无睾体型和小睾丸。患者还可能有面部中线缺陷、肾发育不全、联带运动（镜像运动）、并指（并趾）畸形或其他骨骼畸形、听力损失、牙齿发育不全和眼部缺陷。

约40%的卡尔曼综合征患者有可识别的基因突变。与卡尔曼综合征有关的许多基因已被发现（表12.3）。这些基因影响神经元的发育和迁移。最常见的缺陷发生在*ANOS1*（前身为*KAL1*）和*FGFR1*（前身为*KAL2*）这两个基因上。前动力蛋白

表12.3 先天性低促性腺素性功能减退症：遗传异常

基因	基因功能	临床特点
GnRH受体 *GNRH1/GNRHR*	常染色体隐性遗传或寡基因遗传	无嗅觉或面部中线缺陷
ANOS1（原*KAL1*）	X连锁遗传 Anosmin 1蛋白	单侧肾脏发育不全和其他肾脏异常 双手联带运动（小脑异常）
FGFR1（原*KAL2*） *FGF8*	外显率可变的常染色体显性遗传 成纤维细胞生长因子受体1和成纤维细胞生长因子8	听力损失 唇腭裂 并指（并趾）畸形和其他骨骼异常 牙齿发育不全
PROK2 *PROKR2*	常染色体隐性遗传 前动力蛋白受体2和前动力蛋白2（嗅觉神经元迁移）	卡尔曼综合征和嗅觉正常的卡尔曼综合征
CHD7	常染色体显性遗传 染色质结构域解旋酶DNA结合蛋白7	CHARGE综合征的轻度表型 眼部缺损、心脏缺陷、后鼻孔闭锁、生长迟缓、生殖器发育不全、耳朵畸形和耳聋 面神经麻痹 唇腭裂 牙齿发育不全
其他： *WDR11*，*HS6ST1*，*SOX10*，*SEMA3A*，*IL17RD*，*FEZF1*，*KISS1/KISS1R*，*TAC3/TAC3R*		

注：参见参考文献[7]、[116]和[117]。

2（*PROK2*）及其受体（*PROKR2*）突变与卡尔曼综合征的嗅球发育和性成熟有关。*CHD7* 基因突变的患者具有与 CHARGE 综合征患者相似的特征（表 12.3）。KNDy 神经元水平的突变是 HH 的罕见原因；已发现 Kisspeptin 或其受体 *Kiss1R*（又称 *GPR54*）和 *TAC3*/*TAC3R* 的突变可导致 HH。

（二）多种垂体激素缺乏症（MPHD）

先天性异常可能损害 GnRH/ 促性腺激素浓度，以及其他垂体激素的浓度，最常见的是生长激素缺乏症。*PROP1*、*POU1F1* 和 *TPIT*（*Tbx19*）等多个参与垂体细胞分化的基因突变都可能导致联合垂体激素缺乏症。视隔发育不良的特点是视神经发育不良、大脑中线结构形成异常及垂体发育不全。儿童通常单眼或双眼视力受损，并可能有眼球震颤等其他表现。胼胝体和透明隔可能异常。垂体发育不全很常见；患儿通常有生长激素缺乏症，但也可能有促性腺激素缺乏导致的低促性腺激素性性腺功能减退症和青春期延迟，或因下丘脑功能障碍导致的性早熟。

（三）LH 和 FSH 亚单位及受体突变

LH 和 FSH 的突变罕见。促性腺激素受体基因突变已有报道。LH 和 FSH 受体基因突变可导致促性腺激素浓度升高。FSH 受体基因突变导致睾丸变小，精子数量变化，FSH 浓度升高。孤立的 LH 受体激活突变会导致促性腺激素非依赖性性早熟，而失活突变会导致间质细胞衰竭、胎儿睾酮缺乏和性别不明。

（四）其他先天性低促性腺激素性性腺功能减退综合征

先天性低促性腺激素性性腺功能减退症也可与几种综合征相关。普拉德 - 威利综合征（Prader-Willi syndrome）是由父系遗传的 15 号染色体缺失引起的。患有 Prader-Willis 综合征的儿童在婴儿期肌肉张力差，进食障碍，随后出现多食和肥胖。还会出现认知迟缓、隐睾症、性腺功能减退、生长激素缺乏（如不治疗会导致身材矮小）及其他内分泌疾病。体格检查可发现畸形的面部特征（包括额头狭窄、杏仁眼、窄鼻梁、耳朵发育不良和小下颌畸形），皮肤色素减退，以及不成比例的小手和小脚（肢端骨发育不全）和其他骨骼异常。他们罹患特定癌症的风险很高，包括白血病。劳伦斯 - 穆恩 - 巴德 - 比德尔综合征是一种由 *PNPLA6* 基因突变引起的常染色体隐性遗传病。特征包括多指（趾）畸形、视杆细胞萎缩、学习障碍、肾脏异常、肥胖和 HH。瘦素或瘦素受体突变会导致病态肥胖和 HH。

（五）获得性低促性腺激素性性腺功能减退症

获得性低促性腺激素性性腺功能减退症常见于有垂体肿块的患者，包括垂体瘤（可能出血并导致垂体卒中）、颅咽管瘤、Rathke 囊肿（拉特克囊肿）、脑膜瘤及其他肿瘤。高催乳素血症通常是由分泌催乳素的肿瘤或垂体柄病变引起的，可以用多巴胺激动剂如卡麦角林或溴隐亭来治疗。下丘脑和垂体的损伤可导致 HH 以及其他垂体轴的损害；例如，对蝶鞍的放射治疗或手术，垂体卒中后及头部外伤后。浸润性疾病，包括结节病、组织细胞增多症、淋巴细胞性垂体炎、结核病和真菌感染，可影响下丘脑和垂体。

许多因素可通过对 GnRH 或 FSH/LH 分泌的负向抑制来影响 HPT 轴。毒品和药物，如阿片类药物、三环类抗抑郁药和大麻类药物，可对 HPT 轴产生抑制作用。GnRH 激动剂会导致促性腺激素的急性释放，随后 HPT 下调，而 GnRH 拮抗剂则会抑制垂体释放并产生 FSH 和 LH。糖皮质激素过多（外源性给药或库欣综合征）也会导致 HH。雄激素过多，包括外源性给药（即合成代谢类固醇滥用）或产生雄激素的肿瘤也会导致 LH 和 FSH 受抑制和内源性睾酮过低。

要点
● 应对低促性腺激素性性腺功能减退症进行诊断，因此类疾病可能会有特定的治疗方法。 ● 卡尔曼综合征是导致 HH 最常见的先天性原因。 ● 垂体肿瘤、脑外伤后、阿片类药物和雄激素滥用是导致 LH、FSH、睾酮浓度低及不育的常见后天性原因。

（六）低促性腺激素性性腺功能减退症的治疗

对于获得性低促性腺激素性性腺功能减退症导致的男性不育症，其治疗应针对根本病因。如果病因能够被纠正，则生育能力可能会得到提高。可纠正的病因包括停用阿片类药物、减轻肥胖症患者的体重、治疗催乳素瘤和其他垂体瘤以及治疗甲状腺疾病。如果患者不希望受孕，可以通过补充睾酮来纠正性腺功能减退症。然而，应该注意的是，外源性睾酮可抑制 HPT 轴，并导致睾丸内睾酮浓度降低和精子发生停止。停用睾酮后，HPT 轴可能需要一段时间才能恢复，这取决于雄激素替代治疗的药物类型、剂量和持续时间。外源性睾酮抑制后，使用 hCG 或重组 LH 有可能加速精子再生的恢复。大多数研究表明，对 HH 患者进行睾酮先期治疗并不会影响其未来对促性腺激素生精治疗的反应。睾丸体积相对较大、曾接受促性腺激素治疗、抑制素 B 浓度较高及未使用过雄激素，都预示着诱导精子发生的速度较快。如果下丘脑 / 垂体原因无法纠正，睾丸正常的男性仍有可能被诱导或重新启动精子生成。如果下丘脑 - 垂体功能障碍发生在青春期之后，通常只需要补充 LH。如果发生在青春期之前，睾丸可能没有发育，需要同时使用 LH/hCG 和 FSH。如果 HH 患者伴有隐睾症，通过促性腺激素治疗成功受孕的概率就会明显降低（图 12.3）。值得注意的是，有 10% ～ 15% 的先天性 HH 的患者在接受治疗后可能会自发恢复。有或无基因突变、重度或轻度 GnRH 缺乏的患者都有可能恢复；需要定期停药以重新评估和确认促性腺激素缺乏症。

如上所述，hCG 可替代 LH 刺激睾丸间质细胞合成睾酮。hCG 的半衰期比 LH 长，更适用于不育治疗。在尝试刺激支持细胞之前，必须先刺激睾丸间质细胞，这是因为精子发生需要足够高的睾丸内睾酮浓度。多数患者单独使用 hCG 即可促进精子发生，但对于青春期前即发生性腺功能减退，尤其是伴有隐睾的患者是不够的。建议 hCG 每周给药 2 ～ 3 次，剂量在 1000 ～ 1500IU，肌内注射（IM）或皮下注射（SC），并进行滴定使血清睾酮浓度达到 400 ～ 800ng/dl。使用重组 LH 代替 hCG 来重启或刺激精子发生以及合成睾酮并无优势。如果 6 个月内精子数量仍未达到足够的浓度（500 万～ 1000 万 /ml），尽管血清睾酮浓度正常，仍推荐每周 3 次使用人类绝经期促性腺激素（hMG，其中含有 FSH 和 LH）。将重组人 FSH（75 ～ 150 单位 IM 或 SC，每周 3 次）加入 hCG 或 LH 以进一步刺激精子发生，成功率较高。需要注意的是，低浓度精子（如约 500 万 /ml）也能使女方受孕（图 12.3）。

GnRH 皮下脉冲治疗也用于治疗 HH。通过皮下输液泵给药，要求男性的垂体功能完好，其诱导精子发生和生育的成功率与使用促性腺激素相当。由于患者需要佩戴输液泵，GnRH 实际使用频率要低得多。

要点
● HH 可以通过诱导或重启精子生成来治疗，以提高生育能力。 ● 如无生育要求，先天性或获得性 HH 均可行睾酮替代治疗。

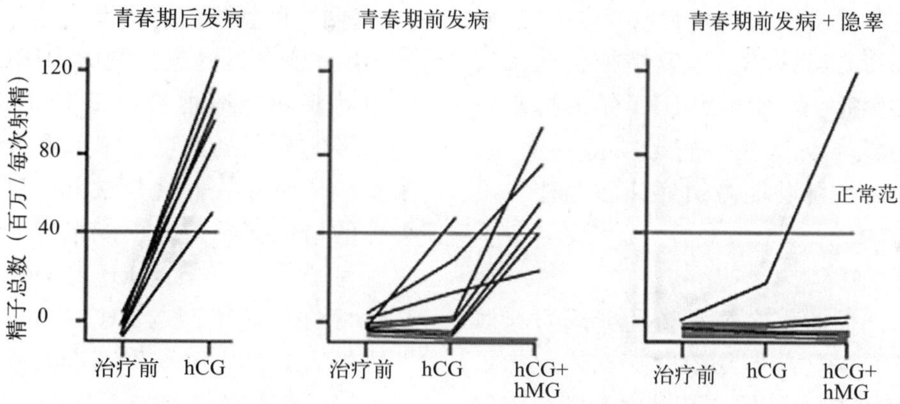

图 12.3 单独使用人绒毛膜促性腺激素（hCG）或与人类绝经期促性腺激素（hMG）联合使用对精子计数的影响

治疗前的值为治疗前两次测定的平均值；治疗值为治疗期间 3 次测定的最高值。水平虚线代表正常值下限。右侧数字代表患者编号。单用 hCG 治疗后，6 名青春期后发病的性腺功能减退患者的精子数量均增加到正常范围内，但 15 名青春期前发病的患者中只有 1 人的精子数量增加到正常范围内（$P < 0.02$）。在接受联合治疗后，另外 14 名青春期前发病的男性患者中，7 名未患隐睾症的男性中有 5 人的精子数量上升到正常范围内，但 7 名患隐睾症的男性中只有 1 人的精子数量上升到正常范围内（P=0.05）

经许可转载自 Finkel DM, Phillips JL, Snyder PJ. Stimulation of spermatogenesis by gonadotropins in men with hypogonadotropic hypogonadism. N Engl J Med 1985; 313: 651-5

- 如有生育要求，可使用 hCG，或重组人 LH（不含或含重组人 FSH），或 hMG 治疗不育和雄激素缺乏症。
- 除非有隐睾症或睾丸损伤的病史，否则诱导精子发生和妊娠的成功率很高。
- 如果 HH 发生于青春期后，通常只需使用 hCG。

使用促性腺激素替代疗法诱导正常的精子生成通常需要数月时间，尤其是在之前接受过睾酮治疗的情况下。如果在精液中获得精子后 12 ～ 24 个月仍未受孕，建议采用 ART 技术，如宫内人工授精（IUI）和体外受精（IVF）等治疗。第 24 章将对此进行详细讨论。

三、影响 HPT 轴的全身性疾病

影响 HPT 轴并导致不育的系统性疾病包括急性和慢性内科疾病。治疗应针对根本原因。表 12.4 列出了一些较常见的可能影响 HPT 轴且导致不育的系统性疾病。

表 12.4 影响睾丸功能的全身性疾病（部分促性腺激素不足）

急性疾病、运动、压力、饥饿
阿片类药物、雄激素、雌激素、孕激素
肥胖、代谢综合征、糖尿病
慢性肾脏、肝脏疾病和心脏病
血色素沉着病
血红蛋白病
甲状腺疾病
HIV 感染

（一）压力、运动、饥饿与急性和慢性疾病

过度的体育活动（极限运动员）、饥饿、压力和急性疾病与 HH 有关。建议在急性疾病、压力或运动训练期间重复测量总睾酮浓度。短暂出现上述情况可能不会导致不育，但可能造成精液分析的短暂异常。值得注意的是，精子发生大约需要 74 天，因此精液分析通常反映的是精子发生

前2～3个月的情况。慢性疾病，包括肾脏、肝脏和心脏疾病，以及精神疾病，如神经性厌食症，可能导致HPT轴的抑制和生育能力低下。这些疾病必须得到治疗，经过治疗后性腺功能减退症和不育往往可以逆转。

（二）肥胖

肥胖、代谢综合征和2型糖尿病与睾酮浓度低有关。总睾酮浓度随着体重指数（BMI）的增加而降低。这是由于肥胖引发的胰岛素抵抗会降低血清性激素结合球蛋白（SHBG）浓度。严重肥胖患者，总睾酮和游离睾酮浓度都很低。有报道表明，肥胖与生育能力下降和精液质量下降有关。肥胖男性每超重9kg，不育的概率就会增加10%。在一些报告中，减肥项目和减重手术不仅减轻了体重，还提高了生育力。由于睾酮会通过脂肪中的芳香化酶转化为雌二醇，因此芳香化酶抑制剂已被用于病态肥胖和精液分析质量低下的男性。

（三）血色素沉着病与铁过载

在血色素沉着病中，铁沉积在身体的多个器官，包括肝脏、心脏和胰腺。典型的遗传性血色素沉着病是常染色体隐性遗传，涉及*HFE*基因的突变，该基因负责调节胃肠道对铁的吸收。血色素沉着病通常会影响HPT轴，因为铁可能会沉积在睾丸和垂体中。血色素沉着病的另一个名称是“青铜糖尿病”，因为这种疾病会导致黑色素在皮肤中积聚，造成皮肤色素沉着。体格检查可显示肝脾肿大。40%～80%的血红蛋白病（如重型地中海贫血）患者可能会出现性腺功能减退，这主要是由于铁超载和铁毒性影响了HPT轴，与血色素沉着病的过程类似。镰状细胞贫血可能与睾丸功能障碍和HPT轴紊乱有关。这些异常可能与血管闭塞症有关。

（四）甲状腺功能异常

甲状腺功能亢进会增加SHBG的浓度，而甲状腺功能减退会降低SHBG的浓度，从而影响总睾酮浓度。甲减可升高催乳素浓度，从而降低促性腺激素浓度。对甲亢男性的研究显示，总睾酮浓度升高，游离睾酮浓度正常，但是LH对GnRH表现出高反应性；而甲减与LH对GnRH的反应性降低有关。甲减和甲亢都与勃起功能障碍和精子参数异常有关。

（五）艾滋病病毒和其他性传播感染

慢性病毒感染，如艾滋病病毒（HIV），会感染精子，影响精液参数和DNA完整性。此外，在精液中可检测到衣原体、解脲支原体、乙型和丙型肝炎病毒、人乳头瘤病毒和巨细胞病毒，并与精子浓度和活动率下降有关。用于ART的精液可能会将疾病传染给伴侣和后代，因此必须谨慎执行精子清洗和制备程序。对于男方感染HIV/丙型肝炎，而女方未感染的夫妇，应考虑分离精子以进行ICSI。

（六）获得性和系统性疾病引起的性腺功能减退的治疗

获得性和系统性疾病引起的性腺功能减退症，其治疗应针对原发疾病。在某些男性中，睾酮浓度持续偏低，同时促性腺激素浓度正常，这表明促性腺激素对低浓度睾酮的反应不足。如无生育要求，可行睾酮替代治疗。如有生育要求，可超适应证使用选择性雌激素受体调节剂（SERM）（如枸橼酸氯米芬和他莫昔芬）、芳香化酶抑制剂和促性腺激素，并严密监测，以评估这些药物是否能改善生精。这些疗法尚未得到大型随机对照临床试验的验证，但研究即将展开（有关这些药物的详细讨论，见第21章）。

要点

- 许多系统性疾病可导致 HPT 功能障碍和男性不育。
- 急性疾病可能会导致一过性的精液质量差和睾酮浓度低；因此，必须在患者康复后复查这些项目。
- 治疗应针对慢性疾病。例如，减肥可扭转肥胖男性血清睾酮浓度过低的情况，并改善精液质量。

第四节　结　　论

许多 HPT 轴的内分泌紊乱可能影响男性的生育能力。病史、体格检查和精液分析对于男性不育评估至关重要。当精液分析异常和（或）出现提示性腺功能减退的症状和体征时，血清 FSH、LH 和睾酮浓度的测定对于不育病因的分类至关重要。血清睾酮浓度下降，反映出性腺功能减退，这是 HPT 轴受损的一个指标。当促性腺激素浓度升高时，即使只伴有 FSH 血清浓度升高，甚至在性腺功能正常的男性，都提示原发性睾丸缺陷。FSH 和 LH 值低的患者通常伴有睾酮水平下降，应进行睾酮替代治疗。对于某些患有原发性睾丸缺陷的男性来说，可选择辅助生殖技术，如 ICSI、IVF 和睾丸取精术。FSH、LH 和睾酮水平低提示下丘脑或垂体功能障碍。治疗可纠正的系统性病因能够提高生育能力。无论是否联合使用重组 FSH，对低促性腺激素性性腺功能减退症患者使用外源性 hCG 都会诱导精子发生，使患者重新获得生育能力。

致谢

F.Y. 由 F32 HD097932 支持。C.C.L.W. 由加州大学洛杉矶分校临床和转化科学研究所授予的 UL1TR001881 支持。R.S.S. 和 C.C.L.W. 由 NIH、NICHD 的合同 HHSN275 20130024I 支持。

（党　进　译）

第 13 章

精子发生——正常和异常状态的诊断

Mahmoud Mima and Richard A. Schoor

第一节 引 言

虽然我们无法确切地知道，但或许几千年来人类一直存在生育问题，尽管不孕不育的原因已经发生了变化，治疗方法也发生了变化。但可以肯定的是男性不育的病因以及我们对这些病因的理解，当然还有男性不育的治疗方法，在几千年间的确发生了变化。

治疗男性不育最简单的方法，即便是针对那些最严重的情况，就是让女性拥有多个性伴侣。在狩猎采集时代，狩猎采集部落的女性会与多名男性进行性交。因此，每个特定男性的个人生育能力都是未知的。在这样的社会中，这种性交混乱的文化习俗是可以接受的。

虽然我们可能永远无法确切知道史前社会对不孕不育的看法，但有一件事是相当清楚的——在人类文明的大部分时间里，社会历史上将不孕不育的全部责任都归咎在了女性身上，女性因此遭受了巨大的痛苦。值得庆幸的是，文艺复兴时期发展起来并一直沿用至今的科学方法使得天文学、物理学、生物学和医学等广泛领域的知识爆炸式增长。也许花了几千年的时间，但现在我们知道了一个无可争议的事实：并非所有的男人都有生育能力。

我们还知道，并非所有睾丸都能产生精子。本章就是关于这一点的——精子生成的科学、精子生成障碍的科学、精子发生障碍的诊断及其治疗。本章首先简要描述了精子发生的科学，接着讨论了对精子发生产生负面影响的临床状况、疾病和行为，然后是用于诊断和治疗的临床评估方法和药物治疗。最后，我们尝试定义睾丸活检、睾丸细针抽吸、睾丸精子提取和睾丸抽吸等关键术语，许多临床医师经常混用这些术语，但实际上是不同的操作程序。为了方便读者阅读，这里总结了其他章节中涵盖的一些科学知识。

第二节 精子发生的科学

一、正常男性精子发生的阶段

精子发生是一个多阶段的过程，其中二倍体干细胞（称为精原细胞）经历有丝分裂，成为精母细胞。精母细胞经历两次减数分裂成为精子细胞。精子细胞在称为精子变形的过程中经历变形。从精原细胞形成精子的整个过程约需要 12 周，受复杂的分子过程控制，并受到内分泌、旁分泌和外分泌因素的影响。

精子发生是干细胞变成具有顶体、头部、中段和尾部的功能齐全的单倍体细胞的过程。该过程包括三个不同的阶段：精原细胞的分化，随后是精母细胞的产生，然后是精子细胞的产生。只有一小部分精原细胞具有单能干细胞的功能。

要点
● 精子发生从开始到结束需要 12 周。 ● 间歇性接触有毒物质会长期破坏精子发生。

精子发生是一个循环过程，从 A0 型精原细胞的出现开始。这些精原细胞分为染色深和染色浅两种不同类型。深色精原细胞是在接到分化指令之前保持静止状态的干细胞。浅色精原细胞是一类定向于精子发生过程的干细胞。只有定向精原细胞才会产生 B 型精原细胞并继续向前分化。

该过程分为四个步骤：① A 型浅色精原细胞转变成定向 A 型浅色精原细胞，进而产生 B 型精原细胞；② B 型精原细胞有丝分裂，成为前细线期精母细胞；③精母细胞经过两次减数分裂成为精子细胞；④精子发生涉及圆形精子细胞变形为熟悉的精子形状。精子释放是精子从生精小管释放到管腔的过程。

该过程受到支持细胞、间质细胞和血管网络的分子控制。内分泌、旁分泌和外分泌系统调节该过程。

该过程大约需要 12 周：第 1 ～ 4 周，精原细胞分化；第 4 ～ 7 周，精母细胞产生；最后 5 周是精子形成，从开始到结束总共 12 周。因此，从完整意义上讲，人类精子每年产生 4 次，但事实上该过程在一年中的不同时间开始。在临床上，这意味着每 3 ～ 4 个月发生一次环境暴露或体内状况异常可能会损害全年的精子发生。该系统很容易受到外源和内源因素的破坏。破坏可以是完全的，也可以是不完全的，可以是可逆的，也可以是不可逆的。执业临床医师必须识别患者精子发生的外源性和内源性干扰因素，并在可能的情况下进行治疗。

二、精子发生的分子控制

雄性生殖细胞的分化在转录和转录后水平上受到严格控制。RNA 和多种 RNA 亚型，如 microRNA（miRNA）、Piwi 相互作用 RNA（piRNA）和长链非编码 RNA（incRNA），对于精子发生的各个方面都至关重要。RNA 和 RNA 亚型将精原细胞维持在未分化状态并刺激诱导其分化。此外，它们还保护基因组免受翻译事件的影响，并帮助介导表观遗传，即 DNA 包裹在甲基化或非甲基化状态的蛋白质中。甲基化状态对于人类生育能力很重要。

DNA 也很重要，因为 DNA 完整性对于精子质量至关重要。DNA 完整性的改变可以损害受精率并对胚胎发育产生负面影响。

三、精子发生的内分泌、旁分泌和外分泌控制

生殖的调控通常是经典的反馈回路。下丘脑将促性腺激素释放激素发送至垂体前叶，随后垂体将促性腺激素 [包括黄体生成素（LH）和卵泡刺激素（FSH）] 释放到循环中。LH 刺激睾丸内的间质细胞产生睾酮，而 FSH 诱导支持细胞产生精子，这是经典的教学说法，尽管并不完全正确。整个系统是反馈抑制循环的一部分，睾酮、抑制素和雌激素是抑制的主要驱动因素。为了向患者更好地解释男性内分泌系统，一个很好的比喻就是将男性内分泌系统比作给房子供暖的恒温器和锅炉。在这样的类比中，恒温器代表下丘脑和垂体，锅炉代表睾丸。所需温度代表睾酮、抑制素和雌激素的血液水平。当房子很冷时，恒温器会要求锅炉产生热量。锅炉通过点燃其元件来做出响应。恒温器继续发出加热信号，直到其传感器检测到已达预设温度。

要点

- 精子发生的内分泌控制是通过经典的反馈回路进行的。
- 睾酮、抑制素和雌激素是该过程的主要抑制剂。
- 睾丸内睾酮是精子发生的关键驱动力。

四、睾酮、睾丸内睾酮水平和精子发生

睾酮是精子发生的主要驱动力。在实验模型和临床上，某些雄激素受体缺陷和内分泌失调可以通过服用增加睾丸内睾酮水平的药物来克服，这将在本章下文讨论。

睾酮是胆固醇前体通过类固醇生化途径合成的产物。从黄体酮到睾酮途径中的速率决定步骤依赖于一种蛋白质的存在，即位于线粒体中的类固醇生成急性调节蛋白（StAR）。StAR 蛋白的产生需要用 LH 长期刺激线粒体。睾酮通过 5α- 还原酶转化为双氢睾酮，并通过芳香化酶转化为 17β- 雌二醇。双氢睾酮和雌二醇反过来调节支持细胞的乳酸产生和输出，这是雄激素受体产生的重要步骤。支持细胞上发现的雄激素受体对于维持精子发生到精子细胞阶段乃至精子细胞阶段之后都至关重要。乳酸是精子发育的主要分子燃料的来源。

对于维持精子发生至关重要的是睾丸内睾酮水平，而不是血清睾酮水平。在没有促性腺激素的情况下，大鼠的精子发生可以纯粹通过睾丸内睾酮来维持，并且缺乏间质细胞的睾丸在充分接触睾丸内睾酮的情况下仍然可以产生精子。睾丸内睾酮水平以旁分泌方式发挥作用，是精子发生的主要激素驱动因素。睾丸内睾酮通过刺激支持细胞诱导邻近生殖细胞的生精活性。

五、黄体生成素的作用

LH 刺激间质细胞合成睾丸内睾酮。间质细胞存在于睾丸实质内，但在生精小管之外。间质细胞含有 LH 受体。间质细胞虽然对精子发生很重要，但并不关键。在对缺乏 LH 受体的小鼠（受体基因敲除小鼠）进行的实验研究中，通过直接施用睾酮可以绕过间质细胞的作用。在该模型中建立足够的睾丸内睾酮水平将在翻译水平上纠正睾丸基因表达的大部分缺陷。这意味着间质细胞的主要作用是合成睾酮。睾丸内睾酮是精子产生的主要驱动力，无论是在数量上还是质量上。双氢睾酮和雌二醇调节支持细胞的乳酸产生和输出。

要点

- 间质细胞对于精子发生很重要，但并不关键。
- 睾丸内睾酮水平充足可以克服间质细胞功能缺失的问题。
- 支持细胞对于精子发生很关键。
- 支持细胞的数量与生殖细胞的数量成正比。
- 睾丸质量 / 体积与支持细胞的数量有关。

雄激素受体由支持细胞释放的糖蛋白产生，存在于除生殖细胞之外的大多数睾丸成分中。雄激素受体对于维持精子细胞阶段之后的精子发生至关重要。

六、睾丸支持细胞

支持细胞是生精小管中唯一的体细胞。它是睾丸内与精子发生相关的最关键的细胞类型。临床观察和实验数据支持这一观点。例如，唯支持细胞综合征是一种众所周知的与无精子症相关的病症。相比之下，仅含有生殖细胞的睾丸从未被报道过，并且可能不存在，这表明支持细胞对于精子发生至关重要。此外，所有体外生殖细胞培养系统都需要支持细胞。

生殖细胞的数量与支持细胞的数量成正比，每个支持细胞可以支持有限数量的生殖细胞。支持细胞与精子细胞之间存在一定比例，并且可以在实验室中通过从睾丸中去除支持细胞来操纵该比例。睾丸实质的体积或质量与支持细胞的数量比与间

质细胞或生精小管的数量更相关。精子发生严重缺陷的男性通常睾丸体积非常小。

支持细胞对精子发生的所有阶段（从精原细胞阶段一直到精子）都至关重要，甚至对大多数（如果不是全部）精子发生的关键过程都至关重要，如小管内运输、组织重塑和结构完整性以及生长因子和燃料生产。支持细胞分泌多种生长因子和旁分泌因子，包括米勒管抑制物质、抑制素、干细胞因子等，对精原细胞的生存和发育至关重要。支持细胞产生乳酸，发育中的精子将其用作燃料。此外，乳酸似乎还发挥着超越简单燃料源的重要作用，例如通过尚未定义的途径作为生精途径的控制器。

支持细胞通过细胞连接维持血睾屏障。血睾屏障保护睾丸中的单倍体细胞免受人体自身免疫系统的攻击。形成屏障的连接处还形成生精上皮的两个不同的区室：基底区和腔内区。腔内区排空到生精小管的管腔中。然后，支持细胞将水输送到管腔，这对将发育中的精子输送到附睾以及精子在附睾内输送至关重要。支持细胞对于间质细胞的发育也至关重要。

支持细胞具有 FSH 受体。有趣的是，FSH 基因敲除的小鼠（缺乏 FSH 的小鼠）血清 FSH 水平较低，睾丸体积也相应较小，而 FSH 受体（FSHR）基因敲除小鼠的睾丸较小，精子浓度较低，但血清 FSH 水平却非常高。这或许有助于解释临床上在有精子发生和无精子症男性中测得的各种 FSH 结果，以及在对患者进行先进的取精手术前，血清 FSH 水平并不能预测睾丸内是否能发现精子（本章稍后讨论）这一事实。

七、雌激素的作用

雌激素在男性生殖道中具有多种功能。雌激素是下丘脑 - 垂体 - 性腺（HPG）轴的一种非常有效的抑制剂，对间质细胞、支持细胞和附睾有直接影响。雌激素是通过芳香化酶转化睾酮而产生的。

要点
● 雌激素是 HPG 轴的有效抑制剂。 ● 雌激素通过抑制细胞凋亡来增强精子的产生。 ● 雌激素刺激乳酸的产生，乳酸是精子发育的主要燃料来源。 ● 临床上，血清雌激素水平异常与少精子症有关。

雌激素通过抑制减数分裂后生精细胞的凋亡来增强精子发生，并通过另一种生化途径促进细胞凋亡。

雌激素抑制间质细胞产生睾酮，从而抑制生精活性；然而雌激素也会刺激乳酸的产生，而乳酸是发育中的精子的主要能量来源。高雌激素紊乱通常与少精子症有关。

八、卵泡刺激素的作用

尽管 FSH 很重要，但它并不是精子发生的主要驱动因素。FSHR 和 FSH 基因敲除的小鼠仍能维持正常的精子发生。临床上，用重组 FSH 治疗无精子症和少精子症男性最多也只显示出好坏不同的治疗结果。相较之下，LH 和睾丸内睾酮的作用更容易理解。

使用 FSH 不会挽救促性腺激素缺乏的动物模型中的精子发生。升高的 FSH 水平不能补偿抗雄激素对精子发生的负面影响，也不能补偿睾丸内睾酮的低水平。那么 FSH 实际上有什么作用呢？ FSH 可以刺激支持细胞增殖，至少在啮齿动物中如此，在男性中或许也如此。通过刺激支持细胞增殖，FSH 控制着睾丸体积和精子总数。这可能解释了这样一个事实：在先进的取精手术中，FSH 水平并不能预测睾丸中是否能够发现精子。

如前所述，FSH 的主要功能是协同睾丸内睾酮及睾丸内睾酮对支持细胞的作用，从而增加精子生成量。FSH 还充当抗凋亡因子并促进精原细胞分化，但只是在一定程度上发挥作用。睾丸内睾酮对于精子发生的完成至关重要。在支持细胞雄激素受体敲除的小鼠模型中，精子发生会在有FSH的情况下开始，但不会继续完成，成年动物会表现为不育。

缺乏FSHR的人类男性生育力低下，但并非不育。这些男性的精子数量低且睾丸小，但并非无精子症。FSHR不活跃的男性也有自己的生物学后代。

要点
● FSH刺激支持细胞增殖。 ● FSH控制睾丸体积和精子总数。 ● FSH促进精原细胞分化；然而，该过程需要睾丸内睾酮才能完成。 ● FSH促进精子释放，即精子细胞释放到生精小管中。 ● 抑制素下调FSH和LH的转录。 ● 抑制素的半衰期为5分钟。 ● 血清抑制素水平的临床价值远不及血清LH和FSH水平。 ● 血清抑制素水平并不能预测取精手术的成功率。

关于FSH在精子发生中作用的主要证据如下。FSH似乎可以调节青春期前支持细胞的数量，并充当抗凋亡因子，即FSH是生殖细胞的存活因子。FSH本身不足以维持完整的精子发生、精子变形和生育力；然而，若与足够的睾丸内睾酮结合，FSH则可以使支持细胞数量和功能、睾丸体积和产生的精子总数最大化。与睾酮结合，FSH促进精子释放，即精子从支持细胞释放到生精小管的过程。

九、抑制素

抑制素是一种性腺激素，存在于睾丸以及其他各种非生殖器官（如肾、肝、眼、肺、脾和肾上腺）中。抑制素由支持细胞响应FSH产生而分泌。抑制素本身会下调促性腺激素释放激素（GnRH）对FSH和LH的转录，还可以阻止女性的卵泡生成及男女两性类固醇的生成。激活素与抑制素密切相关，可刺激FSH的产生。抑制素可迅速从循环中清除，半衰期小于5分钟。促性腺激素（包括FSH和LH），可激活睾丸内的抑制素转录，而抑制素是下丘脑-垂体-肾上腺-性腺轴负反馈环的一部分。抑制素B水平与FSH水平呈负相关，与精子浓度和睾丸体积呈正相关。关于血清抑制素B水平的临床效用尚未达成共识，可能无法提供任何超越FSH和LH的临床价值。

在缺乏抑制素的小鼠中，血清FSH水平通常升高至正常范围的3倍。小鼠中抑制素的过度表达会导致精子总数减少及睾丸萎缩。在小鼠中，抑制素似乎对精子发生并不重要，因为各种抑制素基因敲除小鼠的精子发生和生育能力都得到了保留。血清抑制素B水平并不能预测在取精手术时能否取到精子。

第三节 影响精子发生的环境、行为和医疗因素

一、吸烟

吸烟有害于人类健康，特别是生殖健康。香烟烟雾燃烧时含有400种化合物，其中许多有毒或致癌，或两者兼而有之。这些化合物最终进入血流并被输送至睾丸等终末器官。睾丸浸润在蔓状静脉丛的静脉血中，特别容易受到环境暴露的影响，在存在精索静脉曲张的情况下更是如此。尽管人们普遍知道吸烟是“有害的”，但当他们得知吸烟有害生殖健康时仍然倍感惊讶。也许这是因为许多吸烟者都有孩子，而且并不是每个吸烟者都会发生不育。此外，并非所有研究都发现吸烟行为与男性不育之间存在关系。人们当然可以得出这样的结论：吸烟肯定不利于生殖健康，也

不利于精子发生。从生殖的角度来看，吸烟可能对青少年男性尤其有害。

> 要点
> - 吸烟通过多种机制对精子发生产生不利影响。
> - 吸烟会减少促性腺激素的释放和降低支持细胞的密度。
> - 吸烟会导致生殖细胞凋亡活性增加。
> - 吸烟会导致遗传和表观遗传不稳定。

吸烟通过多种机制影响精子发生。这些机制包括 HPG 轴破坏、内分泌功能障碍、LH 和 FSH 释放减少、睾丸内睾酮水平和支持细胞密度降低以及细胞凋亡活性增加。精子发生是一个代谢要求很高的过程，需要高效和充足的氧气输送；因此，与吸烟相关的内皮疾病会阻碍这一过程。吸烟会导致不同程度的血管损害，较小的血管比较大的血管在疾病过程中更早受到损害。

吸烟还会导致许多对精子发生有害的遗传和表观遗传紊乱，包括直接 DNA 损伤及 DNA 修复机制的损伤。吸烟还会对精子产生至关重要的表观遗传过程产生负面影响。DNA 包裹在被称为组蛋白的蛋白质中。在精子发生的后期，精子 DNA 组蛋白被鱼精蛋白取代，鱼精蛋白本质上是精子特有的较小版本的组蛋白，对 DNA 浓缩过程至关重要。DNA 浓缩使核压缩到发育中的精子头部，这一过程称为精蛋白化。研究表明，与非吸烟者相比，吸烟者的组蛋白不稳定。

二、大麻

在美国，大麻是所有非法药物中消费率最高的。大麻和大麻素被推崇为治疗各种疾病的潜在药物，从癌症相关的疼痛到焦虑症以及一般的放松。尽管大麻在联邦层面上是非法的，但几个州的立法机构正在积极讨论大麻合法化的问题，通常是出于州一级和县一级卫生部门、有组织的医疗和执法部门的合理考虑。大麻在加利福尼亚州、科罗拉多州、马萨诸塞州和整个加拿大都是合法的。

> 要点
> - 大麻对男性生殖有害。
> - 大麻素受体存在于所有生殖器官、精子的所有部分以及支持细胞和间质细胞中。
> - 大麻通过降低 LH 水平导致睾丸内睾酮水平降低。
> - 大麻会损害生精小管和精原细胞群。
> - 大麻素具有亲脂性，很容易通过血睾屏障。
> - 男性的大麻消费率高于女性，并且似乎比女性更容易受到生殖方面的影响。

大麻对男性生殖有害，是男性因素不育的独立危险因素。如果必须设计一种能够在尽可能多的不同部位影响男性生殖生物学的药物，那么大麻就是这种药物。大麻会破坏 HPG 轴、精子发生以及精子的运动功能、顶体反应和获能。大麻素受体存在于下丘脑的视前区，该区域释放黄体生成素释放激素（LHRH），男性的睾丸、前列腺和输精管中也存在大麻素受体。大麻素受体甚至可以在精子的顶体、中段和尾部找到。大麻素受体也存在于支持细胞和间质细胞上。

多种内源性大麻素可以与大麻素受体相互作用，导致睾丸内睾酮水平下降和生精过程中断。在支持细胞中，内源性大麻素可以与大麻素受体相互作用并诱导细胞凋亡，这与 FSH 结合 FSH 受体的作用正好相反。

1 型和 2 型大麻素受体位于精子、精浆和附睾中。因此，内源性大麻素系统在精子功能中起着主要的调节作用。

研究发现，吸食大麻，即使是偶尔吸食，也会导致 LH 水平下降。如前所述，LH 是精子发生过程中最重要的内分泌因子，因此，四氢大麻酚（THC）使用者睾丸内的睾酮水平会降低也就在情理之中了。THC 导致血清睾酮水平下降。急性和慢性使用者的效果相似。

虽然出于伦理原因，这方面尚无良好的人体研究，但动物研究表明，大麻可使生精小管受到严重损害，精原细胞数量减少。存在的生精细胞显示出受损迹象，如细胞质中的空泡和细胞核缩小。其他观察到的变化包括细胞凋亡增加和 LH 受体密度降低。

大麻素具有亲脂性，可以自由穿过血睾屏障。CB1 受体表达在男性和女性之间存在差异，男性表达高于女性。因此，男性比女性更容易受到大麻素的影响。此外，大多数大麻使用者是男性且处于育龄期。

此外，THC 会抑制线粒体呼吸。这使得精子发生等依赖能量的过程遭到破坏。

三、肥胖

肥胖已成为美国及其他发达国家的流行病。肥胖与各种健康疾病有关，如葡萄糖不耐受、睡眠呼吸暂停、关节疾病和心脏病。肥胖是男性因素不育的独立危险因素。肥胖相关不孕的原因多种多样，包括内分泌失调和遗传异常（如精子 DNA 损伤），以及与健康相关的不良问题（如睡眠呼吸暂停）和细胞自噬增加。

自噬是一种程序性细胞死亡形式，字面意思是“吞噬自己”。在细胞水平上，自噬是指细胞的分解和修复。有充分的证据表明肥胖会导致自噬。肥胖还可以通过炎症途径间接诱导细胞凋亡。

四、5 型磷酸二酯酶抑制剂

大量现有研究表明，5 型磷酸二酯酶（PDE5）抑制剂并不会对精液质量和精子发生有害影响。还有一些证据显示 PDE5 抑制剂甚至可以促进精子发生。PDE5 在睾丸中表达，在无精子症和少精子症男性的支持细胞和间质细胞功能中发挥作用。有一些证据表明 PDE5 抑制剂可以改善无精子症男性的局部精子发生和少精子症男性的精子数量。然而，研究已经发现抗雄激素可以抑制从圆形精子细胞向伸长精子细胞的进展。

要点
● 肥胖是内分泌紊乱、精子 DNA 损伤和细胞凋亡障碍导致精子发生障碍的独立危险因素。
● 长期使用阿片类药物会导致性腺功能减退和睾酮与雌二醇比例失衡。
● 在动物模型中，阿片类药物暴露会直接损害精子发生。
● 慢性疼痛会导致性腺功能减退，使用阿片类药物会进一步加剧这种情况。

五、阿片类药物

在美国，阿片类药物的使用和滥用已达到极度泛滥的程度，没有一个社区能够幸免。这种泛滥的原因被归咎于医师过度热衷于开处方、吸毒者的觅药行为，以及制造商和分销商激进且可能非法的营销和分销策略。

人们可能会对麻醉品上瘾，也可能会对麻醉品产生依赖，这是两种截然不同的情况。成瘾意味着一个人需要不断增加剂量才能达到快感。麻醉品成瘾，就像对任何事物上瘾一样，通常会导致个人毁灭或死亡。阿片类药物成瘾者并不会想生孩子。相比之下，药物依赖患者对于治疗男性不育的泌尿科医师来说更常见。这些人服用稳定剂量的阿片类镇痛药，只要按每日剂量服用，就能充分发挥功能。麻醉品依赖很常见，从医学角度来看，与任何其他需要药物维持的疾病，如高血压或糖尿病，没有什么不同。成瘾专家目前的观点是，阿片类药物成瘾应该被视为一种医疗状况，并通过医学辅助疗法治疗。丁丙诺啡是一种常用的治疗药物，它本身就是一种阿片类药物。因慢性疼痛等原因而产生麻醉依赖的年轻男性通常拥有稳固的伴侣关系，并希望拥有自己的孩子，因阿片类药物依赖而接受医学辅助治疗的男性也是如此。此类男性在男性不育诊所中很常见。

众所周知，阿片类药物会对 HPG 轴产生负面影响。长期使用阿片类药物的男性通常性腺功能减退，血清睾酮水平较低，LH 水平过低。血清雌激素水平经常升高，或者至少与血清睾酮水平成比例升高，其比例应在 10 ∶ 1 范围内。性腺功能减退症本身会导致生育问题。服用阿片类药物可能会直接对精子发生产生负面影响。在啮齿动物模型中，急性和慢性麻醉剂暴露会导致多个水平的生精停滞。慢性疼痛还与性腺功能减退和垂体功能障碍有关，长期使用阿片类药物会加剧这种情况。最后，慢性疼痛疾病常导致体重增加和病态肥胖。腹型肥胖对精子发生的负面影响之前已经讨论过。

六、放射、细胞毒性疗法和生物 / 免疫疗法

大多数育龄男性没有接触过高剂量电离辐射。数量少但很显著的一小部分人会出现这种情况，主要是由于恶性肿瘤治疗。辐射通过诱导细胞凋亡、引起闭塞性动脉内膜炎介导的能量阻断以及自由基物质的产生损害睾丸和发育中的精子。高剂量辐射会杀死所有精原细胞。单次剂量 10Gy 就足够了。在较低剂量的辐射下，如低至 2.5Gy，分次剂量的辐射可对精子发生造成严重且永久性的破坏。

要点
● 辐射会损害睾丸和正在发育的精子。 ● 高剂量累积照射或单次 10Gy 剂量会杀死所有精原细胞。 ● 在精原细胞分化过程中暴露于辐射或某些化疗药物将导致精子发生的永久性丧失。

在精子发生的前 4 周，即精原细胞分化阶段，放射和细胞毒性化疗暴露将永久破坏未来的精子发生，因为未来精子的来源——精原细胞将被消灭。然而，只要化疗或放疗不杀死精原干细胞，精子发生就会恢复。

烷化剂对干细胞的毒性更大。与之前接触过其他形式化疗的男性相比，接触过烷基化化疗药物史的患者，即使在先进的取精手术中发现精子的可能性仍然较小。有些药物联合使用时会直接引起永久性的无精子症。大多数烷化剂和顺铂通过干细胞 DNA 交联机制会导致永久性的无精子症。亚硝基脲也是烷化剂。泌尿科医师在治疗患有癌症和生育问题的年轻人时使用的常用药物包括环磷酰胺、顺铂、放线菌素 D、塞替派和长春碱。

我们建议在初次进行细胞毒性治疗之前采用生育力保存技术。然而，这个主题超出了本章讨论的范围。

七、免疫疗法

生物学疗法已成为肿瘤、皮肤病和风湿病研究和治疗中最令人振奋的领域。与细胞毒性疗法不同，基于免疫学的疗法是在分子和抗体水平上发挥作用来调节免疫系统。目前最常用的疗法包括酪氨酸激酶生长抑制剂、抗血管生成疗法 [如血管内皮生长因子(VEGF)或 VEGF 受体(VEGFr)抑制剂] 以及生长信号抑制剂 [如哺乳动物雷帕霉素靶点（mTOR）等]。对免疫治疗的全面分析超出了本章讨论的范围。

要点
● 免疫疗法通常用于治疗影响育龄男性的恶性和良性病症。 ● 一些免疫疗法可能会对精原细胞分化和间质细胞功能产生不利影响。 ● 应就免疫疗法和精子发生方面的知识向育龄男性提供咨询。

尽管研究有限，但这些新的免疫疗法的效果会影响精子发生。酪氨酸激酶抑制剂（伊马替尼、舒尼替尼）可能通过影响

KIT 和血小板衍生生长因子（PDGF）受体来影响精原细胞分化和间质细胞功能。mTOR 抑制剂（如西罗莫司）可导致睾酮水平降低、LH 和 FSH 水平升高，以及严重但可逆的少精子症。其机制可能是 mTOR 对参与精原细胞增殖的途径（KIT/PI3K/mTOR 途径）有所抑制。免疫调节剂单克隆抗体阿仑单抗以 CD52 蛋白为靶标，该蛋白存在于男性生殖道中并位于精子上。一些单克隆抗体可用作向靶细胞递送细胞毒性化疗和放疗的载体，这可能对精母细胞发生过程造成实质性的损害。用于治疗非霍奇金淋巴瘤（NHL）的 ^{131}I-tositumomab，会向睾丸输送 22Gy 剂量的辐射，这远远超过了对精原细胞和间质细胞活力的致死剂量。大多数患有 NHL 的男性处于育龄期。

黑色素瘤是 25 ～ 29 岁人群中最常见的癌症，该人群是美国生育率最高的群体。MEK 疗法是一种新型黑色素瘤免疫疗法，可影响大鼠支持细胞中的钠钾 ATP 酶（钠钾泵）。这种运输泵对于维持生精小管的离子组成和支持细胞的 pH 很重要。

生物制剂不仅用于治疗恶性疾病，也用于治疗良性疾病，如银屑病、类风湿关节炎及许多其他自身免疫性疾病。由于这种情况影响的是处于生育旺盛期的男性，因此需要深入研究生物疗法对精子发生的影响。更详细的分析超出了本章的讨论范围。

第四节　基于科学证据的精子发生障碍的临床评估和治疗方法

临床上，当男性无法使妻子受孕，并且经评估发现为少精子症或无精子症时，就会诊断为精子发生障碍。然而，精子数量“正常”的男性实际上也可能患有精子发生障碍，因为精子数量是相对的，并且精子浓度没有绝对的“正常”值。相反，根据世界卫生组织《人类精液检查和处理实验室手册》（第 5 版），精子数量和其他精液参数是以一年内是否使男性伴侣受孕的百分位范围进行报告的。因此，一名男性精液中每毫升的精子浓度可能达到 1500 万或 2000 万个，甚至更多——从临床实验室报告的角度来看，这个数值在技术上是“正常”的——但他其实可能存在相对异常的精子发生。当然，就精子和生育能力而言，一般来说是越多越好。泌尿科医师或男科医师的工作是诊断出任何可能损害精子生成的病症，并在可能的情况下补救、纠正或克服此类病症，以最大限度地提高夫妇自然受孕的机会。如果自然受孕失败，则通过人工授精 [如宫内人工授精（IUI）] 受孕，如果此方法失败，则通过体外受精（IVF）；如果仍然失败，则通过取精手术获取精子，然后进行卵胞质内单精子注射（ICSI）来实现受孕。

要点

- “正常”的精子浓度并不能消除存在精子发生障碍的可能性。
- 临床医师必须诊断任何可能损害精子发生的情况。
- 患有无精子症的男性睾丸内仍具有生精活性。
- 睾丸体积的评估极其重要，因为睾丸的大部分质量包括生精小管和精原细胞。
- 使用血清 FSH/LH 水平和睾丸体积能够区分梗阻性无精子症和生精功能障碍导致的无精子症，准确率 > 95%，这可以避免了大多数男性进行诊断性的睾丸活检。

然而，出于实际和临床目的，患有精子发生障碍的男性要么是少精子症，要么是无精子症。无精子症是男性不育最严重的形式，患有无精子症的男性通常仍具有一定的生精活性。事实上，人类睾丸必须含有 300 万～400 万个精子，才能使精子在附睾运输中存活并进入射精。因此，无精子症并不是泌尿科医生和患者讨论的结束，而往往是讨论的开始。

以生育为导向的病史询问、体格检查和辅助内分泌实验室检测能够准确诊断精子发生障碍，准确率高达 90%。大多数损害精子发生的情况在与患者会面并询问病史后几分钟内就可以被检测出来。如上所述，腹型肥胖会损害精子发生，在与该人见面时就很容易看出。男性生育史其余部分的询问类似于检查表，包括吸烟、吸食大麻、过度受热、性腺毒素史、外源性睾酮替代疗法的使用和滥用；泌尿科医师所需要的只是询问和倾听。体格检查同样重要，包括肌肉质量、睾丸体积、精索病理 / 精索静脉曲张、男性乳房发育及其他检查结果。任何上述发现的存在都提示存在精子生成障碍。

睾丸体积的评估对于评估精子发生障碍尤为重要。睾丸体积的大部分由生精小管和精原细胞组成。睾丸非常小表明精子发生存在问题。

接着进一步进行实验室诊断。血清 FSH 和 LH 水平以及睾丸体积将能够区分梗阻性无精子症和生精功能障碍导致的无精子症，准确度＞95%。再加上吸烟史或吸食大麻史、内分泌疾病史或任何性腺毒素暴露史，可以将精子发生破坏的诊断准确性提高到接近 100%。美国泌尿外科学会（AUA）最佳实践指南建议，临床医师应对任何严重少精子症或无精子症男性进行核型基因检测和 Y 染色体分析，检测呈阳性即可确诊为生精障碍。

部分男性的临床和实验室检查结果既符合精子发生障碍，也符合梗阻。

第五节 治疗精子发生障碍

一般来说，所有精子生成障碍的治疗都包括找出可纠正的因素，并尽可能地消除它们，如果不行则改善它们。应该告知吸食大麻的男性，大麻可以在多个层面上非常有效地损害男性的生育能力，吸烟也是如此。还应该告知男性——或者最好告诉他们的妻子——精子发生从开始到结束需要 12 周才能完成，换句话说，每年发生 4 次。这意味着，从精子的角度来看，偶尔吸烟，例如每隔几个月吸烟一次，可能与每天吸烟一样有害。对于许多男性来说，戒除大麻和吸烟非常困难。应让患者认识到他将面临的挑战，并酌情提供资源。

要点

- 男性及其伴侣应被告知，即使是间歇性和偶尔吸食香烟和大麻也对精子的产生有害。
- 使用 SMART 目标管理是改变行为的有效策略。
- 采用更健康的生活方式似乎对男性的生殖功能有益，无论他是否实现了减肥目标。
- 精子冷冻保存服务是现成的，在合理的情况下，应在开始潜在的性腺毒性治疗之前为男性提供这种服务。

腹型肥胖的男性可能会被告知过多的腹部脂肪对内分泌功能的影响，以及通过更复杂的生物过程（如程序性细胞死亡）对精子发生的更为直接的影响。肥胖是一种流行病，至少可以说减肥很难。对于大多数人来说，腹部脂肪即使不是不可能，也是特别难以减掉的。此外，肥胖者知道自己肥胖，在很多场合被很多人告知要减肥，只是不想或不需要你或其他人再次告诉他们这一点。在“肥胖耻辱”的时代，诸如“你需要减肥”之类的轻率言论不会起到激励行为改变的作用，但肯定会伤害患者的感情，让他再也不想回到你的办公室。更好的方法是使用不带评判性的语言，承认我们都面临体重超标的困难、节食的挑战、无处不在的高热量食物以及加工食品看似会降低饱腹感的特性。一旦建立了融洽的医患关系，提供 SMART 目标管理似乎会起作用。从本质上讲，建议一个人做一些具体的、可衡量的、可完成的、现实的和即时的事情最能改变其行为。一些证据表明，通过锻炼和积极行为改变来减肥的过程可以改善男性的健康，甚至可能改善他的精子数量。

面临恶性肿瘤和即将进行化疗、放射治疗甚至免疫治疗的人们应该被告知有关配子保存的信息，并在可能的情况下在开始治疗之前告知患者。大多数大都市地区都可以方便地进行精子冷冻保存，但在乡村社区可能较少。所需费用各不相同，保险范围也各不相同。如今人们面临的另一个挑战是，恶性肿瘤在诊断时通常与精子发生受损有关。因此，许多男性在诊断时患有少精子症甚至无精子症。然而，只要男性的精液中含有精子，该精子就可以在冷冻、长期储存和解冻中存活。如果男性在诊断时患有无精子症，该怎么办？按上述方法进行评估，并按下文所述进行取精手术，只要这样做不会过分推迟癌症治疗的开始时间。儿童也会患癌症，也应该为他们提供精子冷冻保存。该人群面临成年人所不存在的独特挑战，例如自慰带来的尴尬以及无法按需进行自慰。与成人一样，男孩在诊断时也可能患有无精子症。然而，与成年人不同，该人群的取精手术只能在严格的机构审查委员会协议下在研究中心进行，因为在该人群中不可能获得真正的知情同意。

要点

- 外源性睾酮的使用通常会导致促性腺激素水平受到抑制、睾丸内睾酮产生减少及精子发生丧失。
- 矛盾的是，使用极高剂量外源性睾酮的男性可通过被动扩散，使足够水平的睾酮进入睾丸以维持精子生成。
- 男性停止使用外源性睾酮可能会导致不良反应，可以通过同时使用克罗米芬或绒毛膜促性腺激素来缓解。

外源性睾酮的使用已变得普遍，无论是作为处方药物还是从黑市获得。非法使用睾酮的男性将其用于健身和增强体能，并且经常使用高剂量的长效和短效制剂组合，如环戊丙酸睾酮、庚酸睾酮、丙酸睾酮和十一酸睾酮。矛盾的是，这些男性的精子发生可以维持，因为他们的血清睾酮超出生理水平极高，因此足够量的睾酮被动扩散到睾丸中以维持精子发生。让男性停止服用睾酮制剂是一项挑战，而且可能是不明智的。由于服用了超高剂量的外源性睾酮，下丘脑 - 垂体系统将受到严重损害，通常是永久性的，垂体促性腺激素水平将严重降低或检测不到。像这样的男性“突然戒掉”高剂量睾酮将导致几周内血清睾酮水平急剧下降至去势水平，并停止产生精子。对于这样的男性来说，一个好的方法是在射精精子浓度足够的情况下为他们提供精子冷冻保存，并就他们对自己所做的事情的安全问题向他们提供咨询，然后让他们自己决定如何继续。

正在接受真正的低血清睾酮水平治疗的男性比上述患者群体更容易管理。这些患者通常使用治疗水平的环戊丙酸或十一酸睾酮进行局部治疗或注射治疗。在局部治疗的情况下，很少发现严重且永久性的垂体功能障碍。这些男性有时可以维持垂体功能和精子发生，特别是在透皮吸收不良的情况下。接受环丙酸睾酮治疗的男性比接受局部治疗的男性具有更严重的垂体反馈抑制水平，但并非总是如此。在任何一种情况下，评估方法都是相同的：检测血清内分泌谱，至少包括睾酮、雌二醇、FSH 和 LH 水平。理想情况下，男性应该停止接受睾酮替代疗法。然而，突然决定或在医疗援助下这样做更多的只是一种判断，而不是一个确凿的方案。突然停药的问题是，男性的血清睾酮水平会显著下降，并出现症状。为了避免戒断反应，泌尿科医生可以让患者服用枸橼酸氯米芬或人绒毛膜促性腺激素（hCG），这两种药物都将在“直接激素调控”中讨论。

如果临床上可能的话，服用其他已知或怀疑会损害精子发生的药物的男性应停止使用此类药物。非那雄胺就是这样一种药物。育龄男性经常使用非那雄胺来治疗男性型脱发。非那雄胺阻止睾酮转化为双氢睾酮。双氢睾酮是睾酮的活性形式，用于许多器官，包括生殖器官。虽然大多数现有研究表明 1mg 剂量的非那雄胺对精子发生没有任何影响，但有一些研究结果表明并非如此。至少，非那雄胺肯定对精子发生没有帮助。尽管男性型脱发会给许多男性带来一定程度的情绪压力，但它不会危及生命，且非那雄胺 1mg 是一种生活方式用药。因此，应该告知男性及其伴侣非那雄胺 1mg 对精子发生的已知和未知的影响。

前列腺炎影响处于生育高峰期的男性。尽管大多数前列腺炎病例本质上是非细菌性的，但许多泌尿科医生通过初始 30 天的喹诺酮类抗生素疗程来治疗前列腺炎或与前列腺相关的症状。在某些动物模型中，喹诺酮类药物已被证明会对精子发生产生负面影响。虽然对前列腺炎及其治疗的深入和批判性分析超出了本章的讨论范围，但读者应该意识到，即使是那些通常用于治疗常见泌尿系统疾病的抗生素，也会对精子发生产生负面影响。泌尿科医师的工作是为患者提供最全面的已知数据，并提供副作用最低的最佳治疗方法。对于非细菌性前列腺炎，抗生素可能不符合这些标准。

精子和精子发生机制对温度敏感。睾丸位于腹部外的阴囊内，因为精子发生依赖于温度。在高温下，精子的发生会通过多种机制受到阻碍。男性可能会因水疗、桑拿和蒸汽房的使用或职业暴露以及发热性疾病而暴露在过热的环境中。虽然由于显而易见的原因，职业暴露很难改善，但在大多数情况下，男性可以轻易停止水疗、桑拿和蒸汽使用。夫妻双方必须了解即使是间歇性受热也会有长期影响。亚洲部分地区以及世界其他地区发生的极端环境温度是否会对精子数量和妊娠率产生负面影响，是一个有待回答的有趣问题。

精索静脉曲张是睾丸内过热的另一个原因。精索静脉曲张相关的不育不属于本章的范围；然而，只要在检查中可以检测到精索静脉曲张，就应该对其影响进行讨论。虽然没有精索静脉曲张并不意味着该男性没有生精障碍，但临床上显著的精索静脉曲张伴随其他检查发现可以提示存在生精障碍。根据 AUA 循证最佳实践指南，可以对患者提供精索静脉结扎术。

一、直接激素调控

直接激素调控的目标是提高睾丸内睾酮水平，使其足以驱动精子发生。我们将在以下各节中讨论这些内容。

（一）枸橼酸氯米芬

枸橼酸氯米芬是一种选择性雌激素受体调节剂（SERM），其药理学作用是阻断雌激素对下丘脑和垂体前叶产生的负反馈。结果是血清 LH、FSH 和睾酮水平显著增加。在某些临床情况下，如外源性睾酮给药导致的少精子症或无精子症，枸橼酸氯米芬在提高精子浓度方面效果很好。对于特发性少精子症和无精子症，枸橼酸氯米芬的疗效并不可靠，但作为治疗特发性精子发生障碍的经验疗法，其使用是安全的。已经有研究者提出并研究了在睾丸显微取精之前使用枸橼酸氯米芬，与未经治疗相比，对提高精子获得率有一些帮助。

要点
● 芳香化酶抑制剂可用于增加血清和睾丸内睾酮水平，并通过防止外周睾酮转化为雌二醇来刺激精子发生。 ● 取精手术前注射 hCG 可提高因生精功能障碍导致的无精子症患者的获精率。 ● 重组 FSH 疗法可以增加精子浓度，但不会启动精子发生。

（二）芳香化酶抑制剂

类固醇（睾内酯）和非类固醇（阿那曲唑、来曲唑）用于乳腺癌治疗，也用于治疗某些性腺功能减退的男性不育。这类药物可逆地抑制芳香化酶，该酶将脂肪组织中的雄激素前体转化为雌二醇。结果使得血清睾酮水平升高，并且可能导致睾丸内睾酮水平升高。两者均已用于刺激因生精功能障碍而患有无精子症的男性的精子发生。

雌激素以旁分泌方式抑制支持细胞中的芳香化酶活性，促进精原细胞的成熟。使用枸橼酸氯米芬治疗可导致血清雌激素水平升高，这可能对精子发生产生负面影响，并导致男性乳房发育。阿那曲唑可以可靠地增加血清睾酮水平，而不会增加雌激素水平。Shoshany 等的研究表明，患有低雄激素性少精子症的男性接受阿那曲唑治疗后，血清睾酮水平升高，睾酮 / 雌二醇比率增加，血清雌二醇水平降低，精子质量参数显著改善。不育男性、患有克兰费尔特综合征的男性以及一些由于生精功能障碍而患有无精子症的男性可能具有较低的睾酮 / 雌二醇比率。Raman 等的研究表明一小部分人可能会受益于芳香化酶抑制剂的使用。阿那曲唑可能会引起男性无法接受的显著副作用，如疲劳和性欲减退，尤其是在按每天 1mg 的推荐剂量下使用时。男性每周服用 1 ～ 2mg 耐受性良好，不会影响药物的临床疗效。

（三）人绒毛膜促性腺激素

hCG 经美国 FDA 批准用于治疗因促性腺激素分泌不足所致的男性不育。hCG 是 LH 的同系物，可刺激间质细胞分泌睾酮。hCG 可以增加睾丸内睾酮水平和血清睾酮水平。已经证实，对各种疾病导致生精功能障碍从而罹患无精子症的患者，在其接受取精手术前给予一段时间的 hCG 可以提高获精率。

（四）重组 FSH 疗法

一些泌尿科医师使用重组 FSH 疗法作为特发性男性不育和生精功能障碍导致的无精子症的辅助疗法。通常建议每周 3 次服用 75 ～ 150IU 的剂量，但对于治疗的剂量和时长尚未达成共识。存在一些证据支持在睾酮缺乏的情况下使用重组 FSH 来改善精子发生，尽管如前面部分所述，FSH 在睾丸内缺乏睾酮的情况下无法驱动精子发生。Paradisi 等早前的报道显示，患有特发性少弱精子症的男性接受 4 个月的 300IU 隔天治疗后，精子数量显著增加，精子活力略有增加，但形态没有变化。重组 FSH 可在用 hCG 启动精子发生后，提高精子浓度。

重组 FSH 和 hCG 对于许多患者来说价格较高，并且很少包含在药品福利计划中。此外，零售连锁药房很少有这些药物的库存，即使在生育专科药房，供应情况也会随着供应链的波动而变化。相较之下，柠檬酸克罗米芬很容易获得且价格低廉。

二、手术治疗

严重男性因素不育的手术治疗将在本书其他章节中进行更详细的讨论，但由于后续需要述及，我们先在这里对其进行定义并作简要讨论。

> 要点
>
> - 睾丸活检仅用于诊断目的，以区分梗阻性无精子症和生精功能障碍导致的无精子症。
> - 除非将标本先放入 Bouin 溶液再转运，否则病理学家难以准确解释标本，而且 Bouin 溶液不易获得。
> - 可以使用临床数据来区分 > 95% 男性患者的梗阻性无精子症和生精功能障碍导致的无精子症。
> - 辅助生殖技术、精子冷冻保存和取精手术的进步使得大多数无精子症病例无须再进行独立的诊断性睾丸活检，但某些情况除外。

睾丸活检

许多临床医师将“活检”一词与“睾丸取精”互换使用。然而,它们的含义不同。睾丸活检是一种纯粹的诊断程序。作为活检，该过程涉及获取睾丸组织并将其转交给病理学家进行解释。诊断性睾丸活检可以通过开放或经皮手术进行，这两种技术都有其优点和缺点。当标本被放入正确的固定剂（即 Bouin 溶液）中时，病理学家通常可以通过睾丸结构辨别出以下四种模式：精子发生正常、精子发生不足、成熟阻滞和唯支持细胞综合征。Bouin 溶液不易获得，并且由于具有毒性，病理学家不喜欢使用它。如福尔马林和酒精等其他固定剂的问题在于，它们会破坏睾丸结构，使得做出准确的解释具有挑战性。有时，病理学家会报告可能是预期或意料之外的相关结果，如间质细胞增生、纤维化、肉芽肿或其他炎症性疾病。诊断性睾丸活检发现恶性肿瘤的情况可能会发生，但应该较为罕见。诊断性睾丸活检通常通过经阴囊方法进行。作为一种独立的手术，也就是说纯粹出于诊断目的而进行的手术，睾丸活检在当今时代的作用有限。从历史上看，活检的主要作用是区分梗阻性无精子症和生精功能障碍导致的无精子症。然而，在当今时代，通过病史、体格检查和实验室检查，可以在临床上对 95% 以上的男性进行梗阻性无精子症与生精功能障碍导致的无精子症的鉴别。生殖医学、精子冷冻保存技术和先进的取精技术的进步改变了大多数无精子症男性的这种传统历史性方法。

第六节 例外：需要进行独立活检诊断的临床情况

一般来说，现代男性不育教学建议避免对男性进行独立的诊断性睾丸活检，而是采用既提供诊断信息又提供治疗益处的组合方法。然而，这种方法适用于最理想的情况，并且没有考虑到现实世界的因素，这些因素可能会使组合方法变得困难、不可能或不明智。

一、道德和宗教指导

有些人的信仰体系与 IUI、IVF 或 ICSI 等辅助生殖技术格格不入。对于这些患者，进行取精手术将违反他们的道德和宗教信仰。因此，需要进行诊断性活检来确定梗阻性无精子症与生精功能障碍导致的无精子症。如果活检结果使治疗医师能够在这对夫妇的道德和宗教指导范围内提供治疗，则有必要进行活检。

二、财务考虑

在许多州，与 ART 相关的费用几乎没有强制的保险覆盖。有或没有这样的保险覆盖，单次 ICSI 尝试以及相关的取精手术费用都要从几千美元到超过 20 000 美元不等。患者夫妇希望能够完全了解如何用自己预算内的钱获得最佳生殖治疗结果并做出相关决定，此时诊断性活检可以提供有价值的信息，因此对于这种情况独立的活检诊断具有宝贵的作用。

三、辅助生殖技术普及率低

许多人生活在美国的农村地区，这些地区缺乏近距离且容易获得的辅助生殖技术治疗的机会。有些社区距离最近的ART卓越中心可能有数百英里。在这些情况下，诊断性睾丸活检是有价值的，只要在给予适当的知情同意的情况下进行即可。在这样一个偏远地区，一对夫妇可以根据可靠的高质量信息，就如何继续治疗做出正确的决定。此外，如果活检显示梗阻性无精子症，泌尿科医师可以尽其所能提供输精管重建手术。

四、治疗分层

目前，诊断性活检可用于区分梗阻性无精子症和生精功能障碍导致的无精子症，并在诊断为梗阻性无精子症时进一步确定是否存在生精不足、成熟停滞或唯支持细胞综合征。如上所述，枸橼酸氯米芬和绒毛膜促性腺激素可以加强精子生成，并可以提高精子生成不足男性的获精率。促性腺激素疗法费用较高，管理起来有些痛苦和麻烦，并且由于生产和供应短缺而难以获得。因此，在某些情况下，了解何时使用促性腺激素会很有帮助。

第七节 结 论

精子发生是有丝分裂、减数分裂、细胞凋亡和自噬的复杂过程，在分子、遗传和表观遗传水平上受到控制，还受内分泌和旁分泌的影响。睾丸内睾酮是精子发生的主要驱动力，对于该过程的启动和完成至关重要。LH很重要，因为它能刺激间质细胞产生睾丸内睾酮；然而，LH产生和受体紊乱可以通过充分提高睾丸内睾酮水平的治疗来克服。FSH对于精子发生的开始或完成并不重要，但对精子细胞的数量却有重要影响，而且它似乎也与睾丸体积有关。临床上睾丸体积已被证明是一个重要的临床指征，可以帮助临床医师区分梗阻性无精子症和生精功能障碍导致的无精子症。血清中的FSH水平对于预测在手术取精过程中是否会发现精子没有帮助；然而，血清FSH水平已被证明对于帮助临床医师区分梗阻性无精子症和生精功能障碍导致的无精子症（与LH相同）非常有用。

精子发生是一个微妙的过程，从开始到结束总共需要12周才能完成。精子发生很容易被破坏，且难以修复。有大量的临床危险因素会对精子发生产生负面影响，其中许多因素已在本章进行了讨论。当今临床实践中最常见的危险因素包括吸食大麻、吸烟和肥胖。在许多患者中，这三种危险因素同时存在。在医师的指导下或非法使用外源性睾酮在临床实践中也很常见。任何一位了解患者全面生育指导史的临床医师都能发现阻碍其精子发生的大多数（如果不是全部的话）病症。体检结果和实验室评估可确认诊断并帮助治疗。

许多精子发生障碍都可以得到治疗。治疗通常包括首先消除致病因素，如戒除大麻和香烟、控制体重/一般健康管理和精索静脉曲张结扎术。药物治疗，如枸橼酸氯米芬、绒毛膜促性腺激素和芳香化酶抑制剂治疗，只要在正确的临床情况下使用，都是有用的。提高睾丸内睾酮水平是药物治疗的目标。重组FSH疗法可能有一定作用，但尚未发现其可靠性。

最后，手术取精与IVF/ICSI相结合，彻底改变了我们治疗除最严重的精子发生疾病之外的所有疾病的能力。由于睾丸中必须存在至少 300 万个精子才能使精子到达附睾并射精，因此精液检查出的无精子症并不意味着睾丸内没有精子。在大多数情况下，超过一半的精子可以使用本书其他章节中讨论的取精技术找到。历史上，独立的诊断性活检在无精子症的治疗中发挥了重要作用，但在当今时代并不那么重要，部分原因是我们对 LH 和 FSH 水平、睾丸体积以及这些变量与梗阻性无精子症和生精功能障碍所致无精子症的关系有了更深入的了解。因此，除本章中讨论过的几个例外情况，因生精功能障碍而导致无精子症的男性可直接进行取精和精子冷冻保存。

（王家雄　译）

第 14 章 遗传与男性生育力

Cigdem Tanrikut and Robert D. Oates

第一节 引 言

不孕症影响着约 1/6 备孕的夫妇，在这些夫妇中，与男性有关的因素至少占 50%。男性不育的评估应包括病史、体格检查，并结合精液常规分析。综合这些信息可能提示遗传因素（通常为常染色体隐性遗传）或导致异常的临床表现或精子表型。遗传因素和新发突变被认为是染色体异常、特定基因突变以及影响精子发生和生育力的定性因素。识别特定的遗传性疾病可能会对患者的整体健康状况、对这对夫妇和他们的治疗策略、预后提供信息；也对患者的兄弟姐妹、直系亲属、后代有帮助。虽然这些畸变可能会限制自然受孕，但随着技术创新和辅助生殖技术（assisted reproductive technology，ART）的发展，可能会使之前无法受孕的夫妇成功拥有自己的孩子。此外，我们还可以尽可能帮助不孕不育的夫妻了解其中的原因，包括精子缺陷、输精管发育不全及畸形精子的遗传基础。尽管对男性不育进行全面的临床评估已经很全面，但适当的遗传分析和咨询可能同样重要。因为男性生殖医学、外科手术和遗传学密不可分。本章回顾了男性不育的种类和已确定的遗传基础，总结了用于疾病诊断的实验室检查，并简要讨论了最近的前沿问题，包括男性年龄对生育的影响。我们将从三个部分进行叙述：①影响精子生成的遗传性疾病；②影响精子功能的遗传性疾病；③影响精子运输的遗传性疾病。这是一个不常见的行文结构，但对所讨论的各类内容可以提供一个概念化、结构化的视角。表观遗传学内容，因为它涉及男性不孕不育，已在第 6 章讨论。

第二节 影响精子生成的遗传疾病

精子生成是一个复杂的过程，受多种因素影响。从染色体数量或结构异常，到下丘脑 - 垂体 - 睾丸轴调节异常都会影响精子生成，如睾酮分泌不足和睾酮水平下降。然而，即便只产生了少量精子，通过当今的技术，也可能使不育男性拥有自己生物学意义上的孩子。本节讨论将分为 4 个部分，这些部分之间偶有重叠，包括下丘脑 - 垂体轴异常、X 染色体异常、Y 染色体异常和常染色体异常。

一、孤立性促性腺激素释放激素缺乏症

从人体的头顶部开始，垂体分泌的黄体生成素（luteinizing hormone，LH）和卵泡刺激素（follicle stimulating hormone，FSH）

刺激雄激素轴和生殖轴，这是睾丸生成睾酮和产生精子的必要条件。一般来讲，垂体不是孤立性促性腺激素释放激素缺乏症（isolated gonadotropin releasing hormone deficiency，IGD）的主要原因，下丘脑和（或）促性腺激素释放激素（gonadotropin releasing hormone，GnRH）主导垂体促性腺激素生成和释放。

第 4 章和第 12 章详细讨论了下丘脑 - 垂体 - 睾丸轴的正常生理和病理生理学，以及睾酮的产生。IGD 表现为 GnRH 的缺乏而导致睾丸受促性腺激素刺激不足和精子不能正常生成，进而引起了男性不育。临床典型的表现为青春期延迟、睾丸小、体毛稀疏或类无睾外观。然而，由于症状严重程度和表现不同，受影响较小的患者在接受生殖能力评估之前（如表现出精子生成受损和缺乏促性腺激素），无法被诊断。IGD 病因复杂，多种基因和遗传方式与 IGD 相关，约有 60% 的 IGD 患者病因仍然不明确。

伴有嗅觉减退或丧失的 IGD 通常称为卡尔曼综合征，由于 GnRH 神经元的发育和迁移缺陷引起（GnRH 神经元与嗅觉基板具有相同的解剖区域，当 GnRH 神经元迁移异常时，嗅球神经元的迁移和生长可能也会受到影响）。如果 GnRH 神经元不形成，垂体将不会受到刺激分泌 LH 和 FSH，进而睾丸也失去了正常的功能。卡尔曼综合征的遗传基础可能涉及超过 17 种不同的基因。然而，有趣的是，X 染色体上 *ANOS1*（Anosmin1；先前指定为 *KALl*）的突变或微缺失。当 Xp22.3 的微缺失消除了 *ANOS1* 和类固醇硫酸酯酶基因（steroid sulfatase gene，*STS*）时，卡尔曼综合征可与鱼鳞病相关，这是一种少见的连续性的基因缺失综合征。

伴有正常嗅觉的 IGD 也具有多种多样的遗传病因。这些原因包括常染色体显性和隐性遗传方式，此部分内容在 Balasubramanian 和 Crowley 的综述中有详细描述。尽管有这些区别，但从遗传学角度来看，这两种亚型并不相互排斥，因为已经发现许多在嗅觉缺失型和正常型 IGD 中有相同的基因缺陷。基因型 - 表型相关性可能有助于 IGD 的诊断。例如，肥胖可能提示瘦素或其受体突变，而骨骼异常提示成纤维细胞生长因子途径的突变。Men 等发现，一组继发于 *FGFR1*、*FGF8* 和 *FGF17* 突变的 IGD 男性中，出现了牙齿发育不全、听力损失和手畸形等临床表现。另外，遗传学的异常还需要进一步的临床评估。例如，在 X 连锁 *ANOS1* 的 IGD 患者中，肾脏发育不全的可能性高达 30%。

促性腺激素的替代疗法可刺激精子生成，产生的精子可帮助妊娠。例如，如果是基于 *ANOS1* 遗传缺陷的 IGD 患者，夫妻可以采用 ICSI，仅移植 46，XY 胚胎（携带父亲的 Y 染色体），以消除父亲 X 染色体的垂直传递给他女儿的风险，进而防止 *ANOS1* 异常。*ANOS1* 异常的女儿同样具有生育隐患，其每一个男性后代中，患 IGD 的风险为 50%（图 14.1，见彩图）。如果可以发现这种遗传规律，可为夫妻提供有效的信息，帮助他们做出选择。

二、X 染色体引起的精子生成减少 / 缺失的病因

X 染色体上有许多在睾丸上表达的基因，因此 X 染色体结构、数量或基因信息的异常，都可能导致生精功能障碍。

（一）47，XXY 克兰费尔特综合征

男性不育人群中涉及 X 染色体的最常见异常是克兰费尔特综合征（Klinefelter syndrome，KS）。问题在于多出了整个一条额外的 X 染色体及其携带的所有遗传信息，这会损害睾丸功能并影响许多其他的生理过程。KS 发病率约为 1/500，占无精

子症病例的15%。该病临床特征差异很大，典型的包括高个子、类无睾外观、男性乳房发育，但典型的临床表现并不常见。正如Bearelly和Oates的回顾性研究中发现的，KS可以在生命的早期阶段（在妊娠期间进行羊膜穿刺术或无创DNA筛查）到成年期（当KS男性出现不育情况时）的任何时间被诊断。由于不能经历预期的青春期成熟过程，KS患者中青少年的症状更加严重。其他男性化特征较好的患者可能直到精液分析显示无精子症时，才会被诊断出来。性功能（包括勃起功能和性欲）在KS患者中通常是正常的；生育能力评估发现无精子症、FSH水平较高、睾丸体积过小。绝大多数（约85%）KS患者为非嵌合核型，所有细胞均含有47，XXY，而其余患者将表现出一定程度的嵌合现象，最常见的是47，XXY/46，XY。X染色体的二聚体是由减数/有丝分裂时不分离引起的。

如Gravholt等对KS进行综述发现，除了不育，KS患者还存在其他健康风险，如心脑血管疾病；代谢综合征和骨质疏松症可能更普遍，但这些不一定是性腺功能减退导致的。KS男性发生恶性肿瘤的总体概率并不比非KS男性高。此外，尽管乳腺癌和纵隔生殖细胞癌绝对发病率仍然很低，但这两种癌症在KS患者中发生的可能性确实略有增加，无论怎样，由具有KS专业知识的人员提供常规持续医疗护理是合适的。

在KS男孩青春期时，47，XXY精原干细胞就开始在睾丸中进行性凋亡，并持续到成年。KS成年男性睾丸的组织病理学发现包括生精小管在内发生广泛纤维化、透明化，以及生殖细胞发育不全和间质细胞增生。尽管睾丸组织学发生了如此极端的变化，但在部分生精小管中精子仍会完整地生成。因为一些精原细胞可能在有丝分裂的早期阶段失去额外的X染色体，恢复为46，XY，并随机分布在睾丸实质内和周围的生精小管中。这些正常的46，XY精原细胞可能是完成减数分裂的精母细胞和完成精子发生的单倍体精子细胞的祖细胞。23，X或23，Y精子在ICSI技术下可完成受精，且胚胎发育和胎儿正常。所以，从患有KS的男性睾丸中进行手术取精是可行的，成功率为24%～50%。

（二）X染色体上基因的突变和（或）缺失

有一些位于X染色体上的基因在睾丸中表达。此外，我们只需要研究额外的X染色体（以及所有没有“失活”的个体基因）对KS中一系列生理过程的影响，就会发现基因“过量”是疾病的罪魁祸首。也有个别基因直接或间接地在精子发生的各种复杂且独特的机制中发挥作用。

例如，X染色体（Xq13.2）上的睾丸表达基因11（testis expressed gene 11, *TEX11*），在正常DNA重组过程中是必需的基因，同时参与染色体突触和交叉。在无精子症患者的睾丸组织学中发现，减数分裂阻滞是生精功能被破坏的直接原因。

另一个例子，*SCML1*也位于X染色体上，邻近Nance-Horan综合征（Nance-Horan syndrome，NHS）区域。NHS是Xp23.13处的微缺失/突变综合征，该病与先天性白内障和牙齿异常等表型有关，但与生精障碍无关。据报道，在一个综合征病例中发现共同的NHS区域微缺失，基因间隔略微扩大，*SCML1*缺失，患者同时出现了生精功能障碍而导致的无精子症。*SCML1*是公认的在睾丸中表达的精子生成基因，但其确切功能和表达谱需要进一步研究。

最后，雄激素受体（androgen receptor，AR）基因位于X染色体上，它有8个外显子和4个结构域。反式激活域由外显子1编码，DNA结合结构域由外显子2和3编码，而铰链区和雄激素结合结构域由外显子4～8编码。雄激素受体结合其配体（睾酮或双氢睾酮）后易位至细胞核，并在细胞核中介导和调节雄激素应答基因的表达。

当雄激素受体完全丧失功能时，就会出现完全雄激素不敏感综合征。睾丸发育并分泌睾酮和抗米勒管激素（anti Müllerian hormone，AMH）。然而，由于分泌的睾酮没有任何作用，来自中肾管的生殖导管结构不能形成，而副中肾管的衍生物在 AMH 的影响下枯萎。患者的外生殖器无男性化特征（双氢睾酮也需要雄激素受体来介导其作用），因此外生殖器在外观上表现为完全的“女性”特征。这些患者通常在青春期时，在原发性闭经的检查过程中被诊断。本病与所有遗传性疾病一样，存在相当广泛的表型。如果雄激素受体突变的影响不那么“严重”，则可观察到部分雄激素不敏感综合征（partial androgen insensitivity syndrome，PAIS），外生殖器结构向雄性方向发育但不完全正常。最后，轻度雄激素不敏感综合征（mild androgen insensitivity syndrome，MAIS）的结果可能仅仅是生精障碍或生精功能下降（雄激素依赖的过程）。*ANOS1* 和 *ADGRG2* 也位于 X 染色体上，将在“孤立性促性腺激素释放激素缺乏”和“影响精子运输的遗传性疾病”中分别进行讨论。

因此，X 染色体在男性生育力中起着至关重要的作用，其携带许多与男性表型的发育（*AR*）、GnRH 轴突的正确结构和由此形成的下丘脑 - 垂体轴（*ANOS1*）、生精机制的功能（*TEX11*）以及生殖导管途径维持（*ADGRG2*）相关的基因。

三、Y 染色体引起的精子生成减少 / 缺失的病因

Y 染色体曾经被认为是几乎无关紧要的，然而事实远非如此。在本节中，将仅通过分子分析，来识别讨论影响男性生育力的各种总体结构畸形和异常。

（一）46，XX 男性性反转综合征

把本病放在 Y 染色体的副标题下似乎是反常的。然而，大多数情况是继发于 X 和 Y 染色体的短臂假常染色体区域（pseudoautosomal region，PAR）之间的减数分裂配对错误，使得 *SRY*（位于 Y 染色体的 PAR 之外）无意中易位到配对的 X 染色体的顶端；本质上来说，这是 Y 染色体的错误（图 14.2，见彩图）。如果胚胎的基因型是 46，XX，但有一小部分带有 *SRY* 的 Y 染色体片段位于其中一条 X 染色体上，则会发挥转录的级联效应，进而导致双性发育潜能的性腺。支持细胞将会出现，间质细胞将会分化，睾酮将会分泌，男性的体内生殖结构将建立，体外生殖器将表现出男性化特征，个体将表现为男性。然而，若 Y 染色体的整个长臂（包括 *AZFa*、*AZFb* 和 *AZFc* 区域）缺失，则将导致无精子生成（详见下文）。睾丸活检和睾丸取精术（testicular sperm extraction，TESE）对治疗没有帮助，因此不应该进行。

（二）Yq 染色体微缺失（Yq chromosomal microdeletions，YCMD）

Y 染色体有一个有趣的结构，无论在哪一末端，为染色体加帽的都是与 X 染色体上的同源片段配对的假常染色体区。Y 染色体的其余部分是男性特有的，且只有一个“备份”存在于 46，XY 基因组中。为了自我修复，在 Y 染色体长臂（Yq）上进化出 8 组回文序列（P8 ～ P1），其中包括一些与精子生成有关的基因。回文序列 P5 ～ P1 在这些基因中特别丰富。在严重少精子症或无精子症男性中发现了确定的几个周期性片段的缺失。每个回文序列由扩增子的亚片段组成。每个回文臂从中心点以反方向向外辐射，在另一个臂上有相同的镜像排列的扩增子序列。这种分子配列在复制（异位同源重组）过程中容易出错，可能会导致多种片段无意中在后代 Y 染色

体中被消除。

P5 的近端是一个单独的、不同的区域，也可能出现缺失，称为无精子症受体 a（azoospermia factor a，*AZFa*）。在约 1% 的生精功能障碍性无精子症患者中发现了 *AZFa* 微缺失，长度为 1.1Mb。在这一段区域中，有两个精子产生所必需的重要基因 *USP9Y* 和 *DDX3Y* 出现缺失。当完全缺失这两个基因时，则无精子产生，组织学表现为生殖细胞发育不全。因为 *DDX3Y* 基因是早期精原细胞增殖的重要部分，所以实际上可通过 *DDX3Y* 基因的功能异常来预测疾病。

在从近端 P5 到远端 P1 的范围内，存在多个临床定义的重叠的微缺失区间，称为 *AZFb*、*AZFc*、*AZFb/c*、*b1/b3*、*gr/gr*、*b2/b3* 等。经典的 *AZFb* 微缺失消除了 P5 和近端 P1 之间的遗传物质，而 *PRY* 基因和 *RBMY* 基因就在该片段的 32 个基因中。在生精功能障碍导致的无精子症患者中检测到 *AZFb* 微缺失时，在睾丸取精中发现精子的机会将极小。然而，*AZFc* 微缺失可能具有不同的结果。它约占已发现的 Y 染色体微缺失病例的 75%，每 2300 名男性中就有 1 人发生。如果基因序列缺失了从 P3 到 P1 的 3.5Mb DNA 片段，那其中可能丢失了最重要的 *DAZ* 基因（无精子症缺失）。但与 *AZFa*、*AZFb* 和 *AZFb/c* 微缺失不同，尽管精子水平极低，但精子可能仍继续生成。在 13% 的无精子症男性和 6% 的严重少精子症男性中检测到 *AZFc* 微缺失。无精子症的 *AZFc* 缺失的患者约 50% 可重新获得精子。所有尝试外科手术取精的 *AZFc* 缺失男性都应该被告知，使用取出的精子受孕的孩子都将是女儿。因为男孩一般情况下也会出现 Y 染色体微缺失（*AZFc*）和不育的风险。有了这些信息后，夫妇可以选择实施植入前基因检测，选择性地只移植 46，XX 胚胎或考虑使用供体精子。他们也可以选择继续进行受孕，接受传递给儿子相关的不育基因的风险。

（三）环状 Y 染色体和等臂双着丝粒 Y 染色体

Y 染色体结构异常，如环状 Y 染色体和等臂双着丝粒 Y 染色体（两个短臂、两个着丝粒和可变长度的 Yq 融合在一个点上，而该点远端无染色体臂、着丝粒存在），给体细胞和性腺表型带来了许多挑战（图 14.3，见彩图）。例如，如果等臂双着丝粒 Y 染色体的异常融合点接近 P5 回文序列（P5、P4、P3、P2 和 P1 缺失），则精子不会生成。这基本上与 *AZFb/c* 微缺失相同，因为位于该片段中的所有关键精子发生基因都缺失了。此外，结构异常的 Y 染色体可能在有丝分裂中不稳定，导致可能有可变数量的后代细胞是 45，X 基因型。结果，根据受影响细胞的比例，可能发生 45，X 特纳综合征或 45，X/46，XY 混合性性腺发育不全。

（四）精子发生减少 / 缺失的常染色体病因

易位发生在两个不同的染色体相互交换信息时，没有获得 / 丢失遗传物质为平衡易位，获得 / 丢失遗传信息的易位为不平衡易位。常染色体平衡易位导致的男性生精功能障碍占不育患者的 7% ～ 13%。虽然这种易位通常对个体健康没有影响，但他们的精子中可能含有不平衡易位的染色体，存在非整倍体胚胎和反复流产的风险。因此，相关的易位检测和遗传咨询是十分重要的。夫妻可以考虑进行基因检测，进而实现优生优育。

要点

- 因生精功能障碍而导致严重少精子症或无精子症的男性应进行染色体核型和 Y 染色体微缺失检测。
- 克兰费尔特综合征（47，XXY）是最常见的染色体异常，约每 500 名男性中有 1 例患病。

- 患有克兰费尔特综合征的男性可以通过手术提取精子，通过 ART 技术产生具有整倍体核型的后代。
- *AZFa* 和 *AZFbY* 染色体微缺失与手术精子提取成功无关。
- 在 *AZFc* Y 染色体微缺失的男性中，手术提取精子成功：任何通过 ART 妊娠的男性后代也将携带 Y 染色体微缺失。

第三节 影响精子质量和功能的遗传疾病

当精子生成过程未受损害时（即下丘脑 - 垂体 - 性腺轴完整，有丝分裂和减数分裂正常进行），正如精子浓度结果所提示的，精子数量不受影响，但不能有效反映精子质量情况。也就是说，在某些情况下，精子的数量是足够的，但质量（通过运动能力和与卵母细胞结合的能力来衡量）却严重不足。本节中将讨论这些特殊情况。

一、原发性纤毛运动障碍

原发性纤毛运动障碍（primary ciliary dyskinesia，PCD）是一组常染色体隐性遗传疾病，其病因学基础为纤毛和鞭毛的运动缺陷。卡塔格内（Kartagener）综合征是许多亚型中的一种，具体临床特征为内脏转位、慢性鼻窦炎和支气管扩张的三联征。PCD 的发病率估计为 1/（10 000 ～ 20 000）。患者常因反复呼吸道感染和中耳炎就诊，这些最常见的症状促使了临床和遗传学诊断。在一个大型队列研究中，本病疑诊和确诊时的年龄范围为 10 ～ 19 岁。

纤毛（5 ～ 10μm）和鞭毛（50 ～ 150μm）具有被称为轴丝的内部运动单元。轴丝由许多部分构成，包括微管蛋白 α 和微管蛋白 β，这些组成了一个众所周知的结构，即 9 个二联体微管围绕着中央 1 对微管的“9+2 结构”；还包括许多相关的结构和支撑元件，以及用于产生能量的 ATP 酶。Avellino 和 Oates 总结道，纤毛和鞭毛内中有 4 种轴丝亚型，每一种都决定了各自不同的功能和作用：①“运动纤毛”，其具有经典的 9+2 构型和动力蛋白臂。呼吸道内纤毛帮助表面黏液沿着上呼吸系统和下呼吸系统的上皮移动。脊髓内纤毛可以帮助脑脊液循环，输卵管内纤毛可以帮助卵细胞或者受精卵移动。当微管在规律的节拍中相对移动时，内部和外部动力蛋白臂将 ATP 潜在的化学能转化为机械能。②“结节纤毛”，缺少中央二联体微管，但仍具有动力蛋白臂（9+0），并在胚胎发生期间明确心脏和腹部内脏的左右方向。当心脏和腹部器官都向右侧旋转时，会发生完全性内脏转位。孤立性右位心是指右侧心脏旋转不良，而内部肠道内脏向左旋转正确。③“初级或感觉纤毛”，缺乏中央二联体和动力蛋白臂（9+0），所以初级或感觉纤毛是非运动的，它们能接收和传导环境信号。它们可以在大多数细胞上被检测到，当初级或感觉纤毛出现缺陷时，可能导致某些疾病，如成人多囊肾病或色素性视网膜炎。④此类鞭毛不仅具有完整的轴丝（9+2，动力蛋白臂），而且还含有大量的轴丝周结构元件（纤维鞘蛋白和外部致密纤维），最好的例子是精子尾部纤毛。

PCD 所有亚型应按照欧洲呼吸学会 PCD 诊断指南所推荐的诊断模式进行诊断。简而言之，该模式包括临床可疑症状、鼻呼吸一氧化氮测定、高速摄像显微分析和透射电子显微镜，结合多种检测结果和临床症状以确诊 PCD。值得一提的是，基因检测并不是诊断 PCD 必要的检测项目。目前已知有超过 40 个基因与 PCD 相关，影响轴丝的各种结构和功能。一些常见的基因可以在体外受精（*in vitro* fertilization，IVF）前筛查时进行检测，如 *DNAI1*、*DNAH5* 和 *DNAH11*。

大多数 PCD 男性患者因精子活力极度降低，甚至丧失活力而罹患不育。PCD 患者会存在其他呼吸道和鼻窦症状。由于下丘脑 - 垂体轴、精子发生、输精管和附睾解剖、精囊和前列腺解剖均正常，因此精液常规分析显示精液体积和酸碱度正常、精子形态正常、精子数量充足，但精子活力严重下降甚至丧失活力。Avellino 和 Oates 指出，“Ji 等全面描述了目前已鉴定出的影响轴丝结构和功能，并导致男性不育的众多基因，包括它们的名称、轴丝位置、功能障碍时的缺陷、不孕表型和染色体位置”。

针对由此导致的不孕症的治疗将涉及使用选定精子进行 ICSI 操作。由于精液样本的活动力不是筛选活精子的方式，其他实验室技术，如低渗透肿胀或尾部活动性，可以用来筛选不运动但存活的精子。受精是否正常是有争议的，一些作者提倡使用钙离子载体卵母细胞激活。一些学者提倡使用睾丸精子，因为在睾丸中筛选到合适的活力好的精子的可能性更高。最后，Paff 等报道了 *PIH1D3* 突变的情况，*PIH1D3* 是一种 X 连锁基因，可导致某些 PCD 和色素性视网膜炎。虽然患者不会直接将疾病遗传给他的后代，但他所有的女儿都将是该基因的携带者，而她的每个儿子（患者的孙子）将有 50% 的遗传风险。所以在进行 ICSI 之前应进行遗传咨询。

二、纤维鞘发育不良

纤维鞘发育不良（dysplasia of the fibrous sheath，DFS）是由轴丝和轴丝周围细胞骨架的发育缺陷引起的，导致精子活力受损。DFS 男性的精子表现出短而厚的尾部，肥大和增生的鞘，且在精液分析时，在显微镜下容易被识别。如 Chemes 所述，在尾的中段和近段、主段和末段有许多不同的成分。如果病变也影响了中心粒区，则将影响卵母细胞的活化，精卵结合过程和胚胎发育也会受到影响。很多基因在某些方面的异常已经开始被描述，并且特定的基因型 - 表型相关性在逐渐被阐明。例如，Sha 等描述道，在 21 名患有 DFS 的中国汉族男性中，有 12 名患者的动力蛋白轴丝重链 1（dynein axonemal heavy chain 1，*DNAH1*）中存在 17 个突变。Moretti 等报道了具有两种不同变异的精子——DFS 和头颈连接处异常，以及存在错误定位的中心蛋白 -1。Elkina 等描述了几名 DFS 患者精子特异性甘油醛 -3- 磷酸脱氢酶（glyceraldehyde-3-phosphate dehydrogenase，GAPDS）内含子区的突变。此外，Baccetti 等在他们的病例报告中得出结论，纤维鞘发育不良、*Akap3* 和 *Akap4* 基因部分缺失和纤维鞘中 AKAP4 蛋白缺失之间可能存在相关性。Chemes 对精子从头到尾的亚结构进行了简要的回顾，并概述了这些结构不同的病理及其不断扩展的遗传基础。

三、圆头精子症

圆头精子症，又称球形精子症，是指标准光学显微镜下精子头部变成球形，是一种罕见的疾病，占男性不育病例的不到 0.1%。形态学显示精子缺乏顶体帽，以前学界认为顶体发育异常是本病的病因。然而，事实是缺乏一种核膜蛋白将发育中的顶体附着到核上，如磷脂酶 Cζ（phospholipase C zeta，PLCζ）的缺失。在无核膜蛋白的情况下，顶体会被直接丢弃在残余体中。同时 PLCζ 还负责启动卵母细胞内的钙通道，这是卵母细胞活化的必要条件。在进行 ICSI 期间，将球形精子植入卵母细胞后，手术往往会失败。各种基因突变与圆头精子症相关，如 *DPY19L2*、*SPATA16* 和 *PICK1*

基因。然而，令人担忧的是，可能存在其他相关异常，应该引起重视。例如，Ghedir 等将 *SPATA16* 和 *DPY19L2* 突变导致的圆头精子症患者与其他患者以及能正常生育的男性进行了比较，与对照组相比，圆头精子具有更高水平的非整倍体染色体和 DNA 片段化，且 *SPATA16* 水平高于 *DPY19L2* 水平。他们还发现，*SPATA16* 缺陷可能与减数分裂异常有关，导致双 / 多圆头和多鞭毛的精子形态缺陷。Guo 及其同事对圆头精子中 *DPY19L2* 突变进行了蛋白质组学分析，也显示出多种分子缺陷，同时再次引起了对使用这些精子进行 ICSI 潜在风险的担忧。与以往认知不同，圆头精子症不仅仅是缺少顶体。Oud 团队在 15 例遗传原因不明的圆头精子症中使用外显子组测序，并在透明带结合蛋白（zona pellucida binding protein，*ZPBP*）和含有卷曲螺旋结构域 62（coiled-coil domain containing 62，*CCDC62*）的基因中鉴定出纯合子无义突变，并鉴定出另外 5 个候选基因。*ZPBP* 是包含 *DPY19L2* 和 *SPATA16* 的基因相互作用网络的一部分。这方面的研究将继续进行，主要目的是基于明确个体男性不育患者的遗传基础，对活产胎儿和其后代进行相关预测。

四、巨精子症

存在一种“精子头部巨大”综合征，称为巨头精子或巨精子症。精子头部大小取决于细胞核数量，并且精子往往具有许多尾部（尾部的数量等于核的数量）。因此，这些精子不应用于 ICSI。极光激酶 C（aurora kinase C，*AURKC*）基因突变可能是本病的遗传基础。Ortega 等报道了拉丁美洲首例患者，一名智利男子在 *AURKC* 的外显子 6 中具有突变。Eloualid 及其同事统计了健康摩洛哥男性人群中，*AURKC* 中的 c.144delC 等位基因突变的频率为 1%。纯合子患者有巨头精子和多鞭毛精子，作者建议在受影响的摩洛哥男性中进行筛查。Dieterich 等首次报道了 *AURKC* 的基因突变，同时他还表明这类精子是四倍体，在使用这类精子与 ICSI 技术联合之前应慎重考虑。如 Ounis 等所述，巨精子症可能是非洲人群中男性不育的最常见的遗传原因。因此，在寻找不育病因时，应首先考虑本病。对于一对夫妇来说，问题在于是否存在一些具有正常互补基因的精子可以安全地用于 ICSI。Guthauser 等建议将巨精子症分为六类，希望为这些夫妇及临床医师提供一些指导，以避免不必要的 ICSI 周期和不良结果。

第四节　影响精子运输的遗传疾病

先天性双侧输精管缺如（congenital bilateral absence of the vas deferens，CBAVD）是梗阻性无精子症的常见原因，在男性不育患者中占 1% ～ 2%。顾名思义，这种疾病的特点是输精管结构明显缺失。最常见的 CBAVD 表现为，除输精管缺失以外，仅附睾的头部存在，附睾的体部和尾部以及精囊也出现缺失。这是因为在胚胎发育时，它们都起源于来自中肾管的管腔上皮。附睾头部由从睾丸输出的 6 ～ 12 个导管所结成的网状结构组成，与其他生殖导管系统部分不同，附睾头部源自不同的胚胎学前体。可以通过体格检查诊断，触诊查体发现附睾体、尾部和血管未触及。睾丸体积和 FSH 水平正常表明精子生成正常。因精囊缺失或发育不良导致精液常规显示为无精子症，且精液量少、pH 呈酸性。综合体格检查和精液常规结果通常可以诊断，很少需要进行影像学检查。

双侧输精管发育不全见于囊性纤维化（cystic fibrosis，CF）的男性，这是一种常染色体隐性遗传疾病，常见于北欧人群。在该人群中，*CFTR* 突变的携带者占 1/25，临床出生发病率为 1/2500。1989 年科学家发现并分离出 CF 基因，即 *CFTR*。其蛋白质产物是囊性纤维化跨膜传导调节蛋白（cystic fibrosis transmembrane conductance regulator，CFTR），是一种位于各种类型的上皮细胞表面的氯离子转运蛋白。*CFTR* 突变引起钠 / 氯离子跨膜转运障碍，导致上皮表面渗透压及酸碱平衡改变，分泌物含水量减低，黏度增加。基本上，所有患有 CF 的男性都患有 CBAVD，同时表现出 CF 的其他临床表现，最显著的是阻塞性肺疾病和胰腺外分泌功能障碍。

遗传性 *CFTR* 突变的组合决定了临床症状的严重程度。另一方面，CF 患者临床中伴有严重的肺功能障碍和胰腺衰竭。受 CF 基因突变影响较轻的患者可能表现出较轻的呼吸道疾病，如复发性支气管炎或鼻窦炎，或较轻的胰腺功能障碍。*CFTR* 突变最轻的临床表现是仅有 CBAVD，而没有任何其他症状表现，如 Anguiano 等最初报道，他们将 CBAVD 描述为“CF 的基础生殖表型”。在 CBAVD 患者中，60% ～ 90% 的患者至少有一个可检测的 *CFTR* 突变，随着检测强度的增加，检出率也增加，但只能达到 90% 的上限。这提示除了 *CFTR* 异常之外，单纯的 CBAVD 还存在其他遗传病因。因此，大多数 CBAVD 男性是 *CFTR* 突变的复合杂合子或纯合子。

CBAVD 导致输精管缺失，精子不能运输，从而影响生育，而精子可以正常生成，所以可以通过手术取精并进行辅助生殖。因此，CBAVD 男性的伴侣也应该接受 *CFTR* 检测。*CFTR* 突变检测率取决于所检测的突变数量，尽管基因测序变得更容易获得和利用，但标准检测方法仍用于检测最常见的突变。如果女性伴侣是 *CFTR* 突变携带者，而男性伴侣 CBAVD 常规检测突变呈阴性，则应考虑进行全基因测序。此外，如果女性伴侣携带突变，夫妇可以选择植入前胚胎筛查，以避免双方遗传突变导致出生的孩子具有全面的 CF 表现（图 14.4）。最后，与任何遗传性疾病一样，同胞筛查非常重要，才能充分告知他们的 *CFTR* 突变风险。

鉴于并非全部 CBAVD 男性患者都携带 *CFTR* 突变，因此研究人员也一直在寻

先天性双侧输精管缺如（CBAVD）
复合杂合子

女性伴侣简单杂合子（“携带者”）	ΔF508	IVS9-5T
ΔF508	ΔF508/ΔF508 囊性纤维化变性	ΔF508/IVS9-5T CBAVD（如果为男性）
	+/ΔF508 携带者（男性或女性）	+/IVS9-5T 携带者（男性或女性）

图 14.4 斑点方块可视化显示：如果女性伴侣是致病性 *CFTR* 异常（如 ΔF508）的简单杂合子，并且患者有最常见的 *CFTR* 突变组合（ΔF508 和 IVS9-5T），则这对夫妇有 25% 的概率怀上患囊性纤维化的孩子，25% 的概率男性后代患有 CBAVD。人工授精植入前的基因检测可以只允许移植那些具有专性的简单杂合子，但无囊性纤维化或 CBAVD 基因影响的胚胎

找其他可能的遗传基础。通过对黏附 G 蛋白偶联受体 G2（adhesion G protein-coupled receptor G2，*ADGRG2*）的突变检测发现了另一种遗传病因，其具有与 *CFTR* 异常相似的病理生理学。该基因编码一个孤立 G 蛋白偶联受体，在输出小管中表达，并负责液体吸收。Pagin 等描述在 26% 的肾解剖正常的 CBAVD 患者中发现了 *ADGRG2* 突变，而未发现 *CFTR* 突变。由于 *ADGRG2* 基因位于 X 染色体上，因此任何基因突变都将以与 *ANOSl* 相同的模式传递给后代（图 14.1，见彩图）。

Wu 等描述了第三种离子通道基因（*SLC9A3*；溶质载体家族 9 钠 / 氢交换物异构体 3），其蛋白定位于输精管假复层上皮中的静纤毛和精囊腺上皮细胞上。Wu 团队报道，在中国台湾人群中，CBAVD 可能是因 *CFTR* 和 *SLC9A3* 两基因变异导致的累积效应。这 3 种都是离子通道蛋白，其他离子通道基因中也可能存在异常，但尚未发现这些基因与 CBAVD 相关。

最后，一个特殊的遗传过程可能导致 CBAVD，即在肾 / 输尿管和生殖导管分离之前，肾导管分化可能出现异常。最严重的临床表现是双侧肾发育不全，这是一种不利于生存的疾病。然而，当一个肾单位形成并发挥功能时，疾病严重程度会稍低。如 McCallum 等所述，这将导致 CBAVD，并伴有单侧肾发育不全（图 14.5）。

确诊 CBAVD 的遗传病因的流程可以从 *CFTR* 分析开始。如果阴性，则应进行肾脏超声检查。如果结果仍正常，则需要进行 *ADGRG2* 突变筛查。应该为每一个患者提供遗传咨询，因为第一代后代和之后的后代的风险略有不同。

要点
● 先天性双侧输精管缺失与 *CFTR* 突变相关——应对患者及其女性伴侣进行 *CFTR* 检测。
● 如果 CBAVD 男性的女性伴侣携带 *CFTR* 突变，应提供植入前基因检测。
● 患有克兰费尔特综合征的男性可能通过手术提取精子，通过 ART 技术产生具有整倍体核型的后代。
● 如果 CBAVD 患者在广泛的检测中没有发现 *CFTR* 突变，他们应该进行肾脏成像以评估单侧肾发育不全。

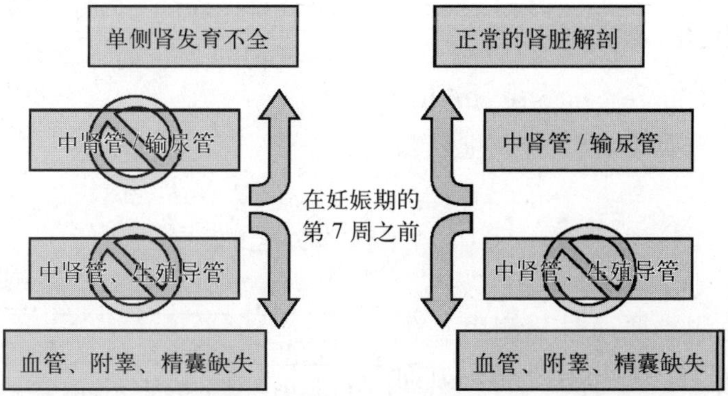

图 14.5　每个中肾管都会发育产生肾 / 输尿管分支和生殖导管分支。如果假定一个遗传异常影响了妊娠最初几周的中肾管分化，那么 4 种生成物都会缺失，会导致单侧肾发育不全（和输精管缺如）。如果该异常的表型表现稍轻，且有一个肾单位的形态和功能令人满意，则患者在成年期可能出现双侧输精管缺如和单侧肾发育不全

第五节 常用的基因诊断测试

男性生育能力的基础评估包括详细全面的病史和体格检查、精液分析和内分泌检查。有必要的话，将相应地进行适当的基因检测。在临床和研究环境中常用的技术和分析方法如下所述。

一、核型

核型用于评估个体的完整染色体组，它可以检测染色体数目和结构的异常——人类二倍体 46 条染色体的数目出现的任何偏差或染色体构型的任何破坏，如染色体的缺失或易位。无精子症男性患者中最常见的是 47，XXY KS。因为不育男性患者发生染色体异常的概率是正常生育男性的 10 倍，美国泌尿外科学会指南建议对所有因生精功能障碍或活动精子总数低于 500 万的无精子症男性进行核型分析，可使用外周血进行核型分析。培养细胞后在细胞有丝分裂的中期停止。加入低渗溶液使细胞膨胀和破裂，然后将细胞核固定、染色用于后续分析。

二、荧光原位杂交

荧光原位杂交（fluorescence *in situ* hybridization，FISH）鉴定包括缺失、重复和易位在内的特定基因序列的异常。荧光探针与测试样品中 DNA 的互补区域杂交，来检测单个基因突变。例如，在 PAR1 的交换过程中 SRY 易位到其 X 染色体配偶的尖端，导致在 46，XX 男性综合征中发现的 46，XX 核型。精子非整倍体检查可以评估精子样本中的非整倍体概率，该检查被认为是男性不育的预测指标。但是，学界在近期才界定出该检查的正常值。

三、Y 染色体微缺失试验

微缺失是指染色体缺失太小（< 5Mb），而不能通过核型或 FISH 检测出。序列标记位点（sequence tagged sites，STS），即通过聚合酶链反应（polymerase chain reaction，PCR）扩增这些短而独特的基因组序列标记，并用于使用外周血样本绘制染色体片段。在 Y 染色体微缺失检测中，STS 可绘制 Y 染色体的整个长度，尤其是在临床中最常出现的微缺失，即回文序列 P5 和 P1 之间的 Yq。如上所述，还仔细评估了更接近着丝粒的 *AZFa* 区域。当通过电泳分离终产物并染色时，微缺失部分表现为扩增失败。

第六节 表观遗传学

表观遗传学检测主要通过检测甲基化变化和组蛋白修饰来检测 DNA 非编码方面的生化变化。这些变化反过来通过抑制或激活转录来影响基因调控和表达。因表观遗传学与男性不育相关，所以在本书第 6 章进行了更详细的介绍。

要点
● 染色体分析可以检测到结构或数量上的异常。
● STS 鉴定出 Y 染色体的微缺失。
● 表观遗传学测试评估了 DNA 非编码成分的变化。

第七节　高龄父亲

人们早已认识到高龄产妇与不良生殖结局（包括胚胎非整倍体率增加和流产风险增加）之间的关联。近年来，新的数据表明，高龄父亲对生育潜力和生殖结果也有不良影响。精液常规的各项指标随男性年龄的增长而下降，如精液量减少、精子浓度下降、活力降低、畸形率上升、染色体完整性下降。此外，随着父亲年龄的增长，精子生成时突变率也增加，导致后代中遗传突变的可能性更大。与高龄母亲的卵母细胞非整倍体率增加相似，高龄父亲（＞50 岁）的精子非整倍体发生率较高。年龄相关的精子质量下降也与包括精神分裂症、孤独症和双相情感障碍在内的各种神经认知障碍有关。随着父亲的年龄增长，表观遗传学测试检测到相似的精子 DNA 甲基化的变化，这部分解释了年龄和生育的相关性。虽然确切的分子机制尚不清楚，但随着遗传学和表观遗传学检测的进展，我们会更好地了解父亲年龄和生殖结局之间的关系。

第八节　基因检测时机

基因检测的目的是明确患者以前未知的健康风险，并排查任何可能通过 ART 传给后代的疾病。此外，如果无精子症男性考虑手术取精，进行基因检测可以为手术成功率提供参考，详见第 20 章。

核型或 Y 染色体异常可破坏复杂的精子发生过程。典型体格检查可发现睾丸萎缩，但可触及输精管。从实验室检查来看，精液常规分析将反映正常的射精量和正常 pH，而血清 FSH 水平通常升高。严重少精子症（精子数量＜ 500 万 /ml）或生精功能障碍导致的无精子症（严重生精功能障碍导致排出精液中无精子）的男性应进行核型分析和 Y 染色体微缺失检测，以明确原发性性腺功能减退症的遗传情况。

患有梗阻性无精子症（生殖道堵塞导致精液中无精子）的男性人群具有与 *CFTR* 突变相关的 CBAVD。CBAVD 在体格检查时，可通过不可触及输精管诊断。输精管和精囊在胚胎学上都起源于中肾管；因此，这些患者的精囊通常也会出现发育不良或缺失。因为精囊分泌了约 70% 的精液量和碱性分泌物，因此 CBAVD 男性的精液常规结果具有射精量少和酸性 pH 的特点。睾丸体积和 FSH 水平正常。罹患 CBAVD 的无精子症男性应接受 *CFTR* 检测，其伴侣也应接受 *CFTR* 检测。

第九节　环境影响

长期、低剂量暴露于环境中的化学物质和营养物质会对个人健康产生巨大影响。这些环境因素包括饮食、化学品和毒性暴露，已在第 11 章中详述。虽然这些环境因素难以识别和量化，但它们却非常普遍，且对精子生成的影响不断累积。我们对于这些风险因素的了解目前仍比较浅薄，同时也在不断探索。与对高龄父亲效应的探索一样，对这些风险因素的探索涉及诱变和表观遗传的改变。

第十节　结　　论

对男性不育的评估可以确定影响生殖能力的遗传因素。是否进行特异性基因检测需通过对病史、体格检查和实验室检测等进行全面临床评估后决定。之前许多不孕不育的夫妇，现在可以通过辅助生殖技术来养育自己的亲生孩子，因此，进行适当的遗传评估来指导夫妇的咨询和治疗是必要的。尽管基因检测技术发展迅速，但该技术仍然不完善。未来，遗传检测技术的发展将为生殖泌尿科医师增加新的医疗设备。

（王继升　译）

第 15 章

精索静脉曲张的诊断与治疗

Sarah C. Krzastek，Ryan P. Smith，and Stuart S. Howards

第一节　引　　言

精索静脉曲张是睾丸蔓状静脉丛内静脉的异常扩张。普通男性人群中精索静脉曲张发病率约为 15%，在生育能力低下或不育男性中则更为普遍。40% 的不育男性患有精索静脉曲张，而高达 80% 的继发性不育与精索静脉曲张有关。因此，精索静脉曲张是男性不育最常见的可逆性原因。精索静脉曲张的遗传可能与基因有关，一级亲属确诊为精索静脉曲张的人群中有 56% 同样会被诊断为精索静脉曲张，但与精索静脉曲张的程度或侧边性无关。由于精索静脉曲张表型的巨大差异性，目前尚不存在预测精索静脉曲张发展和临床结果的生物标志物。随着新一代测序技术的出现，人们正在研究确定与精索静脉曲张相关的遗传和表观遗传变化，以期早期发现和治疗可能受益于精索静脉曲张干预的患者。

精索静脉曲张、睾丸解剖结构和不育症之间的联系，早在数百年前就已被人们认识。公元 1 世纪，Celsius 注意到睾丸萎缩与阴囊静脉扩张之间存在相关性。随后，Curling 在 1856 年描述了存在精索静脉曲张时“睾丸分泌能力”下降。Barwell 在 1885 年注意到经过精索静脉曲张治疗后，睾丸状况得到了一致性的改善。1889 年，Bennet 首次描述了精索静脉曲张切除术后精液参数的改善。20 世纪 50 年代，Tulloch 报道了不育患者行精索静脉曲张切除术后精液参数和生育力得到显著改善，这一发现使得精索静脉曲张切除术成为生育力受损男性的主要治疗方式。

虽然大多数精索静脉曲张患者没有症状，但患者会出现睾丸功能减退、睾丸不对称、慢性疼痛和精液参数异常。鉴于精索静脉曲张的临床病程不一致，特别是在儿童和青少年中，关于治疗时机和是否需要治疗仍然存在争议。本章旨在阐述精索静脉曲张的病理生理、临床表现和诊断方法，并讨论治疗适应证及相关治疗技术。

第二节　精索静脉曲张的解剖及病理生理

一、病因及解剖

蔓状静脉丛是睾丸的主要静脉回流通道，起源于睾丸小实质静脉，上升至精索时与输精管静脉相连（图 15.1，见彩图）。蔓状静脉丛的静脉壁很薄，与睾丸内动脉紧密相连，允许小分子扩散和逆流热交换，以维持比正常体温低 2 ～ 4℃的适宜睾丸温度。一般来说，静脉曲张是由瓣膜功能不全和静脉壁顺应性增加引起的，导致血液淤积从而引起静脉扩张。同样的概念也适用于蔓状静脉丛内的静脉扩张，形成精索静脉曲张。尸检研究发现，与没有精索静脉曲张的尸体相比，患有精索静脉曲张的尸体左精索内静脉中往往存在静脉瓣缺失。当静脉压力增加，尤其是站立时，为了克服瓣膜功能不全，往往容易导致精索静脉曲张。Shafik 和 Bedeir 的研究结果证实，瓦氏运动下患有精索静脉曲张男性的左侧精索内静脉压力比没有精索静脉曲张的男性高 22mmHg。一些研究表明，青少年精索静脉曲张的病因可能与成人不同，其更多与先天异常有关，包括大量的瓣膜功能不全及静脉解剖结构的异常。

单侧精索静脉曲张病例中，75% ～ 95% 为左侧精索静脉曲张。这与左侧睾丸静脉的静脉压力增加有关。由于左侧精索静脉汇入左肾静脉，因此左侧精索静脉走行距离比右侧长 8 ～ 10cm。此外，左侧精索静脉以直角汇入左肾静脉，导致肾静脉压力直接传递到精索静脉。这些因素导致左侧精索静脉内的静脉压力增加，出现“胡桃夹”现象（主动脉与肠系膜上动脉之间的左肾静脉受到压迫，左侧精索静脉的静水压力升高）。虽然单侧（左侧）精索静脉曲张最常见，但研究表明，高达 80% 的患者可发生双侧精索静脉曲张，而单独的右侧精索静脉曲张罕见（1% ～ 3%），因为右侧睾丸静脉直接汇入下腔静脉，下腔静脉可以有效保护右侧免受腔静脉传递的静水压力变化的影响。虽然右侧精索静脉曲张可能仅仅是由于右精索静脉异常汇入右肾静脉或其他解剖结构异常所致，但是单独的右侧精索静脉曲张应引起对腹膜后病变的怀疑，包括肾肿块或淋巴结病变。然而，这种思维方式最近受到了挑战。Gleason 等对 39 例单独右侧精索静脉曲张的患者进行影像学检查及随访后发现，16 例（41%）患者为良性病因，包括疝气、既往疝气修复和静脉解剖结构异常。21 例（54%）患者病因不明，2 例患者是恶性病因，包括 1 例原发病灶不明的转移性疾病和另 1 例巨大肝脏肿块压迫下腔静脉，这 2 例患者均表现出与恶性肿瘤有关的全身症状和体征。因此，作者认为大多数无症状的孤立性右侧精索静脉曲张的患者可能无法从额外的检查或影像学检查中获益。

二、病理生理

精索静脉曲张时睾丸组织的组织学改变是多样的，可能包括精子生成停止、支持细胞浓度降低和间质细胞增生，与具有生精功能障碍但未诊断为精索静脉曲张的患者表现类似，但血睾屏障似乎保持完整。据推测，精索静脉曲张使睾丸组织受到肾上腺和肾脏经肾静脉排出的毒副产物的影响，从而导致睾丸功能减退，但该理论在动物和人体研究中尚缺乏一致性的证据支持。由于精索静脉曲张引起内环境改变，睾丸功能的改变更可能与多种因素相互作用有关。除了肾上腺和肾脏的有毒代谢物外，阴囊内温度和局部活性氧（reactive oxygen species，ROS）的升高也与此有关。

（一）高热

有研究认为，睾丸过热可导致生精小管变性、睾丸血流改变、附睾超微结构和功能改变以及促性腺激素水平改变，而促性腺激素可通过改变生殖细胞代谢、生精小管局部蛋白质组和雄激素合成来影响精子发生。如上所述，精索内动脉和蔓状静脉丛之间的密切联系允许逆流热交换，以保持阴囊内温度比正常体温低 2 ～ 4℃。Mieusset 和 Bujan 描述了睾丸温度调节的第二种机制，其中包括阴囊本身的特征，即阴囊皮肤薄，可由睾丸肌调节的皮肤表面积大且没有皮下脂肪，而精索静脉鞘膜积液会破坏这些睾丸冷却机制。

20 世纪 70 年代，Zorgniotti 和 MacLeod

首次报道了精索静脉曲张患者阴囊温度升高与精子发生受损之间的关系。他们发现精索静脉曲张患者的阴囊温度比对照组高 0.6 ～ 0.8 ℃。而 Goldstein 和 Eid 证实单侧精索静脉曲张可使双侧睾丸内温度升高。Wright 等比较了梗阻性无精子症男性（对照组）与单侧或双侧精索静脉曲张不育男性在精索静脉曲张切除术前后的阴囊温度变化。精索静脉曲张修复前，单侧或双侧精索静脉曲张患者的阴囊温度 [分别为（34.07±0.83）℃和（34.00±0.91）℃] 明显高于对照组 [(33.04±2.47) ℃](P=0.01)；精索静脉曲张切除术后两组患者阴囊温度显著降低（$P < 0.001$），并且手术后两组患者阴囊温度无显著差异。此外，红外功能成像可用于证明精索静脉曲张切除术后睾丸基底温度降低。

降低阴囊温度已经被证明可以改善精液参数，这与精索静脉曲张的存在无关。1980 年，Zorgniotti 等证实阴囊低温治疗可改善不育男性的精液参数。同样 Jung 等报道了特发性或精索静脉曲张性少弱畸形精子症患者在使用夜间阴囊冷却装置后精子浓度、活力和形态等方面的改善。目前，科学家们正在研究睾丸瞬时热疗作为一种可能的男性避孕方法，因为发现瞬时热疗能对精子功能、氧化应激、细胞凋亡以及局部生物群系变化产生多重影响。睾丸温度的小幅升高可诱导可逆性少精子症和精子非整倍体的发生。总之，精索静脉曲张情况下静脉汇集导致的睾丸温度升高可能导致精子发生受损。

（二）缺氧

动物和人类研究表明，缺氧可能导致精索静脉曲张对睾丸功能的不良影响。一些研究表明，在精索静脉曲张的情况下存在缺氧，在修复精索静脉曲张后缺氧相关的标志物明显减少。对缺氧诱导因子 1α（hypoxia-inducible factor 1 alpha，HIF-1α）和微血管密度的研究最为广泛。Kilinç 等利用大鼠精索静脉曲张模型证实，精索静脉曲张存在时大鼠睾丸中 HIF-1α 和微血管密度上调，当精索静脉曲张修复后大鼠睾丸内 HIF-1α 表达和微血管密度显著降低。同样 Lee 等分析了 8 名接受精索静脉曲张切除术男性的精索内静脉切片，发现精索静脉曲张患者的精索内静脉中 HIF-1α 表达水平明显高于对照组。

本应防止缺氧的血管生成标志物被用作精索静脉曲张引起损伤的预测因子似乎是不合理的。然而，HIF-1α 同时具有促凋亡和抗凋亡作用，具体取决于细胞环境。据推测，缺氧改变的细胞通路导致睾丸内的整体凋亡状态，最终导致睾丸功能减退。HIF-1α 和 p53 水平在严重缺氧应激状态下同时升高，导致细胞凋亡和死亡。最近，Ghandehari-Alavije 及其同事研究了 20 名患有精索静脉曲张的不育男性，发现与生育对照组相比，精索静脉曲张男性精液中 p53 和 HIF-1α 的表达显著升高（P 分别为 0.003 和 0.04）。作者推测，尽管 HIF-1α 表达增加支持精索静脉曲张中存在缺氧，理论上会促进保护性血管生成，但同时 p53 表达增加可能会克服 HIF-1α 途径，抑制血管生成，并导致细胞凋亡。

（三）活性氧

氧化应激导致 ROS 产生。无论生育状况如何，精索静脉曲张的男性精子中 ROS 水平都较高。精索静脉曲张被认为通过扩张的精索静脉中一氧化氮和一氧化氮合酶增加或通过对生精小管内 DNA 的直接热损伤来诱导氧化应激。精浆中 ROS 水平升高最终导致精子脂质膜过氧化、运动能力下降、DNA 损伤和死亡。此外，研究证实精索静脉曲张与 ROS 水平升高以及 DNA 受损的精子数量增加有关。即使精液参数正常，精索静脉曲张患者也会出现更高水平的 DNA 损伤。

精索静脉曲张切除术是一种改善精子产生环境的治疗方法。部分原因是 ROS 水平降低，精子 DNA 完整性改善。该理论得到了 Wang 等荟萃分析的支持，该分析回顾了 7 项研究，包括 240 名精索静脉曲张患者和 176 名正常健康对照组男性。结果发现精索静脉曲张与精子 DNA 损伤水平显著升高相关（$P < 0.001$），精索静脉曲张修复可显著改善精子 DNA 完整性（$P < 0.001$）。目前正在研究将抗氧化药物应用于精索静脉曲张的修复，以逆转 ROS 造成的损伤，改善由精索静脉曲张引起的低生育能力男性的精液参数。Ardestani Zadeh 等随机选取了 60 例接受腹股沟下精索静脉曲张切除术的患者，给予 6 个月的术后抗氧化剂治疗，包括维生素 E、硒和叶酸。患者精子数量和活力有显著改善。同样，Kizilay 和 Altay 将 90 例精索静脉曲张切除术后精液参数异常的患者随机分为两组，一组患者不接受术后治疗，另一组患者则联合服用口服抗氧化剂，包括左旋肉碱、维生素 C、锌、叶酸、硒、维生素 B_{12} 和辅酶 Q10。最后发现，精索静脉曲张修复后两组患者的总精子数量、总活动精子数量、精子浓度、精子形态和渐进式运动能力得到改善，但接受抗氧化治疗组患者的精液参数改善效果明显更好。为了进一步支持这一观点，Chen 等在 2018 年的一项荟萃分析中探究了各种辅助药物对精索静脉曲张修复后精液参数的影响。虽然使用的药物差异很大，但对服用抗氧化剂的患者进行亚组分析显示，随着时间推移，精子活力和浓度有了显著改善。并且，在不育或精液参数异常患者的初始治疗中使用抗氧化剂鸡尾酒疗法是常见的治疗方法。这一证据表明，即使在精索静脉曲张切除术成功后，精索静脉曲张患者仍可能受益于进一步的抗氧化剂治疗。

虽然关于精索静脉曲张如何导致睾丸功能减退的理论有很多，但最有可能是多种因素共同作用的结果。事实上，Shiraishi 等发现氧化应激诱导的睾丸细胞凋亡与睾丸温度的关系大于与精索静脉曲张程度的关系，这说明了精索静脉曲张存在时，导致睾丸异常的因素之间存在着复杂的相互作用。

要点

- 15% 的普通人群存在精索静脉曲张，40% 的男性不育患者存在精索静脉曲张，80% 的男性继发性不育患者存在精索静脉曲张。
- 精索静脉曲张是指睾丸蔓状静脉丛内静脉的扩张，该静脉丛参与了小分子扩散和逆流热交换，以保持较低的睾丸温度。
- 由于左右精索静脉的解剖差异，精索静脉曲张最常见于单侧左侧，当出现单侧右侧精索静脉曲张时，应引起对腹膜后病理变化的怀疑。
- 精索静脉曲张可引起多种病理改变，包括高热、缺氧和 ROS 水平升高，从而导致睾丸功能减退。

第三节 临床表现

一、睾丸大小差异

睾丸大小差异是与精索静脉曲张相关的最早临床表现之一，可能是青少年精索静脉曲张的最初表现。组织学上，精索静脉曲张与睾丸的改变有关，包括生殖上皮变薄、生精阻滞、支持细胞 - 生殖细胞连接结构异常，以及早期睾丸小管损伤的毛细血管内皮改变。这些发现，连同上述缺氧引起的变化，可能导致睾丸体积减小。

Lipshultz 和 Corriere 使用卡尺评估患者睾丸大小，他们评估了 61 名患有精索静脉曲张的低生育能力男性，27 名无精索静脉曲张的低生育能力男性和 82 名健康对照者。在 82 名健康对照者中，他们发现 13 名男性患有偶发性精索静脉曲张。他们注意到，尽管精子密度相似，但患有精索静脉曲张的不育男性左右侧睾丸都比患有特发性少精子症的不育男性小。此外，13 名患有偶发性精索静脉曲张男性的左侧睾丸比其他 69 名健康对照者小，生育能力低下的精索静脉曲张患者的睾丸大小与生殖力正常的偶发性精索静脉曲张患者相似。另一项研究中，Sigman 和 Jarow 评估了 611 名单侧精索静脉曲张男性的睾丸体积异常，发现 50% 的精索静脉曲张患者存在睾丸萎缩（大小差异为 3ml），精索静脉曲张等级与睾丸大小差异的可能性和程度相关（分别为 $P < 0.001$ 和 $P < 0.01$）。Patel 和 Sigman 同样证实，睾丸大小差异在有精索静脉曲张的低生育能力男性中比在没有精索静脉曲张的男性中更常见。在超过 3000 名男性中，22% 的患者睾丸大小存在差异（差异 ≥ 4ml），34% 的患者被发现有临床精索静脉曲张；在睾丸大小不一致的患者中，98% 有对侧睾丸萎缩（睾丸体积 < 19ml）。睾丸大小差异在精索静脉曲张患者中更为常见（32% vs. 17%；$P < 0.001$），并且精索静脉曲张分级与睾丸大小差异的发生率和程度相关（$P < 0.001$）。很明显，精索静脉曲张与睾丸发育不良之间存在关联，尽管围绕睾丸发育不良与精液质量之间的联系以及精索静脉曲张分级与睾丸发育不良风险之间的关系仍存在争议。

二、疼痛

虽然精索静脉曲张最常见的是无症状的，但高达 10% 的患者可能伴有疼痛。疼痛通常表现为慢性阴囊坠胀感，阴囊或腹股沟不适感，往往在站立和活动时加重。较高程度的精索静脉曲张更可能导致疼痛，因此不应考虑对亚临床精索静脉曲张进行手术矫正。由于精索静脉曲张切除术不能可靠地缓解相关的阴囊疼痛，故在手术前应尝试保守干预治疗，包括休息、抬高阴囊、使用非甾体抗炎药物或冰敷，并应排除其他原因导致的阴囊疼痛。

三、性腺功能减退

有学者认为精索静脉曲张导致的睾丸类固醇生成功能受损是精子生成受损的原因。然而，很难完全确定精索静脉曲张是否对间质细胞和支持细胞功能有直接影响，或者说精子生成受损是否与类固醇生成受抑制有关，因为这些情况通常同时出现。Sirvent 等证实，特发性精索静脉曲张男性的睾丸活检显示，同侧和对侧睾丸的间质细胞增生，伴有萎缩、细胞质空泡化和类固醇生成减少。这可能解释了精索静脉曲张影响睾酮产生的机制。有趣的是，精索静脉曲张并不总是与睾酮或促性腺激素水平的改变有关。因为一些研究报道睾酮水平下降，而另一些研究报道精索静脉曲张患者和正常男性之间的激素水平没有差异。在 Sirvent 等的研究中，外周血睾酮和促性腺激素水平正常，提示对间质细胞功能障碍进行了代偿。

精索静脉曲张患者睾酮水平较低的发现可能存在偏差。因为许多男性是在接受男性不育检查时发现的，尽管精索静脉曲张可能导致间质细胞功能受损，但一些男性能够进行代偿，从而保持睾酮和促性腺激素水平正常。这就提出了一个问题：激素水平正常的精索静脉曲张男性是否会有正常的精液参数，或者说不管激素水平如何，精子发生是否会受到不利环境和精索静脉曲张引起的睾丸变化的损害。沿着这些思路，Redmon 等最近评估了超过 700 名育龄男性的精液参数和激素水平，56 名（8%）男性在体检中被发现有精索静脉曲张（75% 为单侧左侧），作者承认这比一般确定的患病率要低，最终从 96% 的受检者中获取了血液样本，发现精索静脉曲张患者和非精索静脉曲张患者的黄体生成素（luteinizing hormone，LH）和卵泡刺激素（follicle-stimulating hormone，FSH）水平相似，然而精索静脉曲张男性的总睾酮和游离睾酮水平却明显高于无精索静脉曲张的男性 [总睾酮：(617±298) ng/dl vs. (540±200) ng/dl；P=0.005；游离睾酮：(14±7) vs. (12±4)；P=0.004]，但是这一发现的临床意义尚不清楚，因为两组激素的水平都在正常范围内。

在另一项研究中，Abdel-Meguid 等比较了精索静脉曲张不育男性、精索静脉曲张可育男性和健康可育对照组的睾酮水平。他们发现与健康对照组相比，无论生育状况如何，所有精索静脉曲张患者的总体基线睾酮水平均显著降低。然而根据性腺功能减退程度对患者进行分层时，只有在精索静脉曲张切除术前性腺功能减退和不育的患者在修复后睾酮水平有显著改善，而生育能力正常的精索静脉曲张患者在修复后睾酮水平没有显著改善；同时存在不育和精索静脉曲张但性腺功能正常的男性，在精索静脉曲张切除术后 12 个月睾酮水平确实有统计学上的显著增加，但其临床意义尚不清楚。精索静脉曲张的不育患者睾酮水平在精索静脉曲张修复后确实可以改善到与生育能力正常的精索静脉曲张患者相当的水平；同时还发现本组间精索静脉曲张分级与睾酮水平改善无相关性，并且精索静脉曲张切除术前后两组间促性腺激素水平无显著差异。尽管精索静脉曲张切除术后睾酮水平有所改善，但仍未达到正常健康对照者的水平，这表明精索静脉曲张引起的某种程度的睾丸损伤不能完全被纠正，这也就支持了对某些患者进行早期干预的必要性。

总体而言，大量研究表明精索静脉曲张与性腺功能减退之间存在关系。根据精索静脉曲张切除术后的生育能力和性腺功能减退的程度，睾酮水平有不同程度的改善，然而，其临床意义尚未确定。

四、不育

如前所述，精索静脉曲张在不育男性中更为常见（约占 40%，而一般人群中这一比例为 15%），并与多达 80% 的继发性男性不育有关。事实上，精索静脉曲张仍然是男性不育因素中最常见的诊断。精索静脉曲张长期以来与不育有关。在 20 世纪 40 年代和 50 年代精索静脉曲张被证明与精液异常有关，在某些情况下还与无精子症有关。精索静脉曲张导致精子生成障碍的确切机制尚不清楚，可能是多种因素的综合作用，包括旁分泌和全身激素环境的改变，以及对睾丸支持细胞、生精小管和精子的直接影响，这一点得到了精索静脉曲张患者的睾丸活检和精液分析的组织学研究的证实。总的来说，内分泌因素、睾丸缺氧、温度变化和代谢物积累结合，通过 DNA 断裂、脂质膜过氧化和细胞凋亡损害精子发生和精子功能。随着时间推移，精索静脉曲张的影响可能是进行性的，甚至与继发性不育中唯支持细胞综合征的发展有关。

精索静脉曲张对生育能力的影响最明显反映在精液分析中，无论生育能力如何，它似乎都会影响精液参数。在上文讨论的 Redmon 等的研究中，尽管精索静脉曲张男性的精液质量（包括总精子数和总活动精子数）较低，但有精索静脉曲张和没有精索静脉曲张的可生育男性的妊娠率和受孕时间并无差异。此外，在 2016 年的一项大型横断面研究中，Damsgaard 等调查了 6 个欧洲国家的普通人群中的男性（没有选择生育状况），在 7035 名男性中，1102 名被诊断为精索静脉曲张（16%，这与已鉴定的患病率一致），与没有精索静脉曲张的男性相比，精索静脉曲张患者的精子浓度、精子总数、正常形态百分比和前向运动能力显著降低，这些变化与精索静脉曲张的严重程度相关；与没有精索静脉曲张的男性相比，有精索静脉曲张的男性 FSH 和 LH 水平更高；然而性激素结合球蛋白(SHBG)、雌二醇、总睾酮和游离睾酮水平在两组之间相似。需要注意的是，与精索静脉曲张相关的精液参数异常并不是精索静脉曲张的典型症状，无论病因如何，睾丸功能低下的男性也可能出现精液参数异常。

要点
● 精索静脉曲张与睾丸大小差异有关。 ● 10% 的患者精索静脉曲张可能伴有疼痛；在进行手术干预之前，应排除阴囊疼痛的其他原因。 ● 精索静脉曲张可导致性腺功能减退，修复后睾酮水平改善。 ● 精索静脉曲张与精子发生、精子功能损伤及精液参数异常有关。

第四节　诊　　断

一、体格检查

体格检查仍然是诊断精索静脉曲张的主要方式。患者应在温暖舒适的环境中以仰卧位和站立位接受检查。除了详细的病史、手术史和性生活史外，还应记录任何相关的阴囊症状或疼痛、既往泌尿生殖系统感染和生育状况。触诊时，扩张的精索静脉可能被描述为“一袋蠕虫”，Dubin 和 Amelar 提出的分级系统至今仍被广泛用于描述临床精索静脉曲张的特征。轻度（1级）的精索静脉曲张仅在 Valsalva 动作时可触及，中度（2 级）精索静脉曲张在没有 Valsalva 动作情况下可触及，而重度（3级）精索静脉曲张通过阴囊皮肤可见。在 Valsalva 动作期间，对睾丸进行轻柔的牵引可以最大限度地减少与提睾反射相关的条索增厚假象，这可能被误认为是蔓状静脉丛的扩张。另外，患者也可以在阴囊检查时将腹部向外伸展——与 Valsalva 动作期间的标准检查相比，这种操作已被证明可导致更大的静脉反流速度。一旦患者仰卧，精索静脉曲张通常会减压。仰卧时精索持续增厚可能提示其他病理情况，如疝、脊髓脂肪瘤或近端静脉受压。

二、影像学表现

精索静脉曲张的诊断主要通过体格检查得出，仅通过影像学检查发现的亚临床型精索静脉曲张的治疗并不能有效改善精液参数或激素水平。然而，在体格检查不确定或怀疑有其他病理的情况下，有必要使用额外的影像学检查或诊断方式来检测精索静脉曲张。目前，美国生殖医学学会和男性生殖与泌尿学会不建议使用辅助诊断测试筛查或检测亚临床型精索静脉曲张。然而，值得注意的是，精索静脉曲张的体检分级可能是主观的，受肥胖或其他条索状病变的限制，并且往往与医生的经验相关。此外，一些证据表明，与单独修复单侧临床精索静脉曲张相比，同时纠正对侧亚临床精索静脉曲张与同侧临床精索静脉曲张可能会产生更大的改善作用。因此，一些临床医师可能会选择在诊断临床单侧精索静脉曲张的情况下进行额外的影像学检查，以检测对侧是否存在亚临床精索静脉曲张。下面将简要回顾用于辅助诊断精索静脉曲张的影像学方法。

（一）阴囊超声

由于阴囊超声是一种常见的无创技术，大多数机构都可以使用，因此人们对超声评估和诊断精索静脉曲张的能力很感兴趣。

虽然这项技术已经使用了几十年，但对于精索静脉曲张超声诊断的超声技术、评估参数或诊断标准仍然没有普遍认可的标准。此外，超声评估临床和亚临床精索静脉曲张的准确性也受到质疑。为了让精索静脉曲张超声成像标准化，欧洲泌尿生殖器官放射学会阴囊和阴茎成像工作组（the European Society of Urogenital Radiology Scrotal and Penile Imaging Working Group，ESUR-SPIQG）最近发布了精索静脉曲张超声检测、分类、分级指南和建议。如果使用超声评估精索静脉曲张，ESUR-SPIQG建议告知患者超声时的体位，是否在Valsalva动作期间进行测量，并测量精索静脉相对于睾丸的位置及睾丸体积。他们建议在Valsalva动作期间测量患者直立时的最大静脉，当静脉直径大于或等于3mm，且站立或Valsalva动作期间反流持续时间超过2秒时，应考虑诊断。此外，他们建议在患者仰卧和站立、休息和Valsalva动作期间，双侧使用灰度和彩色多普勒，密切关注反流静脉流的存在和持续时间，有无峰值反流速度。为了统一精索静脉曲张超声评估报告，作者提出了一个标准化的超声报告。超声用于诊断精索静脉曲张的另一个好处是，如果发现孤立的右侧临床精索静脉曲张，超声可以很容易地继续评估是否存在相关的血管、腹部或腹膜后病理情况。同样，超声可以用于检测手术后的精索静脉曲张复发情况，因为在没有静脉回流的情况下，手术后检查时静脉可能持续扩张。

（二）多普勒超声

随着多普勒超声的广泛应用，使用标准多普勒超声检测精索静脉曲张已经失宠。精索静脉曲张可在多普勒超声中诊断为随着Valsalva运动出现的持续和反复的静脉冲击。为了通过多普勒超声准确检测精索静脉曲张，需将超声凝胶置于阴囊上部，在完全静音的环境下使用探头。对于那些没有诊断为临床精索静脉曲张的患者，Valsalva动作期间一旦被证实静脉反流进入精索静脉，一些作者建议需要在静息状态下进一步评估静脉反流情况。Hirsh等研究发现，通过多普勒检测到88%的临床精索静脉曲张患者存在静脉反流。由于多普勒超声对精索静脉曲张的检测并不完全特异或敏感，建议多普勒超声仅用于证实医师的体格检查结果。使用多普勒超声的另一个好处可能是快速检测对侧亚临床精索静脉曲张或评估手术修复后复发的精索静脉曲张，由于多普勒探头在大多数临床环境中都很容易获得，而且大多数外科医师都能熟练地使用多普勒探头，因此多普勒超声可能是一种检测对侧亚临床精索静脉曲张的简单技术。

（三）静脉造影术

静脉造影是精索静脉曲张最敏感的诊断方式，但也是最具创伤性的，通常只在同时进行治疗干预（如栓塞）的情况下进行。静脉造影一般通过右股静脉或右颈内静脉进行。虽然静脉造影可能是检测精索静脉反流最敏感的方法，但其特异性和静脉造影反流的临床意义一直受到质疑。静脉造影的检查结果可能受到技术因素的限制，如导管尖端的位置，这可能导致大量假阳性结果。鉴于这种成像方式的创伤性及缺乏特异性，静脉造影不推荐用于精索静脉曲张的常规诊断，但在术中用于检测手术结扎后是否存在持续的静脉反流可能是一个潜在的应用，已被证明可降低手术失败率。此外，在精索静脉曲张复发的情况下也可以进行静脉造影，既可以明确复发情况，也可以同时进行栓塞或硬化治疗。

静脉造影也可以使用放射性核素成像，与传统的静脉造影相比，这种技术对患者的辐射暴露可能更少。尽管放射性核素成像似乎是有效的，但由于相关的成本较高，该技术并未得到广泛应用。

（四）阴囊热成像

阴囊热成像已被用于检测与精索静脉曲张相关的阴囊温度升高。该技术通常包括在患者站立 5 分钟后，在阴囊皮肤上放置一个柔性热成像条，并将阴茎贴在腹部以防止干扰。与多普勒超声相比，阴囊热成像在检测精索静脉曲张方面具有相似的准确性，但是它对精索静脉曲张存在的检出没有特异性，所以并没有被广泛使用。

> 要点
>
> - 精索静脉曲张通过体格检查诊断，并根据大小进行分级。1 级在 Valsalva 动作时可触及；2 级在休息时可触及；3 级透过阴囊皮肤可见。
> - 对于精索静脉曲张的常规诊断，不建议进行额外的诊断检查，但如果存在如体格检查不确定，怀疑有其他病理情况，或检查出对侧亚临床精索静脉曲张以及治疗后存在持续性或复发性的精索静脉曲张时，可以将额外的诊断检查与体格检查结合使用。

第五节　治　　疗

一、治疗适应证

（一）睾丸大小差异

精索静脉曲张导致的睾丸大小差异在儿童和青少年中更受关注，因为睾丸萎缩可能是进行性的，并且人们担心大小差异与未来生育潜力的损害有关。精索静脉曲张与睾丸的组织学改变有关，包括生殖上皮变薄、生精阻滞、支持细胞 - 生殖细胞连接处结构异常，以及早期睾丸小管损伤的毛细血管内增殖性内皮改变。研究表明，精索静脉曲张切除术后睾丸活检发现生精小管中精子的数量明显提高。Lipshultz 和 Corriere 描述了精索静脉曲张的睾丸大小差异，并首次提出了早期治疗是否能阻止睾丸质量进行性降低的问题。早期精索静脉曲张可能导致睾丸发育延迟或睾丸发育不良，而不是睾丸萎缩。大量研究表明，精索静脉曲张切除术可导致睾丸“追赶性生长”，睾丸体积显著增加，青少年精索静脉曲张切除术可逆转睾丸发育不良，并在 12 个月内实现追赶性生长。Kass 和 Belman 发现，同侧精索静脉曲张结扎术后左侧睾丸体积相对于右侧增加 91%，而术前为 70%，这在 80% 的患者中具有显著性（$P < 0.001$）。同样，Paduch 和 Niedzielski 将 124 名年龄在 10 ～ 20 岁的临床左侧精索静脉曲张男孩进行随机分组，接受精索静脉曲张切除术或保守观察，发现手术组 12 个月时同侧睾丸体积增加了 26%，而右侧增加了 11%。在接受保守观察的患者中，左侧睾丸体积增加了 11%，右侧睾丸体积增加了 8%；在接受精索静脉曲张切除术的患者中，左侧睾丸追赶性生长导致睾丸体积增加与右侧相当。早期干预可能是有必要的，因为追赶性生长在 14 岁以上的男孩中似乎不太明显，而成人在睾丸大小和一致性方面的改善可能微乎其微，尽管无论睾丸体积是否恢复，生育参数都可能会改善。总的来说，如果发现精索静脉曲张与睾丸发育不良有关，应及早修复。

（二）性腺功能减退

Li 等在 2012 年的一项荟萃分析中对 9 项研究进行分析，涉及超过 800 例接受精索静脉曲张切除术的患者，并随访了至少 3 个月。睾丸激素水平在精索静脉曲张切除术后显著上升 97.5ng/dl（P=0.000 4）。Chen 等的一项荟萃分析对 8 项针对不育男性行精索静脉曲张切除术的研究进行分析，发现精索静脉曲张修复后整个队列的睾酮水平增加了 34.3ng/dl（$P < 0.000\ 01$），与性腺功能正常的选择接受精索静脉曲张

修复或者选择保守观察的男性相比，术前低睾酮水平的男性睾酮水平增加的幅度更大（+123ng/dl，95%CI：114.61 ～ 131.35）。尽管精索静脉曲张可能与较低的总睾酮水平没有一致的联系，但多项研究表明，精索静脉曲张切除术导致睾酮水平显著升高，特别是性腺功能减退或生育能力低下的男性。然而睾酮水平增加的幅度在患者中并不一致，并且精索静脉曲张程度似乎与精索静脉曲张切除术后血清睾酮水平的改善无关。此外，精索静脉曲张切除术已被证明可以改善性功能，包括患者自诉的射精和勃起功能的改善。虽然在推荐将精索静脉曲张切除术作为性腺功能减退的标准治疗方案之前还需要做更多的评估工作，但对于性腺功能减退和生育能力低下的男性，精索静脉曲张切除术应该被考虑作为一种治疗方案。

（三）不育

大量研究表明，精索静脉曲张修复可改善多种精液参数，并且与精液参数的持久改善相关，包括长达 12 个月的总活动精子数改善。此外，在青春期精索静脉曲张患者中，无论其是否同时合并有睾丸发育不良，在进行精索静脉曲张切除术后已被证明可以改善精液参数。Samplaski 等的研究显示精索静脉曲张切除术后活动精子总数显著改善 [从（1822±3832）万增至（4672±21092）万；P=0.007]，并且这种改善在基线活动精子总数＜ 500 万的患者中更加明显。重要的是，精索静脉曲张修复能够将 53.2% 的最初仅可选择体外受精（IVF）的患者转变为可选择创伤性较小的人工授精（IVI）或自然受孕的候选人。Kirby 等在 2016 年的一项荟萃分析研究显示，行精索静脉曲张切除术可提高少精子症或无精子症男性的妊娠率。此外，行精索静脉曲张切除术后，接受 IVF/ICSI 的少精子症和无精子症男性的活胎率增加，无精子症男性的精子恢复率增高。

即使精液参数正常，男性仍可能难以受孕。精子 DNA 碎片与生育能力下降有关。精索静脉曲张与精子 DNA 碎片增加有关，精索静脉曲张切除术可能降低 DNA 碎片率。Wang 等在一项荟萃分析中纳入了 7 项研究，评估精索静脉曲张情况下精子 DNA 损伤情况，其中 6 项研究评估了精索静脉曲张修复后的疗效。在 240 名精索静脉曲张患者和 176 名健康对照者中，精索静脉曲张患者的 DNA 损伤水平明显更高，177 例行精索静脉曲张切除术的患者 DNA 完整性明显改善。精液参数正常的情况下，DNA 碎片也被研究作为精索静脉曲张切除术成功的潜在生物标志物。鉴于精索静脉曲张与精子 DNA 碎片相关的证据，一些小组建议考虑对 2 级或 3 级精索静脉曲张或 1 级精索静脉曲张伴精液参数异常的男性进行 DNA 碎片评估。作者认为，对于男性精索静脉曲张修复后反复出现不明原因的辅助生殖技术失败周期或流产的患者，这是一个适当的建议。

不幸的是，尽管精索静脉曲张是男性不育一个容易纠正的因素，但许多夫妇在评估和诊断方面往往容易经历严重延误，导致在生育治疗过程中的时间和成本损失。Balasubramanian 等最近研究表明，夫妇平均需要花费 22 个月才能进行男性因素评估，70% 的女性伴侣经妇科医师评估发现没有可纠正的不育因素，而精索静脉曲张是大多数夫妇唯一可纠正的不育因素。令人震惊的是，精索静脉曲张往往只有在泌尿科医师对男性伴侣进行评估后才被发现。这强调了对不孕夫妇进行早期多学科评估的必要性，如果在初级保健提供者检查中发现精索静脉曲张，需要早期转诊。

（四）疼痛

当已排除其他阴囊疼痛来源，且对精索静脉曲张相关疼痛的保守治疗方案 [包括阴囊抬高、冰敷和非甾体抗炎药（nonsteroidal anti-inflammatory drugs，NSAID）］失败时，可考虑行精索静脉曲张切除术。如上所述，精索静脉曲张切除术并不能完全缓解所有患者的疼痛症状。对此，Abd Ellatif 等的一项研究发现，在 130 例因疼痛接受精索静脉曲张切除术的患者中，84% 的患者报告疼痛完全缓解，5% 的患者疼痛部分改善，11% 的患者疼痛没有改善。值得注意的是，更长的疼痛持续时间与精索静脉曲张切除术后更高的疼痛缓解率相关，而疼痛症状缓解与精索静脉曲张程度、复发或手术方式无关。然而，大多数研究表明，在充分评估的患者中，精索静脉曲张修复后疼痛症状部分或完全缓解的成功率很高，而修复后持续疼痛的风险约为 8%。

（五）其他

有趣的是，精索静脉瓣膜功能不全和精索静脉静水压增高（即精索静脉曲张）与良性前列腺增生（BPH）有关。有研究认为，由于睾丸和前列腺静脉回流的解剖关系，睾丸中游离睾酮水平含量高的静脉血被输送到前列腺，从而刺激 BPH 的发展。Gat 等对 206 例诊断为精索静脉曲张和 BPH 的患者进行双侧经皮精索内静脉硬化治疗后发现，其前列腺体积和国际前列腺症状评分（IPSS）均显著降低，并且治疗的副作用很小，主要表现为短暂的轻度睾丸不适和荨麻疹。作者认为，精索静脉曲张和 BPH 患者的双侧经皮精索内静脉硬化治疗可能是一种可行的、微创的、耐受性良好的治疗方法。其他研究表明，低水平的睾酮会导致前列腺炎症，而睾酮替代疗法可以改善下尿路症状。

> **要点**
>
> - 精索静脉曲张切除术适用于儿童或青少年患者睾丸发育不良或大小差异的情况。
> - 精索静脉曲张切除术可能导致睾酮水平升高，但其临床意义尚不清楚，目前尚不建议将精索静脉曲张切除术作为单纯性性腺功能减退症的治疗选择。
> - 精索静脉曲张切除术可改善多种精液参数，并改善精子 DNA 碎片化水平。精液参数异常的男性应考虑行精索静脉曲张切除术。当精索静脉曲张而精液参数正常的男性出现不育或多次流产时，应评估精子 DNA 碎片率，并考虑行精索静脉曲张切除术。
> - 在排除其他阴囊疼痛原因且保守治疗失败的情况下，有疼痛症状的患者可考虑行精索静脉曲张切除术。精索静脉曲张切除术并不能消除所有患者的疼痛。

二、手术选择

精索静脉曲张手术修复的目的是结扎所有来自睾丸的精索内静脉回流，同时保留动脉供应、输精管和周围血管及淋巴通道。开放式经腹股沟（Ivanissevich）和经腹膜后高位（Palomo）精索静脉曲张修复是 20 世纪 70 年代的标准治疗方法。随着腹腔镜的出现，通过微创方法进行 Palomo 修复变得可行并减少了并发症的发病率。在 20 世纪 80 年代实施了进一步的改变，当时几个小组建议在手术中使用光学放大设备来减少动脉损伤和术后并发症。迄今为止，显微修复已被证明具有最高的成功率、最低的复发率和并发症率，并且仍然是治疗的金标准。然而，还有许多其他方法存在并仍在使用中。本节将回顾各种精索静脉曲张切除术技术，每种手术入路的标准切口位置如图 15.2（见彩图）所示。

（一）经皮栓塞或硬化治疗

虽然栓塞术是一种微创的精索静脉曲张切除方法，但它在技术上具有挑战性且耗时长，因此最常用于既往做过腹股沟手术但失败的患者。此外，由于手术可以在局部麻醉下进行，这种方法可能更适合那些不适合手术或有高麻醉风险的患者。经皮入路的支持者描述了该技术相对于其他手术修复的几个优点，包括同时使用静脉造影可以准确识别精索静脉和所有侧支静脉，从而降低动脉损伤的风险。但由于睾丸需要暴露于相关辐射下，因此应避免在青少年或原发性不育患者中使用这种方法。

对于左侧精索静脉曲张，可通过右侧股总静脉进入，对于右侧精索静脉曲张可通过颈内静脉或贵要静脉进入。进行静脉造影以识别侧支静脉。栓塞可以使用固体剂如血管塞或线圈，或液体剂如硬化剂或黏合剂聚合物。这种方式的并发症很少见，可能会出现线圈移位和术中疼痛。由于这种方法通常不会影响淋巴管道，因此发生鞘膜积液的风险也大大降低。更多细节内容可以参考 Halpern 及其同事的一篇关于这种方法的综述文章。

（二）外科手术

1. *腹腔镜入路* 考虑到微创手术的优点，腹腔镜方法在儿科人群中最常用。在膀胱减压和标准腹部准备后，使用 Veress 针或 Hassan 技术对腹部进行充气。切口位置可能会有所不同，但通常使用 3 个 5mm 的切口（一个位于脐下，一个位于同侧腹壁下血管外侧，另一个位于对侧或脐与耻骨联合之间的中线上）。在精索血管外侧打开腹膜，可见精索内动脉和静脉，然后分离静脉，将其近端和远端夹住并切开。术后患者可在当日出院。单孔腹腔镜精索静脉曲张切除术也可以减少术后疼痛，缩短恢复期。有些外科医师会同时结扎精索动脉，因为保留动脉可能导致更高的复发率。虽然从理论上讲，提睾肌动脉和输精管动脉的侧支血液供应使其不会导致睾丸损伤，但其他研究表明，当动脉被结扎时，睾丸追赶性生长速度减慢。由于动脉结扎后的睾丸变化是不可预测的，因此我们建议在精索静脉曲张切除术中尽可能保留动脉。

2. *开放性高位腹膜后入路* Palomo 在 1949 年描述了传统的开放性腹膜后入路精索静脉曲张切除术。在他最初的描述中，腹股沟内环上方约 3cm 处做一个 4cm 的切口，将精索静脉和睾丸动脉结扎在一起，保留了提睾肌动脉和输精管动脉。虽然一些研究表明，有意或无意地结扎睾丸的三条动脉供应中的一条可能不会对睾丸或精液参数产生负面影响，但其他研究确实表明，结扎睾丸动脉可能导致生精小管损伤。因此，作者认为在精索静脉曲张切除术中，应尽一切努力最大限度地保留动脉。

腹膜后入路主要局限于儿科人群或此前接受过腹股沟手术的患者，以尽量减少髂腹股沟神经或睾丸动脉的意外损伤，由于难以看到更深的解剖结构，该入路在技术上更具挑战性，特别是当精索内动脉被保留时。腹膜后入路有较高的鞘膜积液形成率和复发率，当进行腹膜后精索静脉曲张切除术时，通常在髂前上棘内侧腹股沟内环水平处做 Gibson 式或横向腹部切口。沿纤维长度打开腹外斜肌筋膜，切开腹内斜肌以暴露精索内静脉，因为它在腹膜后进入腹股沟管。将精索内静脉在此处结扎并分离（图 15.3，见彩图），可向肾静脉方向进行解剖，以识别并结扎所有侧支血管。除了对大多数泌尿科医师来说不太熟悉外，这种方法的主要缺点是不能同时识别和结扎外部血管，这可能导致持续或复发性精索静脉曲张。

3. *开放性腹股沟入路* Ivanissevich 描述的腹股沟入路与腹膜后入路相比有几个优点。泌尿科医师不仅熟悉腹股沟解剖，而且精索静脉向头端移动时分支更少，直径更大。其他静脉结构，包括提睾肌静脉、精索外静脉、动脉周围静脉和睾丸引带静脉等也可以在这个位置被发现，并且在精索静脉曲张切除术时应尽可能进行分离和结扎这些静脉，因为它们已被证明有助于精索静脉曲张的形成。外科医师至少应该使用光学放大镜。然而，在经腹股沟入路的精索静脉曲张切除术中，使用手术显微镜可以增加正确识别的淋巴管、动脉和静脉分支的数量，因此作者建议在可能的情况下使用手术显微镜。

嘱患者取仰卧位，可通过阴囊触诊腹股沟外环，在髂前上棘和耻骨结节之间的腹股沟管处做一个斜切口，切口的下侧在耻骨联合上方约两指宽处，与同侧阴囊的外侧方向一致。用一把 15 刃的刀切开皮肤，用电切法切开 Scarpa 筋膜，沿着纤维的长度用 15 刃的刀切开腹外斜肌腱膜，用闭合的 Metzenbaum 剪刀的尖端沿着筋膜的下表面向外环穿过，轻轻地在腹股沟管与其内容物之间形成一个平面。然后用 Metzenbaum 剪刀沿着纤维到外环口的方向锋利地切开腹股沟管。髂腹股沟神经应被识别并排除在手术野之外。通过轻轻牵拉同侧的睾丸来识别精索，用精索夹或 Babcock 夹轻轻抓住精索，在 Kittner 海绵的帮助下移动，并于精索后面通过半英寸的 Penrose 引流管将精索隔离。如果正在操作显微镜，它可能在这时停靠。提睾肌筋膜被抬高并打开，并通过目测或微血管多普勒超声识别动脉。动脉和输精管可用血管环分离。如果需要，可以局部用罂粟碱冲洗患处，诱导动脉扩张，以帮助识别动脉。应仔细解剖精索以确定所有静脉通道，非常小的静脉可以用双极钳烧灼；较大的静脉无论有或没有横断，都应该被永久结扎或夹闭。应识别并保留淋巴管，以尽量减少术后鞘膜积液形成的风险。在结扎精索内所有静脉后，应检查腹股沟管底是否有额外的提睾肌静脉，并同时结扎（图 15.4，见彩图）。一些作者建议通过腹股沟切口挤出睾丸（delivering the testis），以确保所有静脉被识别和结扎。然而，其他研究表明，挤出睾丸没有任何益处。静脉结扎结束后，再次行微血管多普勒超声检查，确认睾丸动脉血流的保留。确保止血后，将精索返回腹股沟管，使用 4-0 Vicryl 线缝合腹外斜肌腱膜，用 4-0 Vicryl 线间断缝合 Scarpa 筋膜，皮下局部浸润麻醉后用 4-0 Monocryl 线缝合皮肤。

4. *开放性腹股沟下入路* 腹股沟下入路与腹股沟入路相似，但在该位置存在一些解剖差异（图 15.5，见彩图）。最初的皮肤切口是在腹股沟外环的水平。精索在此切口下无须切开腹壁的肌肉或筋膜即可显现，与腹股沟或腹膜后手术相比，切口疼痛更轻，并发症更少，并降低了髂腹股沟神经损伤的风险。虽然这种方法是常用的，但外科医师必须记住，蔓状静脉丛在靠近睾丸的部位有更多直径较小的分支，外科医师必须仔细识别并结扎所有分支，以尽量减少复发。作者建议使用手术显微镜，以便充分识别分支静脉结构，同时避免损伤动脉和淋巴管。如果没有手术显微镜，或者如果外科医师使用手术显微镜不便，应该使用放大镜。使用 15 刃刀在外环水平沿皮纹做一个 2cm 的斜切口或横向切口，用电刀打开 Scarpa 筋膜。于精索穿过耻骨结节的位置，通过轻轻牵拉同侧睾丸来识别精索。然后用精索钳或巴氏钳（Babcock clamp）轻轻夹住精索，在基特纳海绵（Kittner sponges）的帮助下移动，并用 1/4in* 的 Penrose 引流管从精索后面经过以支撑精索并将其隔离。放置 Penrose 引流管后，以与腹股沟入路相同的方式完成手术（图 15.6，见彩图）。腹股沟下精索静脉曲张切除术见视频 15.1。

5. *开放性阴囊入路* 由于高复发率和高并发症发生率，阴囊入路在很大程度上已被放弃。蔓状静脉丛有更多的分支和更多靠近睾丸的侧支，通过阴囊入路成功完

---

* 1in ≈ 2.354cm

全结扎所有静脉回流的可能性很低。此外，外科医师必须在阴囊位置结扎大量分支静脉，因此在阴囊入路中更有可能损伤睾丸末端动脉，导致睾丸缺血和生育能力受损。因此，不建议采用阴囊入路行精索静脉曲张切除术。

> 视频 15.1 显微镜下腹股沟下入路精索静脉结扎术。腹股沟下做一切口，确认精索并充分暴露。压舌板上放置 Penrose 引流条于精索下方，作为手术背景。打开精索外筋膜，使用手术显微镜最大程度地识别精索静脉，有利于保护淋巴管，从而尽可能减少术后鞘膜积液发生。可视化下进行精索静脉分离、结扎和切断，双极电凝止血。术中多普勒超声识别动脉血流并保存，罂粟碱溶液浸润术野，以帮助识别动脉信号。通常动脉与静脉非常接近，应尽可能小心识别和保留动脉血流。所有静脉通道均被结扎，可以看到保留的输精管，静脉通道结扎后，再次使用多普勒超声确认保留的睾丸动脉血流。然后移除 Penrose 引流条，检查切口底部是否彻底止血，并结扎任何遗漏的侧支静脉，将精索放回切口，最后常规缝合切口。

（三）结果与并发症

已有大量文献研究了精索静脉曲张切除术对生育结果的影响，在本章的上一版中可以找到对先前研究的广泛回顾。总体而言，不同治疗方法的结果相似。如上所述，精索静脉曲张切除术可以缓解精索静脉曲张患者的疼痛，改善 DNA 碎片率，提高睾酮水平。精索静脉曲张切除术也与精液质量、精子密度、活力、形态和生育率的改善有关。这些结果在 Asafu-Adjei 及其同事最近的一项系统综述中得到证实。他们发现精索静脉曲张切除术后精子浓度和活力有显著改善。此外，改善程度与精索静脉曲张分级直接相关，术前精索静脉曲张程度较重的患者改善程度更大。无论采用何种手术方式，结果都是相似的。但是，大多数研究显示精索静脉曲张程度与妊娠率没有关系。Asafu-Adjei 等试图分析纳入其系统评价的被研究者的妊娠结局，但发现妊娠数据不足，无法根据术前精索静脉曲张分级对妊娠结局进行分层。精索静脉曲张切除术的益处甚至可以扩展到生精功能障碍而导致的无精子症患者。Esteves 等的荟萃分析发现，与未接受治疗的男性相比，在精子取出前接受精索静脉曲张切除术的男性精子取出率显著提高（优势比 2.65，95%CI：1.69 ～ 4.14；$P < 0.0001$）。尽管两组之间的妊娠率和活产率没有统计学上的显著差异，但优势均倾向于精索静脉曲张切除术组（$P=0.05$ 和 $P=0.08$），而接受精索静脉曲张切除术的男性中，约有 45% 在射精过程中可发现精子。此外，术前正常睾丸体积、每次射精初始精子数量≥ 5000 万、正常的精子活力和正常的 FSH 水平等都被认为是预测术后妊娠的良好预后因素。

精索静脉曲张不完全消退或复发是最常见的手术并发症，其发生率高达 45%，这取决于初次手术所采用的方法。持续性或复发性精索静脉曲张通常是由侧支静脉通道结扎不完全引起的。精索静脉曲张切除术后，由于不慎结扎淋巴通道而形成鞘膜积液也并不罕见。睾丸动脉结扎也可能引起睾丸萎缩。在手术显微镜的辅助下，仔细识别并保存动脉和淋巴结构，结扎所有静脉通道，可以显著减少并发症的发生。

2009 年 Çayan 及其同事进行的荟萃分析比较了不育男性临床精索静脉曲张的治疗方式，他们将 4000 多名男性纳入了 36 项研究，评估的技术包括放射栓塞、腹腔镜手术或腹膜后高位结扎（Palomo）、开放性腹股沟入路（Ivanissevich）和显微镜下经腹股沟或经腹股沟下入路进行开放手术，发现显微镜下开放入路的自然妊娠率最高，其次是腹膜后高位结扎、开放的腹股沟入路、放射栓塞和腹腔镜手术（分别为 42%、38%、36%、33% 和 30%；P=0.001)。总体复发率最高的是腹膜后高位结扎，其次是放射栓塞、腹腔镜手术、开放经腹股沟入路手术和显微手术修复（分别为 15%、13%、4%、3% 和 1%；P=0.001)。鞘膜积液形成率最高的是腹膜后高位结扎，其次是开放的经腹股沟入路、腹腔镜手术和显微手术修复（分别为 8%、7%、3% 和 0.4%；P=0.001)。接受放射栓塞治疗的患者中有 13% 在治疗后出现持续性精索静脉曲张，腹腔镜精索静脉曲张切除术后的总并发症发生率为 8%（表 15.1)。最近一项比较腹股沟和腹股沟下显微镜下精索静脉曲张切除术治疗不育男性的研究报告称，腹股沟下组术后初始疼痛较低，两组在术后妊娠率、精子浓度或活力或复发率方面无差异。鉴于显微精索静脉曲张切除术的高成功率、低复发率和低并发症发生率，腹股沟下或腹股沟显微入路已成为标准的治疗方法，特别是在对不育男性的治疗中。

表 15.1　不同手术方式治疗临床精索静脉曲张不育男性的结局和并发症发生率（%）

手术方式	妊娠率	复发率	鞘膜积液形成
放射栓塞	33.2	12.7	NR
腹腔镜手术	30.1	4.3	2.8
开放手术			
显微镜	42.0	1.1	0.4
肉眼			
腹膜后高位结扎术	37.7	15.0	8.2
腹股沟入路手术	36	2.6	7.3

注：NR = 未报告。

最近，同一小组对文献进行了系统回顾，检查了关于复发性精索静脉曲张治疗方法的现有文献，发现开放手术或腹腔镜手术修复的妊娠率（分别为 42.4% 和 58.8%）高于放射干预（17.9%；P=0.012 和 P=0.001)。与放射干预相比，接受开放手术修复的患者术后精液参数改善更为明显（77.5% vs. 62.5%；P=0.032)，并发症的发生率也因治疗方式而异，复发率最高的是腹腔镜修复，其次是开放手术修复和放射干预（17.6% vs. 3.8% vs. 3.3%；P < 0.001 和 P=0.001)，尽管据报道放射干预的技术失败率为 11.8%。与传统开放入路相比，显微手术入路的复发率明显较低（0.6% vs. 19%；P < 0.001)。与开放手术修复相比，腹腔镜修复后睾丸萎缩的发生率明显更高（2.9% vs. 0.3%；P=0.033)，传统开放修复的睾丸萎缩率明显高于显微手术修复（1.6% vs. 0%；P=0.024)。虽然传统开放修复术后鞘膜积液形成率（6.6%）高于显微修复（2.3%)，但并没有达到统计学意义（P=0.081)。开放组和腹腔镜修复组之间的鞘膜积液形成率（3.1% vs. 2.9%；P=0.97）或两组间血肿率或感染率没有差异（表 15.2)。

总的来说，这支持了在治疗不育患者时使用开放手术或腹腔镜手术修复复发性精索静脉曲张，其中开放显微手术方法的复发率和并发症发生率最低。

（四）合并手术

1. *疝修补术*　儿科文献中已有关于腹腔镜下同时行精索静脉曲张切除术和疝修补术的报道。Schulster 及其同事对 141 名男性同时进行了开放经腹股沟入路的显微镜下精索静脉曲张切除术和疝修补术，他们证明不仅可以同时进行手术，而且由于使用显微技术进行疝气修复，大大减少了疝气修复时可能产生的并发症，包括神经卡压伴慢性疼痛和血管损伤。

表 15.2 不同手术方式治疗复发性精索静脉曲张的结局和并发症发生率（%）

手术方式	妊娠率	精液参数改善	复发率	睾丸萎缩	鞘膜积液形成	血肿 / 感染
放射介入	17.9	62.5	3.3	NR	NR	3.6
腹腔镜	58.8	NR	17.6	2.9	2.9	2.9
开放手术	42.4	77.5	3.8	0.3	3.1	1.5
显微镜	NR	NR	0.6	0.0	2.3	1.1
肉眼	NR	NR	19	1.6	6.6	3.3

注：NR = 未报告。

2. 输精管切除术　输精管切除术可与精索静脉曲张切除术同时进行，采用显微腹股沟下入路。由于精索静脉曲张修复后，睾丸可能会依赖于这些顺行血管进行动脉供血，因此外科医生必须注意识别和保存这些顺行的血管。在 18 例因输精管切除术而发现偶发的临床精索静脉曲张的男性患者中，输精管切除术时因性腺功能减退或睾丸疼痛或萎缩而进行了修复，行显微腹股沟下精索静脉曲张切除术后，将睾丸送入创面，从输精管上剥离 3cm 的相关血管，然后按标准方式进行输精管切除术，平均随访 9.5 个月，无并发症，无精索静脉曲张复发，提示同时行输精管切除术和精索静脉曲张切除术是安全有效的。

要点

- 精索静脉曲张切除术可通过经皮栓塞、腹腔镜、腹膜后高位（Palomo）、开放性腹股沟入路（Ivanissevich）或经显微腹股沟或腹股沟下入路进行。
- 修复时应尝试保留动脉和淋巴管。
- 精索静脉曲张切除术不应通过阴囊入路进行，因为该入路静脉分支数量多，睾丸末端动脉损伤风险增加，易导致睾丸缺血和生育能力受损。
- 精索静脉曲张切除术后最常见的并发症包括持续性或复发性精索静脉曲张、鞘膜积液形成和睾丸萎缩。
- 开放修复时应尽可能使用手术显微镜，以减少术后并发症并最大限度地结扎静脉。
- 对于原发性精索静脉曲张切除术和复发性或持续性精索静脉曲张的修复，特别是治疗不育时，开放式显微手术的成功率最高，复发率或并发症发生率最低。
- 疝修补术和输精管切除术可以安全地与精索静脉曲张切除术同时进行。

第六节　青少年精索静脉曲张

尽管可以专门用一章来介绍青少年精索静脉曲张，但这里仅简要概述年轻患者精索静脉曲张的患病率、治疗方案和治疗指征。

数据显示，精索静脉曲张是进行性的，患病率随着年龄的增长而增加，10 岁以下男孩的患病率＜ 1%，到 19 岁时患病率为 14% ～ 16%，随着体重指数的降低和身高的增加，风险增加。关于青少年精索静脉曲张的治疗指征仍有争议。人们普遍认为，有可检测到的精索静脉曲张的青少年可以考虑修复，这是基于理论上未经治疗的精索静脉曲张可能导致进行性睾丸发育不良和相关的生育能力受损。但并非所有精索静脉曲张都会导致病理改变或生育能力受损，且缺乏评估小儿及青少年精索静脉曲张长期影响的高质量研究，一些团体声称小儿精索静脉曲张经常被过度治疗。事实上，Locke 等的荟萃分析发现，只有低至中等水平的证据支持在青少年中治疗精索静脉曲张以改善睾丸生长和精子浓度，并且精索静脉曲张切除术对生育能力和生育率（paternity rate）的最终影响尚不清楚。

在临床检查中发现患有精索静脉曲张的男孩应在每次随访时监测睾丸大小差异。对儿童人群的睾丸体积随访最准确的是超声，睾丸体积测量器也可用于在每次就诊时记录睾丸大小。在青春期男性中，当睾丸体积差异＞ 10% 时，精子浓度和总活动精子数会受到损害。一些作者建议对年龄小于 9 岁的急性精索静脉曲张患者进行腹部超声检查，以排除腹内或腹膜后肿块。如果可以获得射精精液分析，这可能有助于监测由精索静脉曲张引起的进行性病理变化。虽然在临床精索静脉曲张存在时激素谱可能发生改变，但激素谱在监测儿童精索静脉曲张中的使用标准仍然存在争议。传统上，对青少年患者精索静脉曲张的修复考虑在以下情况下进行：睾丸总体积差持续改变＞ 15%，睾丸发育不全，峰值逆行静脉流量＞ 38cm/s，精液质量异常，或阴囊疼痛。总的来说，对于这些患者的标准检查或最佳管理，目前仍然缺乏共识。因此探究并制定标准化的治疗准则从而防止过度治疗、识别未来不育风险最大的患者是非常有必要的。

虽然显微镜下腹股沟或腹股沟下精索静脉曲张切除术已被证明在成人中具有最佳的手术效果，但这些结果尚未在小儿及青少年中得到证实。调查显示，儿科泌尿科医师不太可能采用显微方法，而更常进行腹腔镜修复。经皮栓塞也是常用的方法。除了上节所述的标准逆行栓塞外，在儿童人群中也描述了通过阴囊切口穿刺蔓状丛静脉进行顺行栓塞，据报道，治疗成功率高达 96%，具体取决于所用的硬化剂和技术。Hung 等最近比较了腹腔镜精索静脉曲张切除术与阴囊顺行硬化疗法治疗精索静脉曲张的疗效，对 117 名在同一机构接受精索静脉曲张切除术的患者进行了 15 年回顾性研究，比较了 66 名接受腹腔镜手术的患者和 55 名接受经阴囊硬化治疗的患者，两组之间的复发率相似，分别为 9.7% 和 8.4%（P=1），而腹腔镜组术后鞘膜积液形成率明显更高（17.7% vs. 0；P=0.002）。

最近，欧洲泌尿外科协会和欧洲儿科泌尿外科学会发布了儿童和青少年精索静脉曲张治疗的最新指南。在他们对 12 项随机对照试验进行的荟萃分析中，治疗成功的定义各不相同，包括精索静脉曲张的消退、精液参数的改善和睾丸的追赶性生长。据报道，干预后精索静脉曲张的消退率为 87% ～ 100%，开放腹膜后高位结扎（Palomo）、腹腔镜手术、经腹股沟下显微手术和经腹股沟显微手术修复的成功率相似（98.6% ～ 100%）。最常见的并发症是鞘膜积液形成，发生率从 1% 到 12% 不等。使用显微镜时，鞘膜积液的发生率最低，而开放腹膜后高位修复后鞘膜积液发生率最高，保留淋巴管可显著减少鞘膜积液的形成。接受精索静脉曲张切除术的患者睾丸体积和精子浓度明显高于只接受观察的患者，尽管两组患者的精子活力和形态相似。许多研究中所使用的手术技术的细节尚不清楚，因此，该组无法确定不同治疗方式之间治疗成功率的统计学差异。总的来说，研究组承认目前仍缺乏在儿童和青少年中评估精索静脉曲张的随机对照试验和质量研究。但研究报道提示开放手术和腹腔镜手术方法的治疗成功率可能相似，治疗可以改善睾丸体积和精子数量。尽管由于数据有限，他们无法推荐一种标准化的治疗方式，但他们建议保留淋巴管以减少术后鞘膜积液的形成。同样，他们无法确定手术修复的理想候选者，但他们提出患有重度精索静脉曲张、睾丸发育不良、疼痛或精液参数异常的青少年最有可能从手术干预中受益。

要点
● 在儿童和青少年患者精索静脉曲张治疗的时机、指征和技术方面仍缺乏共识。

- 重度精索静脉曲张、睾丸发育不良且大小差异大于 15%、疼痛或精液参数异常的患者应考虑早期手术干预。
- 尽管缺乏关于精索静脉曲张患儿生育能力的长期数据，但早期干预以尽量减少进行性睾丸发育不良和未来的生育能力损害可能是必要的。
- 对现有研究的分析并未显示开放手术与腹腔镜手术修复儿童精索静脉曲张相比较的优越性。

第七节 结 论

精索静脉曲张是由睾丸蔓状静脉丛扩张引起的，并与睾丸发育不良、睾丸高热、性欲减退、活性氧增加、精子发生受损和精子 DNA 碎片率增加有关，进而对生育能力产生后续影响。虽然精索静脉曲张在不育男性中更为常见，但对激素和精子产生的影响是可变和不可预测的。精索静脉曲张切除术可适用于有精索静脉曲张相关疼痛、生育能力受损或睾丸大小不一致的患者。目前有许多技术应用于精索静脉曲张修复，其中显微外科手术经腹股沟入路或经腹股沟下入路似乎有最高的成功率，且并发症最少。精索静脉曲张切除术后最常见的并发症包括持续性或复发性精索静脉曲张、鞘膜积液形成和睾丸萎缩。尽管关于小儿和青少年患者精索静脉曲张切除术的争议仍然存在，但目前的证据表明，该部分人群中，精索静脉曲张修复可能有助于睾丸追赶性生长并保留未来的生育能力。目前，小儿和青少年患者的精索静脉曲张切除术尚无公认的标准化手术技术。

致谢

我们要感谢 Drs. Nagler 和 Grotas 为这一章的前一版做出了巨大的贡献。此外，我们还要感谢 Dr. Pam Caulkins 为本章提供的艺术作品和插图。

（周 兴 译）

第 16 章

男性不育的感染、炎症和免疫因素

Joshua A. Halpern，Caleb A. Cooper，Sanjay S. Kasturi，and Robert E. Brannigan

第一节 引　言

男性生殖道的感染和炎症是一组复杂的临床状况，可通过多种病理生理机制影响生殖潜能。在本章中，我们将讨论泌尿生殖道（GU）感染的部位、感染性微生物以及白细胞可能损害男性生殖的多种方式。临床上，这些过程最可能表现为白细胞精液症和菌精症。

一、白细胞精液症的定义

在本章中，白细胞精液症是指世界卫生组织（WHO）界定的每毫升精液中白细胞（WBC）的数目大于等于 1×10^6。这一定义已被美国泌尿外科学会（AUA）、加拿大泌尿外科学会（CUA）和欧洲泌尿外科学会（EAU）的指南所采用。然而，有些学者认为应该用更低的阈值来定义白细胞精液症。例如，Gdoura 等发现，当使用 0.275×10^6 个白细胞作为白细胞精液症的临界值时，检测菌精症的灵敏度很高。

在定性和定量精液中的白细胞时，可以先采用显微镜湿涂片法来鉴定圆细胞。然而，必须通过细胞学染色或免疫组织化学方法将白细胞与精液中的其他圆细胞区分开来。

二、系统性炎症

除了局部感染和炎症外，全身炎症过程也可能对精子发生和男性不育产生负面影响。急性和慢性炎症都能改变精液环境。Sergerie 等发现，一名因流感而出现高热（40℃）的男性精液参数急剧下降。多名研究者已经通过精子染色质结构分析（SCSA®）和末端脱氧核苷酸转移酶脱氧尿苷三磷酸缺口末端标记（TUNEL）检测分析证明，DNA 碎片在发热事件后会增加。慢性、低度炎症也可能导致生育能力受损。Hærvig 等利用丹麦男性出生队列（Danish male birth cohort）研究证明，不育男性中年时白介素（IL）-6 水平显著较高。

肥胖症和代谢综合征的患病率已经急剧上升到流行的程度，研究人员已经开始揭示这些疾病影响男性生育的许多机制。事实上，越来越多的证据表明，精液质量与体重指数（BMI）呈负相关。研究人员已经提出了许多生物学机制来解释肥胖和生育之间的关系。第一，很明显，肥胖和性腺功能减退之间存在双向联系，男性性腺轴的改变会损害精子的产生。第二，过多脂肪组织产生的热应激的负面影响会导致缺氧诱导的细胞凋亡。第三，最近越来越多的证据表明，肥胖可通过内分泌紊乱和脂肪细胞因子导致全身炎症状态。这些炎性细胞因子可以破坏下丘脑-垂体-性腺轴，改变类固醇合成，影响精液参数，增加 DNA 碎片化，并改变表观遗传特征。例如，瘦素是代谢功能的关键调节剂，也在先天免疫和获得性免疫系统中发挥作用。代谢综合征中的高瘦素血症和高胰岛素血症导致精液瘦素、胰岛素和促炎性细胞因子的水平升高，如肿瘤坏死因子 α（TNFα）、IL-1、IL-6 和 IL-8，这些因子部分介导了肥胖对精液质量的影响。

一些人主张并研究了男性炎症标志物在男性不育诊断和治疗中的作用。Leisegang 等建议对生殖潜能受损的高风险肥胖男性使用 C 反应蛋白进行炎症评估。尽管这些非特异性炎症标志物前景广阔，但关于它们的临床应用，仍有相互矛盾的数据。Yucel 等评估了中性粒细胞与淋巴细胞比值（NLR）、单核细胞与嗜酸性粒细胞比值（MER）和血小板与淋巴细胞比值（PLR）等炎症参数在接受睾丸取精术（TESE）的男性中的预测价值。他们发现 NLR 是 TESE 取精的独立预测因子。相反，Cito 等在一个小队列（n=110）中检测了 IVF/ICSI 中相同炎症标志物的预后作用，但没有发现相关性。这是一个令人兴奋的前沿领域，需要更多的研究来阐明这些炎性生物标志物的潜在诊断和预后作用。

第二节 生殖道感染

男性生殖道特别容易受到感染。男性生殖系统中的一些成分在免疫上是隔离的，其中最主要的是通过血睾屏障。此外，虽然人们以前认为生殖道是无菌的，但最近的研究发现了生殖道微生物群的存在。由于存在潜伏的微生物且缺乏完全有效的免疫反应，故生殖道很容易受到感染。感染源可能是细菌、真菌或病毒，可能表现为急性、慢性或亚临床过程。男性生殖道感染可损害精子生成、破坏精子功能、导致生殖管道系统阻塞、抑制附属性腺功能或引起继发于局部白细胞和细胞因子反应的炎症，从而对男性生育能力产生不利影响。

生殖道急性感染可根据患者病史判断，表现为刺激性排尿症状、血尿、尿道分泌物、睾丸疼痛和射精疼痛。传统的诊断标准包括以下两个或两个以上参数：①生殖道感染史和（或）直肠检查异常；②前列腺按摩后前列腺分泌物（EPS）和（或）尿沉渣异常；③精液中细菌数≥ 10^3/ml；④精液中白细胞数≥ 10^6/ml。

亚临床感染比急性感染更难识别和诊断。这不仅是因为患者大多没有症状，还因为其中一些感染实际上可能是由共生的非致病微生物造成的。此外，由于精液具有抗菌作用，对所有潜在病原体的培养也受到限制。

亚临床精液感染的影响尚不清楚。一些研究者已经证明，从不育夫妇男性精液中分离出的细菌通常是共生的非致病菌。此外，这些分离物往往与白细胞精液症的存在无关。然而，Weng 等利用下一代测序技术分析了 96 份精液样本中细菌群落的特征，发现乳酸杆菌、加德纳菌和普雷沃菌的流行率很高。虽然这些细菌通常被认为是非病理性的，但作者发现不同的细菌群落类型与精液质量差具有显著相关性。

感染部位

（一）尿道炎

尿道炎最常见的病原体是性传播病原体，可分为两大类：淋球菌性尿道炎（由淋病奈瑟菌引起）和非淋菌性尿道炎（由沙眼衣原体、生殖道支原体、阴道毛滴虫、解脲支原体和病毒病原体引起）（图 16.1）。尿道炎患者通常会出现尿道分泌物和排尿困难。但也可能出现无症状的带菌者状态，尤其是已知感染者的伴侣。疑似尿道炎的正确诊断方法包括：①对尿道涂片或尿道渗出物进行革兰氏染色；②对第一次排尿样本进行尿液分析和白细胞定量；③采用特定的分离技术，如尿道内或尿液培养、PCR 或酶联免疫吸附试验（ELISA）。根据这些方法，尿道革兰氏染色每个显微镜视野（×1000）含白细胞＞ 2 个或第一次排尿样本涂片每个显微镜视野（×400）含白细胞＞ 10 个即为阳性结果。

尿道炎可能会通过多种机制影响男性的生育能力。尿道是精液从体内到外界的通道。因此，尿道的炎症或感染会使精液暴露于细胞因子和活性氧（ROS）中，可能导致精子质量和功能在运输过程中受损。尿道炎也是尿道狭窄形成的前兆，尿道狭窄会阻碍精液通过，从而影响生育能力。Yeboah 等发现患有尿道狭窄的男性精液参数受损的发生率很高，相当一部分男性在尿道成形术后精子质量恢复正常。

当怀疑尿道炎时，应考虑对淋球菌和非淋球菌病原体进行经验性治疗，因为合并感染很常见，而且在初步评估时病原体往往不明。通常情况下，建议使用一次剂量的头孢曲松和 1 周的多西环素治疗，或者一次服用 2g 阿奇霉素。

（二）前列腺炎

前列腺炎的发病率很高，可影响 10%～14% 的男性。Drach 等描述了首个广泛使用的前列腺炎分类系统，该系统基于细菌定位技术，即经典的 Meares-Stamey 4 杯试验。这一分类方法已被美国国立卫生研究院（NIH）系统所取代，该系统将前列腺炎分为四大类：Ⅰ型—急性细菌性前列腺炎；Ⅱ型—慢性细菌性前列腺炎；Ⅲ型—慢性（非细菌性）前列腺炎 / 慢性盆腔疼痛综合征（CP/CPPS）；Ⅳ型—无症状炎症性前列腺炎。

Ⅰ型前列腺炎通常是由典型的尿路致病菌引起的上升型尿路感染（UTI）所致。

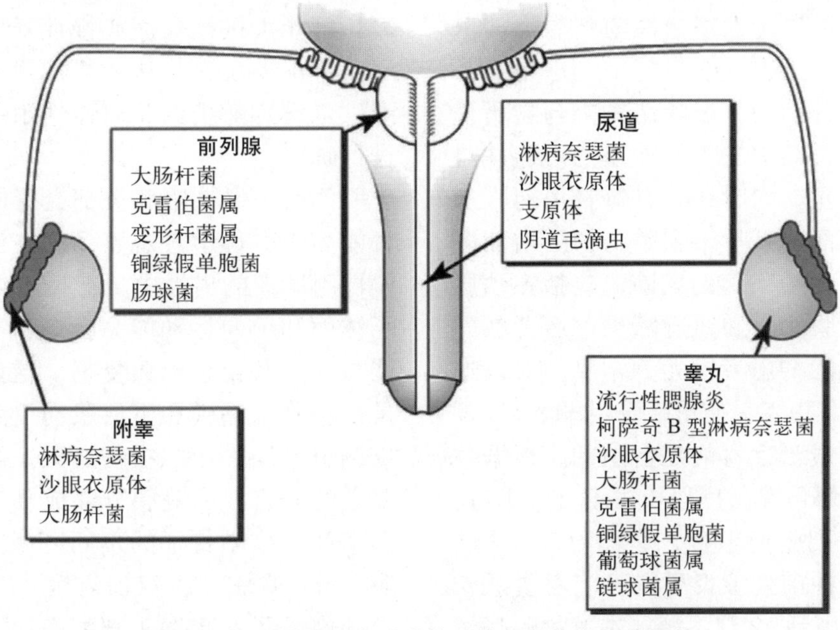

图 16.1　男性泌尿生殖道的感染部位与常见病原体

改编自 Lipshultz et al. Infertility in the Male, 4th ed

患者通常表现为全身症状、会阴或前列腺疼痛以及排尿不适。并发症可能包括前列腺脓肿和败血症，尤其是在免疫力低下的患者和糖尿病患者中或诊断延误时。Ⅱ型前列腺炎是指前列腺炎症和复发性UTI，细菌病原体位于前列腺局部。常见病原体包括大肠杆菌和其他导致UTI的革兰氏阴性菌（克雷伯菌属、变形杆菌属、铜绿假单胞菌属、肠球菌属）（图16.1）。与Ⅰ型前列腺炎不同，Ⅱ型前列腺炎通常不伴有发热。Ⅲ型前列腺炎（CP/CPPS）是一种由前列腺痛和排尿困难组成的复杂病症，90%的无症状前列腺炎患者属于此类。Ⅲ型前列腺炎又分为ⅢA型和ⅢB型。ⅢA型即炎症型，在前列腺液常规检查（EPS）或前列腺按摩后的尿检中出现白细胞增多。ⅢB型（或非炎症性前列腺炎）也被称为前列腺增生症。有趣的是，Nickel等证实，尽管没有细菌感染的记录，但为期12周的抗菌治疗确实能缓解CP/CPPS的症状。其他药物疗法，如α受体阻滞剂，也可减轻CP/CPPS男性患者的症状。最后，Ⅳ型前列腺炎是前列腺活检或EPS时意外发现的炎症。

抗生素是急慢性细菌性前列腺炎的主要治疗手段，需要具有良好前列腺组织渗透性的亲脂性药物。氟喹诺酮类药物历来是一线用药，其中左氧氟沙星的渗透性略好于环丙沙星，同时还具有每日用药一次的优点。然而，氟喹诺酮类药物会增加多种严重胶原相关疾病的风险，包括主动脉夹层、视网膜脱落和肌腱断裂，后者在同时使用类固醇的患者中尤为常见。对于这些疾病的高危患者，使用磺胺甲噁唑-甲氧苄啶进行二线治疗可能是合适的。根据病情和症状缓解情况，疗程长短不一。不过，对于急性前列腺炎患者，疗程为2～4周即可，而慢性前列腺炎患者可能需要延长疗程，从6周到12周不等。本章稍后将讨论前列腺炎对男性生育能力的具体影响。

（三）附睾炎

急性附睾炎是急性阴囊症状的最常见原因之一，通常表现为同侧阴囊疼痛和肿胀。30%～50%的患者会出现发热和白细胞增多等全身症状。成人附睾炎主要由细菌引起，最常见的感染病原体因患者的人口统计学特征而异。35岁以下性活跃的男性最常感染沙眼衣原体、淋球菌或同时感染这两种病原体（图16.1）。这些男性通常伴有尿道炎症状。在这些病例中，附睾感染很可能是从尿道感染逆行而来的，而且患者在发病前几个月可能就已经接触过病原体。对于35岁以上的男性来说，附睾感染很可能始于尿道炎，导致受感染的尿液逆流至生殖导管系统。风险因素包括近期的泌尿道器械检查或解剖异常，以及大肠杆菌等肠道病原体通常也与此有关。年轻、性活跃并进行插入式肛交的男性既有感染尿道病原体的风险，也有感染肠道病原体的风险。附睾炎的治疗应采用病原体特异性抗菌疗法，并在初步评估时考虑患者的人口统计学特征和性行为习惯。

慢性附睾炎是一种临床不易诊断的疾病，可能由慢性炎症或慢性复发性感染引起。目前还没有公认的慢性附睾炎诊断标准，也没有随机试验对慢性附睾炎的治疗进行研究。

急性和慢性附睾炎都会影响男性的生育能力。多位学者观察到，在患有急性和慢性附睾炎的男性中，有高达40%的人精子浓度和前向运动能力会短暂受损，在某些情况下甚至会永久受损。这些变化可能是由于附睾黏膜和下层肌肉受到炎症和免疫调节的局部组织损伤所致。附睾是一个复杂的器官，由隔膜分隔成具有独特上皮形态和免疫学特征的不同区域。免疫调节酶[如吲哚胺2,3-双加氧酶（IDO）]和促炎细胞因子在附睾头部高表达，而其他先天性免疫调节因子（如抗菌防御素）则按区域分布于整个附睾。Stammler 等利用小鼠模型研究了附睾管腔内细菌上升的机制，发现大肠杆菌只在尾段被检测到，尾段的局部感染导致上皮和下层肌肉损伤。作者得出结论，附睾分段可能是一种封存细菌的保护机制，可在附睾管进一步受损前提供短暂的抗菌治疗机会。附睾炎还可能导致抗精子抗体（ASA）的产生，这可能是导致生育能力受损的另一种机制。

通过抗生素治疗，大多数男性的附睾炎通常会得到缓解，精液参数也会恢复正常。一些学者主张同时使用类固醇和非类固醇抗炎药物治疗附睾炎。Klein 等利用大肠杆菌附睾炎小鼠模型研究了地塞米松和抗菌药的联合疗法。他们比较了用左氧氟沙星（n=12）或地塞米松（n=9）或两者联合（n=11）治疗 1 周的三组小鼠，评估了治疗后附睾组织损伤情况和精子完整性。接受这两种药物治疗的小鼠在治疗后 10 天和 31 天的局部免疫反应减弱（IgG、IgM 和 $CD3^+$ 细胞减少），组织损伤减轻。在未使用地塞米松的小鼠中，作者观察到附睾管受损，附睾尾部缺少精子。虽然目前还没有人类数据，但这些结果表明类固醇抗炎药物在治疗附睾炎方面发挥着重要作用。

（四）睾丸炎

睾丸炎是指睾丸发炎或感染。睾丸炎可由上升型细菌感染引起，在这种情况下通常伴有附睾炎，但大多数孤立的睾丸炎是由全身病毒感染经血行传播引起的（图 16.1）。副黏病毒是流行性腮腺炎和相关睾丸炎的致病病毒，可诱发严重的生殖器病变。流行性腮腺炎很少累及青春期前男孩的睾丸。然而，15% ～ 30% 的青春期后男性会患上睾丸炎。腮腺炎性睾丸炎的典型表现是在腮腺炎发生后 4 ～ 8 天出现睾丸疼痛和肿大，但也可能在最初出现睾丸外症状后延迟至 6 周才出现。15% ～ 30% 的患者双侧睾丸受累，30% ～ 40% 的患者睾丸亚临床受累。

30% ～ 50% 的腮腺炎性睾丸炎患者会出现睾丸萎缩，不育可能是相关的长期后果。历史数据显示，多达 25% 的腮腺炎性睾丸炎男性患者精子参数异常。虽然由于流行性腮腺炎疫苗的出现，腮腺炎性睾丸炎在过去几十年中已不常见。但最近对疫苗接种犹豫不决的趋势已导致病例再次出现，甚至在美国暴发。这些趋势导致了腮腺炎性睾丸炎病例的增加，这很可能会导致与流行性腮腺炎相关的不育病例随之增加。与副黏病毒一样，柯萨奇 B 病毒也可能导致与流行性腮腺炎类似的病毒性睾丸炎，导致睾丸萎缩，并可能导致不育。病毒性睾丸炎通常是自限性的，治疗包括阴囊支撑、镇痛和抗炎药物等支持性护理，以控制疼痛和发热。不过，由于大多数病例无法明确排除细菌感染，建议增加经验性抗生素治疗。即使已知原发感染是由病毒引起的，也存在很小的继发细菌感染的风险。

细菌性睾丸炎通常是附睾感染连续扩散引起，导致同时发生附睾睾丸炎。常见的病原体包括淋球菌、沙眼衣原体、革兰氏阴性杆菌（大肠杆菌、肺炎克雷伯菌、铜绿假单胞菌）和革兰氏阳性球菌（葡萄球菌和链球菌）（图 16.1）。其他细菌和非细菌性病因，包括布鲁氏菌病、结核病、隐球菌和梅毒感染，也与附睾睾丸炎有关，但较为罕见。

患者可能会出现发热、睾丸疼痛和肿胀，通常还伴有急性反应性鞘膜积液。药物治疗与附睾炎的治疗类似，都是针对病原体，并考虑到患者的人口统计学特征。手术治疗适用于睾丸梗死或脓肿。

要点

- 感染过程可涉及生殖道内的各个主要部位。
- 感染可直接损害精子发生、阻塞生殖管道系统、抑制附属腺体功能，或引起继发于局部白细胞和细胞因子反应的炎症。

第三节 男性生殖道细菌感染

一、淋病奈瑟菌

淋病奈瑟菌（即淋球菌）是革兰氏阴性菌，是美国男性尿道炎的常见病因，占所有病例的 5% ～ 20%，并存在一定的地域差异。虽然大多数患病男性都有症状，但 50% 左右的男性没有症状。虽然数据有限，但感染淋球菌似乎会损害生育能力。Abusarah 等比较了在约旦一家门诊就诊的有生育能力的男性（70 人）和不育男性（93 人），发现不育男性的淋球菌感染率明显更高。同样，Sellami 等检查了 85 对不孕不育夫妇中所有男性伴侣的精液样本，并使用分子技术检测出 5.8% 的男性携带淋球菌。

男性淋球菌感染涉及尿道以外的其他生殖道结构的情况很少见（估计＜ 1%）。但是，当发生附睾炎或睾丸炎时，可能会导致睾丸损伤或导管梗阻。Osegbe 等检查了 14 名已婚男性的精液参数，这些男性在感染淋菌性尿道炎并发展为附睾睾丸炎之前都曾顺利受孕。感染后，只有 21% 的男性精液参数在正常范围内。即使是淋球菌感染病史较久的男性，尿道狭窄和持续炎症等后遗症也会影响生育能力。在一项对 184 名在不孕不育诊所就诊的男性进行的研究中，有淋病远期感染史的患者的精液白细胞数明显高于没有此类病史的患者（2×10^6/ml vs. 0.5×10^6/ml；$P < 0.001\,3$）。

二、沙眼衣原体

沙眼衣原体感染是全球最常见的性传播疾病，每年至少有 1 亿新感染病例。沙眼衣原体是育龄男性非淋菌性尿道炎最常见的病因，也可引起急性附睾炎和前列腺炎。10% ～ 25% 的受感染男性可能是无症状的、慢性亚临床疾病状态。

沙眼衣原体是一种严格的细胞内寄生微生物，能够引起多种病理变化，包括附睾炎、睾丸炎、睾丸萎缩、生殖管道阻塞、生殖上皮细胞损伤以及血睾屏障破坏导致 ASA 产生，因此可能导致不育。该细菌以两种形式存在：网状体（RB）和原体（EB）。作为 RB，沙眼衣原体在宿主细胞中积极复制，而无活性的 EB 则是细胞外的传播媒介。在沙眼衣原体的生命周期中，细胞内的 RB 会转化为 EB，EB 会导致宿主细胞裂解，随后通过释放内毒素和细菌蛋白触发宿主免疫系统。这种促炎过程可通过多种机制导致局部组织破坏、纤维化和细胞损伤。Hosseinzadeh 等证实，EB 导致精子蛋白质的酪氨酸磷酸化增加，可能会损害精子的获能能力和功能。有趣的是，随后的数据显示，人类精子与沙眼衣原体 EB 共存会导致精子活力下降和过早死亡。EB 的杀精作用由脂多糖（LPS）特异性介导，最终导致精子凋亡。总之，EB 是沙眼衣原体诱导病理生理学的一个重要介质。

沙眼衣原体感染与精液质量之间的关系是一个备受争议的话题（表 16.1）。多项研究表明，沙眼衣原体感染会对精液参数、精子 DNA 断裂和刺激 ASA 生成产生不利影响。最近，Sellami 等发现，与未感染沙眼衣原体的男性相比，感染沙眼衣原体的男性精子数量和活力受损。作者发现受感染男性的精子凋亡标志物较高，如线粒体膜电位变化和 Caspase 3 激活，TUNEL 检测显示受感染组的 DNA 断裂程度较高。同样，Mazzoli 等研究了 1161 名因沙眼衣原体或其他常见病原体感染引起的慢性前列腺炎患者。他们发现沙眼衣原体组的精子浓度和活力明显较低，而形态正常。此外，抗沙眼衣原体 IgA 水平与精液参数显著相

表 16.1　调查衣原体感染对无症状男性生育能力影响的研究

参考文献	数量	检测方法	患病率（%）	结果
支持衣原体作用的研究				
Custo，1989	1023	EIA	9	男性沙眼衣原体感染者“精液评分”异常的发生率明显高于健康对照组 + 常见病原体感染的有症状男性 + 无感染的有症状男性
Wolff，1991	209（患病率） 331（精液）	精液抗体的 EIA 检测	15.4	精液炎症程度较高（> 250ng PMN 弹性蛋白酶 /ml）的沙眼衣原体抗体阳性患者比炎症程度较低（< 250ng PMN 弹性蛋白酶 /ml）的患者射精量减少，精子活力增强
Cengiz，1997	284	精液抗体的 EIA 检测	12.6	抗体阳性和抗体阴性的患者在精子密度、形态、运动性和活力方面存在显著性差异
Witkin，1995	227	精液和血清中 IgA、IgG 抗体的 EIA 检测	IgA：24.7（精液） 14.5（血清） IgG：10.9（精液） 21.5（血清）	精液中有抗衣原体 IgA 的男性精子数中位数低于无抗衣原体 IgA 者；精液中抗衣原体 IgA 与 ASA 密切相关
Munoz，1995	48	精液和血清中 IgA、IgG 抗体的 EIA 检测	IgA：29.2（精液） IgG：8.3（精液）	精液中有抗乳糖 IgA 的男性，其精液中特定 T 细胞群的浓度高于无抗乳糖 IgA 的男性 抗衣原体抗体 [IgA 和（或）IgG] 阳性患者的精液参数与未检出的患者无差异
Moazenchi，2018	1080	精液抗体的 EIA 检测	14.3	与未感染的男性相比，感染沙眼衣原体的男性在 SCSA® 上的 DFI 更高
驳斥衣原体作用的研究				
Close，1987	270	血清微量免疫荧光法	5.9	沙眼衣原体血清阳性和阴性患者在精子计数、活动力、前进速度、卵细胞百分率、白细胞数、SPA 或血清 ASA 方面没有差异
Nagy，1989	184	卢戈尔染色麦考伊培养	14.1	感染组和非感染组的细胞计数、运动性、形态学、牛黏液渗透性和 HOS 方面无差异
Ruijs，1990	184	尿路涂片、血清和精液抗体效价的直接免疫荧光检测	涂片 2.8	衣原体抗体滴度与精子数量、活动力、形态、白细胞、MAR 和 SCMC 结果无关

续表

参考文献	数量	检测方法	患病率（%）	结果
Soffer，1990	175	麦考伊培养和碘染色	7	感染组和非感染组之间的平均运动指数、精子总数和正常形态百分比没有差异 培养阳性（沙眼衣原体和支原体）患者的精液 ASA 活性升高
Bjercke，1992	100	精液和血清 IgA 和血清 IgG 的 EIA	IgA：24（精液） IgA/IgG：未报告（血清）	精子浓度、精子总数、活动力（几个参数）和形态无差异
Dieterle，1995	50	沙眼衣原体 PCR 和直接 DNA 探测	10	血清或精液中沙眼衣原体检测（PCR 或 DNA 探测）与衣原体抗体之间没有关联 血清或精液中的衣原体抗体与平均精子浓度、前向活动力、形态和血清 ASA 之间没有关联
Eggert-Kruse，1996	197	精液 EIA（IgA 和 IgG）	IgA：18.8 IgG：8.1	精液衣原体抗体与精子计数、活动力、形态、存活力、MAR、SCMPT 和 PCT 之间没有关联
Eggert-Kruse，1997	1317	IFA	12.6	精液衣原体抗体与精子计数、活动力、形态、MAR、SCMPT 和 PCT 之间没有关联
Habermann，1999	207	精液 EIA	IgA：18.8 IgG：15.5	携带和不携带衣原体抗体的患者的精子参数、白细胞和 MAR 没有差异
Eggert-Kruse，2003	707	精液和尿液样本的 LCR	1.8	LCR 衣原体感染与精子计数、活动力、形态、存活力、MAR 和 SCMPT 之间没有关联
Hosseinzadeh，2004	642	精液样本的 LCR/PCR	4.9	与精液 PCR 阴性的男性相比，精液衣原体 PCR 阳性的男性有更高的白细胞平均浓度和两倍的白细胞精液症患病率
DehghanMarvast，2018	250	血清 EIA（IgA 和 IgG） 精液 PCR	NR	使用 4 种不同的 DNA 完整性测试，沙眼衣原体诊断与 DFI 之间没有相关性

注：EIA. 酶免疫测定；PMN. 多形核白细胞；Ig. 免疫球蛋白（IgG 通常存在于血清中，IgA 通常存在于分泌物中）；ASA. 抗精子抗体；DFI. DNA 断裂指数；SCSA®. 精子染色质结构测定；SPA. 精子穿透试验；HOS. 低渗肿胀；MAR. 混合凝集反应；SCMC. 精子 - 宫颈黏液接触；PCR. 聚合酶链反应；DNA. 脱氧核糖核酸；IFA. 间接免疫荧光检测；SCMPT. 精子 - 宫颈黏液穿透试验；PCT. 性交后试验；LCR. 连接酶链反应；NR. 未报告。

关，因此作者得出结论，沙眼衣原体确实通过免疫介导的对生殖细胞的损害对精液参数产生负面影响。Cai 等证实，同时感染 HPV 会增强沙眼衣原体感染对精液参数的负面影响。

然而，其他研究者没有发现衣原体感染与精液参数、DNA 断裂、ASA 生成、精子穿透力或白细胞精液症之间的关系。虽然最近的小鼠模型证实沙眼衣原体感染会导致生殖道的慢性炎症反应和可能的免疫介导反应，但 Motrich 等发现衣原体感染与小鼠模型中精子质量的改变无关。随后的人体研究也表明沙眼衣原体感染对精子 DNA 碎片率没有影响。Eggert-Kruse 等的研究表明，与正常对照组相比，不育夫妇中确诊衣原体感染的男性精液参数没有受到影响。Hosseinzadeh 等在对接受不育评估的男性进行研究时也注意到，尽管 PCR 阳性的精液样本中白细胞精液症的发生率增加了两倍，但衣原体 PCR 阳性的精液与精子活力受损无关。

一些作者认为，这些差异可能是由于不同研究中采用的诊断方法缺乏统一性和可靠性造成的，即培养物（射精和尿道拭子）、衣原体抗原酶联免疫吸附测定以及血清和精液抗体的差异。精浆对细胞培养有抑制作用，而且宿主的抗体反应对沙眼衣原体没有特异性，这些都进一步阻碍了诊断衣原体感染的努力。最近，由聚合酶链反应（PCR）和连接酶链反应（LCR）组成的分子扩增技术已成为诊断衣原体感染的首选检测方法。随着衣原体感染和精子 DNA 完整性诊断方法的改进，更多的研究可能会进一步阐明衣原体感染在男性不育中的作用。

三、支原体

支原体是一类独特的传染性生物，属于支原体科和毛霉菌属。支原体与儿童和成人的多种生殖疾病有关，包括成年男性不育。支原体家族中有 4 种主要的潜在病原体：人型支原体、生殖支原体、解脲支原体（UU）和副脲原体。后者以前被认为是非致病性的，但越来越多的证据表明其具有潜在的致病作用，尤其是在男性生育方面。解脲支原体是尿道炎的重要致病菌，多达 40% 的无症状男性可检测到解脲支原体，多达 25% 的非淋菌性尿道炎是由解脲支原体引起的。同样，生殖支原体也是一种常见的尿道病原体，占所有非淋菌性尿道炎的 15% ～ 25%。与其他细菌引起的尿道炎类似，支原体尿道感染可能表现为急性或亚临床感染。

支原体对男性生育能力的实际影响还存在争议（表 16.2 和表 16.3）。Gnarpe 和 Friberg 最初的研究表明，虽然解脲支原体在可育和不育夫妇中都存在，但在后者中更为普遍。此外，Swenson 等发现，感染尿囊炎的不育男性在接受治疗后，精子活力明显提高。此外，Toth 等发现，与男性伴侣持续感染解脲支原体的夫妇相比，男性伴侣感染解脲支原体并使用多西环素治愈的夫妇妊娠率更高。然而，两组患者的精子数量和总体精液质量并无明显差异。

其他作者指出，感染解脲支原体的男性精子数量会减少，浓度、活力和形态也会降低。Rose 和 Scott 证实，与未感染的对照组相比，感染支原体（解脲支原体和人支原体）的精液样本的活力、形态、过度活化和顶体反应性都有所下降。一项体外研究也指出，基于低渗肿胀试验的结果，精子的运动能力下降，膜改变增加。Reichart 等的研究表明，在体外研究（将精子正常男性的精液接种了解脲支原体）和体内研究（精液培养解脲支原体呈阳性）中，解脲支原体与精子染色质和 DNA 损伤增加有关。作者推测，这些变化最终可能会影响胚胎发育。近期研究也表明，解脲支原

表 16.2 不孕不育诊所就诊的男性支原体感染情况的研究

参考文献	数量	检测方法	患病率（%）	结果
支持支原体作用的研究				
Gnarpe，1972	A：36 对不育夫妇 B：19 对不育夫妇	培养[a]	A 组：5；B 组：95；对照组 C 组：23；D 组：26	UU 在不育夫妇（A：原发性不育；B：女性伴侣中检验到 ASA）中的发生率高于对照组（C：孕妇；D：与孕妇结婚的男性）
Fowlkes，1975	不育夫妇中有 625 名男性伴侣精液浓度＞ 10^6/ml	培养	39	与未感染 UU 的不育患者相比，UU 感染患者的精子总数和活力分布曲线降低。与未感染 UU 的不育患者相比，UU 感染患者异常精子形态的比例显著增加
Upadhyaya，1984	在不孕不育诊所就诊的 280 名男性	培养	50	UU 感染患者的精子浓度显著降低 UU 感染不影响精子的存活率、活力或形态
Naessens，1986	在一家不孕不育诊所就诊的 120 名男性	培养	33	UU 的分离与较低的精子数量和运动异常显著相关，但与精子形态无关
Kalugdan，1996	34 名男性	PCR–ELISA	29.4	与支原体阴性的精子相比，支原体阳性的精子[b]卵母细胞穿透力降低
Lee，2013	50 对不育的夫妇 48 对可生育的夫妇	液体微培养	MH 可生育：6.3；不育：14.0 UU 可生育：25.0；不育：48.0	与未感染者相比，感染 UU 的男性精子的存活力和活力下降 与未感染者相比，感染 MH 的男性精子的活力和精子总数下降
Huang，2016	19 098 名不育夫妇中的男性伴侣 3368 名可育对照	IST2 化验 + 培养	MH 可生育：0.9；不育：3.2 UU 可生育：3.7；不育：10.2	与未感染者相比，感染 UU 的男性的精子运动性和正常形态下降 MH 感染男性与未感染男性之间的精液参数没有差异
Zhou，2018	540 名不育男性 260 名可育对照	PCR	UU 和 UP 可生育：19.2；不育：39.6	与感染 UU 的精子相比，感染 UP 的男性精子的活力较低

续表

参考文献	数量	检测方法	患病率（%）	结果
驳斥支原体作用的研究				
De Louvois，1974	120 对不育夫妇	培养	MH 可生育：13.2；不育：14.7 UU 可生育：52.6；不育：57.2	支原体感染的发生率在不育夫妇和可生育夫妇中并没有显著区别
Harrison，1975	120 对不育夫妇（27 对夫妇在为期 1 年的研究中受孕）	培养	MH 受孕（+）：18 受孕（−）：18 UU 受孕（+）：63 受孕（−）：56	支原体感染的发生率在不育夫妇和可生育夫妇中并没有显著区别
Desai，1980	150 对不育夫妇	培养	夫妇：46 男性：32.6	在不育患者中，UU 感染者与未感染者在精子数量、活力和形态方面无统计学差异
Cintron，1981	96 对不育夫妇中的男性伴侣	培养	45	在不育患者中，UU 感染者与未感染者在精子数量、活力和形态方面无统计学差异
Lewis，1981	在不育诊所就诊的 31 名男性	培养	58	在不育患者中，UU 感染者和未感染者精液分析“正常”和“异常”的分布无统计学差异
Shalhoub，1986	76 对不育夫妇的男性伴侣 22 名可育对照	培养	可生育：27 不育：21	在不育患者中，有 UU 感染者和未感染者之间的精子计数、活力、形态、BCMP 和 SPA 无统计学差异
de Jong，1990	569 名不育男性 75 名生育对照	培养	可生育：5.3 不育：7	UU 在不育夫妇中的流行率并不比在可生育夫妇中的流行率高。在不育男性中，UU 感染者和未感染者之间，精子计数、活力和形态学无统计学差异
Ombelet，1997	143 对不育夫妇 144 对生育夫妇	培养	MH 可生育：1.4；不育：2.9 UU 可生育：7.6；不育：12.5	未对支原体感染进行进一步研究

续表

参考文献	数量	检测方法	患病率（%）	结果
Gdoura，2008	104 名不育男性	PCR	UU：15.4 UP：2.9	支原体感染者与未感染者精液参数无差异
Peerayeh，2008	146 名不育男性 精索静脉曲张（+）：81 精索静脉曲张（－）：65	PCR	UU 精索静脉曲张（+）：21.0 精索静脉曲张（－）：9.2	UU 感染的精索静脉曲张患者与未感染 UU 的精索静脉曲张患者的精液参数无差异
Liu，2013	621 名不育男性 615 名对照	培养	MH 可育：4.9；不育：6.0 UU 可育：24.9；不育：26.6 混合感染 可育：4.4；不育：5.0	UU 或 MH 感染的不育男性与未感染 UU 或 MH 的不育男性的精液参数无差异 UU 感染的可生育男性与未感染 UU 的可生育男性相比精子浓度降低

a 不同研究采用了不同的精液培养方法。
b 采用 48 小时 TEST（TES 和 Tris）卵黄缓冲液法处理。
UU. 解脲支原体；ASA. 抗精子抗体；PCR. 聚合酶链反应；ELISA. 酶联免疫吸附试验；MH. 人型支原体；UP. 副脲原体；BCMP. 牛宫颈黏液穿透实验；SPA. 仓鼠精子穿透实验。

表 16.3　不孕不育诊所男性支原体感染治疗调查研究

参考文献	数量	检测方法	治疗疗程	结果
Swenson，1979	73 名前往不育诊所就诊的感染男性	培养	双方：四环素 250mg QID 或多西环素 100mg BID，持续 30 天	成功治疗 UU 感染的 64 名患者精子活力显著改善 在成功治疗 UU 感染的 64 名患者中，治疗后运动细胞的中位百分比从 35% 增加到 50%
Toth，1983	161 名前往不育诊所就诊的感染男性	培养	双方：多西环素 100mg BID，持续 28 天	在接受 UU 感染治疗的夫妇中，男性伴侣根除 UU 后的妊娠率显著高于男性伴侣未清除感染的夫妇（60% vs. 5%）
Harrison，1975	88 对原发性不育夫妇	培养	30 对夫妇：多西环素 100mg BID，28 天 28 对夫妇：安慰剂 28 天 30 对夫妇：无干预	在接受支原体感染治疗的夫妇中，多西环素治疗可清除感染（根除率达 96%），但与对照组相比，治疗组的妊娠率并未受到影响
Ahmadi，2017	165 名不育男性 165 名生育对照	PCR+ 培养	双方：多西环素 100mg BID，持续 7 天	治疗后精子浓度、活力和形态得到改善；白细胞精子和 ROS 减少

注：QID. 每日 4 次；BID. 每日 2 次；UU. 解脲支原体；PCR. 聚合酶链反应；ROS. 活性氧。

体和人型支原体感染与精液参数改变（包括精子浓度、总活力和总活动精子数降低）之间存在关联。总之，支原体可能通过损害精子功能和遗传完整性导致不育。

一些学者研究了支原体与精子之间的病理相互作用。Gnarpe 和 Friberg 首次观察到解脲支原体直接附着在精子上。其他研究人员利用电子显微镜证实了这一发现，并指出了精子头部和中段区域的特异性附着。由于这种直接相互作用，精子的运动能力可能会受到影响。此外，Busolo 和 Zanchetta 还观察到仓鼠卵子的体外穿透力下降（使用有活力的精子与解脲支原体共同培养）。Kalugdan 等通过比较使用“支原体阳性精子”和“支原体阴性精子”对无透明带仓鼠卵母细胞的穿透力，证实了这些结果。支原体阳性或阴性是通过从洗净的精液样本中提取精子 DNA 并使用 PCR 检测支原体 DNA 来确定的。后两项研究表明，支原体直接附着在精子上可能会影响精子穿透卵子。有趣的是，Potts 等发现，在进行慢性前列腺炎评估时，与培养阴性的男性相比，解脲支原体培养阳性的男性精液样本中的 ROS 明显升高。Ahmadi 等的研究进一步表明，无症状的人型支原体和生殖支原体感染的不育男性在接受抗生素治疗后，精液参数得到改善，精液中的 ROS 水平降低。因此，ROS 还可能导致精子膜和 DNA 受损，为生育能力受损提供了更多机制。

与上述发现相反，多项研究均未发现支原体感染与男性不育之间存在关联。De Louvois 等率先报道称，不育夫妇与可育夫妇相比，解脲支原体或人型支原体感染的发生率没有增加。Harrison 等指出，在 120 对前来进行不孕不育评估的夫妇中，12 个月的随访期内解脲支原体或人型支原体感染并不影响受孕率。此外，在 88 例原发性不育患者中，多西环素治疗可清除感染，但不影响受孕率。有几项研究指出，不育男性与可育男性精液中解脲支原体感染的概率没有差异。此外，有几项研究表明，将感染和未感染解脲支原体的不育患者进行比较，两者的精子数量、活力或形态没有统计学差异。

关于体外受精（IVF），目前的数据表明，解脲支原体和人型支原体感染可能与妊娠率下降等不良结果有关。与解脲支原体感染相关的子宫内膜炎被认为是造成这种影响的原因，因此，通常建议在进行 IVF 之前，对感染解脲支原体的男性伴侣进行治疗。

总之，尽管支原体对男性生育力的影响尚存争议，但多项研究表明，对精子功能的不利影响来自 ROS 的产生、DNA 的损伤以及支原体对精子的直接附着。因此，应考虑对患者进行适当的抗菌治疗，如多西环素，因为多西环素在大多数情况下可根除感染。

检测解脲支原体的方法随着时间的推移而不断演变。通常，生殖道样本被接种到肉汤中，肉汤中的指示剂系统利用了解脲支原体中存在的尿素酶。当尿素代谢为氨并最终转化为铵时，培养基的 pH 会升高，从而导致指示剂系统变色。这种颜色变化与细菌的充分复制相对应。此时，肉汤会在选择性固体培养基上进行亚培养，以最终鉴定。在当代实践中，PCR 技术（针对尿素酶基因或多带抗原基因）为支原体诊断提供了比培养更快的替代方法。Blanchard 等首次报道，与培养（被认为是“金标准”）相比，PCR 在 181 名男性和女性患者的 250 份生殖器拭子中的灵敏度为 97.3%，特异度为 72%。此外，Teng 等报道，在患有尿道炎或不育的男性中，用 PCR（精液、尿液、尿道拭子或前列腺分泌物）检测解脲支原体的灵敏度高于培养。然而，Povlsen 等报道，与培养相比，在男性尿道拭子中用 PCR 检测尿道球菌的灵敏度仅为 64%，特异度为 99%。最近，Frølund 等报道，在男性泌尿生殖拭子中使用实时定量 PCR 的灵敏度高达 89%。Blanchard 认为，患者样本中可能含有抑制 PCR 的物质，标本稀释后 PCR 敏感性提高也说明了这一点。这一发现可能解释了 PCR 检测灵敏度低于培养检测灵敏度的原因。然而，Stellrecht 等发现，经解脲支原体或生殖支原体培养呈阳性但 PCR 检测呈阴性的精液样本，在添加解脲支原体 DNA 后也能通过 PCR 检测出解脲支原体，这对精液中含有先天性 PCR 抑制剂的假设提出了质疑。需要进一步研究在不育男性中使用 PCR 检测解脲支原体的方法，以帮助澄清这一问题。

2015 年，一项有意思的系统综述和荟萃分析报告发表，评估了支原体和解脲支原体与男性不育之间的关系。作者发现，在男性研究对象中，解脲支原体和人型支原体的存在与男性不育之间存在显著关系，但副脲原体和生殖支原体均与男性生殖潜能受损无关。这项研究的作者提醒，在解释这些结果时必须小心谨慎，因为 50% 以上的患者来自亚洲，而且不同国家感染各种病原体的比例也不尽相同。此外，该研究中的一些研究没有提供是否合并感染其他病原体的信息，这可能导致混杂变量未被考虑在内。

四、革兰氏阴性菌感染

革兰氏阴性菌感染，尤其是大肠杆菌，是导致男性生殖道非淋菌性细菌感染的最常见原因。患者通常没有症状，但也可能表现为亚临床附睾炎或前列腺炎。总的来说，大量研究大肠杆菌对男性生育能力影响的临床研究并不支持这种有害关联。Fowler 和 Mariano 使用针对 8 种常见抗原的 IgA 抗体，在 62 对不育夫妇的男性伴侣的精液中均未检测到大肠杆菌。Hillier 等通过培养 37 名不育男性的精液样本，分离出小于 10% 的大肠杆菌，但未发现其与精子功能障碍或白细胞精液症的关联。Naessens 等和 Merino 等分别在 120 名和 190 名不育男性中发现了类似的结果。此外，Ombelet 等在对 144 名可育男性和 143 名亚可育男性进行比较时发现，大肠杆菌的流行率没有差异。最近，Esfandiari 等发现，在 80 名不育男性中，革兰氏阴性菌（肠杆菌科）与无症状的白细胞精液症的精子特征之间没有相关性。这些研究共同表明，不育男性精液中的大肠杆菌通常代表良性定植或样本污染，而不是导致不育的感染性原因。

尽管临床文献没有明确指出大肠杆菌与男性不育之间的联系，但一些基础科学研究表明，大肠杆菌与精子结合，会造成精子超微结构损伤和凝集。这些变化共同导致精子活力和穿透力下降。Teague 等首次报道，将从尿液和宫颈培养物中获得的大肠杆菌加入健康志愿者的精液中，会导致精子凝集和活力下降。这些影响与内毒素或 LPS 无关。Wolff 等将健康捐献者的精子与从不育男性精液中分离出来的大肠杆菌一起培养，观察到精子凝集是由于甘露糖结合蛋白介导的大肠杆菌直接黏附精子所致。有趣的是，逆转甘露糖介导的凝集可恢复精子活力。el-Mulla 等和 Diemer 等的研究表明，大肠杆菌感染会降低顶体反应的诱导性，并改变人类精子的顶体和尾部结构。虽然这些结果表明了大肠杆菌在男性不育中的作用，但研究中使用的是高浓度大肠杆菌（与精子的比例为 1 ： 1），因此可能与临床无关。最近，Schulz 等证实，用大肠杆菌培养上清液对人类精子进行体外培养会导致精子活力和存活率下降，这表明大肠杆菌对男性不育有一定的影响。

总体而言，年轻男性的革兰氏阴性菌感染率较低。虽然一些体外研究表明了革兰氏阴性菌损害男性生育能力的机制，但临床文献中类似的研究结果很少，这表明这些微生物对男性生殖系统的致病性可能有限。

Zeyad 等评估了菌精症与 DNA 完整性、精子质量和 ICSI 结果之间的关系。他们的队列中包括 84 对未经挑选的夫妇，他们都接受了 IVF/ICSI 治疗。作者发现，34.52% 的精液样本细菌检测呈阳性，其中既有革兰氏阳性菌，也有革兰氏阴性菌。虽然作者没有报道革兰氏阳性和革兰氏阴性分离物的不同结果，但总体而言，与精液中没有细菌分离物的男性相比，发现菌精症的患者精子浓度较低、精子活力较低，DNA 碎片水平较高。此外，在精液中分离出细菌的男性中，体外受精 / 卵胞质内单精子显微注射的受精率也明显下降。

要点
● 男性生殖道中最常见的细菌病原体是淋球菌、沙眼衣原体、支原体和大肠杆菌。
● 考虑到这些病原体对男性生育能力的多方面不利影响，在临床上有必要考虑并检测这些病原体。

第四节　男性生殖道非细菌性感染

一、阴道毛滴虫

虽然阴道毛滴虫是一种性传播的原生生物，在非淋菌性尿道炎病例中只占少数，但越来越多的文献表明，这种经常被忽视的生物能够对男性生殖产生重大不利影响。Tuttle 等首次证明，与阴道毛滴虫一起体外培养的精子活力会减弱，而且随着时间的推移会显著下降。在随后的体外研究中，Jarecki-Black 等分离出了阴道毛滴虫释放的一种杀精蛋白。此外，Gopalkrishnan 等报道，与对照组相比，无症状男性（4.4% 的病例）的阴道毛滴虫阳性的精液表现出精子活力下降、形态减弱、膜完整性改变和黏度增加。使用甲硝唑治疗一个疗程后，50% 的阴道毛滴虫感染者的精液参数得到明显改善。有趣的是，Lloyd 等描述了首例在睾丸精子提取过程中诊断出的与少精子症和性腺功能减退症相关的滴虫阴道炎睾丸炎病例。

最近，Gong 等描述了第一例因生精功能障碍而导致的无精子症病例，该病例与阴道毛滴虫感染致附睾睾丸炎有关，同样是在睾丸取精过程中被确诊，并伴有性腺功能减退。Benchimol 等通过电子显微镜观察到，阴道毛滴虫和人类精子体外培养会导致精子被阴道毛滴虫吞噬、精液凝集和精子活力下降。这些有限的数据表明，阴道毛滴虫可能会直接损害精子功能，但目前尚不清楚对男性进行阴道毛滴虫筛查的临床效用。尽管如此，及时治疗感染并进行后续检测以确认病原体的清除对于优化生殖健康和整体健康至关重要。

二、病毒

病毒可通过刺激直接的细胞毒性免疫机制和间接的炎症过程来影响男性生育能力（表 16.4）。病毒可通过血液感染生殖系统，也可通过尿道感染，但较少见。病毒的复制依赖于宿主细胞，这些病原体能够入侵上生殖道的上皮细胞、神经细胞和免疫细胞。通过灵敏、特异的 DNA 扩增技术（包括 PCR 和 LCR），可有效检测精液中的病毒。

疱疹病毒家族由单纯疱疹病毒（HSV）1 型和 2 型、巨细胞病毒（CMV）、EB 病毒（EBV）、水痘 - 带状疱疹病毒（VZV）以及人类疱疹病毒（HHV）6 型、7 型和

表 16.4 调查不孕不育诊所就诊的无症状男性病毒感染情况的研究

参考文献	病毒	检测方法	研究人群（n）	患病率（%）	结果
Krause，2002	HSV，CMV，EBV	血清 IgG 和 IgM 血清学	患有（130）和未患有白细胞精液症（80）的男性不育患者	(+) 白细胞精液症：HSV IgM：10 (−) 白细胞精液症：HSV IgM：1.25%	在所有病毒和抗体同种型中，只有抗 HSV 的 IgM 在白细胞精液症患者中比无白细胞精液症的患者更常见
Kapranos，2003	HSV，CMV，EBV	DNA PCR	到不育诊所就诊的男性（113）	HSV：49.5 CMV：7.1 EBV：16.8	HSV（而非 CMV 或 EBV）与平均精子数量和平均精子活力下降相关
Shen，1996	CMV	DNA PCR	不育夫妇的男性伴侣（217）	32.7	未研究与精液参数或精子功能的关联
Yang，1995	CMV	精液样本的 CMV IgG 血清学和 DNA PCR	不育夫妇（250）	IgG：98.9 DNA PCR：33.5	在男性中，没有观察到对精液质量的影响
Levy，1997	CMV	精液样本的 CMV IgG 血清学和 DNA PCR	对不育夫妇的男性伴侣（81）进行了血清学检测，并对 CMV IgG 阳性患者的 70 份单独精液样本进行 PCR 分析	IgG：58 DNA PCR：2.85	作者建议对 CMV 血清阳性患者进行筛查，然后对精液进行病毒 PCR 检测，因为存在先天性 CMV 感染的潜在风险
Bezold，2001	疱疹病毒类型：EBV、HSV、CMV、HHV-6～8、VZV	DNA PCR	寻求生育能力评估的男性（252）	全部病毒类型：17.1 EBV：7.1 HSV：3.2 CMV：3.6 HHV-6：4.0 HHV-7：0.4 HHV-8：0 VZV：0	EBV-DNA 阳性患者的精液粒细胞水平显著高于阴性组 未发现任何疱疹病毒感染与精子计数、活动力及形态学参数存在相关性 研究者建议对 HSV 和 CMV 进行常规筛查，因这两种病毒存在先天感染的潜在风险
Green,1991	HPV-11、HPV-16	DNA PCR	性病门诊男性（27） 生育门诊男性(104)	性病门诊：85 生育门诊： HPV 总阳性率：41， HPV-11 阳性率：22 HPV-16 阳性率：33 HPV-11 和 HPV-16 双重感染率：14	未探讨 HPV 感染与精液参数（如精子数量、活动力）或精子功能之间的关联

续表

参考文献	病毒	检测方法	研究人群（n）	患病率（%）	结果
Lai，1997	HPV16 和 HPV18	DNA 和 RNA PCR	前往生育诊所就诊的男性（24）	HPV16：DNA，25；RNA，8 HPV18：DNA，46；RNA，8	感染 HPV16 或 HPV18 的患者弱精子症发生率高于未感染的患者 带有 HPV 的样本在某些方面的活力显著低于未感染 HPV 的样本
Martorell，2005	HPV（多种类型）	石蜡包埋切片的 DNA PCR	接受睾丸活检的无精症患者（185）	6.48	进一步的研究表明支持细胞、间质细胞和可能的生殖细胞感染 HPV
Bezold，2007	疱疹病毒类型：CMV、HPV、HHV-6、HSV、EBV、HBV	DNA PCR	前往生育诊所的患有（132）和未患有（109）白细胞精液症的男性	所有类型：18.7 CMV：8.7 HPV：4.5 HHV-6：3.7 HSV：3.7 EBV：0.4 HBV：0	LCS 组和非 LCS 组之间的患病率没有差异。精液中的 STI DNA 与总精子浓度、活动精子浓度和总精子计数的降低有关
Naumenko，2014	EBV，CMV，HHV-6	DNA PCR	不育夫妇的男性伴侣（232）	所有类型：17.7 EBV：3.4 CMV：5.2 HHV-6：6.5 EBV+CMV：0.4 EBV+HHV-6：0.9 CMV+HHV-6：1.3	精液中 CMV 浓度较高，CMV 感染样本中精子数量显著减少
Behboudi，2019	HSV，VZV，EBV，CMV，AAV，HPV	DNA PCR	前往生育诊所就诊的男性的精液样本（145）	所有类型：45.5 HSV：0 VZV：2.8 EBV：0 CMV：1.4 AAV：27.6 HPV：19.3	未发现精液参数变化与 VZV、CMV、AAV 和 HPV DNA 检测之间存在关联

注：CMV. 巨细胞病毒；DNA. 脱氧核糖核酸；EBV. EB 病毒；HHV. 人类疱疹病毒；HPV. 人乳头状瘤病毒；HSV. 单纯疱疹病毒；Ig. 免疫球蛋白（IgG 通常存在于血清中，IgA 通常存在于分泌物中）；PCR. 聚合酶链反应；STI. 性传播感染；VZV. 水痘 - 带状疱疹病毒；AAV. 腺相关病毒。

8 型组成。这些病毒共同导致一系列疾病，从简单的皮疹到恶性肿瘤。Krause 等评估了患有和未患有白细胞精液症的不育男性精液中是否存在 HSV、CMV 和 EBV。通过血清学检查，作者注意到，与可育对照组进行比较时，患有白细胞精液症的不育男性血清中含有 HSV IgM 抗体的患者明显增多（10.8% vs. 1.25%；$P < 0.05$）。然而，当他们对患有白细胞精液症的不育男性的精液样本与未患白细胞精液症的不育男性

精液样本进行 HSV DNA PCR 时检测，却没有发现这种关联。Kapranos 等采用 PCR 技术检测不孕不育诊所就诊的 113 名男性精液样本中的 HSV。结果在 49.5% 的样本中检测到了 HSV，并报告 HSV 阳性患者的精子浓度和活力明显下降。此外，他们还对 CMV 和 EBV 进行了研究，但这两种病毒都与精液参数无关。

Yang 等利用血液血清学和 DNA 杂交技术研究了中国台湾 250 对不育夫妇中 CMV 的存在情况。虽然作者证明男性血清中抗 CMV IgG 的流行率为 98.9%，但他们使用 DNA 杂交技术仅在 33.5% 的精液样本中检测到了病毒脱落。作者报告称，精液中的 CMV 病毒脱落不会影响精液质量。Levy 等对法国的 81 对不育夫妇进行了类似的研究，发现 58% 的男性和 62% 的女性中存在抗 CMV IgG 血清。然而，在 70 份抗 CMV IgG 血清学呈阳性的男性精液样本中，只有 2 份精液样本通过扩增检测出 CMV DNA 呈阳性。这两项研究的差异主要归因于患者的人口统计学特征，CMV 对生殖健康的全面影响仍有待确定。最近，Naumenko 等研究了俄罗斯 232 对不育夫妇的男性伴侣体内疱疹病毒的存在情况，发现精液中 CMV DNA 的流行率为 5.2%。在这一人群中，精液中 CMV DNA 的存在与精子数量减少有关。

在 Bezold 等的一项研究中，在接受不育评估的 252 份男性精液样本中，有 17% 检测到了疱疹病毒。EBV 是最常见的病毒（占样本的 7.1%），并且与粒细胞浓度升高有关。不过，EBV 感染与精液参数受损或性腺功能障碍（如精囊果糖检测）之间没有关联。在 Bezold 等最近的一项研究中，241 份精液样本中有 19% 检测到疱疹病毒，这些样本同样来自接受不育评估的男性；然而，CMV 是最常检测到的病毒（占样本的 8.7%），而 EBV 的流行率较低（占样本的 0.4%）。精液中疱疹病毒 DNA 的检测与精子总浓度、活动精子浓度和精子总数的减少有关。

考虑到人类乳头状瘤病毒（HPV）在生殖器疣（6 型和 11 型）和阴茎癌（16 型和 18 型）中的作用，HPV 与男性生育能力之间的关系令人好奇。Green 等首次报道，通过对 104 名到生育诊所就诊的男性的精液进行 DNA PCR 检测，发现精液中 HPV 的感染率为 41%。在另一项针对 24 名不育男性的研究中，Lai 等的研究表明，精液中通过 PCR 检测出感染了 16 或 18 型 HPV 的患者，其精子减少率明显高于未感染 HPV 的患者（75% vs. 8%；P=0.008）。在比较精液中感染和未感染 HPV 的患者时，未观察到精子浓度或形态方面的差异。最近，Luttmer 等通过 DNA PCR 发现，在不孕不育诊所就诊的 430 名男性中，精液 HPV 感染率为 15%。他们发现精液中的 HPV 与精液参数（包括精子数量、精子浓度和活力）的改变之间没有关联。Garolla 等评估了精液 HPV 感染对使用宫内人工授精（IUI）和卵胞质内单精子注射（ICSI）的不育夫妇生育结果的影响。与未感染的夫妇相比，感染夫妇的累计妊娠率较低（14.2% vs. 38.4%）。此外，在已确认妊娠的夫妇中，受感染夫妇的流产率更高（62.5% vs. 16.7%）。尽管生育结果似乎与精子是否感染 HPV 有关，但 HPV 感染影响男性生育的确切机制仍不清楚。

感染人类免疫缺陷病毒（HIV）是全球发病和死亡的重要原因之一，疾病发展会导致获得性免疫缺陷综合征（艾滋病）。人类精液中分离出 HIV 的情况有据可查，多项研究探讨了 HIV 及其治疗对生育能力的影响（表 16.5）。Krieger 等证明，21 名男性 HIV 血清反应阳性者的精液标本与血清反应阴性者的精液标本没有明显差异。然而，作者证实，研究中的 3 名艾滋病患者

表 16.5　调查 HIV、艾滋病和抗逆转录病毒药物对男性生育能力影响的研究

参考文献	研究人群（n）	有症状的 HIV（n）	艾滋病（n）	接受治疗的患者（%）	结果
Krieger，1991	24 名 HIV 阳性男性	5	3	12（50）	与对照相比，HIV 精液样本中的精子数量、形态、活力或白细胞没有差异 齐多夫定治疗不影响精液参数 3 名艾滋病患者的样本在光镜和电子显微镜下出现明显可见的白细胞精子增多、自噬精子和精子形态异常
Crittenden，1992	39 名 HIV 阳性男性	9	8	9（49）	HIV 阳性男性的活动精子减少，圆形细胞增多 HIV 患者血清 $CD4^{+}T$ 细胞计数及 $CD4^{+}T$ 细胞百分比与活动精子比例呈正相关
Anderson，1992	95 名 HIV 阳性男性	47 人患有艾滋病或出现症状	47 人患有艾滋病或出现症状	31（33）	9% 的 HIV 阳性男性的 HIV 精液培养呈阳性 血清 $CD4^{+}T$ 细胞＜200/μl、有症状疾病和精液白细胞升高（＞1×10^{6}/ml）与精液中 HIV 检测相关 齐多夫定治疗与精液中 HIV 检出率降低相关
Politch，1994	166 名 HIV 阳性男性	NA	55	80（48）	$CD4^{+}T$ 细胞计数＞200/μl 的 HIV 阳性男性和接受齐多夫定治疗的患者（无论 CD4 计数如何）精液参数正常 $CD4^{+}T$ 细胞计数＜200/μl 的未经治疗的 HIV 阳性男性精子数量和浓度下降，异常形态精子百分比增加
Dondero，1996	21 名 HIV 阳性男性	无	无	16（76）	与对照组相比，HIV 患者的精子密度、活力和黏度没有差异 HIV 患者的白细胞和噬精细胞数量高于对照组 HIV 患者血清 $CD4^{+}T$ 细胞计数与精子活力呈正相关，与异常精子呈负相关
Dulioust，2002	189 名请求 ART 的 HIV 阳性男性	无	无	177（94）	与对照组相比，HIV 阳性男性的精子总数减少，快速前进的精子的百分比减少，射精量减少，非精子细胞增加 使用抗逆转录病毒药物治疗可显著改善 IUI 结果
Nicopoullos，2004	106 名请求 ART 的 HIV 阳性男性（IUI）	无	无	74（55.6）	与对照组相比，HIV 阳性男性的精子浓度、总数、前向活力、正常形态和射精量均降低 $CD4^{+}T$ 细胞计数与精子浓度、总计数、活力、前向活力和制备后浓度之间观察到显著正相关[a]

续表

参考文献	研究人群（n）	有症状的HIV（n）	艾滋病（n）	接受治疗的患者（%）	结果
Bujan，2007	190 名前往生育诊所就诊的 HIV 阳性男性	无	无	172（91）	与对照组相比，HIV 阳性男性的活动精子总数、前进精子百分比、多核细胞计数和射精量均减少 与对照组相比，HIV 阳性男性的精液 pH 和多种异常指数升高[b] 这些结果可能是由于抗逆转录病毒治疗所致
Nicopoullos，2011	439 名 HIV 阳性男性提供精液样本用于精液清洗/IUI	无	无	316（72）	$CD4^+T$ 细胞计数与精子总数、前向活力、制备后浓度[a]、前向活力和 TMCI 之间存在显著正相关 使用 HAART 与精子数量、前向活力、制备后计数和 TMCI 显著下降相关 HAART 持续时间显示精子总数与制备后活力之间呈显著负相关 部分血清 VL 检测不到的男性被发现携带可检测到的精液 HIV
Frapsauce，2015	378 名 HIV 感染男性提供了初始精液样本，他们要么接受了抗逆转录病毒药物治疗，要么未接受治疗	无	无	仅 NRTI：49（13） NRTI+PI：144（38） NRTI+NNRTI：119（31） 从未治疗：66（17）	与未接受该药物（或任何其他 NNRTI）治疗的男性相比，接受 NNRTI 依非韦伦治疗的 HIV 感染男性的快速精子百分比中位数显著下降 该组的精子速度也显著降低 这些数据表明，特定的抗逆转录病毒药物可能对精子功能产生有害影响

a. 用于人工授精的 HIV 精子清洗。

b. 每个异常精子的平均异常数。

ART. 辅助生殖技术；CD. 分化群；HIV. 人类免疫缺陷病毒；IUI. 宫内人工授精；VL. 病毒载量；TMCI. 人工授精总运动数；NRTI. 核苷酸逆转录酶抑制剂；PI. 蛋白酶抑制剂；NNRTI. 非核苷酸逆转录酶抑制剂；HAART. 高效抗逆转录病毒疗法。

出现了白细胞精液症和显微镜下精子形态异常。随后的几项调查证实了这些数据，因为早期 HIV 感染通常与精液参数异常无关。然而，随着疾病发展为艾滋病（即 $CD4^+$ 细胞计数＜200 个 $/mm^3$ 或出现症状性疾病），通常会出现明显的精液异常（浓度、形态、活力、黏稠度）和白细胞精液症。Dondero 等通过回归分析，证明了 21 名 HIV 血清阳性的男性外周血 $CD4^+$ 淋巴细胞计数、精子活力（r =0.45；$P < 0.05$）和精子形态异常（r = 0.51；$P < 0.05$）之间的相关性。

抗逆转录病毒疗法对精液参数的影响因研究和治疗方案而异。使用抗逆转录病毒药物齐多夫定（AZT）治疗艾滋病与精液参数的不利变化无关，在一些报道中，AZT 治疗已被证明会导致精液白细胞和精液 HIV-1 滴度下降。Dulioust 等研究了

189 名未患艾滋病的男性 HIV 感染者，其中大多数（94%）正在服用一种或多种抗逆转录病毒药物。与年龄匹配的血清阴性对照组相比，这些原本健康的艾滋病患者的精液参数明显异常，因此作者认为抗逆转录病毒药物与精液质量受损之间可能存在关联。最近，Nicopoullos 等研究了使用高效抗逆转录病毒疗法（HAART）对精液参数的影响，发现使用 HAART 与精子总数减少、精子活力下降以及异常精子比例显著增加有明显关系；此外，这些参数与 HAART 的持续时间呈显著负相关。据推测，非核苷类逆转录酶抑制剂（NNRTI）对精子线粒体有已知的毒性，因此会对精子活力产生不利影响。Frapsauce 等研究了 378 名 HIV-1 感染者的精液特征，发现接受 NNRTI 治疗的患者的精子中快速精子的中位数比例明显低于未接受治疗的患者（5% vs. 20%；$P < 0.0001$）。

HAART 时代极大地改善了 HIV 感染者的生活，延长了预期寿命，提高了生活质量。随着 HIV 精子洗涤技术的出现，使用辅助生殖技术（ART）的男性 HIV 病毒感染者已经实现了为人父母的愿望。精子洗涤的原理是，HIV 病毒存在于精浆和精液白细胞中，但与精子本身无关。使用密度梯度离心技术对精液样本进行多次离心，然后通过精子游动程序分离出有活力的精子。Marina 等在 6% 的样本中检测到了 HIV，Persico 等报道的检测率为 0。在最近的一项回顾性和荟萃分析中，Zaferet 等在对感染 HIV 的男性进行超过 11 000 个周期精子洗涤并同时进行抗逆转录病毒疗法的过程中，未发现女性伴侣或所生子女出现血清转换的情况。在洗精时未抑制病毒的 HIV 感染男性群体中，有 1000 多名女性在使用洗精精子进行了近 3000 个周期的辅助生殖后未观察到血清转换。

关于抗逆转录病毒疗法，Nicopoullos 等的研究表明，使用抗逆转录病毒药物和检测不到的病毒载量可显著改善精子洗涤人工授精的效果。抗逆转录病毒药物确实可以减少精液中的 HIV，从而抑制 HIV 介导的精子功能障碍。然而，鉴于有证据表明抗逆转录病毒疗法本身可能会抑制精子功能，因此需要进行更多的研究，以阐明抗逆转录病毒治疗观察到的 ART 结果的机制。

寨卡病毒（ZIKV）是一种由蚊子传播的黄病毒，近年来发现它具有性传播能力，有证据表明病毒可在阴道分泌物和精液中脱落。重要的是，产前 ZIKV 感染与严重的先天性出生缺陷有关，包括小头畸形及其他脑部畸形。ZIKV 感染对男性生育能力的影响主要来自精液将病毒传播给女性伴侣以及随之而来的有害的出生缺陷。ZIKV 感染还可能直接影响睾丸的内分泌和外分泌功能，从而进一步影响男性不育。

Musso 等报道了首例 ZIKV 感染男性病例，他们在精液和尿液中都发现了 ZIKV RNA，但在血液中没有发现。此外，患者的女性伴侣在与患者性交 3 天后出现 ZIKV 感染迹象，这支持了 ZIKV 可通过性传播的假设。关于 ZIKV 感染男性的其他病例报道发现，精液中的 ZIKV RNA 在症状出现后 141 天和 188 天，精液中持续存在 ZIKV RNA。Huits 等对 15 名有症状的 ZIKV 感染男性进行了前瞻性队列研究，发现 9 名患者的精液样本中可检测到 ZIKV RNA。受感染男性的精液中 ZIKV RNA 检测丢失的中位时间为 83 天，而直到逆转录酶 PCR（RT-PCR）阴性的最长时间为 144 天。此外，鉴于性传播的风险，作者建议已知感染 ZIKV 的男性，尤其是考虑妊娠的夫妇中的男性，应进行精液 RNA 检测，以监测病毒清除情况。但这一建议与世界卫生组织的意见相左，世界卫生组织不建议对精液进行 ZIKV 检测，因为精液与其他黄病毒会产生交叉反应，而且有可能出现假阴性结果。最近的研究是以发现 ZIKV RNA 在精液中持续存在并显示可从精液和精子中分离出感染性 ZIKV 颗粒为基础的，进一步证实了 ZIKV 性传播的可能性。

除了考虑性传播、病毒在精液中的持续存在以及病毒的致畸性之外，有证据表明 ZIKV 还可能对精子生成产生不利影响，这对 ART 有一定影响。Joguet 等发现，与 ZIKV 感染男性发病后的第 7 天相比，第 60 天的精子总数中位数和活动精子总数中位数均显著下降。然而，在症状出现后第 120 天，精子总数中位数和活动精子总数中位数均已恢复，这表明 ZIKV 感染对精子生成的影响可能是短暂的。关于 ZIKV 感染对 ART 的影响，目前主要关注的是限制 ZIKV 通过男性传播给女性伴侣和子代。美国食品药品监督管理局（FDA）目前的指示是，认为曾前往或居住在 ZIKV 感染活跃地区的潜在精液捐献者不符合条件。对于抗逆转录病毒疗法程序对时间敏感的特定情况，一些团体建议，如果担心男性感染 ZIKV，则对精液进行 ZIKV 血清学和 RT-PCR 检测。如果检测结果为阴性，则不建议采取任何具体措施；但是，如果检测结果为阳性或之前已知感染了 ZIKV，则建议进行精子制备和清洗程序。要更准确地了解 ZIKV 在精液中的持久性、ZIKV 感染对精子发生和男性生殖道的具体影响，还需要开展进一步的工作。

要点

- 阴道毛滴虫是一种经常被忽视的性传播原核生物，能够影响男性生殖。
- 虽然早期的 HIV 感染一般不会导致精液参数受损，但疾病发展到艾滋病时会导致精液明显异常和白细胞精液症。
- 寨卡病毒是一种主要通过性接触和蚊虫传播的黄病毒，可在精液分泌物中检测到，与严重的先天性出生缺陷有关，包括小头畸形和其他脑部异常。

第五节 男性因素不育和白细胞精液症

炎症介质

（一）人类精液中的免疫细胞

睾丸是复杂而独特的器官，部分原因在于睾丸为一免疫豁免位点。因此，睾丸成为免疫系统对人体的严格控制的一个特殊例外。这种免疫隔离是通过血睾屏障实现的，该屏障由紧密连接的支持细胞组成。此外，睾丸的分子微环境也可能导致免疫耐受。因此，男性生殖道内白细胞浓度异常可能是导致男性不育的一个病理生理过程。事实上，在不育男性中，白细胞精液症的发病率可能很高，2% ～ 72%（表 16.6）。患病率范围如此之大，部分原因可能是存在白细胞精液症的个体内部差异很大。Lackner 等发现，尽管进行初次精液分析的男性中，白细胞精液症发病率为 21%，但在第二次精液分析中，发病率却下降了 43%，上升了 9%，这表明白细胞精液症的自发变化可能还与其他一些因素有关。

多个研究小组对可育和不育男性精液中的白细胞亚群进行了研究（表 16.7）。el-Demiry 及其同事使用单克隆抗体（mAb）描述了正常男性和不育男性生殖道淋巴细胞亚群的特征。作者发现在前列腺、精囊、输精管和附睾的上皮内膜中主要存在 $CD8^+$ 抑制性 / 细胞毒性 T 细胞。正常男性的睾丸活检组织中没有淋巴细胞，而不育男性的所有 10 个睾丸活检组织中，在纤维固有膜和生精小管的生精上皮之间都发现了 T 淋巴细胞。此外，在睾丸间质中还能看到白细胞聚集。这表明，在正常组织中，

表 16.6　不育男性白细胞精液症发病率

参考文献	检测方法	白细胞类型	阈值	患病率（%）	样本量	精子参数
Endtz，1974	过氧化酶	PMN	0.5×10^6/ml	24	300	未调查
Comhaire，1980	过氧化酶	PMN	1×10^6/ml	13	500	未调查
Jochum，1986	PMN 弹性蛋白酶	PMN	1000ng/ml	19	163	对精子数量和形态无影响
Wolff，1988	PMN 弹性蛋白酶	PMN	1000ng/ml	15	118	未调查
Wolff，1988	免疫组化	全部	1×10^6/ml	24	118	未调查
Wolff，1990	免疫组化	全部	1×10^6/ml	23	179	↓精子总数、活力百分比、精子速度、活力指数和精子总活力
Gonzales，1992	革兰氏染色/巴氏涂片	全部	1×10^6/ml	38	280	↓精子计数[a]、活动精子百分比和精子活力百分比
Tomlinson，1992	免疫组化	全部	1×10^6/ml	5	351	与精液质量或受孕率下降无关
Kung，1993	免疫组化	全部	1×10^6/ml	2	49	与形态和运动性成反比
Tomlinson，1993	免疫组化	全部	1×10^6/ml	3	512	↑理想形态、↓头部缺陷、↓少精子症
Wang，1994	免疫组化	全部	1×10^6/ml	8	101	未调查
Yanushpolksy，1995	过氧化酶	PMN	1×10^6/ml	7	1710	对精液参数没有影响
Arata De Bellabarba，2000	过氧化酶	PMN	1×10^6/ml	32	62	↓浓度、活力和 HOS
Kaleli，2000	过氧化酶	PMN	1×10^6/ml	72	219	↑浓度、HOS 和顶体反应
Sharma，2001	过氧化酶	PMN	1×10^6/ml	9	271	↑ ROS
Saleh，2002	过氧化酶	PMN	1×10^6/ml	33	48	↑ ROS 和 DNA 损伤，↓活力
Aziz，2004	过氧化酶	PMN	1×10^6/ml	36	56	↓精子结构完整性
Lackner，2008	过氧化酶	PMN	1×10^6/ml	21	99	未调查

a. 仅在根据果糖含量测定的精囊功能低下的情况下。

注：PMN. 多形核白细胞；HOS. 低渗肿胀；ROS. 活性氧；DNA. 脱氧核糖核酸。

改编自 Anderson DJ.The eect of genital tract infection and inflammation on male infertility. In: LI Lipshultz, SS Howards, eds. Infertility in the Male, 3rd ed. St. Louis, MO: Mosby Year Book, 1997: 326-35.

表 16.7 可育和不育男性精液中的白细胞亚群

	Wolff，1988	Wolff，1988	Kung，1993	Kung，1993	Tomlinson，1993	Aitken，1994
	平均值（±标准差）/射精[a] n=17（可育男性）	平均值（±标准差）/射精[a] n=51（不育男性）	平均值（±标准差）/射精[a] n=16（可育男性）	平均值（±标准差）/射精[a] n=51（不育男性）	平均值（±标准差）/ml n=229（不育男性）	平均值（±标准差）/ml n=120[b]（不育男性）
白细胞总数	1 636 365 (4 966 260)[c]	7 199 090 (19 612 917)	385 708 (343 191)[d]	385 513 (997 398)	132 800 (26 900)	391 900 (90 500)
粒细胞	1 348 160 (4 799 149)[c]	5 407 075 (16 387 801)	261 562 (384 941)	343 159 (482 179)	67 000 (14 600)	396 900 (76 000)
单核细胞/巨噬细胞	175 897 (288 476)	978 557 (1 788 724)	47 541 (146 258)	53 450 (137 152)	23 900 (3200)	38 300 (20 100)
$CD4^+$ T 淋巴细胞	9205 (13 804)	155 505 (555 658)	52 066 (105 511)	52 020 (103 149)	940（160）	60 600 (15 800)[e]
$CD8^+$ T 淋巴细胞	6250 (13 521)[c]	86 112 (211 047)	0（0）	6685 (26 637)	1170（180）	
B 淋巴细胞	2737 (6869)	88 634 (415 199)	28 427 (5744)	13 838 (46 811)	1620（460）	37 700 (9800)

a. 白细胞 / 射精 =[（白细胞 / 视野）/（精子 / 视野）]×（精子 / 射精）。

b. 对 91 名患者的白细胞亚型进行了进一步区分。

c. Wolff，1988：经 Kolmogorow-Smirnov 检验，可育组与不育组之间存在明显差异（$P < 0.05$）。

d. Kung，1993：可育组与不育组的白细胞升高率均无差异。

e. 仅包括 T 淋巴细胞总数，不包括 $CD4^+$ T 细胞或 $CD8^+$ T 细胞亚群。

改编自 Keck C et al. Seminal tract infections: impact on male fertility and treatment options. Hum Reprod Update, 1998, 4:891-903.

细胞机制和完整的血睾屏障可阻止对精子抗原的免疫反应。Wolff 和 Anderson 利用 mAb 对 17 名可育患者和 51 名不育患者精液中的白细胞亚群（粒细胞、单核细胞、$CD4^+$ T 淋巴细胞、$CD8^+$ T 淋巴细胞、B 淋巴细胞）进行了鉴定。研究表明，不育男性精液中的白细胞明显多于可育男性，其中粒细胞在两种情况下都是最普遍的亚群。不育男性精液中的粒细胞和 $CD8^+$ T 淋巴细胞也明显较多。最后，不育组中患有白细胞精液症的男性明显增多。总之，这些研究表明，生殖道和精液中白细胞浓度的增加与不育有关。图 16.2 详细介绍了白细胞亚群破坏正常精子发生和精子功能的多种机制。

一些学者指出，精液白细胞的存在与其他精液参数之间存在负相关。Wolff 及其同事报道，患有白细胞精液症的不育男性精液中的精子总数和活力参数（精子活力百分比、活力指数、活力精子总数和精子速度）减少。此外，Arata de Bellabarba 等发现，在不育男性的精液中，白细胞浓度与精子形态、活力和低渗肿胀呈负相关。其他研究者指出，只有在精囊功能障碍的情况下，白细胞精液症才会对精液参数产生不利影响。最近，Aziz 等证实，患有白细胞精液症的不育男性与无白细胞精液症的不育男性和可育对照组相比，精子活力和形态更差。作者还指出，白细胞浓度、精子活力和精子形态之间存在明显的负相

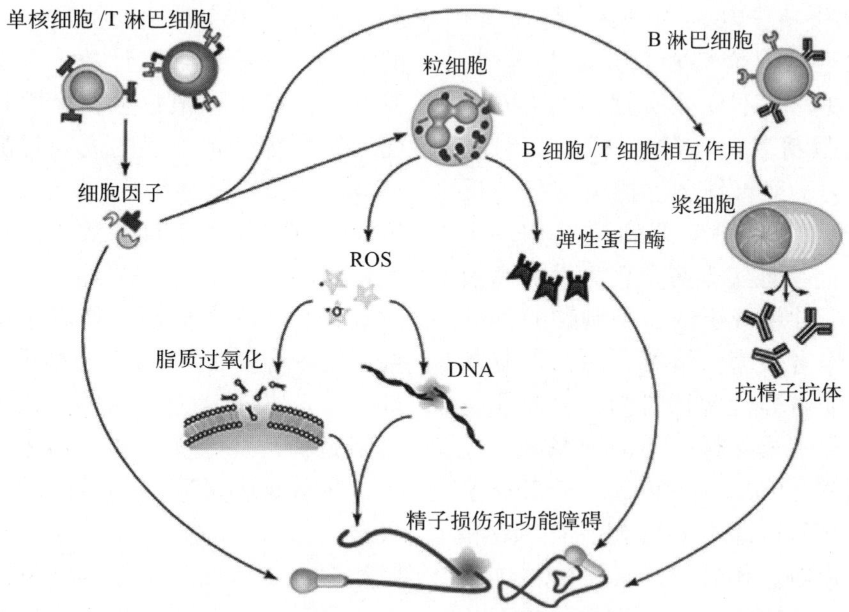

图 16.2　患有白细胞精液症的不育男性体内白细胞亚群相互作用的范例
改编自 Lipshultz et al. Infertility in the Male, 4th ed.

关。相比之下，Aitken 等指出，精液参数不会受到白细胞存在的负面影响，在评估洗涤精子的顶体反应和精子 - 卵母细胞融合时，精子功能也不会受到影响。只有当白细胞精液症持续存在于洗涤精子制品中时，精子功能才会受到负面影响，作者推测这可能是由于精浆的抗氧化特性在水洗样本中缺失所致。

除了对白细胞精液症进行更广泛的研究外，研究人员还专门调查了精液中粒细胞的浓度，因为粒细胞是患有白细胞精液症的可育和不育男性的主要白细胞亚群。Yanushpolsky 等报道，在 1710 对不育夫妇男性伴侣的精液样本中，粒细胞浓度＞ 5×10^5/ml 和 2×10^6/ml 分别与精子浓度和形态的显著差异有关。作者还发现粒细胞数量与每次射精中运动精子＜ 10^7 的样本百分比之间存在很强的相关性（$r = 0.94$；$P <$ 0.000 1）。Thomas 等的研究也证实了这些结果，他们发现在 79 名到不育诊所就诊的男性患者中，精液粒细胞浓度＞ 5×10^5/ml 和 1×10^6/ml 时，精子形态正常的比例明显低于精液粒细胞浓度低于上述值时的比例。作者还发现粒细胞浓度与正常精子形态之间存在负相关关系（$r = 0.27$；$P < 0.01$）。

除了白细胞对精子参数的影响外，一些学者还报道了白细胞对精子功能的不利影响。Berger 等首次报道，精液中的白细胞、粒细胞和淋巴细胞浓度都与精子穿透试验（SPA）结果异常（穿透卵子的比例小于 11%）有关。Maruyama 等对可育捐精者进行了研究，发现人类精子对无透明带仓鼠卵母细胞的穿透力在捐精者自身血浆纯化的白细胞存在的情况下会下降。有趣的是，在白细胞数＞ 3×10^6/ml 的不育患者中，穿透率随着精液白细胞的去除而增加。Aitken 等发现，在不孕不育诊所就诊的男性中，白细胞的浓度或总数与仓鼠卵母细胞穿透率之间没有相关性。然而，如上所述，白细胞污染洗涤精子制备物会显著降低卵母细胞穿透力，这表明精浆具有保护作用。白细胞精液症还可能影响精子的 DNA 片段，下文将对此进行详细介绍。

尽管有大量证据表明白细胞精液症

对精液参数和精子功能有不利影响，但一些研究发现情况恰恰相反。如上所述，Aitken等发现，在不育诊所就诊的120名男性中白细胞精液症（WHO标准）对精子形态、活力、卵母细胞穿透力或顶体反应没有影响。在两项单独的研究中，el-Demiry及其同事证实，与不育男性的精液相比，可育男性精液中的白细胞和粒细胞浓度更高。作者认为，精液中的白细胞既可能是一种非特异性防御机制，也可能是受损、死亡和不成熟精子的清除系统。在一项前瞻性研究中，Tomlinson等调查了白细胞对229名男性不育患者精液参数和妊娠结果的影响。作者发现，虽然粒细胞和巨噬细胞的浓度与精子头部受损的百分比呈负相关（分别为 $r = 0.17$，$P < 0.001$；$r = 0.15$，$P < 0.01$），但这些亚群和白细胞总数与精子活力或精子密度无关。事实上，白细胞与"理想形态"（形态指数）的百分比呈正相关。此外，精液中的粒细胞总数还能预测2年后的受孕情况。Kaleli等的研究也证实了这些结果，他们发现白细胞浓度与精子浓度和功能呈正相关。总之，这些研究结果表明，白细胞（尤其是粒细胞）对精子质量具有潜在的保护作用。

鉴于这些数据相互矛盾，白细胞精液症与男性生育能力和临床结果的临床相关性仍不明确。白细胞精液症对自然妊娠率和活产率的影响在很大程度上是未知的，这是因为缺乏数据，而且很难设计和开展试验来解决这个问题。不过，一些研究者已经研究了白细胞精液症对ART结果的影响。Cavagna等报道了100对接受ICSI的夫妇的妊娠结果。结果发现各组之间在受精、妊娠或活产方面没有差异。同样，Lackner等也发现75对接受ART的白细胞精液症夫妇（20对）和非白细胞精液症夫妇（55对）在精液参数、受精率或妊娠率方面没有差异。Ricci等使用流式细胞术测定了164对接受抗逆转录病毒疗法的夫妇的精液白细胞计数。作者报道，在受精率、胚胎移植数量和优质胚胎比例方面，有白细胞精液症的夫妇与没有白细胞精液症的夫妇没有差异。最近，在2019年，Castellini等综合了这些数据，对研究白细胞精液症与ART结果之间关系的病例对照研究进行了荟萃分析。作者再次发现，白细胞精液症对传统ART的结果（如受精和妊娠等）没有明显的负面影响。事实上，白细胞精液症与受精和妊娠之间存在正相关，尽管这种关联在随后的敏感性分析中失去了统计学意义。不出所料，关于白细胞增多症的诊断、临床意义和治疗的社会指南各不相同且不具体，这反映了数据的匮乏。

（二）氧化应激和活性氧种类

在过去的二十年里，有关氧化应激及其对男性生殖的多方面影响的论述已经很多。氧化应激是由氧和氧衍生物（ROS）介导的基本病理生理过程。ROS的主要例子包括过氧化氢、超氧阴离子、羟自由基、过氧自由基和次氯酸自由基。ROS被归类为自由基分子，因为它们含有一个未配对的电子。它们本身并不稳定，具有高度反应性。ROS在细胞信息传递系统中发挥正常的生理作用，这些分子对于正常生育相关的生理过程（如精子获能）是必需的。然而，在病理状态下，ROS固有的反应性会压倒内源性抗氧化系统，成为介导氧化应激诱导的细胞损伤的主要力量。氧化应激描述了这种ROS生成与抗氧化能力之间失衡的状态，它在心血管疾病、自身免疫性疾病和感染过程等多种疾病状态中表现突出。

在睾丸微环境中，有两种细胞群参与了ROS的内源性产生：精子和精液白细胞。在每种细胞类型中，都有负责产生较多ROS的亚群。未成熟精子往往比成熟精子产生更多的 ROS。有学者认为，这一发现可能会对男性的生育能力产生不利影响，因为未成熟精子会从生精小管迁移到附睾。在白细胞中，粒细胞负责大部分 ROS 负荷，这些细胞是精液环境中 ROS 的主要来源，其贡献量比精子大 1000 倍。

除了内源性产生外，ROS 的外源性来源比比皆是，外源性来源也会大大增加氧化应激。例如，香烟烟雾中含有多种致癌化合物，如芳香烃，这类物质不仅直接影响精子参数，还会增加氧化应激。有趣的是，在比较不育的吸烟者和不吸烟者时，Trummer 等发现吸烟者更容易出现白细胞精液症，这可能是吸烟导致氧化应激的多种机制之一。其他环境毒素，如重金属和双酚 A（BPA）及其类似物，也会诱发氧化应激，影响精子参数和功能。

氧化应激在男性不育中的发病机制主要有两种：精子膜功能障碍和 DNA 损伤。ROS 引起精子膜脂质过氧化（LPO），导致膜组成异常。这反过来又会导致轴索损伤和三磷酸腺苷（ATP）的消耗，从而导致精子活力受损。ROS 诱导的膜功能障碍也会损害精卵融合。此外，LPO 在受损和有缺陷的精子中似乎显著加速。

氧化应激通过多种途径造成精子 DNA 损伤。严重的氧化应激可导致精子端粒缩短，从而损害基因组的完整性。ROS 通常起源于线粒体，而线粒体 DNA 由于 DNA 修复能力差，特别容易受到氧化应激的影响。当精子受到大量线粒体 DNA 损伤时，它们就会失去完成凋亡的能力，从而导致射出精子中的 DNA 损伤持续存在。有大量数据表明，与对照组相比，不育男性精子 DNA 中的氧化应激和 DNA 损伤程度更高。Alvarez 等对患有白细胞精液症的男性受试者进行了研究，结果表明，与健康捐献者和无白细胞精液症的患者相比，这类患者精子 DNA 损伤显著增加。Erenpreiss 等也发现了类似的结果，指出与精液参数正常的白细胞精液症患者的精液相比，精液参数异常的白细胞精液症不育男性的精液与 DNA 损伤增加有关。

多项研究表明，白细胞诱导的氧化应激的有害影响会直接导致精液参数和精子功能受损（表 16.8）。如前所述，Aitken 等证明，白细胞产生的 ROS 会抑制 120 名不育男性精子制备过程中的卵母细胞融合。同样，Sharma 等利用 ROS- 总抗氧化能力（ROS-TAC）评分证明，在 271 名不孕不育诊所就诊的男性患者中，白细胞浓度与 ROS 之间存在中度相关性。一项类似的研究对患有和不患有白细胞精液症的不育男性进行了检查，也发现白细胞浓度与氧化应激之间存在相关性。作者指出，患有白细胞精液症的男性精子活力下降（可能是由于 LPO），DNA 损伤增加。在随后的多项研究中，Agarwal 等证实了 ROS 水平、精子 DNA 断裂和男性不育之间的显著关联。DNA 断裂本身就是氧化应激的主要后果，它与多种不良生育结果有关，包括受孕时间延迟、ART 失败和反复流产。

精浆似乎可以减轻 ROS 和氧化应激对精液参数的不利影响。Aitken 等对 66 名不育男性和 49 名健康捐精者进行了研究，发现未清洗精液样本中白细胞产生的 ROS 与精液参数或精子功能无关。与可育对照组的精浆相比，不育男性精浆中的总抗氧化能力较低，单个抗氧化剂水平较低，LPO 水平也相应较高，所有这些都表明这些变量在男性不育的发病机制中发挥作用。研究表明，添加精浆、内源性保护酶（超氧化物歧化酶、过氧化氢酶）和抗氧化剂可抑制 LPO 的后续损伤，在某些情况下，还可逆转 LPO 在体外诱导的功能障碍。Kovalski 等发现，在有活化白细胞存在的情况下，加入精浆可提高精子活力。总之，这些结果表明精浆对白细胞产生的 ROS 有

表 16.8 不育男性精液中白细胞浓度与活性氧生成的关系

参考文献	样本量	白细胞法	ROS 测定	相关性	相关结果检测
Aitken，1994	120	免疫组化	化学发光	在被白细胞污染的洗涤[a]精子制剂中 r=0.78（P < 0.001）	在不孕不育诊所就诊的患者中，洗涤过的精子制剂的白细胞污染导致卵母细胞穿透力下降
Aitken，1995	115	免疫组化	化学发光	完整精液样本中 r=0.729（P < 0.001） 洗涤后的精子制剂中 r=0.840（P < 0.001）	在不育受试者中，在完整的人类精液样本中检测到白细胞产生的 ROS，但精液参数或精子功能与 ROS 或白细胞数量之间没有显著相关性 在不育受试者中，与对照组相比，洗涤过的精子制剂中的白细胞导致活力下降、ROS 增加和 LPO 增加
Sharma，2001	271	过氧化物酶检测	ROS-TAC[b]	r= − 0.39（P < 0.001）	即使 WBC 远低于 1×10^6/ml，氧化应激也会随着 WBC 计数的增加而增加 氧化应激与精子浓度、活力和形态呈显著负相关
Saleh，2002	48	过氧化物酶检测	ROS-TAC	r= − 0.56（P < 0.001）	与未患有白细胞精液症的不育男性和对照组相比，患有白细胞精液症的不育男性的纯精子悬浮液（不含白细胞）中自发和诱导的 ROS 产生水平较高
Alvarez，2002	74	过氧化物酶检测	化学发光	r^2=0.64（P < 0.004）[c]	与未患有白细胞精液症的受试者或健康捐赠者相比，患有白细胞精液症的受试者表现出精子 DNA 损伤增加
Agarwal，2014	472	过氧化物酶检测	化学发光	未报告	患有低水平白细胞精液症的男性 [WBC（0.1 ～ 1.0）$\times 10^6$/ml] 比未患有白细胞精液症的男性具有更高的 ROS 水平；患有白细胞精液症（WBC > 1×10^6/ml）的男性具有最高的 ROS 水平
Homa，2019	496	过氧化物酶检测	化学发光	未报告	与未患有白细胞精液症的男性相比，患有白细胞精液症的男性氧化应激增加（无论精液参数正常或异常）

注：a. 不含精浆。

b. ROS-TAC 与氧化应激成反比，与化学发光法相比，与白细胞呈负相关。

c. 通过密度梯度离心分离出处于某一成熟阶段的精子。

ROS. 活性氧；LPO. 脂质过氧化；TAC. 总抗氧化能力；DNA. 脱氧核糖核酸；WBC. 白细胞。

防护作用。

除了氧化应激外，白细胞产生的一氧化氮（NO）和活性氮（RNS）构成了影响精子功能的另一种化学介质系统。精子能够产生 NO，而低水平的 NO 似乎对精子的正常生理功能（如获能、过度活化和顶体反应）至关重要。同样，体外研究表明，用低浓度硝普钠（一种 NO 供体）培养精子可增强精子活力并降低 LPO。然而，NO 也会与超氧阴离子发生反应，形成高活性氮物种，并可能因抑制细胞有氧呼吸而导致细胞毒性。高浓度的 NO 会对精子活力和功能产生不利影响。亚硝酸盐是 NO 的终产物，已被用于检测 NO 的产生。Nobunaga 等发现，与没有白细胞精液症的不育男性的精液和可育对照组的精液相比，患有白细胞精液症的不育男性精液中的亚硝酸盐水平明显升高。然而，Revelli 等报道，在不育诊所就诊的男性精液样本中发现，亚硝酸盐浓度与白细胞浓度或精子活力之间没有相关性。显然，NO 在正常精子生理过程中发挥着重要作用，但 NO 平衡的改变和 RNS 的产生在多大程度上导致了男性不育的病理生理学仍是未知数。

（三）弹性蛋白酶

尽管氧化应激是感染和炎症条件下精子损伤的主要机制，但白细胞还具有许多细胞损伤介质，可能会导致生育能力受损。弹性蛋白酶是粒细胞分泌的一种酶，是细胞外防御机制的一部分。Wolff 等的研究表明，在 118 名男性不育患者中，粒细胞弹性蛋白酶浓度与白细胞浓度呈正相关（$r = 0.755$）。此外，Rajasekaran 等发现，与可育对照组相比，粒细胞弹性蛋白酶在无白细胞精液症的不育男性中不升高，但在有白细胞精液症的不育男性中显著升高，这表明弹性蛋白酶与白细胞的存在直接相关。

精液弹性蛋白酶水平升高与精子参数受损和精子坏死（白细胞精液症）有关。Zorn 等发现，精液中颗粒细胞弹性蛋白酶的临界浓度为 290ng/ml 时，可准确预测白细胞精液症相关生殖道炎症（敏感度 79.5%，特异度 74.4%）。作者还指出，在 312 名男性不育患者中，弹性蛋白酶浓度与白细胞浓度之间存在正相关，但相关性较弱（$r = 0.330$）。尽管 Zorn 等发现粒细胞弹性蛋白酶与 ROS 浓度之间没有相关性，但 Henkel 和 Schill 在对 176 名不孕不育诊所就诊的男性患者的研究中发现弹性蛋白酶与 ROS 浓度之间存在正相关性（$r = 0.613$；$P < 0.0001$），而 Zorn 等则证明弹性蛋白酶与精子 DNA 损伤之间存在负相关（$r = 0.194$；$P = 0.024$），这表明弹性蛋白酶可能具有意想不到的保护作用。最近，这些作者研究了弹性蛋白酶对精子特征的影响。虽然弹性蛋白酶浓度与传统精液参数并无关联，但弹性蛋白酶的轻微升高确实会导致精子坏死和 DNA 变性的发生率升高。最终，还需要更多的研究来确定弹性蛋白酶在男性不育病理生理学中的确切作用以及潜在的治疗靶点。

（四）细胞因子

目前已发现大量人类细胞因子，它们作为免疫系统的主要分子调控因子发挥着重要作用。这些分子由多种细胞产生和分泌，包括 B 淋巴细胞、T 淋巴细胞、单核细胞、巨噬细胞、肥大细胞以及某些内皮细胞和基质细胞。细胞因子是一大类小肽，包括趋化因子、干扰素、白介素、淋巴因子和 TNF。虽然细胞因子无法穿过细胞脂质双分子层进入细胞胞质，但它们却能产生广泛的局部、区域和全身效应。例如，某些细胞因子会激活细胞增殖和炎症机制，最终导致氧化应激，而另一些则直接对抗炎症。多位学者已证实，在白细胞精液症的情况下，促炎细胞因子的表达会上调。Rajasekaran 等指出，与没有白细胞精液症的不育男性和可育对照组相比，不育男性精浆中的IL-2（激活并诱导辅助性T淋巴细胞增殖）和IL-8（粒细胞趋化因子）水平明显更高。作者还指出，IL-8（而非IL-2）与ROS水平显著相关（$r = 0.704$）。其他研究发现，患有白细胞精液症（主要是粒细胞）的不育男性体内IL-8水平升高，Shimoya等还进一步证实，IL-8与ROS水平有显著的相关性（$r = 0.704$）。

TNFα、IL-1和IL-6是与白细胞精液症的病理生理学有关的其他促炎细胞因子。与没有白细胞精液症的不育男性和可育对照组相比，患有白细胞精液症的不育男性中TNFα升高。多项研究表明，患有白细胞精液症的不育男性体内的IL-6浓度升高。Hill等报道，用TNFα和γ干扰素培养的精子显示出活力下降，Naz等和Eldamnhoury等发现，白细胞精液症男性体内TNFα和IL-6水平升高也与精子参数（浓度、活力、穿透力）下降有关。Moretti等研究了TNFα和IL-6与另一种炎症介质抗阻素的关系，发现抗阻素水平不仅与TNFα和IL-6水平相关，还与精子凋亡呈正相关，与精子活力呈负相关。在人群水平上，炎性细胞因子与男性生育能力之间似乎也存在相关性。对丹麦男性出生队列（Danish male birth cohort）中2140名男性的分析发现，在控制了潜在的混杂因素后，与其他男性相比，不育男性体内IL-6的水平更高。

在白细胞精液症中，并非所有促炎细胞因子都会对精子产生负面影响。例如，IL-12是一种由活化的巨噬细胞释放的促炎细胞因子，在男性不育中没有已知的作用。Huleihel等发现，可育男性和不育男性的IL-12水平没有差异，而Naz等的报道显示，与患有白细胞精液症的不育男性及未患有白细胞精液症的不育男性相比，可育男性的IL-12水平更高。然而，与未患有白细胞精液症的不育男性的精液和可育对照组的精液相比，患有白细胞精液症的不育男性精液中与单核细胞活性相关的其他信号分子，如单核细胞趋化和活化因子（MCAF）与组织因子（TF）可能会升高。

最后，某些细胞因子可拮抗炎症过程，起到调节免疫反应的作用。研究表明，在患有和未患有白细胞精液症的不育男性中，两种抗炎细胞因子IL-4和IL-10水平明显低于可育对照组。Zeinali等证实，在精索静脉曲张相关不育男性中，抗炎细胞因子IL-37上调，这可能是对这种情况下促炎细胞因子IL-18病理上调的一种生理反应。

上述研究表明，患有白细胞精液症的不育男性体内促炎细胞因子增多，可能会损害精子功能，并表明单核细胞和淋巴细胞在白细胞精液症的病理生理学中扮演着重要角色。这些细胞释放的细胞因子会激活免疫系统，特别是引发T淋巴细胞、B淋巴细胞、粒细胞和巨噬细胞的增殖和活化。最终，一连串的炎症变化导致精子功能受损。这些发现的确切临床意义尚不清楚。不过，多项研究表明，减少炎性细胞因子可能是运动等生活方式干预措施改善精液参数和生育能力的机制。

（五）抗精子抗体

在不孕不育诊所就诊的男性中，有3%～12%存在抗精子抗体（ASA）。据推测，ASA的产生源于患者体内的三个基本变化：血睾屏障破坏、精子抗原接种宿主及免疫抑制失效。生殖道感染，如急性和慢性前列腺炎，是众所周知的ASA产生的危险因素。最近，Jiang等进行了一项荟萃分析，结果表明有慢性前列腺炎病史的男性体内ASA水平较高，证实这可能是导致这些男性生育能力下降的一个机制。睾丸外伤或扭转、生殖道手术（睾丸活检、输精管结扎术、输精管结扎术翻转术）以及泌尿生殖道阻塞（射精管梗阻、先天性输精管缺失）都可能导致血睾屏障的破坏。ASA 可通过多种机制直接干扰受精：精子凝集、阻止宫颈黏液穿透、影响获能和顶体反应以及抑制精子与卵细胞的相互作用 / 融合。

由辅助性 T 淋巴细胞（Th 细胞）和 B 淋巴细胞（而非粒细胞）介导的体液免疫推动了 ASA 的产生，在不育患者 20% ～ 59% 的精液样本中都能检测到 B 细胞。在睾丸微环境中，IL-1、IL-2 和 IL-6 等细胞因子（上文已讨论）与 Th 细胞一起释放，可能会激活这些局部 B 细胞并使其分化为浆细胞，诱导 ASA 产生。

ASA 与白细胞精液症之间的关系仍不清楚。Wolff 等指出，在 179 名不育患者中，白细胞精液症与 ASA 之间没有关联，随后的研究也证实了这些结果。同样，Gonzalez 等的研究也表明，白细胞精液症与 ASA 之间总体上没有关联；然而，作者确实注意到，在精囊功能障碍的情况下，与白细胞精液症和精囊功能正常的患者或完全没有白细胞精液症的患者相比，患有白细胞精液症的不育患者的 ASA 明显增加。这表明精囊功能与免疫调节之间可能存在关联，但尚未完全阐明。

相反，Paschke 等在对 1189 名男性不育患者进行评估时发现，白细胞精液症与抗精子 IgG 和 IgA 抗体之间存在显著相关性。其他研究也报道了患有白细胞精液症的不育男性中 ASA 的高患病率，但只有 Omu 等区分了微生物和非微生物（特发性）病因，结果显示患有微生物性白细胞精液症的男性中 ASA 的患病率更高。最近，Eggert-Kruse 等证实，针对人类 60kDa 热休克蛋白（HSP60）的 IgA 抗体与白细胞精液症明显相关。热休克蛋白（HSP）是对环境应激做出反应的伴侣蛋白，是一种细胞损伤反应机制。针对 HSP 的抗体可能导致精子更容易受到氧化应激作用的影响，因此有可能导致不育。虽然 Eggert-Kruse 等报道抗 HSP60 抗体的存在与精液参数或精子功能异常无关，但 HSP 可能是白细胞精液症病理的另一个靶点。常规精液分析或精子功能测试可能检测不到 HSP 受损，但它可能导致细胞内对氧化应激的反应受损。

多项研究探讨了 ASA 对体外受精（IVF）和卵胞质内单精子显微注射（ICSI）术后结果的影响，但其与白细胞精液症的关系却没有很好的描述。Zini 等对 251 个 IVF 或 IVF/ICSI 周期进行了回顾性分析，通过混合凝集反应（MAR）测定了 ASA。26 名（10%）男性 ASA 检测呈阳性，且患有 ASA 和不患有 ASA 的男性受精率或临床妊娠率没有差异。该研究小组随后进行了一项荟萃分析，纳入了 16 项研究，结果再次证明 ASA 对 IVF 或 IVF/ICSI 结果没有显著影响，但指出结论受到所有纳入研究的回顾性的限制。最近，Lu 等研究了 544 对接受 IVF 或 IVF/ICSI 的不孕夫妇，发现患有 ASA 的夫妇在接受 IVF 时妊娠率较低（38.5% vs. 61.1%；P=0.02），活产率较低（20.5% vs. 42.5%；P=0.01），但在接受 ICSI 时未发现这些差异。

要点

- 睾丸是一个免疫豁免器官，由紧密连接的支持细胞组成，形成血睾屏障。
- 许多炎症介质，包括 ROS、弹性蛋白酶和细胞因子，都会对精子生成和精子功能产生负面影响，导致男性生殖潜能严重受损。
- 虽然 3% ～ 12% 的不育男性体内存在 ASA，但 ASA 在免疫介导的不育中的确切作用和意义仍不清楚。

第六节 白细胞精液症的检测

目前，世界卫生组织将白细胞精液症定义为每毫升精液中白细胞数量大于等于 1×10^6 个。这一建议源自 Comhaire 用于诊断男性附性腺炎（男性附属腺体炎症）的阈值：每毫升精液中过氧化物酶阳性白细胞数量≥ 1×10^6 个。自早期描述白细胞精液症以来，研究人员已开发出多种检测方法来识别和量化精液中的白细胞。这些检测方法大致基于组织学 / 形态学、免疫学技术或检测白细胞产物和炎症标志物（表 16.9）。

一、组织学 / 形态学

（一）圆形细胞计数

在考虑白细胞鉴定和量化时，“圆形细胞”的概念非常重要。圆形细胞指的是在相位显微镜下观察精液白细胞和未成熟生殖细胞时所具有的相似形态。Eggert-Kruse 等对 108 对不育夫妇中的男性进行了研究，结果表明大多数圆形细胞实际上是未成熟的生殖细胞，而白细胞的比例小于 5%（范围为 0 ～ 58%，中位数为 3%）。Sigman 和 Lopes 指出，在 627 名接受不孕不育评估的男性中，35% 的精液样本存在白细胞精液症，其中有过量的圆形细胞 [> 10 个 / 高倍视野（HPF）或 1×10^6/ml]。作者的结论是，大多数圆形细胞过多的患者没有白细胞精液症。然而，两者并不相互排斥。归根结底，仅通过相位显微镜对圆形细胞

表 16.9 白细胞精液症的实验室诊断

检查	描述	优点	缺点
组织学 / 形态学			
圆形细胞计数	在相位显微镜下鉴定圆形细胞	快速，简单	特异性差，因为生殖细胞也是“圆形细胞”
Bryan-Leishman 染色	白细胞特异性染色	—	会高估淋巴细胞，低估粒细胞。很少使用
过氧化物酶检测 /Endtz 试验	过氧化物酶染色，一种对粒细胞特异的酶	准确，与免疫组化有很好的相关性；WHO 推荐；灵敏度高	特异度低（58.8%）
免疫学技术			
免疫组织学	金标准；采用针对白细胞表面标志物的 mAb	高度准确、灵敏和特异	耗时且昂贵
流式细胞术	利用白细胞的光散射特性，结合白细胞标志物	准确，与过氧化物酶检测相关	耗时且昂贵
白细胞产物 / 标志物			
粒细胞弹性蛋白酶	测量弹性蛋白酶（一种白细胞特异性酶）	对活化白细胞的准确测量	可能是比实际白细胞计数更好的炎症指标
化学发光	活性氧的测定	活性氧的准确测定，与过氧化物酶检测高度相关	可能是比实际白细胞计数更好的炎症指标

注：WHO. 世界卫生组织；mAb. 单克隆抗体。

进行定量并不是确定白细胞精液症的准确方法。

（二）Bryan-Leishman 染色

Bryan-Leishman 染色法由 Couture 等于 1976 年开发。将 Bryan-Leishman 染色法与免疫组化法相比较，该方法高估了精液涂片中的淋巴细胞，低估了粒细胞。该染色法很少使用，在 WHO 手册推荐的白细胞精液症检测方法中也未被提及。

（三）过氧化物酶检测 /Endtz 试验

过氧化物酶检测或 Endtz 试验由 Endtz 于 1974 年首次描述。该试验可对粒细胞中的过氧化物酶进行染色，因此只能检测白细胞中的这一亚群。因为粒细胞通常是精液中最常见的白细胞，过氧化物酶检测在临床上具有实用性，并被 WHO 推荐用于粒细胞检测。

Potlich 等针对 87 名接受不孕不育评估的男性和 25 名对照进行了研究，结果表明过氧化物酶检测和免疫组织学方法在白细胞计数方面有很强的相关性（$r = 0.70$，$P < 0.000\ 1$）。不过，作者指出，通过免疫组织学方法检测到的白细胞浓度明显高于过氧化物酶检测到的白细胞浓度。事实上，在用过氧化物酶检测的样本中，有 8.9% 的样本检测出了白细胞精液症，而用免疫组织学方法检测时，这一数字上升到了 15.2%。总体而言，与免疫组织学的“金标准”相比，过氧化物酶检测的灵敏度为 58.8%，特异度接近 100%。

二、免疫技术

（一）免疫组织学

白细胞检测和定量的“金标准”是免疫组织学。免疫组织学采用针对白细胞表面标记的 mAb。例如，针对普通白细胞抗原 CD45 的抗体可检测粒细胞、巨噬细胞和淋巴细胞。此外，针对白细胞亚群特异性细胞标记的 mAb（如 CD15，可检测粒细胞）也可用于检测白细胞。mAb 染色标本的可视化方法通常采用阳性细胞与阴性细胞之间的直接颜色对比（如阳性红色与阴性蓝色）。另一种方法是免疫荧光（mAb 染色细胞发出彩色光）。总之，免疫组织学是检测和量化白细胞最准确的方法。

（二）流式细胞术

流式细胞术与 mAb 结合使用时，可对稀少的白细胞亚群进行快速分析而无须纯化程序。白细胞、单核细胞和粒细胞是利用白细胞的光散射特性和白细胞标记抗体 CD45 的密度来区分的。CD45 对粒细胞的亲和力较低，对单核细胞的亲和力较高，而对淋巴细胞的亲和力最高。Ricci 等的研究表明，流式细胞术（使用抗 CD45 和 CD53 的 mAb）、过氧化物酶检测（$r = 0.619$，$P < 0.001$）和弹性蛋白酶检测（$r = 0.542$，$P < 0.001$）之间存在很强的相关性。与流式细胞术相比，过氧化物酶检测白细胞精液症的敏感度为 58.8%，特异度为 92.8%，而弹性蛋白酶检测的敏感度为 78.8%，特异度为 75%。

三、白细胞 / 炎症标志物的产物

（一）弹性蛋白酶

粒细胞弹性蛋白酶是一种活化的粒细胞特异性酶，可通过免疫测定法在新鲜或冷冻解冻的精浆中检测到。弹性蛋白酶水平一般分为三组：< 250ng/ml 为无炎症；250 ～ 1000ng/ml 为中间范围；> 1000ng/ml 为生殖道炎症。Wolff 等发现，使用 ELISA 检测弹性蛋白酶与免疫组化方法检测粒细胞密切相关。同样，Zorn 等也发现弹性蛋白酶检测与过氧化物酶检测定义的白细胞精液症之间存在很强的相关性。Henkel 等发现粒细胞弹性蛋白酶与 ROS 生成之间有很强的相关性（$r = 0.613$，$P < 0.001$）。同样，粒细胞弹性蛋白酶评估也能客观测量活化的精液粒细胞。不过，使用酶联免疫

吸附法的成本较高，可能会影响其使用。此外，弹性蛋白酶可指示男性附性腺炎，因此可能是比精液白细胞计数更好的炎症指标。

（二）化学发光

化学发光（CL）是一种间接检测白细胞的方法，因为它可以量化白细胞产生的ROS。化学发光的最基本形式是使用分子探针（发光酚），在ROS存在的情况下发光。发光计测量并量化这一信号，该信号与ROS的数量成正比。Leino等证明了化学发光和过氧化物酶法检测白细胞的高度相关性（$r = 0.932$，$P < 0.001$）。该技术的局限性包括化学发光仅基于活细胞的代谢产物以及发光仪价格较高，这可能会影响该检测方法的广泛使用。

上述试验展示了鉴别白细胞精液症的各种方法。过氧化物酶检测和粒细胞弹性蛋白酶检测似乎是检测白细胞精液症的有用筛选方法。要对白细胞精液症进行更仔细的评估，免疫组化是一种非常准确的白细胞检测方法，更及时，但成本也更高。

第七节 白细胞精液症的治疗

白细胞精液症的确切治疗指征尚存争议。如上所述，有关白细胞精液症对精子参数和妊娠率的最终影响的数据并不明确，因此治疗的指征和目标也不明确。社会指南也反映了这种模糊性。Brunner等回顾了三大泌尿外科学会的白细胞精液症指南。美国泌尿外科学会/美国生殖医学学会（AUA/American Society for Reproductive Medicine）的指南未对白细胞精液症的治疗做出任何评论。中华医学会泌尿外科分会（CUA）指出，白细胞精液症不需要治疗，但这种情况值得考虑——未提供更多建议。最后，欧洲艾滋病联盟（EAU）指出，抗生素治疗可提高精子质量，但没有足够的数据表明这种提高可转化为受孕机会的提高。同样，如前所述，有多项研究表明，白细胞精液症对ART的结果影响不大。然而，鉴于下文概述的白细胞精液症潜在治疗方法的成本和发病率相对较低，一些临床医生可能会在不育患者中采用药物治疗白细胞精液症。

保护精子免受白细胞潜在有害影响的治疗方法有多种。4种主要的药物治疗方法包括：治疗临床或亚临床感染的抗菌疗法、抗炎药物[如环氧合酶2(COX-2)抑制剂]、减少相关氧化应激的抗氧化疗法以及稳定肥大细胞的抗组胺药。

一、抗生素

大量证据支持使用抗生素来减少白细胞精液症。除了治疗感染外，治疗的目的还在于通过提高精子速度、精子浓度、活力和活动精子总数来恢复精子质量。Branigan等对病程至少1年的特发性不育男性进行了一项前瞻性队列研究。然后将患有和未患有白细胞精液症的男性随机分配到未治疗组或治疗组，治疗组接受100mg多西环素治疗，每天2次，连续7天，随后每天1次，每次100mg，连续21天。建议男性频繁射精（至少每3天1次）。作者发现，对治疗有反应的白细胞精液症男性的女性伴侣的妊娠率（6个月内）为53%，明显高于对治疗无反应的白细胞精液症男性（6%）、未接受治疗的白细胞精液症男性（6%），甚至高于无白细胞精液症的男性（12%）。各组间或治疗前后的精子参数没有差异。作者总结，对抗生素治疗有反应的白细胞精液症提示有细菌病因，这部分白细胞精液症患者在接受抗生素治疗后妊娠率可能会明显提高。

Yamamoto 等研究了 263 名到不孕不育诊所就诊的男性，其中 48 人的前列腺分泌物中白细胞计数＞ 10 个 /HPF，精液中白细胞数量＞ 1×10^6/ml。这些男性被随机分为 3 组：①不治疗；②服用三甲氧苄青霉素 80mg、磺胺甲噁唑 400mg，口服，每天 2 次；③服用三甲氧苄青霉素 80mg、磺胺甲噁唑 400mg，口服，每天 2 次，并要求在一个月内至少每 3 天射精 1 次。治疗 1 个月后，56% 的第 2 组男性和 76% 的第 3 组男性的白细胞精液症得到了缓解，而第 1 组仅为 6.7%（第 2 组与第 1 组相比，$P < 0.05$；第 3 组与第 1 组相比，$P < 0.01$）。

Omu 等研究了抗生素对患有白细胞精液症和（或）菌精症的不育男性的精液参数、精液总抗氧化活性、维生素 A 和维生素 E、Th 细胞的细胞因子和 ASA 的影响。患者被分为 3 组：①有精液细菌的白细胞精液症患者；②无精液细菌的白细胞精液症患者；③可育对照组。在使用抗生素治疗之前，可育对照组的精子浓度和精子活力明显高于 2 组白细胞精液症患者。此外，对照组的总抗氧化活性最高 [（3.2±1.4）mmol/L]，纯白细胞精液症组较低 [（1.7±1.3）mmol/L]，而菌精症和白细胞精液症组最低 [（1.1±0.3）mmol/L]。同样，菌精症和白细胞精液症男性的炎性 Th 细胞的细胞因子（IL-8 和 IL-2）明显高于对照组，而对照组的抗炎性 IL-4 水平较高。患有菌精症和白细胞精液症的组别比仅患有白细胞性精液症的组别更易患 ASA。第一组患者接受了抗生素治疗，治疗后，作者发现精子浓度和活力有了明显改善。抗生素治疗还提高了总抗氧化活性（$P < 0.02$），降低了 IL-2（$P < 0.03$）和 IL-8（$P < 0.05$）水平，但增加了 IL-4 水平（$P < 0.01$）。ASA 水平没有差异。作者总结说，抗生素治疗可减少促炎细胞因子和氧化应激，从而使患者受益。

尽管这些试验确实显示了抗生素对解决白细胞精液症、改善精液参数和提高妊娠率的有益作用，但仍有一些要点值得注意。这些试验使用了基本的组织学方法，而不是过氧化物酶或 mAb 染色法来识别白细胞。此外，白细胞精液症的病因也很重要（如感染、细菌、自身免疫）。Branigan 等没有对患有和不患有菌精症的男性进行区分，而 Omu 等只对患有白细胞精液症和菌精症的男性进行治疗，而没有对仅患有白细胞精液症的男性进行治疗。

Yanushpolsky 等进行了一项前瞻性随机对照研究，研究对象是患有白细胞精液症的男性及其伴侣，他们都曾有不明原因的不育，但没有生殖器感染的证据。白细胞精液症的鉴定按照世界卫生组织的标准进行，使用过氧化物酶检测。受试者被随机分配到 3 组中的一组：①患者及其伴侣口服 100mg 多西环素，每天 2 次，共 14 天；②患者及其伴侣口服三甲双胍 160mg/ 磺胺甲噁唑 800mg，2 次，共 14 天；③患者不接受任何治疗。作者发现，接受抗生素治疗的两组患者的白细胞计数在统计学上没有明显差异。此外，他们还发现在抗生素治疗后精液参数也没有统计学意义上的改善，尽管他们没有对妊娠结果进行研究。因此，作者得出结论：抗生素治疗对无症状的男性白细胞精液症患者并无益处。

Erel 等对 70 对不育夫妇的男性伴侣进行了随机对照试验。通过过氧化物酶染色法检测到白细胞精液症（＞ 1×10^6 WBC/ml）后，受试者被随机分配到 3 组中的任一组：①安慰剂组；② 100mg 多西环素组，每天 2 次，共 10 天；③ 100mg 多西环素组，每天 2 次，共 10 天，外加 2 次 0.5g 头孢曲松肌内注射。治疗后，与基线相比，第 2 组和第 3 组的白细胞计数有明显的统计学下降。不过，在 4 周的时间里，治疗组与对照组在解决白细胞精液症方面没有统计学差异。此外，抗生素治疗并未改善精子浓度、活力或形态。这表明，虽然抗生素可能有助于改善精液中白细胞的浓度，但治疗并不能改善无症状白细胞精液症男性的精液参数。

Yanushpolsky 等和 Erel 等的研究都发现抗生素治疗对无症状白细胞精液症没有益处，这两项研究设计合理，解决了上述研究在方法上的一些缺陷。除了这些研究主张不治疗这种疾病外，重要的是要考虑到使用抗生素并非没有风险。许多抗生素都被认为会对生育状况产生负面影响。硝基呋喃类、大环内酯类、氨基糖苷类、四环素类和磺胺类药物都与不育有关。Schlegel 等认为，在 10% ～ 15% 的原发性不育夫妇中，抗生素的使用等外在因素可能起了作用。除了对生育的影响外，抗生素的副作用也非常广泛，在极少数情况下会导致严重的不良反应，如艰难梭菌性结肠炎、史蒂文斯 - 约翰逊综合征等。

总之，尽管有大量相关的已发表文献，但抗生素治疗孤立性白细胞精液症的疗效仍然存在疑问。

二、抗炎药物

相当一部分患有白细胞精液症的男性并无生殖道感染，因此这是一种明显的炎症性疾病。事实上，Hagan 等发现，在患有白细胞精液症的男性中，COX-2 等促炎症指标上调。因此，抗炎药物可能在治疗男性白细胞精液症中发挥作用。Lackner 等进行了一项前瞻性非随机研究，探讨了在 12 名非细菌性白细胞精液症患者中使用 COX-2 抑制剂的情况。作者发现白细胞浓度从 5.5×10^6/ml（四分位数范围 3.3 ～ 6.8）降至 1.0×10^6/ml（四分位数范围 0.3 ～ 2.0）（$P < 0.001$）。此外，精子数量明显增加，但活力和形态并未改善。Gambera 等对罗非昔布治疗 47 名患有非细菌性白细胞精液症和不育的男性进行了一项前瞻性、非随机研究。经过 30 天的治疗，作者发现精子活力和精子形态得到了改善，相应的自然妊娠率为 15.8%。虽然这些研究规模较小，但综合结果表明 COX-2 抑制剂对非细菌性白细胞精液症患者具有潜在的治疗作用。

最近，Kavoussi 等研究了布洛芬对白细胞精液症的影响。在一项回顾性分析中，64 名患有白细胞精液症的男性接受了布洛芬 600mg、每 8 小时一次、为期 3 周的治疗，治疗后精液量、精子浓度和活力以及活动精子总数均无变化。作者没有报道治疗后白细胞精液症的缓解情况或妊娠结果。由于该研究的样本量较小、队列不均匀（部分男性的精液培养呈阳性）、为回顾性研究设计，且缺乏结果报告，因此很难从中得出任何结论。

三、抗氧化剂

鉴于越来越多的证据表明氧化应激在男性不育（一般而言）和白细胞精液症的病理生理学中扮演着重要角色（具体而言，多位学者建议使用抗氧化剂治疗白细胞精液症），Vicari 等对患有慢性细菌性前列腺包膜附睾炎（PVE）的男性进行了一项前瞻性研究。同时，受试者还患有中位持续时间为 7 年的不育，以及符合世界卫生组织标准的持续性白细胞精液症。受试者被随机分配到 4 组中的一组：① 4 个月的左旋肉碱疗法；② 4 个月的非甾体抗炎药（NSAID）疗法；③ 2 个月的非甾体抗炎药疗法，然后 2 个月的左旋肉碱疗法；④ 4 个月的非甾体抗炎药和左旋肉碱疗法。治疗后，作者发现与治疗前的数值相比，各组的精子存活率都有所提高，精液中的白细胞浓度也有所降低。有趣的是，第 3 组不仅精子存活率最高，而且是唯一一个前向运动能力显著增强的治疗组。在第 3 组中观察到的这些作用与 ROS 产生的最高减少来补充。第 4 组在使用非甾体抗炎药的同时使用左旋肉碱，在减少 ROS 方面效果较差。最后，或许也是最重要的一点，第 3 组的妊娠率最高（$P < 0.01$）。虽然有关左旋肉碱用于男性不育的文献总体上令人失望，但这项研究表明，在使用非甾体抗炎药预处理后使用左旋肉碱可能有助于优化精液参数，这可能是通过减少 ROS 实现的。

Piomboni 等使用 β- 葡聚糖、乳铁蛋白、木瓜、维生素 C 和维生素 E 联合治疗 51 名患有白细胞精液症和无精液症的男性。治疗 90 天后，精子形态和活力得到改善，白细胞精液症也随之减少。

与抗生素和抗炎治疗的情况一样，目前还没有足够的数据建议对患有白细胞精液症的男性进行抗氧化治疗。还需要进一步的研究来确定对这些男性进行治疗是否合适。

四、抗组胺药

作者 Oliva 和 Multigner 对 55 名患有白细胞精液症（白细胞计数 $> 1 \times 10^6$/ml）的男性进行了一项抗组胺药与酮替芬治疗的开放性非随机研究。酮替芬是一种抗组胺类药物，具有稳定肥大细胞的作用，可抑制白细胞脱颗粒和炎症介质的释放。在服用酮替芬 12 周后，发现这些男性的精液白细胞计数减少。作者报道，服用酮替芬 4 周、每天 2 次、每次 1mg 后，白细胞从 5×10^6/ml（四分位数范围 2 ～ 6）降至 0/ml（$P < 0.000\ 1$）。治疗后，精子活力和精子形态与治疗前相比有明显改善。作者发现，经过 12 周的治疗后，精液量、精子浓度和精子数量没有任何差异。

要点

- 治疗男性白细胞精液症的 4 种主要药物疗法是：治疗临床或亚临床感染的抗菌疗法、抗炎药物、抗氧化疗法和抗组胺药。
- 尽管每种方法都有小规模的研究支持，但有关这些疗法对生育结果影响的数据尚不确定。

第八节　脊髓损伤与白细胞精液症

美国每年新发脊髓损伤（SCI）病例超过 10 000 例，其中大多数受害者为育龄期男性。勃起功能障碍、射精功能障碍和精液质量差，脊髓损伤导致生育能力受损。无论 SCI 的程度和范围如何，男性 SCI 患者的精液分析通常显示精子数量正常，但活力和存活率下降。尽管关于精子损伤的病因存在大量争议，但观察到的不良变化可能是多因素的，继发于精子和精液淤积、阴囊高热、尿路感染（UTI）、射精时尿液反流、睾丸萎缩、下丘脑 - 垂体 - 性腺轴功能障碍、精液成分异常和白细胞精液症。

Aird 等将通过电射精（前向和逆行）获得的 9 名慢性 SCI（超过 1 年）男性的精液与健康供体的精液进行了比较。作者使用针对白细胞的 mAb 得出结论，患有 SCI 的男性精液中白细胞比例的增加是伴随尿路感染的结果，尤其是在逆行样本中。此外，运动能力的损害与白细胞的数量无关。最后，粒细胞和巨噬细胞是主要的白细胞亚型，患有 SCI 的男性精液中的白细胞比例与 SCI 的程度、范围或持续时间无关。值得注意的是，逆行精液样本的质量被认为不如顺行样本。在一项类似的研究中，Trabulsi 等将 17 名无 UTI 的 SCI 男性患者的逆行精液样本（电射精）与年龄匹配的对照组进行了比较。作者报道，与对照人群的精液相比，男性 SCI 患者精液中白细胞总数与精子比率、粒细胞与精子比率以及巨噬细胞与精子比率均显著升高。尽管这项研究表明，在没有尿路感染的情况下，男性SCI患者精液中的白细胞增加，但尚未评估白细胞增加对精液参数和精子功能的影响。Basu等还研究了12名无UTI的男性SCI患者的前向运动精液样本，并与8名年龄匹配的健康对照者的样本进行了比较。与前述研究中的调查人员不同的是，作者采用阴茎振动刺激而非电射精来采集男性SCI患者的精液，因为电射精与精液质量下降有关。作者采用流式细胞术检测精液中的白细胞，发现两组患者的精子浓度相似，但与对照组相比，男性SCI患者精液中精子的活力和存活率都有所下降。男性SCI患者的白细胞也明显增多，其中主要是活化的Th细胞。男性SCI患者精液中成熟粒细胞也明显升高。

如本章前文所述，白细胞诱导的精子损伤可能是由ROS介导的。有趣的是，de Lamirande等证实，与未患有SCI的不育男性和健康对照组相比，SCI男性精液中的ROS水平更高。

此外，在SCI男性中，精子活力百分比与ROS呈负相关。Padron等也证实了这些数据，他们发现与健康对照组相比，男性SCI患者精子活力下降、精子形态受损、精液白细胞增加、ROS升高。男性SCI患者精液中的ROS水平也与精子活力呈负相关（$r = 0.46 \sim 0.49$，P=0.02）。最近，Vargas-Baquero等比较了男性SCI患者与精子正常的可育捐献者的精液参数，发现男性SCI患者不仅白细胞精液症的比例较高，而且促氧化能力和精子DNA碎片率也较高。这些研究共同表明，ROS在白细胞引起的男性SCI患者精子损伤中扮演着重要角色。

总之，这些数据表明，白细胞浓度异常是男性SCI患者精液中的常见现象。虽然白细胞精液症的病因和具体病理生理影响尚不清楚，但白细胞浓度升高可能会通过产生ROS对精子的活力和存活率产生不利影响。Randall等报道，同时患有SCI和白细胞精液症的男性前列腺并没有出现更多的炎症变化，这表明前列腺并不是精液白细胞的来源。事实上，与SCI相关的其他生殖道变化可能是白细胞反应的驱动因素。

第九节 前列腺炎、男性不育和白细胞精液症

围绕前列腺炎及其对男性生育能力的潜在影响这一话题存在很多争议。这种争议在很大程度上是由于各种研究采用了不同的分类系统和诊断方法。在美国国立卫生研究院（NIH）制定分类系统之前，一些研究表明患有CP/CPPS的男性精液参数会降低。Christiansen等报道，慢性细菌性前列腺炎患者的精子浓度、活力、形态和存活率均较对照组降低，白细胞精液症的发生率也较对照组升高（$P < 0.001$）。然而，白细胞精液症并不能预测精液质量异常。Leib等也证实了这些数据，他们还注意到CP/CPPS患者的精子活力和形态下降，白细胞浓度高于对照组（$P < 0.05$）。相比之下，Krieger等研究了非细菌性前列腺炎（NBP）和前列腺增生症（Pd）患者精液参数的差异。作者只注意到非细菌性前列腺炎患者的精子活力低于前列腺增生症患者。相反，Weidner等则报道慢性细菌性前列腺炎（CBP）、NBP、Pd患者和对照组患者的精液参数没有差异。然而，CBP和NBP患者的白细胞明显增加（$P < 0.001$）。

自美国国立卫生研究院引入该分类法以来，多位学者重新探讨了这一话题。这些研究大多集中在Ⅲ型前列腺炎或CP/CPPS上。Pasqualotto等证实，与对照组相

比，患有Ⅲ型前列腺炎的男性精液氧化应激升高。此外，只有白细胞精液症的Ⅲ型患者的精子活力才会受损。Menkveld 等的研究表明，Ⅲ型前列腺炎患者的精子浓度、活力、存活率或形态与对照组没有差异。然而，进一步的形态学调查显示，与对照组相比，ⅢA 型前列腺炎男性患者的精子形态明显变长。综上所述，继发于前列腺炎症的氧化应激升高可能是前列腺炎相关性不育的机制之一。这与ⅢA 型前列腺炎尤其相关。然而，Ludwig 等发现Ⅲ型前列腺炎患者的白细胞精液症与精液参数受损之间没有关联。Motrich 等最近的一项研究表明，对前列腺抗原的自身免疫反应可能会导致Ⅲ型前列腺炎的男性不育。

最近的两项荟萃分析综合了有关慢性前列腺炎对精液参数影响的数据。Fu 等分析了 12 项研究，其中包括 999 例前列腺炎病例和 455 例对照。他们发现，与对照组相比，患有 CP/CPPS 的男性精液参数（包括精子浓度、前向活力和形态）较低，但精子总数没有差异。患有前列腺炎的男性精液量较高。Condorelli 等研究了 3241 名男性（CBP：n = 381；CP/CPPS：n = 1670；对照组：n = 1190）。同样，他们发现患有前列腺炎的男性精子浓度、活动力和形态都较低。与 Fu 等不同的是，他们发现患有 CP/CPPS 的男性精液量较低。

尽管这些研究表明 CP/CPPS 与精液参数有关，但目前还没有研究探讨前列腺炎对妊娠结果的影响。我们需要进一步研究 CP/CPPS 与男性不育之间的关系。

第十节　结　论

在本章中，我们概述了炎症和感染对男性生殖功能影响的最新进展。迄今为止，感染、炎症和男性生育能力之间的复杂关系尚未完全阐明。文献表明，许多生物体对男性生殖系统具有致病性，有时会使男性的生育能力严重和永久性地受损。大量研究还表明，细胞因子的释放会刺激 B 细胞产生 ASA，刺激粒细胞产生 ROS 和弹性蛋白酶，从而对精液质量和精子功能产生不利影响。生殖道感染和炎症患者的病因和对治疗的反应各不相同。尽管本章已报道了许多描述各种疗法治疗效果的出色研究，但仍需要更多明确界定患者人群的前瞻性随机临床试验，以帮助明确哪些疗法真正有效且具有成本效益。

（代恒恒　译）

第三部分

男性不育的实验室诊断

第 17 章

男性不育的实验室评价

J. Scott Gabrielsen

第一节　引　　言

精子对生育至关重要。因此，经正确方法采集的精液进行精液分析是实验室评估不育男性的基石。结合病史和体格检查，精液分析可以提示不育的病因，并为临床医生的诊断和治疗提供依据。本章将论述并解读精液常规分析的组成部分，以及常见的辅助精液检查、激素和基因检测。

第二节　精液分析

总则

精液参数在种族和个体水平上都具有高度的异质性，精液样本的采集和分析方法可直接影响分析结果。为了使检验结果标准化并便于操作，世界卫生组织（WHO）自 1980 年以来在《WHO 人类精液检查和处理实验室手册》中提供了精液检测指南。2010 年发布的《WHO 人类精液检查和处理实验室手册》（第 5 版）以能在 12 个月内使配偶自然受孕的男性精液参数作为参考，并提供了精液分析的参考值范围（表 17.1），将被检男性精液参数与参考值范围比较时，要求其精液采集和分析方式与参考组相似。

精液采集应禁欲 2 ～ 7 天，在男科实验室 / 门诊通过自慰方式进行，并在射精后 30 分钟内开始分析。由于一些参数具有时效性，因此首选在门诊采集。然而由于环境不适、实验室附近缺乏收集设施，或者对自慰行为有道德方面或其他方面的异议，部分男性无法采集到精液样本。在这些情况下，男性可选择在家中通过自慰方式或使用专用避孕套进行精液样本采集。但在评估结果时，需考虑到非标准的收集条件，且不得使用普通的乳胶避孕套和体外射精的方式进行精液样本采集。采集精液的样本容器应由实验室提供或经批准使用，因为有些收集容器可能对精子具有毒性，并对结果产生负面影响。在家采集的精液样本应注意保温（在室温和体温之间），并在 60 分钟内送检。

有学者报道，通过自慰方式在门诊采集的精液样本质量通常不如在家采集的样本，而在家通过自慰方式采集的精液样本质量可能低于通过性交（使用专用避孕套）采集的样本质量，但并不是所有的研究都观察到了精子数量的显著性差异。性刺激可增加在临床采集的隐匿精子症男性精液样本中发现精子（特别是运动精子）的可能性，尽管不是所有的学者都认同这一观点，但这些数据表明，性刺激程度和性高潮质量可能影响精液质量。尽管如此，在评估不育男性时，这些差异在很大程度上是无关紧要的，因为参考范围只能有效地应用于通过类似的方法采集的精液样本（即在临床机构通过自慰方式收集）。事实上，采集精液样本进行分析的禁欲时间(2 ～ 7 天)与建议备孕夫妇在受孕窗口期每天或隔天进行性生活的要求大相径庭。因此，确定禁欲期及严格的精液样本采集建议是为了与已被证明有生育能力的男性进行比较，而不是准确了解在备孕期间射精的精液质量。

患者和临床医生经常将精液分析标准的参考范围混淆为“正常”范围。因此，需要强调的是，参考范围是通过统计学方法定义的，代表了特定人群中特定检测值95% 的可信区间。在 WHO 第 5 版指南中使用的近 2000 例精液分析结果是来自 12 个月内能让配偶自然受孕的男性精液。有两个要点：①这些范围是基于已知具有生育能力的男性，并不代表不育的男性；②根据定义，已知这些具有生育能力的男性中有 5% 低于参考范围的下限。因此，在评估不育男性时，“正常”的精液参数不代表男性具有生育能力，而“异常”的精液参数也不代表是男性不育。事实上，在可生育和不育男性之间的精液参数分布有较大的重叠性。尽管如此，研究发现，随着低生育类 [如精子浓度＜ 13.5×10^6/ml、精子活力 ＜ 32%，正常形态精子＜ 9%（根据研究人群严格按照 Kruger 标准）] 参数数量的增加，不育的发生率显著增加，但没有任何参数的组合能确诊不育。因此，虽然精液分析通常不能直接确诊，但可以为临床诊疗提供依据，提示受孕的可能性，确定是否需要进行辅助生殖技术及其类型，并可用于疗效判断。

表 17.1 根据 WHO 第 5 版指南确定的可生育男性精液参数的参考限值

参数	参考值范围	定义	
标准报告值			
精液体积	1.5 ～ 5.0ml	无精液症	无射精
		精液量减少	精液体积＜ 1.5ml
		精液量增多	精液体积＞ 5.0ml
精子浓度	≥ 15×10^6/ml	无精子症	在两次单独的离心后精液标本沉淀物中未发现精子
精子总数	≥ 39×10^6/ 每次射精	隐匿精子症	精子仅在离心后精液标本沉淀物中发现
		严重少精子症	精子浓度＜ 5×10^6/ml
		少精子症	精子浓度＜ 15×10^6/ml
精子总活力	≥ 40%	弱精子症	精子总活力＜ 40%
前向运动精子	≥ 32%		
精子形态	≥ 4%	畸形精子症	正常形态精子率＜ 4%
其他指标			
精液 pH（共识）	≥ 7.2		
精子存活率	≥ 58%	死精子症	只有死精子存在
精液白细胞	≤ 1×10^6/ml	脓性精液	精液白细胞＞ 1×10^6/ml
精浆果糖	≥ 13μmol		

注：参见参考文献 [1]。

此外，还需要注意一点，用于确定精液参考值范围的分析数据大多来自北美和欧洲男性。然而精液参数具有种族和地区差异性，因此，WHO 建议各实验室制定自己的参考范围来反映他们所提供服务的特定人群的标准。

即使严格控制了禁欲时间，精液参数在个体内和个体间也有很大的差异性，且因季节和许多其他因素而发生变化。因此，通常建议至少间隔 1 个月进行两次精液分析，以确定个体的基本数据。一项针对至少具有两次精液分析数据的男性的大型研究发现，有 27% 的患者在第一次检测正常但在第二次检测中出现异常，有 23% 的患者在第一次检测异常但在第二次检测中正常。总体一致性为 51%，只有 40% 的人在重复检测中出现了同样的异常。在同一精子捐献者提供的超过 20 次的精液样本中，只有不到一半的检测结果在均值的 20% 以内波动。因此，如果第一次和第二次精液检测结果高度不一致，则可能需要追加精液样本进行分析。然而，如果两次检测的结果都显著高于参考范围下限，那么第二次检测的临床意义仍不明确。

第三节　肉眼观察

一、外观

射精后，精液迅速凝固成灰白色的胶状物。由精囊产生的凝固蛋白介导了精液的凝固过程。因此，凝固不良往往与精囊的功能下降或梗阻有关。精液液化通常会形成薄而稀的液体，但在液体中也可发现胶状颗粒（胶状物），但这些似乎与临床无关。精液中混入血液会导致精液变成红色、粉红色或棕色，这些颜色变化取决于出血量和出血发生的时间。而黄疸和一些药物会导致精液变成黄色。

二、液化

射精时，精囊液中凝固蛋白的激活导致精液凝固。当射出的精液中没有精囊分泌物时，可导致精液凝固失败（如精囊发育不全、射精管梗阻）。前列腺分泌物中的激肽酶 [特别是前列腺特异性抗原（PSA）] 可以降解凝固蛋白，通常在射精后 30 分钟内致使凝固的精液液化。精液的液化使精液完全混合，这对于精子计数和精子运动的分析是必要的，因为大部分精子都来自射精的初始部分。精液不完全混合可能会人为导致精子计数过高或过低。此外，精囊凝固蛋白可抑制精子运动。因此，从临床的角度来看，液化障碍可能会抑制精子运动，并将精子困在凝固物中阻止其到达卵子。液化延迟提示可能在射出的精液中前列腺分泌物的浓度降低，但具体的原因尚不明确。

三、黏稠度

精液的黏稠度是通过精液从吸液管中滴落的情况来进行评估的，随着液化状态的不同而呈不同的特性。黏稠度特指精液的黏合状态。液化不良的精液具有高黏稠度，但黏稠度随着液化的进程而逐渐降低。完全液化的精液会呈现离散的液滴，而高黏稠度的精液会紧密地黏合在一起而难以抽吸。有 11% ～ 29% 的不育男性是因为其精子受困于高黏稠度精液造成精子活力下降。高黏稠度精液使精子活力下降从而降低了传统体外受精（IVF）的成功率。但卵胞质内单精子注射（ICSI）受精率不受影响。然而其临床妊娠率和着床率会降低，这表明高黏稠度精液患者的精子质量缺陷可能不仅仅是精子活力下降。

精液过度黏稠的病因尚不清楚。但可能不是液化失败所致，因为高黏稠度与正常黏稠度的精液样本具有相似的PSA浓度和精囊凝固蛋白降解率。有研究报道，高黏稠度精液样本中氧化应激标志物增加和总抗氧化能力下降，并且已证实使用二硫苏糖醇（可还原二硫键）可降低精液黏稠度。在正常黏稠度和高黏稠度的精液样本中，DNA碎片率并无差异，而人为降低精液黏稠度可能会导致DNA损伤。有趣的是，DNase处理也被证明可降低精液黏稠度并提升精子活力，这表明黏稠度可能与精浆中高水平的游离DNA相关。

四、精液体积（1.5 ～ 5.0ml）

射出的精液大部分来自精囊腺（70%）和前列腺（20% ～ 25%），只有一小部分来自睾丸和附睾（5% ～ 10%）。相对于睾丸功能，精液体积更能反映附属性腺的功能，特别是精囊腺的功能。因此，输精管结扎术后精液体积并无明显变化。

精液体积下降可能是由精液收集时人为的失误、禁欲期过短或射精障碍（如逆行射精、不射精）造成的。精液收集不完全会造成精液体积下降，其下降程度与遗漏的精液量成正比。禁欲期过短会造成精液生成不足。例如，与3 ～ 5天的禁欲期相比，每天重复射精会减少约40%的精液体积，而每8小时重复射精会使精液体积下降约65%。在射精时尿道括约肌无法完全闭合，会导致大部分或全部精液进入膀胱（即逆行射精），逆行射精多见于脊髓损伤、膀胱颈损伤/功能障碍患者和服用某些药物（如α受体阻滞剂）的患者。对于精液量少或无精液的男性，可在射精后立即进行尿液分析（PEU），以寻找尿液中是否存在精子。无精液症/无精子症患者的尿液中发现精子则提示逆行射精。但在其他情况下解读射精后尿液分析（PEU）可能会很困难，因为65% ～ 73%的男性射精后尿液中可发现精子，这可能是射精后尿道中残留的精子而不是逆行射精。

精液量减少可提示精囊腺和（或）前列腺功能障碍，导致腺体分泌功能下降或梗阻。精囊腺和前列腺的分泌功能依赖于雄激素，因此，严重性腺功能减退的男性的射精量可能会减少，但补充雄激素也无法明显增加轻度雄激素缺乏男性的射精量。在精液基本参数正常的男性中，已被证实每天服用5mg非那雄胺（不是1mg），可使射精量减少约25%（分别为下尿路症状和雄激素性脱发的典型剂量）。射精量减少也可见于发育异常或先天性输精管和精囊的缺如。由瘢痕、结石、囊肿或其他因素引起的射精管梗阻会导致精囊液无法进入射精管进行射精。由于精囊液是碱性的，并且含有果糖，对于精液呈酸性（pH ＜ 7.0）、果糖阴性和精液量减少（＜ 1.5ml）的无精子症患者，应考虑精囊或射精管的完全梗阻或发育不良。但部分或单侧梗阻/发育不良可能很难识别，经直肠超声有助于鉴别是否为完全或部分梗阻/发育不良。

精液量减少和逆行射精可以限制精子从尿道的排出，减少进入女性生殖道的精子数量。精液量下降会降低精液中和阴道酸性环境的能力，从而对精子产生不利的影响。此外，前列腺或精囊腺功能障碍而导致的精液量减少可能会降低精子存活率、精子活力和受精能力。在临床上精液量增多很少引起关注，通常是由于禁欲时间过长，但精液过多可能继发于附属性腺的炎症或更年期引起的尿路感染。精液中肌酐浓度高于血清水平时，提示尿路感染。

五、精液pH（≥ 7.2）

精液pH在很大程度上取决于精囊液，但异常的pH也可能是前列腺功能障碍所致。精囊液是碱性的，而前列腺液是酸性的。因此，射出的精液的pH通常是中性到碱性。

精液 pH 与禁欲时间、精液量和精子浓度之间存在微弱的负相关。精液量减少、精液呈酸性提示完全或接近完全的射精管梗阻或精囊发育不全，也可以通过果糖检测和经直肠超声进行证实。同样，精液量减少、精液呈酸性无法明确部分或单侧梗阻 / 发育不全的情况，因为对侧精囊也可维持 pH 和果糖浓度。

值得注意的是，WHO 第 5 版指南中规定精液 pH ≥ 7.2 并且没有上限。大量的精液分析结果显示，精液 pH 通常高于 8（最高可达 9.5），且精液 pH 在精子浓度和（或）精子活力正常和异常的男性之间无显著差别。因此，pH 升高很少引起临床关注。虽然感染被认为是精液 pH 升高的原因之一，但需要注意的是，受感染影响的是前列腺液（通常是酸性的），而不是精液整体。因此，当出现临床症状和（或）精液白细胞（WBC）数量升高，而不仅仅是精液 pH 升高时，应进一步评估是否存在感染。

第四节　镜　　检

一、精子浓度（$\geq 15 \times 10^6$/ml）和精子总数（每次射精 $\geq 39 \times 10^6$）

精子浓度是通过使用一个专用的容器来计算特定体积精液中的精子数量来确定的。将特定容器中的精子数量除以精液体积得到精子浓度，精子浓度乘以精液总体积得到精子总数。由于精子浓度是直接计算出来的，而精子总数是由精子浓度推算得出的，因此大多数指南关于附加测试的指导建议都是基于精子浓度，而不是基于精子总数。然而，在精液体积非常小的情况下，可能出现精子浓度非常高但精子总数却很低的情况。相反，尽管精子浓度较低，但在精液体积较大的情况下，可能出现精子总数高于参考范围下限的情况。因此，在精液体积超出既定参考范围时，应谨慎解读精子浓度。

在精液收集不完全（射精的初始部分包含了大部分的精子）和禁欲期较短的情况下，可能会对精子数量造成人为性地减少。此外，高黏稠度和液化异常的精液都可导致样本混合不均匀以及精子计数不准确。导致精子计数降低的潜在因素很多，大致可以分为精子生成障碍与输送障碍（如部分射精管梗阻）。发生遗传缺陷的概率会随着精子浓度的降低而增加，通常建议对精子浓度＜（5 ～ 10）$\times 10^6$/ml 的男性进行染色体核型分析和 Y 染色体微缺失（YCMD）检测（具体建议见“基因检测”）。此外，对于精子浓度低于 10×10^6/ml 和（或）伴有激素缺乏症状的男性，应检测血清睾酮和卵泡刺激素（FSH）水平。

在初步分析中对没有精子的精液样本应该进行离心，以确定是否存在精子（即隐匿精子症）。由于一些男性在射精时可能会间歇性地有精子，因此必须在间隔一段时间的连续两次离心精液样本中没有发现精子才能诊断为无精子症。然而，通过详细检查，在首次精液离心沉淀物中未发现精子的男性中，有 35% 以上的男性在射精中可发现精子。

精液离心后的精子计数通常是以每个高倍镜视野的精子数报告，但并非所有精子在离心过程中都会沉淀，因此通过这种方法计算精子浓度和精子总数并不准确。未能在精液离心沉淀物中找到精子可能是由于梗阻 [即梗阻性无精子症（OA）] 或精子生成减少（即由于生精功能障碍）引起的无精子症。在无精子症的情况下，体格检查和血清 FSH 水平检测有助于区分梗阻性和非梗阻性无精子症。Schoor 等报道了以睾丸长轴长度 4.6cm 和 FSH7.6 mIU/ml

为临界值，对OA和生精功能障碍导致的无精子症的诊断准确率分别为96%和87%。因此，睾丸体积偏小且伴有FSH水平升高，提示为生精功能障碍导致的无精子症。与少精子症的男性一样，怀疑因生精功能障碍而导致无精子症的男性应进行染色体核型分析和YCMD检测。正常的睾丸大小和FSH水平提示OA，双侧输精管缺如的男性应进行囊性纤维化跨膜转导调节因子（CFTR）检测。因此，在大多数情况下，睾丸活检是非必要的，不应作为常规检查来区分由生精功能障碍引起的无精子症和OA。但睾丸活检在某些诊断不明的情况下（例如，精子成熟障碍或合并梗阻性/非梗阻性病因）可能会有帮助。在本章第六节“激素检测”中讨论了睾酮和（或）FSH水平异常的男性中少/无精子症的潜在病因。

只有少数精子能通过女性生殖道，因此较高的精子浓度和精子总数可增加受孕成功率和减少受孕时间，尽管精子活力也是其重要因素之一。然而，根据《WHO人类精液检查和处理实验室手册》制定精液参数参考范围的方法，应该注意的是，因为有5%的可生育男性的精子浓度和（或）精子总数低于参考下限，所以除非是无精子症，否则精子计数低于参考范围下限也不能确定为不能生育。

精子计数升高可能意味着过长的禁欲期或精子生成增多。受孕概率随着精子浓度的增加而增加，在（40～55）$\times 10^6$/ml范围趋于稳定。因此，精子浓度和精子总数升高很少会引起临床关注。

二、活力（总活力≥40%，前向运动≥32%）

只有能活动的精子才能通过女性生殖道使卵子受精。尽管存活的非活动精子可用于ICSI，但活动精子总数是预测受孕时间、宫内受精（IUI）和常规IVF成功的最重要因素。活动的精子通常分为两类：前向运动精子（精子以直线或沿大圆周运动）和非前向运动精子（所有其他非前向运动的精子）。不活动的精子被归类为不动精子。

精子活力下降（弱精子症）可能是人为导致的，禁欲时间延长、射精后活力评估延迟（即＞1小时）及射精后精液样本的冷/热暴露都可导致精子活力下降。精子活力下降也可见于射精前的热暴露（如频繁蒸桑拿或热水泡浴、发热性疾病）、氧化应激增加、精索静脉曲张及毒素的影响（如化疗）。此外，弱精子症可为部分射精管梗阻，这可能是精子从附睾到射精的运输延迟所致。某些遗传病（如原发性纤毛运动障碍）可导致存活的精子完全失去活力。在精子活力很低的时候，应进行精子活力检测，以确定不活动精子是死亡（死精子症）还是存活。加入己酮可可碱或钙离子载体可以刺激精子运动，并有助于区分存活精子和非存活精子，但这在原发性纤毛运动障碍和其他无活力精子综合征中无效。

三、精子形态（正常形态精子数量≥4%）

“正常”外观的精子的定义随着WHO发布的指南版本的更新而越来越严格。第5版指南严格地将临界形态均归类为异常，因此，即使是可生育的男性，其绝大多数精子（高达96%）都是异常的。在评估精子形态方面，检验人员之间和实验室之间都有较大的差异，一些实验室仍在使用WHO以前的版本标准进行检测。因此，精子形态学必须在所使用的既定的标准和参考范围内进行评估。如果实验室能提供异常精子的主要类型和程度，也有助于评估检测结果。

有学者认为该定义过于严格，因为目前形态学对自然受孕和辅助生殖助孕结局的预测价值较低。例如，先前将轻微异常的精子归类为正常时，发现精子形态和IVF 成功率之间有很强的相关性。当对男性精子的正常形态严格定义时（< 4%，类似于 WHO 第 5 版指南），可发现当临界异常精子> 30% 时，其 IVF 受精率为 63.9%，而当异常精子< 30% 时，IVF 受精率仅为 7.6%，这表明精子形态更宽松的标准更有利于预测受精率。事实上，Kovac 等发现大部分精子正常形态为零的男性仍可自然受孕。两项荟萃分析报道，单纯的畸形精子症与 IVF/ICSI 或 IUI 结果无关。此外，一项针对 441 对夫妇的研究还发现，正常形态精子≥ 4% 和< 4%，甚至在将精子形态阈值更改为 3%、2%、1%（根据 WHO 第 4 版标准）的情况下，辅助生殖技术（ART）的成功率没有差异。因此，为单纯畸形精子症患者制订治疗方案时，应谨慎解释、考虑和对待。

异常形态精子的类型可以提示部分潜在的病因；但对于大多数临床医生来说重点仍然是正常形态精子的绝对百分比。正常精子的定义非常严格，对精子形态的评估从头部开始，然后是颈部 / 中部，最后是尾部。每个被检查的精子都根据首次被发现的异常进行分类，因此通常头部缺陷的比例较高。然而，值得注意的是，通常发现正常形态精子为 0% 的缺陷分布与常见的异常精子形态有较大的不同（大头畸形精子、圆头精子症、鞭毛多种形态异常等）。这种情况提示该患者有遗传缺陷，这可能对 ART 成功率及遗传给后代的遗传风险都有重大影响。例如，圆头精子症患者使用传统的 IVF/ICSI 时成功率非常低；然而，人工卵母细胞激活可以显著提高受精率和活产率。相反，大头畸形精子与非整倍体的相关性很高（即使是在外观正常的一小部分精子中），不建议使用这些男性精子进行受孕。那些几乎 100% 精子均出现特定异常的男性应进行遗传咨询，以确定特定的基因检测及评估对后代潜在的遗传风险。

第五节　其他报告的参数和辅助精液检测

一、精子存活率（≥ 58%）

精子存活率检测可以区分活精子和死精子（死精子症）。由于活动精子显然是存活的，除非活力水平较低，否则通常不会进行精子存活率检测，因为正常的总活力（> 40%）通常表明精子活力正常。精子存活率检测在精子活力极低的情况下有重要意义，在这种情况下，静止精子综合征（如原发性纤毛运动障碍）可能导致存活精子完全不动，这类精子可用于 ICSI。同样，睾丸内存活的精子通常是不动的，但它们大部分是存活的且适合用于 ICSI。

通常使用染料进行精子存活率检测，被检测过的精子无法用于 ART。为了鉴别用于 ICSI 的活精子，己酮可可碱治疗可以提高射出的精液、附睾和一些睾丸样本中的精子活力。低渗肿胀（HOS）试验可用于识别从睾丸样本中存活的但不动的精子或患有不动精子综合征的男性精子。

二、圆细胞（≤ 1×10^6/ml）

精液分析中通常报告样本圆细胞的浓度，从形态学上很容易将其与精子区分。圆细胞通常是未成熟 / 退化的生殖细胞或白细胞。尽管一些细胞类型可以通过颜色、核形状等的标准形态学染色来识别，但如果没有附加的检测，通常较难区分白细胞与未成熟的生殖细胞。脓精子症（WBC > 1×10^6/ml）可提示感染或炎症存在，其可能与氧化应激反应增加和精子 DNA 损伤有关，但是精液白细胞计数单独升高与男性生育能力的关系仍存在争议。尽管如此，圆细胞数目＞ 1×10^6/ml 的样本提示应检测白细胞，而脓精子症的存在则提示需进一步检测感染或炎症来源。未成熟生殖细胞浓度增加则精子发生受到损害，建议几周或几个月后复查。

在检测过程中也可以观察和报告其他类型的细胞。偶见的上皮细胞属正常现象。然而红细胞和细菌则不应被发现，否则需进一步检测。滴虫病是一种性传播感染（STI），观察到滴虫应提示患者及其伴侣进行 STI 检测和治疗。

三、果糖检测（每次射精 ≥ 13μmol）

只有少数实验室能进行精液果糖检测，通常只有在怀疑射精管梗阻或精囊发育不全时才进行检测。果糖主要由精囊产生，因此果糖的缺乏表明射出的精液中缺乏精囊分泌物。由于对精液进行常规检测可发现射精管梗阻或精囊发育不全（如精液体积小、精液呈酸性），果糖检测通常被用作这些情况的验证检测。此外，由于部分射精管梗阻患者射出的精液中仍存在果糖，因此果糖检测的临床应用是有限的。

四、精子凝集和抗精子抗体检测

凝集是指精子存在相互黏附的现象。通常情况下精液中大多数精子是独立的，但也可观察到精液中混杂有头对头、头对尾、尾对尾的凝集精子。凝集可损害精子的活力和穿透卵子的能力。出现凝集现象提示精液可能存在抗精子抗体，需进行检测。然而在没有凝集的情况下也可能存在抗精子抗体，而在没有抗精子抗体存在的情况下也可能出现凝集。10% ～ 15% 的不育男性存在抗精子抗体。抗精子抗体通常在有输精管结扎术、创伤、感染或其他睾丸损伤史的男性血清中被发现，这些损伤可能破坏了血 - 睾丸屏障，导致精子暴露于免疫系统。由于精子是单倍体，它们会被免疫系统识别为外源性抗原，从而诱导抗精子抗体的产生。尽管如此，一些抗精子抗体可能无法穿过血 - 睾丸屏障和其他血 - 生殖道屏障，且血清抗体的存在可能与射出的精液中的抗体无关。一些实验室可提供血清和精液的抗精子抗体检测，然而降低精液中抗精子抗体浓度的治疗方法有限。最近的一项荟萃分析发现，抗精子抗体的存在与 IVF 或 ICSI 的妊娠率之间没有显著的相关性。因此，抗精子抗体检测的实用性通常较低，且不推荐在不育男性的初步评估中使用。

五、精子 DNA 碎片

精子修复 DNA 损伤的机制非常有限，因此它们在分裂、发育以及通过男性和女性生殖道的过程中会累积单链和双链断裂及其他形式的损伤。由于损伤可能发生在受精前的任何时刻，许多因素都与精子 DNA 损伤高度有关，包括精子核蛋白受损、精索静脉曲张、吸烟、毒素、热应激、男性年龄增加等。一项针对具有正常精子的男性的小型研究表明，DNA 断裂的概率随着禁欲时间的延长而增加。由于精子修复 DNA 损伤的能力有限，因此睾丸内精子比射出精液中精子的 DNA 损伤程度更低。

精子 DNA 损伤程度高与男性不育、ART 不良结局和复发性流产有关。辐射诱导 DNA 高损伤率的精子与未受辐射的精子的受精率相似，这表明单独的 DNA 损伤主要在受精前后导致不育。由于卵子在受精后试图通过多种机制修复精子 DNA，因此精子 DNA 损伤的机制和类型可能需要考虑相关因素。此外，导致精子 DNA 损伤的因素可能会对精子造成其他相关损伤 [例如，活性氧（ROS）对线粒体或质膜的损伤]，这可能会阻止精卵结合。

在初步评估男性不育时不建议检测精子 DNA 碎片。然而，精子 DNA 碎片检测现在被推荐用于复发性流产患者的评估。在精液参数正常但 ART 治疗较差和着床率较低等男性因素所致不育的情况下，精子 DNA 损伤的检测可能有用。

有几种不同类型的商业检测剂盒可用于检测 DNA 损伤。一些可直接检测 DNA 断裂的数量 [如末端脱氧核苷酸转移酶介导的原位末端转移酶标记（TUNEL）检测和碱性彗星检测（COMET）]，而其他检测则通过观察 DNA 碎片的数量进行间接检测 [如精子染色质结构分析（SCSA®）和精子染色质扩散法（SCD）]。结果通常以百分比报告，但是这个百分比代表的含义因检测方法而异。因此“高度 DNA 损伤”的阈值因检测方法和检测中心的不同而不同，从而很难比较研究中的绝对值。然而精确的百分比可能并不那么重要，因为相对于精确的百分比，实验室确定的阈值可能更具意义。但是这种异质性模糊了精子 DNA 碎片与男性不育之间的关系，因此目前主要的指南不推荐精子 DNA 碎片的常规检测。

六、ROS 检测

ROS 检测与 DNA 碎片检测相关联，用于检测精浆中的氧化应激反应是否升高。精液中的大部分 ROS 来自精子和白细胞。ROS 可以通过检测精液的总抗氧化能力或定量氧化应激标志物（如脂质过氧化）进行直接量化。这个检测的实用性在很大程度上仍是理论性的。直观上，较高水平的 ROS 应与 DNA 损伤和精子其他区域损伤的增加有关。根据精卵融合试验，在受精能力受损的样本中 ROS 生成增多。除 DNA 外，精子膜脂质双分子层中的多不饱和脂肪酸对氧化应激反应非常敏感，高水平的氧化可能导致精子膜功能 / 受精能力受损、线粒体损伤、活力受损和形态异常。虽然精子产生的 ROS 大多数来自线粒体，但脂质过氧化是否发生仍受 ROS 产生位置的影响。但是需要注意的是，虽然氧化应激反应会对精子产生负面影响，但 ROS 对精子获能和维持精子功能是必需的（见 Aitken 的综述）。

解释 ROS 检测具有挑战。精浆中含有高水平的抗氧化剂，因此 ROS 检测必须在刚射出的新鲜精液中进行。除精子内源性产生之外，精浆中的白细胞是精液 ROS 的另一个潜在产生源，其产生 ROS 的数量可能取决于精子浓度、精子质量和白细胞的数量。虽然这项技术的可用性有限，但随着精子 DNA 碎片在特发性男性不育症和复发性流产中的作用逐渐被认同，人们对这项技术越来越感兴趣。与精子 DNA 碎片检测一样，对于 ROS 的增多，应对其潜在的来源进行检测。

七、精子功能检测

从历史上看，精子功能检测（精子穿透试验、半透明带精子结合试验）为评估不孕不育夫妇提供了重要的信息，特别是在精液参数没有明显异常的情况下。虽然这些检测可能解释了有些夫妇难以生育的原因，但对已确定的问题尚无具体的治疗方法。ICSI 技术的迅速推广应用直接绕过了对许多精子功能（宫颈黏液穿透、卵母细胞穿透 / 受精等）的依赖，使这些精子功能检测在很大程度上已经过时。有关这些检测的详细描述可在 WHO 第 5 版指南中找到，读者可在手册中获得更多信息。然而，在 ICSI 时代，ART 技术仍需新的精子功能检测方法。

要点

- 两次正确的精液采集和精液分析是实验室评估男性生育能力的基本组成部分。
- WHO 的参考范围是基于统计学数据的，它指出了 95% 的具有生育能力的男性数值的范围。它们不是“正常范围”，通常不能判断一个人是否有生育能力。
- 活动精子总数是妊娠等待时间和 ART 治疗成功的最强预测指标。
- 精子形态对自然受孕和辅助生殖助孕成功的预测价值较低，一般不应单独作为依据用于确定治疗方法。

第六节 激素检测

一、总则

虽然临床上确定因显著的内分泌疾病（如泌乳素瘤）所致男性不育的发病率不到 3%，但 10% ～ 15% 的男性不育患者会出现不明原因的睾酮水平降低。尽管如此，最近美国泌尿外科学会（AUA）/ 美国生殖医学学会（ASRM）指南建议，除非怀疑存在激素缺乏、精子浓度＜ 10×10^6 /ml、性功能障碍或睾丸萎缩，否则不需要进行常规的内分泌检测。对于这些男性，建议进行初步筛查清晨睾酮水平（上午 10 点前）和 FSH 水平。这些建议主要基于 Sigman 和 Jarow 的数据，他们证明精子浓度＜ 10×10^6 /ml 对检测内分泌病变有 94% 的敏感度和 78% 的特异度，并且睾酮和 FSH 水平单独作为初筛检测与睾酮和 FSH 水平检测加黄体生成素（LH）和泌乳素水平检测一样敏感。然而最近一项针对欧洲男性的大型研究发现，该方法的灵敏度、特异度和准确度较低（分别为 76%、39% 和 58%），在没有任何检测适应证的男性中约 24% 的人总睾酮水平较低。鉴于这些数据和 AUA/ASRM 检测适应证的模糊性，一些临床医生倾向于对所有男性不育患者进行基本激素检测。

二、血清睾酮

睾酮对精子生成至关重要。局部产生的睾酮与雄激素结合蛋白结合会导致睾丸内睾酮水平约为血清水平的 100 倍。补充睾酮可抑制垂体 LH 的产生，导致睾丸内睾酮的产生明显减少及停止精子生成。对血清睾酮水平的解释具有挑战性，因为目前有多种检测方法，而且大多数实验室都建立了各自的参考范围。因此，来自一个实验室的检测结果及其参考范围通常不能直接与另一个实验室的进行比较。尽管如此，300ng/dl 是确定是否需要进一步检测的常用阈值。此外，睾酮水平也存在昼夜变化，清晨血清睾酮水平最高。食物摄入可使睾酮水平降低 30%。因此，血清睾酮水平应在空腹状态下且在上午 10 点前进行检测。

当睾酮水平＜ 300ng/dl 时，应复查清晨空腹的睾酮水平，以及检测游离（或生物可利用的）睾酮和 LH 水平，以确定睾酮水平较低的潜在病因。值得注意的是，睾酮水平在个体内有较高的变异性，复查结果通常为初始水平的 65% ～ 153% 。在睾酮水平较低的男性中，随后的复查发现有高达 50% 的男性睾酮水平正常。

垂体产生 LH 来刺激睾丸睾酮的产生。睾酮转化为雌二醇，两者都通过负反馈作用到垂体和下丘脑以抑制 LH 的产生。因此，睾酮水平低可能是由于睾丸间质细胞对高 LH 水平没有响应（原发性性腺功能减退症、高促性腺激素性性腺功能减退症），也可能是垂体不能产生足够的 LH（继发性 /

三级性腺功能减退症、低促性腺激素性性腺功能减退）。如果存在低促性腺激素性性腺功能减退症，则需要附加检测，如泌乳素、雌二醇和铁蛋白水平，可以帮助确定潜在的病因。在不明原因的低促性腺激素性性腺功能减退症和泌乳素水平持续升高的个体中，应考虑进行垂体磁共振成像（MRI）来确定垂体是否存在肿块 / 损伤。

高睾酮水平伴有低 / 无法检测到的 LH/FSH 水平是补充外源性睾酮所致，这将导致高达 90% 的患者出现无精子症 / 接近无精子症。低睾酮水平和低 LH/FSH 水平表明垂体没有向睾丸发出足够的信号来产生睾酮和精子。这说明病位可能发生在垂体（继发性性腺功能减退症）或下丘脑（三级性腺功能减退症）。一些激素和药物可抑制垂体 / 下丘脑信号释放，如泌乳素和雌二醇水平升高，如近期中断外源性睾酮补充、促性腺激素释放激素（GnRH）激动剂 / 拮抗剂和阿片类药物。垂体的破坏或损伤同样可以降低产生 LH/FSH 的能力，可在头部创伤、垂体放射治疗 / 手术、垂体占位性肿瘤和严重的铁超载中（如未经治疗的血色素沉着病、输血导致的铁超载）发现。急慢性疾病也可抑制垂体功能。Kallmann 综合征是由于 GnRH 神经元未能迁移到垂体引起的，可能发生在阳痿且伴有青春期延迟的男性身上，特别是当患者出现嗅觉减弱 / 嗅觉缺失现象时应注意鉴别。迟发性性腺功能减退或典型的老年低睾酮水平通常与 LH/FSH 水平及睾酮水平相关，尽管 LH/FSH 水平可能仍在参考范围内。

低睾酮水平伴有高 LH/FSH 水平表明睾丸对脑刺激的反应能力下降。这可以在睾丸组织缺失 / 损伤的情况下出现（如睾丸切除术、化疗）。对于出现不明原因的原发性性腺功能减退的男性，应将克兰费尔特综合征纳入鉴别诊断，特别是存在男性乳房发育的患者（见本章第七节“基因检测”）。

三、促卵泡激素

下丘脑神经元的间歇性 GnRH 释放刺激垂体产生 FSH，进而刺激支持细胞促进精子发生。支持细胞产生抑制素 B 和激活素，分别抑制和增加垂体 FSH 的产生。与 LH- 睾酮负反馈回路一样，睾丸功能衰竭或垂体 FSH 分泌不足可能导致精子发生受损。LH 和 FSH 的水平通常呈同步趋势，许多影响 LH 产生的因素也会影响 FSH 的产生。然而，在精子发生受损的男性中，其睾酮水平可能正常，因此建议在最初筛查男性不育症的激素时，应优先检测 FSH 水平而不是 LH 水平。

与其他临床检测一样，FSH 参考范围是由实验室根据参考人群检测结果分布的 2.5% ～ 97.5% 进行统计定义。由于许多不育男性在其他方面都是健康的，因此 FSH 的参考范围跨度很大，可能无法解释其具体的临床意义。例如，尽管参考范围为 1.4 ～ 18.1IU/L，但 FSH 水平高于 4.5IU/L 则与精子浓度和形态损伤显著相关。同样，基于 7.6 IU/L 的 FSH 阈值结合睾丸长度，可以高度准确地区分因生精功能障碍导致的无精子症和梗阻性无精子症。尽管如此，FSH 水平并不总是反映精子发生，有时高 FSH 水平并不代表精子发生失败。在精子发生受损的情况下，不明原因的低 FSH 水平应提示需进一步检查或转诊至内分泌科医生。

血清抑制素 B 水平与精子发生的相关性强于 FSH 水平；然而，迄今为止，该检测的成本和有限的实用性限制了其临床应用。尽管如此，随着该检测的实用性不断增加，它在未来也许会得到更广泛的应用。

四、雌二醇

睾酮通过芳香化酶转化为雌二醇。芳香化酶存在于许多组织中，包括脂肪组织和睾丸。因此，睾酮的过度芳香化可能是肥胖男性和克兰费尔特综合征男性睾酮与雌二醇比值较低的原因。

雌二醇在男性不育中的确切作用尚不完全清楚，因为去除芳香化酶基因的雄性小鼠最初是有生育能力的，但会随着年龄的增长而变成不育，并且在罕见的芳香化酶缺乏症的男性病例中，睾丸大小和精液参数存在高度异变性（Haverfield 等综述）。雌二醇对垂体产生 LH 和 FSH 的抑制作用高于睾酮，且睾酮/雌二醇比例异常在男性不育中较为常见。例如，与可生育对照组比较，少精/无精子症男性的睾酮水平较低，雌二醇水平较高。尽管如此，大多数因生精功能障碍导致的无精子症男性的绝对雌二醇水平通常正常，甚至更低。根据一项研究报道，与可生育对照组比较，因男性生殖因素导致的严重不育患者，其睾酮与雌二醇比例显著降低（6.9 ∶ 14.5），因此通常将 10 ∶ 1 的睾酮与雌二醇比例作为临界阈值。

虽然芳香化酶抑制剂的超说明书使用可能对不育男性有治疗效果，但目前还未对常规检测雌二醇水平形成共识。对怀疑雌二醇水平升高或睾酮与雌二醇比值较低（男性乳房发育、克兰费尔特综合征等）的男性则应考虑进行检测，以助于临床决策。

要点
● 严重的内分泌疾病是男性不育的罕见病因，但低睾酮水平却非常常见。 ● 对于精子浓度＜ 10×10^6/ml 或有内分泌异常体征/症状的男性，应检查清晨睾酮和 FSH 水平。 ● 对于睾酮水平＜ 300ng/dl 的男性应重复检查，并及时行进一步检查以确定病因。

第七节 基因检测

一、总则

AUA/ASRM 指南建议对精子浓度＜ 5×10^6/ml 的不育男性进行核型和 YCMD 检测，而欧洲泌尿外科学会（EAU）指南建议对精子浓度＜ 10×10^6/ml 的男性进行检测。两项指南都建议对怀疑患有囊性纤维化、先天性双侧输精管缺如（CBAVD）或单侧输精管发育不全但同侧肾脏正常的男性进行 *CFTR* 基因检测。如果一对夫妇经历过反复 IVF 失败或反复流产，可以考虑进行精子非整倍体检测，但两项指南都没有强烈建议进行该项检测。由于异常结果可能对男性及其后代产生重大影响，因此强烈建议在进行基因检测之前进行遗传咨询。

二、核型

在精子浓度减少的不育男性中有 5.1% ～ 7.7% 存在核型异常，而在表型正常的男性新生儿中仅为 0.38%。性染色体和常染色体异常在男性新生儿中分别占 0.14% 和 0.25%。男性出现核型异常的比例随着精子浓度的异常程度而增加，高达 16.7% 因生精功能障碍导致无精子症男性出现核型异常。虽然克兰费尔特综合征（47，XXY）是最常见的核型异常，但性染色体异常主要见于因生精功能障碍所致的无精子症患者，而常染色体异常则在少精子症患者中更为常见（即罗伯逊易位＞其他易位＞倒置＞多余标志物）。

值得注意的是，在进行生育力评估的男性中，常染色体为非整倍体罕见，主要是因为大多数染色体的三体/单体与免疫不相容，或因综合征效应导致早期即被免疫系统识别。因此，对于那些生存到成年的男性，其生育能力往往不是一个紧迫的问题。Johnson 在一篇综述中详细回顾了不育男性中常见的核型异常。可能发生嵌合现象（即在一个个体中可能存在两种或两种以上的核型）；然而其对生育能力的影响往往比较复杂，并在很大程度上取决于嵌合现象的程度和睾丸组织是否受到影响。

对于 EAU 建议精子浓度阈值为 10×10^6/ml 的外部验证表明，对核型异常检测的灵敏度为 80%，特异度为 37%；然而，20% 核型异常的不育男性不会被筛查出来。尚未对 AUA/ASRM 所设的精子浓度阈值 5×10^6/ml 进行类似的验证，但降低浓度阈值可能会降低敏感度并提高特异性，从而增加被漏检的异常核型的数量。Ventimiglia 等基于 LH 水平、精子浓度和平均睾丸体积开发了一种图表诊断方法，该方法比严格使用精子浓度阈值具有更高的诊断准确性；但目前该方法尚未经过验证，也没得到任何主要指南的认可。Olesen 及其同事报道，在 10 名平衡易位的男性中有 6 名精子浓度＞15×10^6/ml，因此建议所有男性在 ICSI 治疗前进行核型分析，至少复发性流产患者的男性伴侣应进行核型检测。

三、Y 染色体微缺失检测

Y 染色体主要包含睾丸发育和精子发生所必需的基因。DNA 中高度重复的序列使重组错误的频率增加，从而导致染色体片段缺失，缺失太过微小因此无法通过核型检测发现（即微缺失）。在进行基因检测的不育男性中约有 7% 的男性存在 Y 染色体微缺失；但根据受试人群的不同，结果存在较大的差异。在不育男性中，有 3 个特定区域特别容易发生缺失，即无精子症因子 a、b 和 c（AZFa、AZFb、AZFc）。也可存在多个区域的缺失，随着基因测序技术的改进已发现其他缺失区域（如 gr/gr、b2/b3）和频繁出现缺失的亚区域（Krausz 和 Casamonti 进行了综述）。传统的检测是基于 Y 染色体特定区域 DNA 的 PCR 扩增，但阵列比较基因组杂交（aCGH）已证明 Y 染色体减数分裂重组错误（缺失、重复、倒位等）在可育和不育男性中也很常见。然而，由于男性只有一条 Y 染色体，涉及关键基因的微缺失尤为严重，因为其缺失无法通过第二条染色体来弥补。

AZFa 区域的缺失与生殖细胞的完全丧失有关 [唯支持细胞（精子发育不全）综合征]，而 AZFb 区域的缺失可能与精子发育不全或减数分裂停滞有关。因此，当 AZFa 或 AZFb 区域完全缺失时，将无法在睾丸中找到存活的精子。值得注意的是，AZFa 区域 sY84 引物位点的单核苷酸的多态性会导致出现 AZFa 部分缺失的假阳性，可能与精子正常发生有关。也有一些不同寻常的病例报道了可生育的男性存在 AZFb 部分缺失。

与 AZFa 或 AZFb 完全缺失的男性不同，AZFc 缺失的男性存在显著的异质性。尽管存在明显的种族和地域差异，但一般来说不育男性的 YCMD 大多发生在 AZFc 区域。约 50% 的 AZFc 缺失的男性精液中有精子存在，但大多数会患有严重的少精子症。在无精子症患者中有 33 % ～ 50% 的人可在睾丸中发现精子。

世界范围内约每 27 名男性中就有一人会发生 AZFc 区域（gr/gr、b2/b3 等）的复杂重排和部分缺失，因此 AZFc 异常并不一定与不育相关。最近的几篇综述详细讨论了不同的区域缺失及其对精子发生的影响。

虽然 AZFa、AZFb 和 AZFc 区域完全缺失的男性罕见，但应对这部分男性进行核型分析，因为其中一些男性可能在基因上是女性 [即 46,XX 睾丸性发育障碍（DSD）]。精子发生所必需的基因位于 Y 染色体长臂（Yq）上的 AZFa/b/c 区域，而睾酮产生和睾丸形成所需的基因位于短臂（Yp）上。因此，Y 染色体短臂易位到另一条染色体上可导致睾丸发育和性别反转（即基因上是女性，表型上是男性）。性别决定区Y（*SRY*）就位于该区域内，并作为YCMD检测的一部分。因此，SRY阳性合并AZFa/b/c阴性的男性可能有*SRY*易位（即46，XX + SRY），90%的46，XX DSD患者都会出现这种情况，这种易位可在核型上检测到。尽管46，XX DSD男性存在睾丸但没有精子，因为他们缺乏Y染色体长臂上精子发生所必需的基因。

四、CFTR基因检测

虽然核型异常和Y染色体微缺失是导致精子发生受损和因生精功能障碍导致无精子症最常见的遗传原因，但*CFTR*基因突变是梗阻性无精子症最常见的遗传学病因。*CFTR*的双等位基因突变常与囊性纤维化有关。有肺部囊性纤维化表现的男性几乎无一例外会有CBAVD；然而CBAVD也经常出现在没有肺部症状的情况下，其中80%的男性存在*CFTR*突变。*CFTR*突变也见于单侧输精管发育不全的男性，对同侧肾脏正常的患者也需要进行检测。单侧输精管缺如伴同侧肾脏发育不全与*CFTR*突变没有密切的相关性，而EAU建议这类男性不需要进行*CFTR*筛查。

*CFTR*突变的检测通常涉及一组最常见的突变，包括F508del、R117H、W1282X和5T等位基因。如果结果为阴性则建议进行全基因测序。历来，即使全基因测序结果为阴性，CBAVD男性被认为在*CFTR*基因中可能存在无法检测到的双等位基因突变。鉴于*CFTR*突变携带者的普遍存在，特别是在北欧后裔中，建议患有CBAVD或已知*CFTR*突变的男性的配偶在ART前同时进行*CFTR*检测（如果配偶是携带者，考虑胚胎植入前遗传学检测），以防止生育患有暴发性囊性纤维化的后代。美国妇产科医师学会（ACOG）和美国生殖医学学会（ASRM）建议所有女性将*CFTR*筛查作为孕前基因筛查的一部分，因此女性伴侣通常可能首先被确定为*CFTR*携带者。虽然AUA/ASRM和EAU指南中没有说明，但已知或推测携带有*CFTR*突变的女性患者的男性伴侣也应进行筛查。

然而，值得注意的是，特定的*CFTR*突变的流行率因种族而有显著的差异，迄今为止已在*CFTR*基因中发现2000多种突变。在双侧输精管病变的患者中也发现了*CFTR*突变；因此，部分被发现的突变可能是偶然结果，而不是输精管或附睾异常的原因。

最近，有研究发现其他基因也与CBAVD的发病有关，这挑战了所有CBAVD的男性（特别是没有肺部囊性纤维化的男性）都有*CFTR*突变的假设。黏附G蛋白偶联受体G2（*ADGRG2*）基因突变与CBAVD相关，在大约20%的*CFTR*突变阴性及一些携带*CFTR*杂合突变的男性中发现了这种突变。此外，研究显示，溶质载体*SLC9A3*的微缺失和泛酸激酶2（*PANK2*）的双侧微缺失与中国台湾男性的CBAVD有关。目前尚未推荐对这些基因进行常规检测，但对*CFTR*阴性的CBAVD患者和具有未知意义*CFTR*变异的患者进行*ADGRG2*测序可能是合理的。

五、其他基因

目前已发现数千个在精子生成中发挥作用的其他基因，但在过去的几十年里，对基因检测的推荐意见几乎保持不变。基因多态性和突变以及表观遗传变化很可能在男性不育中发挥了重要作用。虽然一些特定的基因突变与男性不育明确相关，但它们在普通人群中相对罕见，因此不被推荐作为常规筛查。这些突变通常与明显的表型（Kallmann综合征、圆头精子症、纤毛运动障碍综合征等）相关，这有助于对这些个体进行有针对性的检测和诊断。对于大多数其他核型正常且没有YCMD或

CFTR 突变的个体，导致其不育的基因因素可能是许多小损伤的积累。在这些情况下，确定任何单核苷酸多态性、基因拷贝数变异或其他遗传 / 表观遗传学突变在男性不育中的作用都很困难，特定变异如何影响男性的生育力也尚不清楚。随着下一代测序成本的降低以及对男性不育的基因和表观遗传学研究的深入，镶嵌检测和全基因组测序可能会扩大或取代目前所推荐的检查方法。在此之前，有特定不育综合征和表型的患者应进行遗传咨询，商讨是否应进行进一步的基因检测。

要点

- 染色体异常的频率随着精子数量的减少而增加。
- 对所有精子浓度＜（5 ～ 10）$\times 10^6$/ml 的男性均应进行核型和 YCMD 检测，对复发性流产患者的男性伴侣也应进行核型检测。
- 所有患有 CBAVD 和先天性单侧输精管缺如伴同侧肾脏正常的男性均应进行 *CFTR* 检测。
- 已知或推测的 *CFTR* 突变携带者的伴侣也应进行 *CFTR* 检测。

第八节 结　　论

正确采集（并分析）精液样本对于评估男性不育至关重要，结合体格检查和病史，足以确定是否存在男性因素，并表明可能需要进一步的精液、激素和基因检测。虽然额外的检测可能会确定男性不育的病因及可纠正的因素，但也可通过治疗以提高男性生活质量以及确定影响男性及其后代健康的遗传状况。

（朱　闽　译）

第 18 章
男性不育的先进诊断方法

Dolores J. Lamb

第一节　男性不育诊断的挑战

一、卵胞质内单精子注射时代男性不育的诊断

在评估男性不育时，常规精液分析必不可少。可通过肉眼评估精液特征，即颜色、体积（也可以根据 WHO 的建议用重量来定义）、黏稠度和液化等；严格按照规定的一系列步骤通过显微镜观察精子凝集、精子聚集、精子活力、精子形态和精子浓度。该检测提供了大量关于精子发生（精子形态和数量）、睾丸功能、生殖泌尿道和腺体的信息——包括正常精子的产生、通过附睾时精子获能、附属器官的功能（精囊和前列腺影响精液体积、液化），反映了雄激素在这些组织 / 器官中的作用、生殖道通畅情况和健康状况以及射精过程。然而，该检测不能用于区分男性是否能生育，但也有少数例外（射精中无精子、完全圆头精子症或弱精子症）。即使存在重度少精子症，在没有使用辅助生殖技术（ART）的情况下也曾有过生育的报道。对有生育能力但接受输精管结扎术的男性进行的研究显示，约 11% 的严重少精子症男性患者在没有医疗帮助的情况下生育了孩子（根据 WHO 第 3 版和 WHO 第 4 版标准）。事实上，尽管越来越多的精液参数异常与男性不育发生的风险增加有关，但对于个体男性而言，根据精液参数异常，不可能确切地预测其是否不育。

要点
● 尽管精液分析结果通常用于定义男性不育，但根据精液参数不可能区分可生育男性和不育男性（文中提到的少数情况除外）。
● 常规精液分析无法确定男性不育，其部分原因在于，对于生育能力低下的夫妇来说，夫妇的生育潜力共同决定了受孕的可能性。
● 精液参数完全正常的男性可能存在精子功能异常。例如，精子可能无法获得穿透卵母细胞并使其受精的能力。因此，在此基础上发展了精子功能检测。

二、在孵胞质内单精子注射技术出现之前，精子功能检测被开发出来并试图解释人类精子的功能缺陷

在采用卵胞质内单精子注射（ICSI）来克服多种形式的男性不育之前，人们已开发出多种精子功能检测方法，以评估精子是否具备获能以及与受精相关的其他功能（如顶体反应、超活化运动、穿过卵丘细胞、与透明带结合、穿透卵母细胞并启动精子头部去浓缩和受精所需的步骤）。这些检测的结果可用于决定是否需要进行体外受精（IVF），或者在某些情况下，决定所需的精子数量。想要了解这些较早的诊断检测的更多细节，请参考本章文献，其中不

仅讨论了精子功能检测的使用，还解释了执行这些检测的方法。

目前，随着 ICSI 和 IVF 的广泛应用，即使精子数量极低（如睾丸精子提取和隐匿精子症）或精子功能缺陷，也可以通过使用 ICSI 使功能受损的配子成功受精。许多 IVF 实验室甚至省略了常规精液分析，因为他们认为任何发现的精子都是能够通过 ICSI 实现受精并正常妊娠和活产的“正常”精子。因此，当夫妇决定进行 IVF 助孕前，只需检查精液中是否存在精子就足够了。

然而，如下讨论的内容表明先进的男科诊断性检测将会在临床决策中发挥越来越重要的作用，包括男科医生和 IVF 实验室以及那些准备使用辅助生殖技术的不育夫妇，需要从这些检测中获取信息来帮助进行决策。

第二节 精子 DNA 碎片

一、背景

精子 DNA 损伤有多种类型，一般定义是精子 DNA 正常结构的任何化学变化。其中精子 DNA 碎片（SDF）是最常见的类型，其特征是单链或双链断裂。尽管 SDF 发生的原因尚不完全清楚，但 DNA 断裂可能由精子发生过程中 DNA 组装缺陷和病理、环境条件导致的细胞死亡或氧化应激所引起的。

根据近年发表的多项荟萃分析结果，含有 SDF 的精子，其受精能力不会受损；然而，有证据表明，在自然受孕和辅助生殖助孕中，SDF 会影响胚胎发育、着床和妊娠结局。SDF 在精液参数异常的男性中较为常见，也见于某些精液参数正常的男性不育患者。因此，常规的精液参数不一定与 SDF 相关。SDF 检测（即单链或双链 DNA 断裂的发生）包括以下检测方法，这些方法在过去 20 年中已在男科实验室广泛使用。最近的荟萃分析表明，SDF 可以影响自然受孕和辅助生殖助孕的结果。

要点
● SDF 与精液质量仅部分相关。 ● 对于男性不育和复发性流产的夫妇来说，SDF 是一个关键的补充分析。

采用不同的方法鉴别不同的 SDF 损伤类型。末端脱氧核苷酸转移酶脱氧尿嘧啶三磷酸缺口末端标记（通常称为“TUNEL 法”）和彗星试验（单细胞凝胶电泳）用来确定 DNA 中是否存在单链和（或）双链断裂，而吖啶橙（AO）流式细胞术和精子染色质扩散法（SCD）用于分析经酸化处理后精子染色质对损伤的易感性。这些方法在过去 20 年中被男科实验室广泛应用于识别 DNA 碎片化和精子染色质损伤的易感性，下文将进行详细描述。

二、TUNEL 法

因为技术简单，TUNEL 法是评估 SDF 最常用的技术之一。用荧光染料进行原位标记可以检测 DNA 双链断裂（DSB）情况。TUNEL 法的原理是使用直接与荧光染料偶联或由生物素标记的 dUTP 来标记精子 DNA 中的断裂，通常使用脱氧核苷酸（常为脱氧尿嘧啶）与断裂部位结合。在检测过程中 DSB 的 3′-OH 端作为引物，并在由末端转移酶（TdT）催化的反应中被溴脱氧尿苷（BrdU）标记，此反应是非模板依赖的 DNA 聚合酶反应。

大多数实验室使用商业试剂盒标记后，采用荧光显微镜或流式细胞术来测定被标记荧光精子的百分比。当使用生物素标记的探针、链霉亲和素-辣根过氧化物酶（HRP）和显色的HRP底物时，可以在显微镜下观察或使用流式细胞术分析精子。TUNEL法检测步骤的差异可能会对其检测结果产生重大的影响，因此难以直接比较不同实验室的检测结果。所以，每个实验室都必须基于TUNEL法的原理来规范实验技术，并确定正常值的范围。

第三节 精子染色质扩散试验

背景

SCD检测是使用光学显微镜来检测是否存在精子DNA损伤，而不是检测SDF是否出现。这种检测方法的原理是完整的DNA环会在变性和去除高碱性核蛋白的过程中进行扩散。重要的是，当存在DNA碎片时，离散的DNA环在同等条件下并不会扩散。将完整的精子染色质在暴露于酸性溶液和裂解溶液后，检测其形成扩散光晕的能力，在去除核蛋白后DNA断裂容易变性，因此，松弛的DNA环类似于附着在残余核结构上的光晕。该方法包括三个主要步骤：①将精子包埋在惰性的悬浮液样琼脂糖基质中，以便于操控细胞。②在酸性DNA解旋液中孵育，然后在裂解液中孵育；酸性溶液作为变性剂，使存在损伤的DNA双螺旋解体，裂解液用于去除核蛋白。③洗涤，使用不同浓度的乙醇逐级脱水，在明场显微镜下观察染色。SCD检测试剂盒提供了此分析的所有试剂，方便使用，易于操作，在不同的临床实验室能够提供可重复和一致的检测结果。

要点
● 样本中精子光晕的分类依据Fernández等的标准，根据光晕的大小来判断，如果没有光晕或光晕退化则表明损伤严重。
● 其结果用每个光晕大小类别百分比和具有SDF的精子的百分比来表示，其中SDF是具有小光晕、无光晕和退化光晕的精子的总和。

第四节 彗星试验

背景

多年来彗星试验是实验室用于评估DNA碎片的常规方法。彗星试验的原理涉及DNA的碱性变性及在电场影响下断裂的DNA链的迁移差异，这个差异取决于断裂DNA链的电荷和大小。当细胞或精子头部的DNA被荧光染色后，在荧光显微镜下就会出现“彗星”样的外观。对于精子而言，电泳迁移会导致未解旋的DNA碎片和精子头部分离，由此形成头部发出明亮荧光且带有一个彗星样尾巴的结构，完整的DNA构成了彗星的头部，而碎片化的DNA链构成了彗星的尾部。相对于头部，彗星尾部的相对荧光强度可作为精子DNA损伤程度的衡量标准，染色后，可在显微镜下清晰地观察到彗星样的结构，并可通过目测或用图像分析软件进行评分。也可使用商业试剂盒和检测软件。

第五节　吖啶橙流式细胞术

一、背景

吖啶橙（AO）具有插入双链 DNA（dsDNA）时发出绿色荧光和与单链 DNA（ssDNA）相互作用时发出红色荧光的特性。Evenson 使用两步法检验新鲜和（或）冷冻射精液。首先，用低 pH（1.2）的洗液处理精子，使染色质变性，为精子头部染色做准备。中和后，用含有 AO 的第二溶液对精子悬浮液进行染色，使用流式细胞术对精子悬浮液进行检测，之后再用流式细胞仪软件分析数据以确定 DNA 碎片化指数（DFI）。也可使用商业分析软件。

二、DNA 碎片化指数的解读

当 DFI 达到一定百分比时，可能认为其与临床上的生育能力下降相关，但异常 DFI 值应始终设定在已证实有生育能力的男性中所观察到的 DFI 正常范围的上限。对于 DFI ＜ 15% 的男性，其配偶自然受孕时间没有延迟。相反，DFI ＞ 15% ～ 30% 的男性配偶可以在 4 ～ 12 个月受孕。当男性 DFI 为 30% 时，其配偶很难在 12 个月内受孕。最近，Giwercman 等报道了 DFI 达到 20% 就具有临床意义。因为从精子 DNA 完整性方面来看，20% ～ 25% 的 DFI 可能是能否自然受孕的阈值。

要点
● 最近的荟萃分析显示，SDF 可以影响自然受孕和辅助生殖的结果。 ● 本文中描述的所有检测方法都可以区分单链和（或）双链 DNA 损伤（TUNEL、SCD、COMET、AO 流式细胞术），并且都具有临床意义。

三、哪些人应该接受 DNA 碎片检测

精液参数正常但不明原因的不育男性、配偶反复流产的男性、精液参数异常的男性以及染色体结构异常的男性应进行 DNA 碎片检测。

第六节　遗传和基因检测

近年来，随着对精准医疗的关注程度不断提高，以及在世界各地遗传学实验室中广泛使用并经过临床验证的分子诊断检测技术的发展，研究发现有很大比例的男性不育患者具有遗传或基因异常。多年来发现一些异常如染色体异常（数量、结构）、微缺失、微重复和基因突变可导致多种类型的男性不育。事实上，很可能在 10 ～ 20 年，目前绝大多数用于评估男性不育的实验室检查方法（除外精液常规分析和基本内分泌检测）都将被遗传和基因组检测所取代。这些分析不仅为目前诊断不同类别的男性不育和精液异常提供了病因学依据，还能预测与男性不育相关的健康缺陷发生率增加的风险（可能也会影响这些男性的长期医疗护理），此外还可能用于改善 ART 助孕的妊娠结果和后代的健康状况。如今，在 ART 实验室，人们普遍认为任何被找到的精子都是能够实现妊娠和生育健康后代的正常精子，然而，由于 ART 绕开了自然妊娠过程中缺陷配子 [精子和（或）卵子] 结合受精的阻碍，如果造成不育的主要因素确实为影响除配子发生之外的基本细胞功能的遗传缺陷，那么孕育的后代会出现缺陷 / 问题的可能性就会增加。显然，没有人在基因上是“完美的”。即使是对于生

育能力正常的夫妇来说，也不能保证孕育出一个完美的婴儿。越来越多的证据表明，父亲对妊娠结果和后代健康的影响比预期的要大。

以下将论述目前所用于诊断男性不育的技术，以及这些检测结果对生殖决策、遗传咨询和生殖结果的影响。

一、高分辨率核型分析

高分辨率核型分析是在细胞遗传学实验室常见且基本的检测方法。采用肝素钠管收集全血，通过分析染色体上被染色和扩散后的特定的显色条带（g 带），使细胞遗传学家能够区分和分类单个染色体。人类 23 种染色体中的每条染色体都有其独特的显色条带。在显微镜下分析染色体是否存在大的缺失或重复区域、易位或倒置，或非整倍体（存在一条或几条染色体高于或低于常规的染色体数目）。

（一）什么类型的异常可以通过核型分析来识别

通过核型分析能识别的最常见的染色体异常类型，包括染色体数量异常和结构异常。

（二）为什么核型分析对精液参数异常的男性很重要

大约 6% 的不育男性可通过核型分析检测出存在染色体数量异常和（或）结构缺陷。事实上，在一项针对实施 ICSI 助孕的不孕不育夫妇的研究发现，有 6.1% 的男性和 4.9% 的女性存在核型异常。

（三）核型分析

核型分析提供了一个非常浅显的遗传信息。核型分析所提供的遗传信息，基本上就是观察染色体最基本的特征 / 结构 / 数量，类似于在图书馆的书架上查看百科全书的所有卷册（图 18.1）。如果我们把细胞看作是一台信息存储器，那么细胞中的遗传信息就如同百科全书一样，因为细胞和百科全书都是包含了大量的架构完整的信息。每条染色体的数量和大致的大小是明确的（即百科全书的卷册：它们都是既定的大小，但卷册可能存在或不存在）。然而，我们无法直接看到是否有缺失的章节（染色体缺失）、重复的章节（染色体重复）、排放顺序错误的章节（染色体倒位）、排版

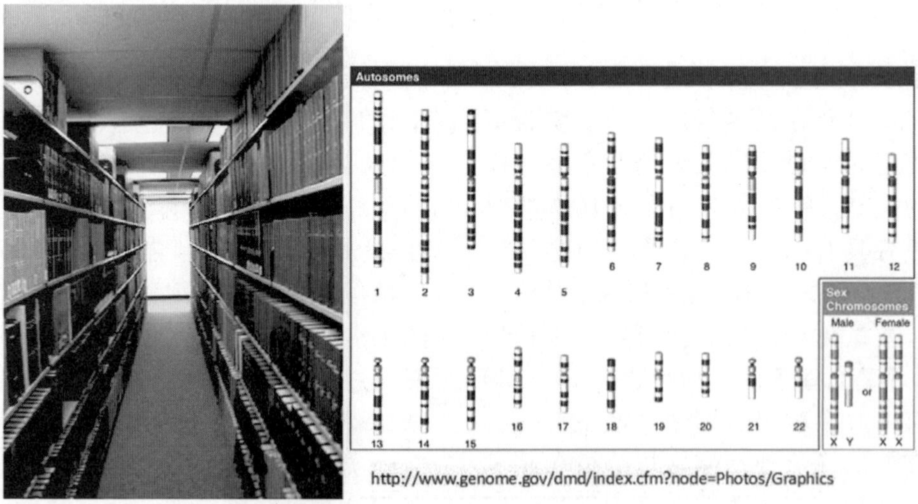

图 18.1 核型告诉我们什么？

核型示意图由国家人类基因组研究所（National Human Genome Research Institute）提供

错误章节（染色体易位）或重复、缺失的章节（数值染色体紊乱）。

要点
● 核型分析是对遗传信息非常浅显的检测。
● 如果对所有不育夫妇进行核型分析，约有 11% 的夫妇将被诊断出明确病因。

1. **性染色体数量异常可能导致生精功能障碍**　例如，克氏综合征（XXY-XXXXY），它占因生精功能障碍(每500个新生儿中1例）和混合性性腺发育不全（45X，46，XY）导致的无精子症的 14%。男性体内多余的 X 染色体会导致减数分裂失败，Y 染色体的缺失会导致睾丸发育和精子生成障碍。

要点
● 重要的是，尽管在评估精液中存在精子的男性不育时，通常不会考虑染色体异常，但发现 4.6%的少精子症男性存在常染色体易位和倒置。
● 因生精功能障碍而导致无精子症的男性中常见染色体易位和倒置（13.7%），但在可生育男性和一般的不育男性中并不常见（0.16%）。
● 问题是这类染色体异常的男性经常进行 IVF 或 ICSI 助孕，可能会把这种缺陷遗传给后代。

2. **染色体结构异常可能导致精子数量异常、生精失败、反复流产或影响后代（出生缺陷）**　例如，XX 男性综合征，射出的精液中没有精子且没有精原细胞发育。平衡易位在减数分裂的同源重组过程中可能变成非平衡易位，导致更严重的先天缺陷或胎儿死亡。也可能发生染色体数量异常。唐氏综合征患儿的父亲往往是平衡易位的携带者。

罗伯逊易位是人类中最常见的染色体易位，并且对罗伯逊易位携带者的后代有潜在的影响——罗伯逊易位发生在 5 条近端着丝粒染色体上，如染色体 13、14、15、21 和 22，估计每 1000 个新生儿中有 1 个携带这种易位。近端着丝粒染色体是指具有长臂和非常短的短臂染色体（图 18.2）。携带罗伯逊易位的男性通常表现为表型正常，但可出现少精子症；也有些人可能精子数量正常。这些男性有致孕的可能，但更易发生流产。因此，反复流产夫妇中的男性可能携带罗伯逊易位。非同源罗伯逊易位携带者只有 45 条染色体。这些男性可以孕育出有正常核型或通过减数分裂的交替分离产生平衡的罗伯逊易位的后代，或者通过减数分裂的相邻分离产生不平衡的配子。非同源罗伯逊易位携带者患不育、自然流产的风险增加，可能会生育具有不平衡易位、单亲二倍体（UPD）或与 UPD 相关印记障碍（如果涉及 14 号和 15 号染色体)的后代。这些都是无法预测的。

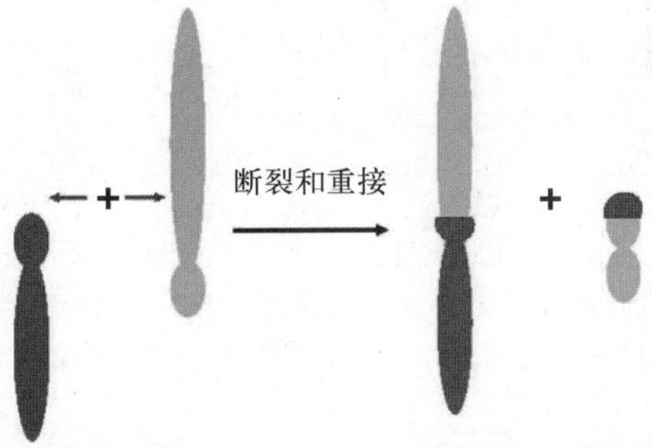

图 18.2　两个顶心染色体之间形成罗伯逊易位的例子

谁应该接受检测?——可以说，所有进行不育评估的男性都应接受检测，较相对于精液分析异常的男性，精液分析正常但不育的男性其染色体异常的发生率增加了 4 倍。然而，最近的美国泌尿外科学会（AUA）/美国生殖医学学会（ASRM）实践指南指出，所有因生精功能障碍而患有无精子症和少精子症的男性都应该进行核型分析。在少精子症的研究中将 2000 万 /ml 作为正常精子计数的下限，有核型异常的男性应由遗传医师诊治。

3. **染色体结构异常的高分辨率检测**　用

于Y染色体微缺失的多重PCR检测——染色体微缺失或微重复是染色体结构上的缺陷，因其太过于微小而无法在核型分析中检测到，这种结构上的缺陷可以影响一个或多个基因、部分或全部的特定染色体位置。回到染色体和百科全书的比较中（图18.1），这些染色体的缺失类似于全书中小章节或几页内容的缺失——从外观上这种缺失很难被发现。两位细胞遗传学家评估无精子症男性时观察到Y染色体缺失，首次观察到Y染色体长臂上有调控精子发生所需的编码因子区域的缺失，该区域最初被称为AZF区域。Reijo等后来发现少精子症或完全无精子症可由微缺失所导致的生精功能障碍引起。检测结果将有助于预测是否可以从睾丸生精小管组织中找到精子用于ICSI。

要点
• AZF区域现在进一步分为AZFa、AZFb和AZFc。AZFa和（或）AZFb的缺失预示着显微镜下睾丸组织中发现精子的可能性极低。 • 约60%仅AZFc微缺失的男性可能会找到稀少的精子被用于ICSI/IVF。

谁应该接受检测？所有因生精功能障碍而导致无精子症的患者和准备行ART助孕的重度少精子症的患者，均应进行检测。患有Y染色体微缺失（AZFa、AZFb和AZFc）的男性应由遗传医师诊治，因无法从睾丸组织中显微取精的AZFa和（或）AZFb微缺失的男性应寻求其他途径生育。

（四）微阵列比较基因组杂交

微阵列比较基因组杂交是一种在临床遗传学实验室或商业机构进行的分子核型检测方法，它可以更详细地观察到染色体结构的微缺失和微重复。回顾图18.1，这种类型的微缺失和微重复类似于删除百科全书卷中的一页或几段。该技术使用排列在芯片上的寡核苷酸，以既定模式覆盖整个基因组，并与覆盖的基因组位置相关联（或者针对某些应用，使用自定义芯片定制阵列，即一个特定的染色体）。对来自正常可育男性或女性的具有性别特异性的DNA进行有差异的荧光标记，与患者样本以等浓度混合并与芯片杂交。单个斑点的黄色荧光表示在该基因组位置没有增加或减少，而红色荧光表示缺失，绿色荧光表示重复。通过定量分析可以确定重复或缺失的拷贝基因相对量，并且可以对其在基因组中进行精确定位，这些被称为“拷贝数变异”（CNV），它可能影响一个或许多基因，甚至导致综合征的发生。Y染色体微缺失综合征是男科常见的一种CNV。这被认为是一种分子核型，尽管除了在插入位点以外，其对易位或倒置的观察并不那么有效，但它提供了一个观察基因组状态更微观的视角。

部分Y染色体微缺失的男性患有共存的基因组疾病 部分Y染色体微缺失的男性患有共存的基因组疾病。采用高分辨率阵列比较基因组杂交（aCGH）分析能进一步确定Y染色体微缺失男性的性染色体结构异常。近1/4的Y染色体微缺失和精子生成障碍的男性还同时患有SHOX（short homeobox gene affecting stature）综合征，这种综合征是由Y染色体假常染色体区域微缺失或微重复引起的，该表型的特征表现为身材极其矮小或异常高大，腕部马德隆畸形和桡骨弯曲。这种身体特征与只有一个SHOX基因拷贝的XO特纳综合征女性相似。这种造成身高异常的原因是很容易被医学遗传学家所识别的。

要点
• 近1/4的Y染色体微缺失和生精失败的男性也患有SHOX（short homeobox gene affecting stature）综合征，这是由Y染色体假常染色体区域的微缺失或微重复造成的。 • 该表型的特征分别是身材极其矮小或高大、腕部马德隆畸形和桡骨弯曲。

二、染色体微缺失和微重复是一些先天性泌尿生殖系统缺陷的发病基础

隐睾症是一种常见的男性不育的病因。事实上，尽管这类患者在婴儿期或幼儿期进行了睾丸固定术，但仍有约 65% 的先天性隐睾症男性会出现生精功能障碍。其他先天性泌尿生殖系统缺陷也可能与男性不育相关。

要点
● 对泌尿生殖系统异常儿童的 aCGH 分析显示，受微缺失或微重复所影响的剂量敏感性基因是导致上尿路和下泌尿生殖系统 / 外生殖器先天缺陷的常见的病理基础。 ● 许多被认为是可轻易通过手术矫正的先天缺陷的非综合征患者，实际上是伴有其他先天缺陷的综合征患者。

三、基因突变分析

基因突变分析可以在先进的男科实验室或临床医学遗传学实验室进行，通过 PCR 对 DNA 特定区域进行 Sanger 测序。然后将从外显子、外显子 - 内含子区域以及内含子获得的序列与参考序列进行比较。生物信息学软件可用于预测观察到的序列变化是否具有破坏性（破坏蛋白质结构 / 功能），或是否有害。下一代测序（这取决于供应商所能提供的几种不同的高通量测序方法）通常在医学遗传学或商业实验室进行。它包括对基因组所有的编码区域或对个体的整个基因组进行测序。重要的是，再次参考图 18.1，这些具有单个核苷酸改变的遗传变异破坏了编码蛋白质的功能，类似于在整个百科全书中单个拼写错误的单词。

（一）精子生成障碍

尽管已经报道了几个通过全外显子组测序发现的因生精功能障碍导致的无精子症的候选基因，但最接近临床的是由 Yatsenko 及其同事首先发现的 *TEX11* 基因开放阅读框。*TEX11* 位于 Xq13.2 位点，在两名因生精功能障碍而患无精子症的男性染色体中发现了一个涉及 3 个外显子的微小缺失。该缺失编码了 SPO22 结构域内的 79 个氨基酸（减数分裂特异性精子形成）。其他男性通过突变筛查发现了新的 *TEX11* 突变（剪接和错义突变）。289 名因生精功能障碍而患无精子症的男性中有 2.4% 存在 *TEX11* 突变，而在 384 名精子正常男性中则没有 *TEX11* 突变。一般来说，由于生精功能障碍而患无精子症的男性（特别是减数分裂停滞的男性），在接受 ICSI 体外受精之前进行突变筛查具有重要的临床意义。

（二）*CFTR* 基因突变导致先天性双侧输精管缺如

在确定先天性双侧输精管缺如（CBAVD）的基因缺陷之前，可通过显微外科手术从附睾提取精子用于体外受精，即显微附睾精子抽吸术（MESA）。研究发现 CBAVD 是由囊性纤维化跨膜传导调节因子（*CFTR*）基因突变引起的，这表明 CBAVD 是一种生殖器型囊性纤维化疾病。*CFTR* 基因庞大，具有许多外显子，大多数临床遗传学实验室检测囊性纤维化疾病携带者状态时，只检测了导致囊性纤维化疾病发生的 45 ～ 90 个常见突变（在超过 1300 个已确定的突变中），而大多数导致 CBAVD 的突变都被忽略了。理想情况下，这些患有 CBAVD 的男性及其伴侣均应进行 *CFTR* 基因全序列测序和胚胎植入前遗传学筛查。最近鉴定出的黏附 G 蛋白偶联受体 G2（*ADGRG2*）是第二个引起 X- 连锁 CBAVD 的基因，其表型与 *CFTR* 突变引起的基因相似。对于患有 CBAVD 且没有 *CFTR* 突变的男性，应该对 *ADGRG2* 基因进行测序，以确定是否存在破坏性突变。

四、通过遗传和基因分析诊断影响精液参数的其他遗传和基因因素

（一）畸形精子症

1. 圆头精子症　简而言之，顶体是由高尔基体发育而来，高尔基体在精子发生的分化过程中形成与圆形精子细胞核相邻的顶体囊泡（图 18.3）。圆头精子症的特征是顶体缺失、错位或萎缩，在常规精液分析中被鉴定为圆头精子。

> **要点**
>
> - 全基因组分析揭示了一些与圆头精子症相关的缺陷基因。*SPATA16*（精子生成相关蛋白 16）与高尔基体以及最终融合形成顶体的前顶体囊泡有关。
> - 第二个基因 *DPY19L2* 在 I 型圆头精子症中表现出 CNV（基因拷贝数变化）或破坏性突变，导致异常精子的比例很高。

目前关于圆头精子症对 ICSI 预后影响的重大研究很少。圆头精子症导致 ICSI 过程中卵子激活减少或缺失，虽然用钙离子载体可人工激活卵子细胞，但圆头精子症夫妇的活产率仍然低于其他接受 ICSI-IVF 治疗的夫妇。

在精子发生过程中形成顶体时，内质网参与输送一些必需蛋白质，而高尔基体则参与囊泡运输。囊泡融合形成顶体的前体。这些步骤所需的蛋白质如图 18.3 所示，蛋白质缺乏或功能异常会导致圆头精子症。缺乏与顶体发育相关的人精子顶体膜相关蛋白（SPACA1）及细胞核膜相互作用的 DYP19L2 会导致圆头精子症的发生。目前已知的正常顶体形成所需的基因及其缩写包括：PRKCA1 相互作用蛋白（Pick1）；含高尔基相关 PDZ 和螺旋结构域蛋白；酪蛋白激酶 2 的 α′ 多肽（Csnk2a2）；自噬相关蛋白 7（Atg7）；小 ArfGAP2（Smap2）；TATA 元件调节因子 1（Tmf1 或 ARA160）；透明带结合蛋白（Zpbp 或 Zpbp1）；空泡蛋白分类相关蛋白 54（Vps54）；具有 FG 重复序列 1 的 ArfGAP（Hrb）、精子顶体相关蛋白 1（SPACA1）；热休克蛋白 90kDa β1（Hsp90b1）；葡萄糖苷酶（胆汁酸）2（Gba2）。

2. 大头多鞭毛精子　大头精子症（宽大头精子）男性的精子表现为多倍体和非整倍体，虽然多倍体精子的百分率是可变的。在其精液样本中，单倍体精子的比例可能为 0 ～ 10.9%，二倍体的比例为 19.8% ～ 60%，三倍体的比例为 10% ～ 62.4%，四倍体的比例为 5.1% ～ 36%。使用 ICSI-IVF

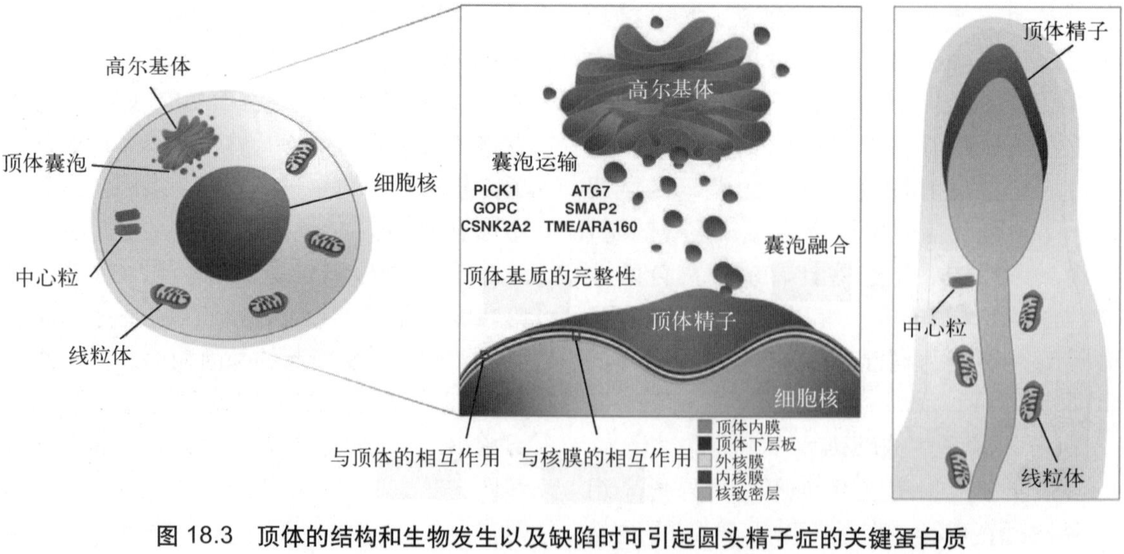

图 18.3　顶体的结构和生物发生以及缺陷时可引起圆头精子症的关键蛋白质

时不应将大头精子注射到卵子中，因为这些精子具有不同的多倍体形态。

极光激酶 C（AURKC）与巨头精子的关系：极光激酶家族包括极光激酶 A 型和 B 型，主要在有丝分裂中起作用。AURKC 可以在体细胞中取代 AURKB，而 AURKC 主要在精母细胞（和卵子细胞）中表达，它确保了减数分裂期间染色体分裂的双极附着，并参与形成减数分裂的纺锤体检查点形成。第二次减数分裂的胞质分裂也需要 AURKC（图 18.4，见彩图）。

（二）弱精子症

原发性纤毛运动障碍　原发性纤毛运动障碍（PCD）是一种遗传性综合征。症状包括反复发作的呼吸道感染（其症状从慢性鼻窦炎到支气管扩张、内脏反位）和运动纤毛和鞭毛的运动缺陷导致的男性不育。

> 要点
>
> - 当发生突变时，染色体分离过早发生，细胞质分裂不发生在减数分裂期间。于是形成了大头多尾的精子。
> - PCD 患者不建议使用 ICSI-IVF，因为成功受孕的概率很小。

（三）男性不育中精子鞭毛的多重形态异常（导致少弱畸形精子症）

精子鞭毛的多重形态异常（MMAF）已被发现多年；然而在常规精液分析实施严格的精子形态学评估标准之前，它很少被诊断出来。这些缺陷包括严重的鞭毛异常（鞭毛缺失、短、弯曲 / 错位、缠绕和形状不规则），以及偶发性的头部异常和严重的运动能力缺陷。动力蛋白轴链重链 1（*DNAH1*）、纤毛和鞭毛相关蛋白 44（*CFAP44*）和 *CFAP43* 基因突变频率较高（这 3 种约占 MMAF 病例的 1/3），如图 18.5 所示（见彩图）。当存在功能丧失性突变时，这些缺陷基因参与中心粒组装、轴丝周围结构和轴丝结构蛋白的合成，进而影响近端中心粒、9+2 对中央微管、纤维鞘和外部致密纤维、线粒体鞘、内外动力蛋白臂、放射状辐条和连接蛋白 - 动力蛋白调节复合物的合成。PCD 可能是构成 MMAF 组成的一部分，尽管人们认为中央微管对 MMAF 的至关重要，并且影响 PCD 的基因还会影响其他轴丝结构。

> 要点
>
> - 在过去的几年中，对 PCD 家族的全基因组和全外显子组测序已经确定了 90 个导致 PCD 的新型基因缺陷，每个基因都有许多不同的功能缺失突变。
> - 这些基因编码的蛋白是运动纤毛和鞭毛必需组成部分，如即内外动力蛋白臂、连接蛋白链、放射状辐条、轴突、外周微管双联体等（图 18.3）。
> - 在患有 PCD 的男性精液中，精子是存活的，但却完全静止不动，进行 ICSI 可能会成功。然而，夫妇需要进行遗传咨询和额外检查，如胚胎植入前遗传学诊断或筛查。

1. 纤维鞘发育不良或组织紊乱　纤维鞘的发育不良或结构紊乱最常见的原因是驱动蛋白轻链 3（*KLC3*）、甘油醛 -3- 磷酸脱氢酶（*GAPDH*）、细胞色素 C 和线粒体 DNA 聚合酶的突变。这种发育不良或结构紊乱，通常发生在轴体周围的主要部分（具有两纵柱的外层致密纤维或纤维鞘异常），即外层致密纤维和线粒体鞘。*AKAP3* 和 *AKAP4* 基因编码涉及纤维鞘中最丰富的蛋白质合成；然而目前尚不清楚这是否对人类有致病作用。*DNAH1* 突变也可导致纤维鞘发育不良或短尾 / 残尾综合征，目前这些通常被纳入 MMAF 中。

2. 环状体功能障碍与离子通道缺陷引起弱精子症　环状体功能障碍可能由 *SEPT1*、*SEPT4*、*SEPT6* 和 *SEPT7* 缺陷引起，并由 *SEPT12* 调节。其中主要涉及两种蛋白：阳离子通道精子相关蛋白 1/2（CATSPER

1/2)，它们调节精子运动和获能过程中的钙通道；溶质载体家族 26 成员 8（SLC26A8），则是作为阴离子转运体。

3. *了解导致畸形精子症、弱精子症、原发性纤毛运动障碍和精子鞭毛多种形态异常的基因缺陷，会对临床治疗过程产生哪些影响* 上述讨论的许多离子通道蛋白的生化分析已在世界各地的一些专业男科实验室中应用于临床。这有助于了解精子功能的缺陷，并为精子获能和随后的受精失败提供参考，在评估精子正常但不育的男性时尤为有用。由医学遗传学实验室对涉及圆头精子症和大头精子症的基因缺陷分析，已被应用于临床遗传学评估。当圆头精子症患者夫妇即便使用 ICSI-IVF 也可能无法受精时，则应根据导致圆头精子症的基因缺陷的不同，进行遗传咨询并评估生育的可能性。极光激酶 C 突变在北非或欧洲血统的男性中很常见，这也是临床诊疗中最常见的基因缺陷之一。

要点

- 评估男性不育应用最广泛的检测方法是核型分析（Y 染色体微缺失检测和 CBAVD 男性的 *CFTR* 基因突变分析），其他基因缺陷并不太常见。然而，在研究实验室中，确有成千上万的基因与男性不育相关（这些基因影响着诸如下丘脑 - 垂体 - 性腺轴、肽激素、生长因子和细胞因子受体及其配体、类固醇激素生物合成、代谢、受体信号转导、基因组的维持、有丝分裂和减数分裂以及许多其他关键的细胞功能）。

第七节 精子非整倍体检测

非整倍体是指在正常染色体数量上增加或缺少一条或若干条染色体，而单倍体精子只有一组染色体 [22 条常染色体和一条性染色体（X，Y）]。减数分裂过程中染色体分离出现异常，导致染色体的增多（多倍体）或减少（单倍体），在未经筛选的不育男性中，即使具有正常的体细胞核型，精子染色体非整倍体的发生概率也增加了 10 倍。非整倍体卵子细胞常与母体衰老相关，由此产生非整倍体胚胎，并导致流产。唯一可存活但受影响的非整倍体胚胎是发生在染色体 13、18、21 和 X、Y 上的异常。

众所周知，罗伯逊易位（见上文）可导致非整倍体精子数量增加，这些男性应进行精子非整倍体检测。在这些男性中，在同一精子核中可能存在染色体数量异常和不平衡分离产物的积累。但发生平衡易位的男性也有风险。唐氏综合征患儿的父亲大多是平衡易位携带者。精子非整倍体的增加也与 DNA 断裂水平的增加有关。反复流产夫妇中的男性伴侣也是其主要群体。异常水平的非整倍体精子最常见于精子发生障碍和少精子症、少弱精子症的男性，以及反复流产但精子正常的男性。

要点

- 减数分裂过程中染色体分离出现问题，导致染色体的增多（多倍体）或减少（单倍体），非选择性不育男性即使是正常的体细胞核型，其精子染色体非整倍性的发生率也增加了 10 倍。
- 非整倍体卵子细胞与母体衰老密切相关，产生非整倍体胚胎，导致流产。

第八节　未来如何诊断男性不育

随着精准医学的出现，我们对男性不育原因的了解将呈指数级增长。毫无疑问，大多数男性不育患者都有遗传原因，本章所讨论的精子功能检测方法未来可能会被遗传和基因检测所代替，后者可用来评估核型异常、常染色体和性染色体 CNV 的微缺失及微重复、破坏性基因突变等。对这些基因的了解可能会改变临床决策，以及不育夫妇的生育选择。在更远的未来，随着对不育男性的特定基因和遗传缺陷的了解不断深入，很可能开发出新的治疗干预方法，以帮助这些不育夫妇实现他们生育目标。

致谢

本研究得到了美国国立卫生研究院(NIH)的资助，其中包括来自美国国家糖尿病、消化和肾脏疾病研究所 (D.J.L.) 的 1R01DK078121 项目，以及来自美国国立卫生研究院尤尼斯·肯尼迪·施莱弗国家儿童健康与人类发展研究所的资助项目 1U54HD100549-01（T. Levin，D.J.L. 核心领导）、1R01HD095341（T. Garcia）和 5P01HD087157（M. M. Matzuk，D.J.L. 合作项目领导）。D.J.L. 得到了纽约社区信托基金会 Frederick · J 和 Theresa · Dow · Wallace 基金的部分资助。D.J.L. 担任罗马健康科学咨询委员会委员（股权和薪酬）和股东（股权），并担任美国生物分析师委员会秘书兼财务主管（酬金），还担任世界卫生组织《人类精液检查和处理实验室手册》（第 6 版）编辑委员会成员（仅限差旅费用）。

（朱　闽　译）

第 19 章
精子功能缺陷的评估

Christopher J. DeJonge

第一节 引 言

在过去 70 多年中，精液分析一直是评估男性生育能力的临床实验室标准。世界卫生组织的多份出版物中均包含了精液分析的方法和临床实验室质控标准。然而，精液分析的参考下限对生育力或不育的预测价值有限。部分原因是精液分析未评估除了精子活力外，成功受精和足月分娩所需的精子功能。这使得临床医生难以对不存在遗传、激素或泌尿生殖系统异常的不育夫妇提供关于男性生育能力低下的评估。临床医生必须在处理不孕不育问题时，综合考虑患者的精神、情感和经济因素，以平衡治疗策略和患者需求之间的困境。

为了提高男性生育力的诊断水平，尤其是对于（特发性）不育症的诊断，科学家们开展了许多关于精子功能，特别是受精相关的研究。这些研究旨在作为精液分析的辅助检查应用于临床。本章将论述在受精过程中起重要作用的几种精子功能，以及目前用于评估这些功能的分析方法。

第二节 人类精子：结构和功能组分

人类精子基本上由头部、中部和尾部三个不同的功能区间组成（图 19.1，见彩图）。头部包含父系基因组和顶体。中部由线粒体组成，作为精子运动的能量来源。尾部包含精子的运动装置。这三个功能区间在受精过程中发挥着不同的作用，其相关功能障碍可作为临床诊断检测及治疗的目标。

精子头部含有高度紧凑的 DNA，受精后，这些 DNA 将解聚并与卵细胞 DNA 结合，创造出一个新的、独特的 DNA。在精子头部覆盖在 DNA 上的溶酶体囊泡，称为顶体。顶体内包含有能穿透卵细胞周围卵丘细胞（透明质酸酶）和包裹卵细胞透明带（顶体酶）的酶。

精子中部由 30 ～ 80 个线粒体组成，通过氧化磷酸化产生三磷酸腺苷（ATP），为精子运动装置提供能量。线粒体螺旋地围绕在精子轴丝周围，轴丝包含外层致密纤维、动力蛋白臂和其他辅助结构，为精子尾部运动提供能量和额外的代谢途径。

第三节 精子功能属性概述

一次射精包含数百万个能参与受精的精子。但只有几百个精子可到达输卵管壶腹与成熟卵细胞结合。因此，在精子物理和功能特性方面，无法到达输卵管壶腹部的精子、到达输卵管壶腹部的精子，以及最终成功使卵细胞受精的精子之间，必须有明显可识别的差异。

因此，在没有明显差异的情况下辨别精子功能是否合格显得尤为重要。为了评估精子功能缺陷，分析一些有助于精子在女性生殖道内运送并参与受精的精子功能特征也是有意义的。

一、获能和受精

哺乳动物精子获得受精能力的过程被称为获能，这一过程由 Austin 和 Chang 发现。这一开创性发现表明哺乳动物精子只有在雌性生殖道内停留一段时间，才能够使卵子受精，人类精子也具有这一获能过程。然而，与动物不同的是，由于伦理和实际情况的限制，关于人类精子获能所需的生物学条件和时间的研究主要是体外研究。

人类精子获能的变化特征包括生物物理（如离子通道调节）、生化（如细胞内 pH 变化、酶途径调控）和成分（如蛋白质和脂质重新分布）等方面的变化。其中，获能最明显和最具特征的变化是顶体反应（AR）。顶体反应是一种形态学变化，涉及质膜和外顶体膜的融合和囊泡化、顶体基质的暴露和溶解，以及伴随的顶体酶的释放。顶体反应是卵细胞在体内成功受精不可或缺的条件，也是 IVF 在不借助机械辅助时不可或缺的过程。

活性氧类（ROS）在获能和精卵融合中都有着重要作用。在非病理条件下，ROS 主要以过氧化氢（H_2O_2）的形式存在，有助于激活精子功能中关键的酶联反应，如精子运动、获能。但当 ROS 产生过量时，会引起质膜脂质过氧化损伤，同时损伤产生的脂肪醛会影响线粒体电子传递链，进而导致更多的 ROS 产生。与其他细胞不同的是，成熟的精子缺乏细胞质，无法进行蛋白质合成，无法迅速应对快速上升的氧化应激反应，这可能会导致精子功能严重的进行性损伤，主要表现为精子活力降低，过度活化，顶体反应失败，精卵融合失败。此外，ROS 的不断堆积最终会导致精子 DNA 损伤，且 ROS 诱导的 DNA 损伤也可能发生在精子生成过程中。如果发生非致命损伤，精子仍可使卵细胞受精。然而，卵子内的 DNA 修复机制可能无法完全修复 DNA 损伤，从而影响胚胎发育和（或）持续妊娠，如复发性流产。

要点

- 获能是精子获得受精能力的过程，是体内受精或体外非辅助受精的先决条件。
- 获能涉及生物物理、生化和成分方面的变化，最终导致精子顶体反应的发生。
- 活性氧类（ROS）可对获能产生积极或消极的影响。

二、精子运动

为了成功穿过女性的生殖道，精子必须具备对特定环境和位置（如子宫颈、子宫和输卵管）不同的运动能力。一旦精液被射入阴道后，精子会从精浆中快速（大约 90 秒）游离至宫颈黏液中。宫颈黏液是精子进一步进入女性前部生殖道的生物屏障。因此，不能穿透宫颈黏液的精子无法参与受精。

在排卵期，宫颈黏液具有高度的黏弹性，并含有超微结构成分。这限制了精子的运动为平面运动。为了推动精子快速通过宫颈黏液形成的管状通道，需要精子尾部远端的鞭毛进行小幅度运动。黏液的超微结构成分可以清除精子质膜上的抑制蛋白，这是精子获能过程启动的标志。

能进入子宫的精子具备更完整的精子功能，而无法穿越宫颈黏液的精子群体通常在形态和（或）运动性方面存在缺陷。有缺陷的精子特别容易受到射精时渗入宫颈黏液的白细胞产生的ROS的攻击，因此，如果这些功能异常的精子进入子宫，其存活能力非常有限。对于精子功能更完整的精子来说，它们在子宫内的移动相当迅速，部分原因是子宫特殊的输送机制，以至于精子可能会在性交后10分钟左右进入输卵管。在子宫内，精子质膜会发生重要变化，这些变化可能是由子宫分泌物诱发的，主要包括脂质微区的形成和从质膜中去除胆固醇，脂质功能改变是精子获能的重要组成部分，上述两种改变增加了精子质膜流动性和蛋白质受体的再分配，从而在受精过程中发挥作用。

输卵管和输卵管环境在人类生殖中具有重要作用。输卵管是精子运输和早期胚胎发育的管道。非人类哺乳动物的研究表明，精子可与输卵管上皮结合并在输卵管上皮进行储存，也可与输卵管上皮结合并从输卵管上皮释放。相比之下，目前尚无研究表明人类输卵管具有类似的功能。然而，人类和非人类哺乳动物之间的一个相似之处是精子运动的特征形式，称为超激活（HA）运动。Yanagimachi首先报道了HA运动，其特征是鞭挞形鞭毛运动，是获能后具备的运动方式。HA运动是精子被一种或多种信号因子诱导的在排卵期女性生殖道壶腹部表现的运动方式。有研究表明，HA运动是精子通过卵细胞周围的卵丘细胞和透明带壳的关键动力。

要点
● 精子活力是体内受精或体外非辅助受精所必需的精子功能属性。 ● 精子的运动受周围环境的调节。 ● HA运动是精子获能后获得的运动能力。

第四节 精子功能的诊断检测

一、运动性

（一）性交后和精子迁移试验的运动性

与其他精子功能检测相比，性交后精子进入宫颈黏液渗透试验更具独特性。这种“夫妻”试验提供了一些女性的相关信息，诸如排卵期雌激素对宫颈黏液产生及其黏稠度的影响，以及是否对精子存在免疫反应。对于男性来说，该试验显示了精子是否具备顺利通过宫颈黏液进入子宫腔的运动能力。但由于患者依从性差，试验结果对预后和诊断能力的帮助不大，而且没有可遵循的标准，所以目前这种体内试验通常不再进行。但是，它确实也推动了几种体外精子迁移试验的发展。例如，精子通过人类宫颈黏液、牛宫颈黏液、透明质酸和甲基纤维素，这些试验促进了对精子运动特征（运动学）进行微观定量分析的发展。

精子的运动性是其通过宫颈黏液的决定性因素。Katz等开发了一种通过观察精子通过装有人宫颈黏液的扁平毛细玻璃管的运动来进行定量分析的检测方法。他们发现，与用盐水稀释过的精液中的精子相比，精浆中的成分可以促进精子进入宫颈黏液。这一发现为后续的精子迁移研究提供了具有重要意义的生物学基础。在严格把控精子活动环境的同时，应采用多次定时多次曝光显微摄像将精子经典的运动模式和运动轨迹量化，并分析其与男性生育能力的相关性。这些开创性研究成果有助于建立一种通过分析精子活力、精子经典运动轨迹来区分可生育和不可生育精液样本的新方法。

（二）计算机辅助精子分析和过度活化

定时曝光显微摄像很快被计算机视频显微摄像所取代。这一重要技术的发展为更快速、更准确和客观地分析精子运动参数提供了条件。采用该新技术的研究发现，具有生育能力的精子在可生育的精液中的游泳速度（> 30μm/s）快于不具有生育能力的精子，而游泳速度< 30μm/s 的精子无法穿透无透明带的仓鼠卵子。这项计算机辅助精子分析（CASA）的新技术迅速应用于临床，它被认为是一种潜在的精子功能检测的方法，有助于确定精液样本的生育潜力。事实上，许多关于体内受孕的研究发现，CASA 测定的精子的前向运动能力与受孕时间显著相关。

随着 CASA 系统技术的发展，人类精子获能作为临床精子功能测试的一种体外研究的潜力也随之提高。综上所述，HA 运动是精子获能后获得的运动能力，可由多个运动学参数进行评估。正如 HA 运动所体现的精子功能显示，CASA 能迅速而准确地提供 HA 运动数据，非常适合同时评估精子前向运动和获能两项功能参数。以人类体外受精（IVF）为目的，HA 运动性与良好的 IVF 受精成功率呈正相关。然而，将 HA 运动与精子穿透试验（SPA）进行比较时，两者并没有相关性，SPA 是一种反映精子是否完成获能的精子功能检测。

通过适当的控制措施、人员培训和质控监测，CASA 可以用于评估临床环境中的传统精子参数。相比之下，如果没有适当的体外培养条件来监测精子运动，由于其复杂性 HA 运动轨迹就不易被识别。此外，CASA 仪器必须具备必要的计算机和光学成像技术，并由具备人类精子 HA 运动学知识和经过培训的技术人员进行维护和检验操作。因此，在上述严格的要求下，临床环境中的精子功能检测不适合使用 CASA 对 HA 运动评估进行证明。然而，它仍然是研究中必不可少的工具。

要点

- 精子运动性对于体内宫颈黏液中的精子迁移是至关重要的，并且是体外精子迁移试验的基础。
- 精子运动的质量，如速度和过度活化，都与受精有关，最好使用 CASA 进行评估。
- 在临床中常规应用 CASA 仪器来评估精子运动质量，但需要进行人员培训、熟练度监测和质控。

二、获能和顶体反应

有 20 世纪 60 年代中期科学家开始尝试进行人类 IVF，但成功的案例较少，这表明需要一种体外培养体系来促进人类精子的获能。开发体外获能培养系统的两位先驱学者是 Yanagimachi 和 Bavister。Sir Robert Edwards 将他们的发现应用到 IVF 培养系统中，发现先前失败的人类 IVF 试验迅速取得成功。IVF 技术的出现以及对精液分析之外的诊断能力需求的增加，推动了男性生殖生物学领域关于精子功能试验转化应用于临床的研究。因此，在评估精子功能试验的临床应用潜力时，常见的终点是宫内授精后和（或）IVF 后妊娠。

精子获得受精能力，即获能，主要在形态上表现为顶体内容物的胞吐作用，即顶体反应（AR）。在人类中，目前的证据支持人类精子顶体反应发生在与透明带结合时。穿透透明带后，精子头部赤道段的质膜与卵细胞质膜融合，精子进入卵细胞。因此，这些受精所必需的条件是体外精子功能测试的发展目标：①获能；②顶体反应；③精-卵细胞融合。

（一）无透明带仓鼠卵细胞穿透实验和人卵透明带试验

1976 年，两篇重要文章报道了人类精子能够进入：①无透明带仓鼠卵细胞；②人尸体卵细胞的透明带。这些重大发现为随后开发的 3 种精子功能测试提供了科学平台基础：①无透明带仓鼠卵细胞渗透实验（SPA）；②半光谱法（HZA）；③精子-透明带结合试验。

Yanagimachi 等发现，人类精子与剥离的仓鼠卵细胞至少需要在培养基中培育4小时才能完成结合，这一时间要求确立了完成精子获能所需的最短时间。此外，通过电子显微镜可观察到，只有经历或完成顶体反应的精子才能与卵细胞膜结合，这说明SPA的阳性结果表明精子完成了获能、顶体反应和精卵融合。在SPA中，只要存在一个具有DNA的精子头部在仓鼠卵细胞内，就会产生阳性结果。

一位主要研究者在一篇关于SPA及其临床实用性的综述中发表了他的成果。其中提到的一个关键问题是SPA实验程序缺乏标准化，这个问题在许多其他精子功能测试中也存在。无论是SPA还是其他任何精子功能测试，测试程序的不标准化都使得整理和比较数据变得非常困难，特别是在试图建立可用于区分可生育和不育人群的关键临床阈值时。与SPA程序相关的额外测试复杂性包括将供精用作阳性对照，并与患者精子进行比较。SPA测试结果表明，无论是高穿透力组还是中等穿透力组，供体精子（作为对照组）存在相当大的差异。例如，中等穿透力组的SPA范围从0到100%不等。因此，在评估不育男性的精子时如果其SPA在相同范围内，则是一个无效的对照。

多位具有丰富SPA检测经验的专家在其几篇综述中得出了类似的结论，即在临床男科实验室中，SPA作为精子功能检测工具存在以下问题：① SPA检测结果确定了对不明原因不育男性受精至关重要的精子功能属性缺陷；② SPA检测结果与人类试管婴儿相关，但不能反映精子-透明带相互作用的功能缺陷；③维持和确保高质量的SPA检测作为常规临床实验室检测的成本很高，包括聘用高技术工作人员的费用，以及供体精液库的招募和维护费用等；④化验复杂性和程序标准化的困难与临床男科实验室不兼容；⑤卵胞质内单精子注射（ICSI）辅助受精的出现使得对SPA检测的需求下降。

人类HZA和完整带测定可能来源于Overstreet和Hembree的研究发现。他们发现，从尸体（死后8～45小时）卵巢中提取的失活的未成熟人类卵细胞的透明带保留了与活性人类卵细胞相似的精卵相互作用特性。他们的研究表明，在适合人类IVF的培养基中，人类精子与失活的人类卵细胞一起培养后，精子依旧可以完成获能。最初精子与透明带松散结合，然后紧密结合，并被透明带诱导进行顶体反应，随后穿透透明带进入卵泡周围空间。由于卵子失活，卵膜退化，因此无法评估下一步关键的精卵融合。

事实证明，依靠从最近死亡的尸体上采集卵巢并将其作为临床实验室常规生物测定的一部分是不切实际的。此外，使用未成熟卵细胞与成熟卵细胞引发了有关精子-透明带生物学特性等效性的问题。Yanagimachi及其同事测试高盐（高渗）溶液对几种哺乳动物（包括人类）卵细胞的影响，以评估作为长期储存的生物“防腐剂”的适用性。他们发现，高渗溶液会导致卵细胞收缩，增大卵黄周围的空间，但其仍保留了精子-透明带结合的能力，与有活性的人类卵细胞相比，其可穿透性相当甚至更易于穿透。此外，研究还证实了人类精子带对人类精子的物种选择特异性。最后，人卵细胞可以在常温条件下以高盐溶液为媒介进行储存。这一进步使得人类卵细胞可以在不冷藏的情况下储存数月，以供全球范围内的精子功能试验使用。

基于Overstreet和Hembree的研究工作，Burkman及其同事开发了名为半光谱法（HZA）的体外试验，用于评估精子-

透明带结合能力。他们认为，HZA 可以作为一种精子功能试验，有助于辅助临床治疗，如宫内受精、IVF 之前预测精子的受精潜力。该试验涉及外科显微操作，将未受精的人类卵细胞分割为两个相等的半球形透明带（半透明带），然后卵细胞丢弃其中一半。简而言之，将洗净的患者精子添加到一个半卵中，将可生育的捐赠者的精子洗净添加到另一个半卵中。经过几次洗涤以去除松散结合的精子后，患者精子与一个半带上紧密结合的精子数除以另一个半带上紧密结合的对照精子数，以得到半带指数（%HZI）。可生育的捐赠者的精子在与半透明带共孵育 4 ～ 5 小时(获能时间)后明显地表现出类似的结合动力学并达到最高。需要注意的是，除了男科工作人员需准备精子和进行 HZA 外，人类卵细胞的来源以及它们的手术分割和加工储存依赖于 IVF 项目的工作人员。

后续一系列的研究对 HZA 进行了评估，以进一步确定该检测方法的准确性和在临床男科实验室中的适用性。这些研究包括将人类卵细胞盐渍保存并进行分割，然后使用可生育的捐赠者和患者的精子进行试验。结果表明，盐渍保存能有效地保留 HZA 的生物学功能。此外，当用电子显微镜评估与半透明带结合的精子时，大多数精子表现出顶体反应，这表明保留了精子 - 透明带结合和受精过程中关键的透明带的生物学特性。接下来，对从三类卵细胞提取的卵泡结合能力进行评估：未受精的卵细胞；人工授精 - 未受精的卵细胞；受精 - 未卵裂的受精卵细胞。前两类卵细胞来源的半透明带与可生育男性捐赠的精子具有相似的 HZA 结合结果。正如预期，受精 - 未卵裂的半透明带几乎没有与精子结合的能力，因为在受精时发生的卵细胞皮质反应阻止了额外的精子穿过透明带进入卵子(多精入卵)。对可生育的捐赠者在 90 天内收集 4 次精子进行分析，发现不同时间个体精子的结合程度存在差异，但结合程度总体较高。通过对来自不同卵细胞的半透明带进行单一可育供体的评估，意外发现精子结合能力存在很大的差异，这可能归因于不同卵细胞 - 半透明带的生物学特性的差异，这种情况可能在高达 20% 的卵细胞中发生。此外，在 HZA 中可与透明带 - 精子结合的阈值也很低。这些研究结果使该检测方法被认同并证明了 HZA 作为临床实验室精液分析的辅助检测的适用性。而后续的研究进一步证实了 HZA 在识别正常精子和低生育能力男性的精子功能异常方面有重要意义，但仍存在一些问题，如在 IVF 实验室获取和处理卵细胞所涉及的时间和人力成本高，以及在临床男科实验室进行 HZA 的时间、人力成本和对技术人员技能的要求相对较高。最后，与 SPA 类似，随着 ICSI 等辅助生殖技术的出现，临床上进行 HZA 检测的需求也随之减少。

竞争性或异精性精子 - 透明带结合试验是一种在测试材料上与 HZA 有一些相似之处的精子功能测试，可以用于预测精子的受精潜力。精子 - 透明带结合试验经历了几次迭代发展，最初是从未能在 IVF 中成功受精的人类卵细胞开始的。在该测试中，未受精的卵细胞被置于高渗盐溶液中储存之前，需对其总体质量、成熟度和精子带结合情况进行评估。有生育能力的捐赠者的精子和患者需检测的精子用红色或绿色荧光染料进行差异标记，这些荧光已被证实对精子功能或活力没有影响。在洗涤精子供孵育诱导获能后，竞争结合试验的结果表明，与可生育的捐赠者精子比较，在 IVF 中受精率低于 50% 的男性的精子结合能力更低下。相比之下，精子受精率高于 50% 的卵细胞结合得明显更好，与可生育的捐赠者精子相当。此外，Logistic 回归分析表明，竞争性结合试验的比率（患者：

可生育的捐赠者）和正常的精子形态是最能预测IVF结果的精子因素。此外，一些精子形态较差的男性却具有很高的竞争性分析结合率，该测试的意义在于如果没有进行精子功能测试，可能会错认为这样的男性患者需要ICSI来进行体外受精。基于大量的其他研究结果开发竞争结合分析的科学家认为，精子-透明带相互作用缺陷是IVF失败的主要原因。他们进一步得出结论，“可能导致受精失败的精子缺陷应该在开始IVF和指导患者进行ICSI之前被诊断出来”。这一结论至今已有20年，目前看来仍是正确的。然而，与之前的高复杂性和成本高昂的配子相互作用分析类似，异精子竞争-透明带结合分析在很大程度上已不在临床应用，其原因如前所述。

（二）诱导顶体反应试验

顶体反应是精子完成获能的重要标志，也是受精过程中的一个重要组成部分。在获能过程中，二价阳离子载体A23187和孕酮激素会促进细胞外钙（Ca^{2+}）快速流入精子，从而刺激顶体反应的发生。顶体肿胀、顶体外膜和质膜改变以及顶体胞吐等动力学特征改变共同构成了顶体反应。用于检测顶体反应的方法包括但不限于：①分别被荧光标记的花生凝集素和豌豆凝集素；②双重或三重染色法；③单克隆抗体。

要点
● 透明带结合试验能够反映精子是否发生了顶体反应，是否具有与人类透明带结合的能力。
● 精子穿透试验反映精子是否已完成获能，是否经历了顶体反应，是否能够与去透明带的仓鼠卵融合并穿透。
● 两种检测方法都需要严格的质控、检测人员培训和熟练程度监控。
● 人类透明带结合试验较复杂，难以整合到临床实验室。

OverStreet及其同事研究发现，最早从精浆中清洗出来的人类精子可以在4～5小时内穿透SPA中的裸仓鼠卵细胞。这些发现有助于了解人类精子获能所需的培养时间。在传统的SPA中，顶体反应是自发的，即不需要任何外部刺激剂。因此，为了使体外试验在生物学上与体内反应更具可比性，需要一种类似透明带——顶体反应的主要诱导剂。Aitken及其同事测试了药理剂钙离子载体A23187对SPA中精子穿透能力的影响。他们发现，当精子最初在A23187存在的情况下共孵化，然后引入SPA时，精-卵的融合和穿透能力显著增加。他们进一步得出结论，通过加入A23187作为刺激剂，可以规避个体间获能率的差异问题。随着时间的推移，这些基本的“工具”和刺激性化合物已被确定，下一步是将它们整合成一个“工具包”。

De Jonge及其同事报道了人类精子顶体反应同步获能和诱导的研究实验的发展情况。他们的研究结果“A23187顶体反应诱导试验”显示，最佳获能需要3小时。此外，A23187剂量反应试验提供了有效的剂量，低于先前报道的水平，并且该剂量对精子功能的其他方面（如活力和存活率）没有不良影响。Cummins及其同事扩展了先前的研究，以获得更多的临床应用，并建立了对离子载体挑战（ARIC）试验中的顶体反应。在ARIC试验中，来自患者的洗涤精子样本被当作研究对象。换言之，他们从对A23187（处理）的顶体反应诱导有反应的获能群体中减去在获能培养3小时后自发发生的顶体反应（对照），这产生了Δ%顶体反应。他们发现，自发性顶体反应与生育能力无关，相反，在不育男性中，诱导的顶体反应和ARIC显著减少或缺失。对ARIC试验结果的统计分析表明，ARIC试验对生育力的预测价值与SPA相当。其他研究同样表明，精子对离子载体缺乏反应性可能提示体外受精和宫内受精的不良预后。

已被证实的顶体反应生理诱导剂包括孕酮和溶解性透明带。孕酮被证实能刺激细胞内 Ca^{2+} 和顶体反应增加，类似于离子载体的作用。与那些 IVF 成功率＞ 50% 的患者比较，与那些 IVF 成功率＜ 50% 的患者与孕酮对顶体反应的影响显著相关。同时检测精子细胞内 Ca^{2+} 和顶体反应能很好地预测 IVF 的成功率。虽然孕酮存在于卵细胞的卵泡液和卵丘中，但其主要的配体 - 受体结合作用是在精子和透明带之间。Cross 等的研究表明，人类透明带可被酸溶解，并在剂量反应试验中诱导顶体反应发生，且对其生物学特性无明显影响。此外，通过增溶带处理的精子在获能后，会激活顶体反应中的信号转导通路，从而引起后续级联反应。Franken 及其同事开发并验证了一种可用于临床实验室的可增溶微量带分析方法。他们发现精子的形状（严格形态学）与特定的功能特征相关，并与增溶带诱导的顶体反应显著相关。然而，尽管诱导性顶体反应检测在生物学上具有相关性，可以提供受精所必需的精子功能属性的重要信息，但顶体反应的诊断意义仍有较大的不确定性。目前，电离层诱导检测很少被报道为临床实验室检测方法，而增溶性区域诱导顶体反应对于常规临床实验室检测来说过于复杂和耗时。

上述提及的很多精子功能测定方法都要求在规定的培养基中孵育精子数小时，以诱导必要的生物学获能过程。此外，用于评估受精能力的许多生物材料必须从 IVF 实验室（人类卵细胞）或从动物供应公司（仓鼠卵细胞）或化学公司（离子载体、孕酮）购买。因此，临床男科实验室可能需要采用他们不熟悉的或不适用于临床实验室环境中的质控程序。用于不同精子功能检测的方法要么被精确地复制，要么对基本操作方法进行修改。然而，这种修改与基本操作方法的偏离不利于测定标准化，因为不同的实验方法所获取的结果无法直接进行比较，特别是在当前的情况下，这些结果本可用于协助进行男性不育临床诊断。因此，临床治疗决策往往排除精子功能试验，并最终建议患者夫妇进行 IVF/ICSI。

要点

- 诱导的顶体反应反映了获能精子对激动剂，如钙离子载体 A23187、孕激素和溶解的人类卵透明带的反应性，可能是对一个或多个反应途径的响应。
- 缺乏相对于临床预测结果的标准化材料和方法，限制了诱导的顶体反应于临床实验室的常规应用。

（三）Cap-Score ™

Cap-Score ™检测，即“获能评分”，是由 Andrevia LifeSciences 开发的一种商业化的专用精子功能检测方法。该方法用于检测诱导获能孵育 3 小时的精子中单唾液酸四己糖神经节苷脂（GM1）的定位模式。该分析是基于 Travis 及其同事的研究开发出来的。在将该检测方法于临床之前，需首先验证其准确性、可重复性和精确度。Cap-Score ™检测被证明是判断男性是否具有生育能力的指标，并且完全独立于传统的精液参数，这一特性使之与曾经开发出来的大多数精子功能检测形成了鲜明对比。这对于没有任何女性因素和精液分析参数正常的情况下仍持续不育的男性具有临床意义。Cap-Score ™检测可揭示隐性精子功能缺陷是否与获能和顶体反应有关。这些数据对于帮助临床医生制订经济有效的临床治疗方案具有重要意义。最后，对前瞻性收集的 Cap-Score ™检测数据的分析表明，对少于 3 次宫内受精的患者，该检测方法对精液样本的检测结果对妊娠率的高低具有显著的鉴别能力。

三、氧化应激和活性氧自由基

白细胞以及精子产生的ROS导致氧化应激升高是造成精子功能缺陷的一个重要因素。低水平的ROS可对精子功能产生积极影响，可促进获能、过度活化和精卵融合等，但高水平的ROS则具有细胞和基因毒性效应，主要表现为精子受精能力受损、染色体装配异常以及不可逆的DNA损伤。此外，需要注意的是，氧化应激程度升高而导致亚致死DNA损伤的精子所形成的受精卵不仅与自然流产有关，还与后代出现先天畸形有关。

虽然已知ROS对精子功能具有破坏性，但最适合的检测方法、目标人群及改善ROS升高的潜在治疗方法仍不明确。例如，一些患者被告知他们的精液样本中ROS升高是其不育的原因，但实际结果却是假阳性，可归因于不同检测方法的灵敏度和特异性存在差异。因此，在使用简单、低成本的方法进行严格的临床试验并获得可靠的数据之前，还不能将ROS检测常规纳入临床常规检查。

四、基因组完整性检测

在精子发生的早期阶段，父系基因组被包装得与体细胞有些相似，因为组蛋白是染色体中的主要蛋白质，并将精子DNA包装成一个相对紧凑的结构。然而，当其发育到精子细胞阶段，精蛋白几乎完全取代组蛋白，这使得精子染色体发生超卷曲，并被极其紧密地装配成一个电子非常致密的结构。这种结构不仅能使载荷DNA的头部形状更具流体动力，还能比组蛋白包装时更好地保护DNA。

精子染色体异常被证实可影响妊娠和活产。相比之下，精子DNA受损和碎片化对受精、胚胎发育和足月分娩的影响仍存在争议。精子DNA碎片可能由生活方式、环境暴露和ROS等因素导致。然而，通常情况下上述因素还是无法直接解释精子DNA碎片化水平升高的原因。在早期研究精子DNA碎片对男性生育能力影响的作用过程中，有报道称DNA碎片率（%DFI）的升高会降低自然受孕的概率。

Evenson及其同事在早期研究中通过运用精子染色体结构测定法（SCSA®）以研究精子DNA碎片对妊娠结果的影响。在SCSA®中，精子DNA在低pH环境中暴露，导致单链或双链断裂，而正常的DNA保持完整。精子被吖啶橙染色，吖啶橙与双链DNA结合时发出绿色荧光，与断裂的单链DNA碎片结合时则发出红色荧光。除了标记DNA的完整性外，吖啶橙还与组蛋白形成复合物导致绿色荧光增加，表示精蛋白未完全取代组蛋白，说明精子还不成熟。DNA的荧光标记通常使用流式细胞仪进行检测。

SCSA®可检测精液中精子DNA碎片化的程度，而单细胞凝胶电泳（彗星试验）检测则能提供单个精子的DNA碎片化水平的结果。简而言之，将精子嵌入琼脂糖凝胶中，裂解精子膜，使用高浓度盐溶液断开二硫键，使DNA解旋。当电泳场作用于凝胶时，带负电荷的精子DNA碎片会移动到带正电荷的阴极。精子头部DNA形成彗星头部，DNA碎片流形成彗星尾部。碘化丙啶、SYBR-green和YOYO-1碘化物等染料也可用于标记DNA，以便使用荧光显微镜进行观察。因此，精子DNA碎片化程度较高的样本中彗星尾部比较明显，而DNA碎片化程度较低的样本中彗星尾部较小。

为了检测单链和双链DNA损伤，前述检测方法都针对DNA易受酸或碱变性的区域进行化学处理，间接反映出DNA的碎片化情况。而末端脱氧核苷酸转移酶三磷酸缺口末端标记（TUNEL）检测通过在DNA链的3′-OH末端结合修饰的脱氧尿苷三磷酸（dUTP）来检测单链和双链 DNA 断裂。因此，TUNEL 检测可定量分析受损精子 DNA 的损伤程度。现在已经有 TUNEL 检测试剂盒可用，配备关键染色剂，可根据需要灵活使用荧光显微镜或流式细胞术进行检测。

精子染色质扩散法（SCD）是一种非常简单和经济的检测 DNA 损伤的方法，可用试剂盒进行检测（如 Halosperm®）。SCD 检测的原理是，无 DNA 碎片化的精子在酸性条件下进行变性处理和去除核蛋白后，会产生一个特征性的突出光环，反映出分散的完整 DNA 环。相比之下，DNA 碎片化水平高的精子的光环要小得多。这些发现通过使用特异性 DNA 碎片检测——荧光原位杂交（DBDFISH）检测 DNA 碎片分析得到证实，该方法可用于检测裂解精核中的 DNA 碎片。可用光学显微镜或荧光显微镜进行 SCD 检测，以评估光晕的形态和 DNA 碎片的存在。

如前所述，DNA 完整性检测已被用于评估患有特发性不育、精索静脉曲张、环境暴露、不健康生活方式或高龄的男性精液样本中的精子。此外，还研究了参与 IVF 项目且精液参数异常或 ROS 水平升高的精子样本，以寻找 DNA 损伤的迹象。并且在 DNA 碎片化水平较高的精液样本中选择精子进行 ICSI，分析了对 IVF 结果（如受精、胚胎发育、足月妊娠和流产）的影响。事实上，科学家们普遍认为精子 DNA 碎片化水平的增加会对受精和胚胎发育等方面产生负面影响，但其后代却健康地足月出生。上述多项研究的结果已经在一些系统回顾和荟萃分析中得到分析。更重要的结论是，DNA 碎片化检测不仅超越了传统的精液分析，还可以对精液样本的生育潜能和精子功能进行分类，并认为 DNA 碎片化增加可能会导致复发性流产。需要注意的是，有证据表明目前存在对 DNA 碎片化检测在预测 IVF 或 ICSI 受孕能力方面的质疑。目前，对于哪种精液样本类型，哪种基因组完整性检测方法可以提供最可靠的预测性数据信息，以及更重要的是根据大型前瞻性临床对照试验的结果界定最佳临界值等方面，尚未达成共识。

要点

- 生活方式、环境暴露和 ROS 都是导致精子 DNA 碎片化的原因。
- DNA 碎片化与自然受孕率较低、原因不明的男性不育和复发性流产有关。
- 不同的检测 DNA 碎片化的方法在检测单链与双链碎片性质方面有所不同。
- DNA 碎片化检测方法的差异及标准化的临床临界值使其作为常规检测方法存在难度。

第五节　总结和结语

毫无疑问，精液分析提供了关于精液样本生育潜力有意义但不完整的信息。导致这一不足的一个因素是人类射精液具有高度多形性，并在生物学上与其他哺乳动物明显不同。此外，正如本章开始时指出的，在基本分析中，精子活力是唯一常规进行检测的精子功能属性。其他基本的精子功能 [如获能和顶体反应（AR）] 通常不包含在常规检测中。除了关于精液分析和男性生育诊断的生物学考虑之外，另一个混杂因素是文献数据库还包含了许多未能遵循世界卫生组织手册所制定的标准精液分析方法所得出的研究结果。这种方法不一致性导致了来自潜在有意义的研究数据的不一致性，这些研究使用了变通的检测方法，因此无法与严格遵守方法学的研究数据进行直接比较。因此，将类似的研究合并以增加统计学功效，并从中得出对临床有意义的治疗方法与正常的参考范围几乎是不可能的。

精子功能检测是精液常规分析中的一个重要的辅助检查，旨在进一步了解精液的生殖潜力。在本章中，精子功能检测的发展始于性交后检测（可以简单地被视为对夫妻生物相容性的测试）到更先进地检测精子基因组的完整性。精子功能测试发展的一个重要动机是IVF技术的出现。精液常规分析在IVF后出现低受精或受精失败的早期诊断能力不足，这使得探索生殖细胞新的生物学检测方法成为研究热点，其后开发出临床检测精子功能的新方法。早期的检测方法（如SPA）具有生物学特性，所获得的信息大多具有临床意义。然而，方法学的局限性和研究设计的不足极大混淆了许多精子功能检测的价值以及对IVF后预测受孕能力的作用。更为关键的是，将精子功能检测纳入实验室检查将显著增加IVF和男科实验室的工作量（这些检测需使用部分或全部卵细胞），检测过程也需严格进行质量控制和满足环境要求。上述因素都将增加不孕夫妻的经济负担。

在1992年，首例经ICSI治疗的新生儿诞生。这种将单个精子机械植入卵细胞的技术彻底改变了人类IVF的进程，极大地提高了治疗严重男性不育（如严重少精子症和无精子症）的效率，避免了以往依赖供体精子的做法。然而，近年来ICSI在治疗非男性因素导致的不育如特发性不育和非男性因素不孕（如高龄产妇）中的应用大幅度增加，其适用范围已不限于男性不育。尽管如此，ICSI对于非男性因素不孕并无明显优势，且其使用并非无风险，如可能导致卵巢过度刺激、采卵风险及子宫内膜问题。值得注意的是，在非男性因素的病例中使用ICSI对比传统的IVF并无任何优势，因此不提倡使用ICSI。这种不孕症临床治疗中无指征使用的范式转换带来的后果是，人们不再关注精子功能检测，甚至精液分析，基本上将射精的生物学重要性降级为精子的存在/缺失。此外，进行ICSI费用较高，对于那些有绝对需要的病例，这种辅助手术是合理的；但对于非男性因素的病例，使用ICSI的合理性非常值得怀疑。事实上，目前全球范围内每年对ICSI的滥用会给患者造成数千万美元的损失。

在本章的最后，需明确指出的是当前有必要加强精子功能检测的研究，并推动大规模前瞻性对照试验的研究，以健康足月婴儿的出生作为具有医学和社会意义的结果。一项或多项精子功能测试应包括检测精子蛋白质组和表观基因组的新技术。此外，应开发在被检精子细胞上不留痕迹的精子功能检测方法，以便筛选出健康的精子细胞，用于IVF和ICSI。在此背景下，关于男性低生育能力与男性身体健康疾病的关联以及对下一代健康产生的负面影响越来越受到关注。

（朱　闽　译）

第 20 章

精子低温保存的历史与现状

Cappy M. Rothman and Mitchel C. Schiewe

第一节　引　　言

从早期灵长类动物进化到人类的分支可以追溯到约 40 万年前（普林斯顿大学 Dr Lee Silver），在那段时间里，人类经历了一个“冰河时代”。在近代历史中，关于细胞的低温反应，人们的兴趣主要集中在低温防御上。1677 年，列文虎克（van Leeuwenhoek）用显微镜首次分析了精子的变化情况。1827 年，卡尔·恩斯特·冯·贝尔（Karl Ernst von Baer）后来发现了卵细胞的变化情况。然而，对于公众来说，人类的生命可以从两个微观的配子开始，并且这些细胞可以冷冻并在解冻后存活，这是一个非常难以理解的概念。

在 20 世纪 20 ～ 30 年代，区域养牛合作社已开始使用人工授精的方式进行繁殖管理。在 20 世纪 40 ～ 60 年代，这种方式在北美地区得到了广泛应用。通过人工授精这种方式，从遗传学上促进了品种的改良（如产奶量和生长速度），大大缩短了代际间隔。随着该技术的广泛使用，所需优秀基因的雄性（如公牛）与受体雌性（如奶牛）之间的距离越来越远，因此必须提高精子的存活时间。为了便于储存及运输，人们最初把精子放在含蛋白质的缓冲液中（如牛奶或蛋清）冷藏（5 ～ 10℃），以延长精子数天的存活时间。到 20 世纪 50 年代，通过将精液添加到冷冻保护剂里（如甘油），采用干冰（－ 79℃）冷冻的方式，显著延长了精子的存活时间，这使精子的生存能力发生了显著变化。第二次世界大战后，人工育种计划扩大到其他家养物种。最终，随着储液罐技术水平的提高，人们发现精子在液氮（－196℃）中可无限期地存活，这导致了精子库项目的产生和发展。

在畜牧业中获得的知识和经验，以及细胞和精子冷冻保存的改进，使得该技术得以运用到人类生殖过程中。如今，精子库被称为生殖冷冻库，它可以保存精子、卵母细胞、胚胎、睾丸组织和卵巢组织。事实上，这些开拓性的成果也宣示人类生殖进入了低温生物学研究的新时代。目前，在育龄夫妇中，有 12% ～ 15% 的夫妇存在生育困难，其中约 50% 由男性病因导致。到 20 世纪 70 年代，不育夫妇有三个选择：没有子女；收养；供精人工授精。此后，如精子低温保存、宫内人工授精（IUI）、体外受精（IVF），以及最近的卵胞质内单精子注射（ICSI）等辅助生殖技术都得到了成功的应用，使不育症的治疗方案有了极大的进步。如今，使用冷冻保存精子的生育率与新鲜精子相当，但需要注意的是，冷冻精子解冻后的窗口时间比新鲜精子的短，因此需要严格把握实施人工授精的时间。

要点
● 毫无疑问，如今生殖医学的成功在很大程度上是基于生殖生物学家的研究和低温保存技术的应用。

第二节 历史的开端

在中国，阴和阳被特指为女性和男性，是构成世界的两大基本元素，而在印度文化中，男神 Shira 和女神 Shakti 的影响渗透到了生活中的方方面面。早期的人类认为出生是一种转生的过程，并没有将性交和受孕联系在一起。关于生殖的各种神秘传说都是基于他们对宗教、民间传说、魔法和迷信的信仰，直至希腊罗马帝国时期。亚里士多德强烈反对所有关于女性为繁衍后代而作出贡献的观点，他说："所谓孩子的母亲并不是他的父母，只是他体内生命的保育园。父母是雄性。雌性只是一个陌生人，在胎儿出生前，只是为胎儿发育提供了养料。" 公元二世纪创作的希腊女神 Artemis 被描绘出有许多乳房，象征着她是新生儿的保护者——但最近的一种解释表明，这些不是乳房，而是公牛的睾丸。古埃及人认为创世纪是众神的功劳。一些传说中，甚至将自然现象和天文事件视为生命的起源（图 20.1）。

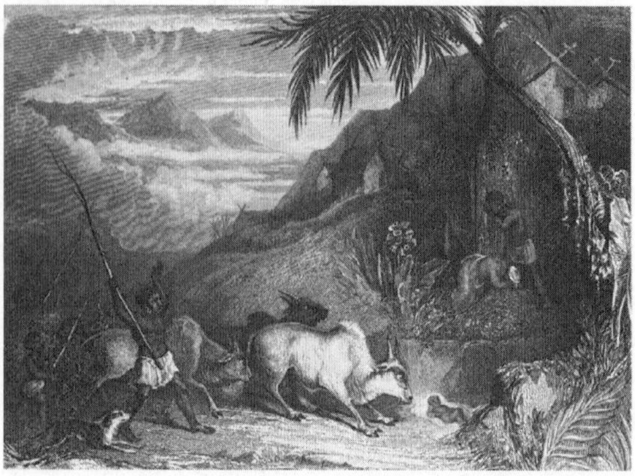

图 20.1 迷信

当马达加斯加的父母遮住他的眼睛时，牛群正从不幸出生在一个不吉利日子的婴儿身上碾过。在 19 世纪的爱尔兰历史学家威廉·莱基看来，杀婴是迷信或极端需要的产物，是古代"最深的污点之一"

第一个有文迹记载的历史事件可以追溯到 1677 年荷兰的 Delft 的记录（图 20.2）。列文虎克在给伦敦皇家学会主席威廉·布莱克（William Brouncker）的信中写道："我用新的放大镜发现，在人类的精子里有类似于动物形状的突出部分，它们非常像一个长着尾巴的小螺坚果，它们像鳗鱼般在水中游动。它们比红细胞还小，所以我估计，一百万个还没有一粒沙子大。" 当时在场的其他研究者还有 Nicolaas Hartsoeker、John Ham 和 Dalenpatius。Plantade 声称在一个精子的头部看到了一个小矮人，但显然，这是一个笑话（图 20.3）。

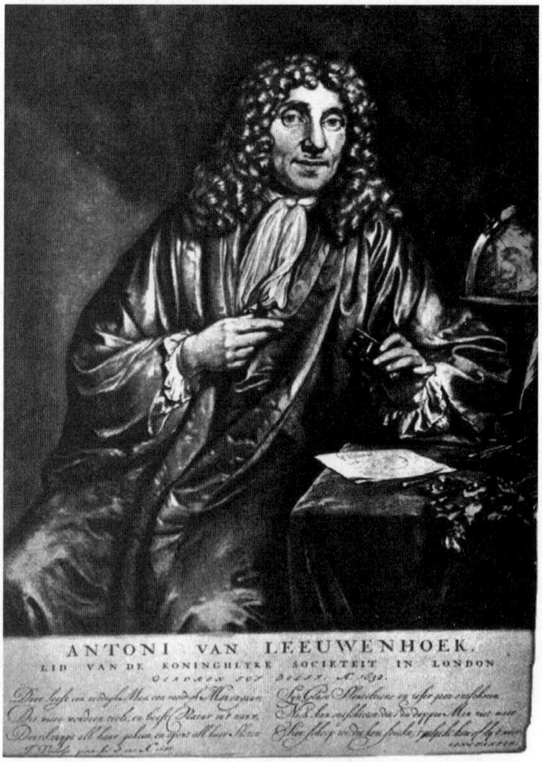

图 20.2 安东尼·范·列文虎克的肖像（1632—1723）

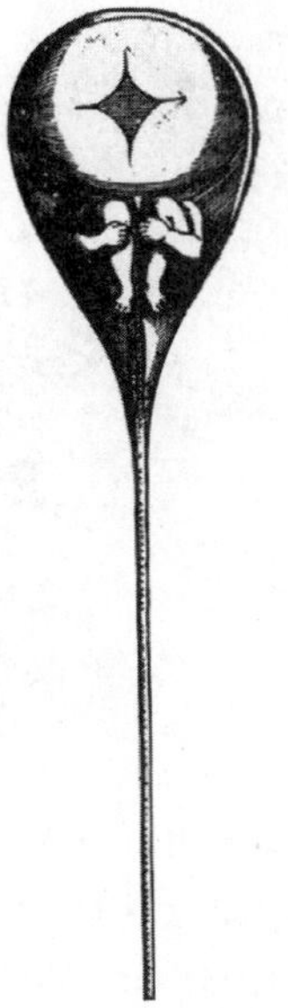

图 20.3　屈光度测试

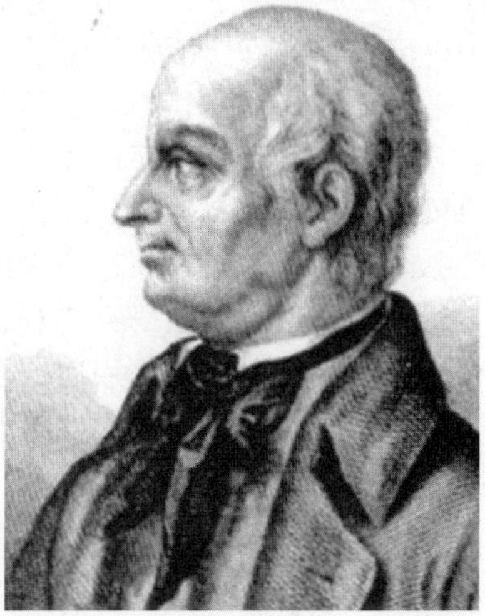

图 20.4　Lazzaro Spallanzani 的肖像

对生殖知识的研究和临床应用为动物模型的发展奠定了基础。1322 年，有一位阿拉伯酋长拥有一匹优秀的母马，他想让这匹母马与属于敌方酋长的一匹公马进行交配。这位阿拉伯酋长计划偷取公马的精液注入母马的阴道，完成受孕。然而，第一个有记录的人工授精是由意大利牧师 Lazzaro Spallanzani（图 20.4）完成的，1780 年他成功使一只母狗怀孕并生下四只小狗。他还为雄性青蛙做了塔夫绸短裤，发现穿短裤的青蛙无法使任何卵子受精，他推测精液中有一些微小的物质是完成受精必不可少的。他还成功地对鱼进行了人工授精，并观察到精子在冷却过程中活性被降低到完全失活，而在加热时精子却可以恢复活性状态。

1799 年苏格兰著名的解剖学家和外科医生 John Hunter 成功地为一名丈夫患有尿道下裂的妇女完成人工授精。大约同一时期，查理一世的医生威廉·哈维（William Harvey）也对鹿的生育进行了研究。他最终的结论是，子宫产生生命就像大脑产生思想一样，女人提供物质，男人提供形式。1866 年，Montegazza 首次提出了冷冻人类精子的想法，这使得在战场中死去的士兵，可以利用他的冷冻精液来留下一个合法的子嗣。

1884 年，在费城的杰斐逊医学院里进行了首次人类人工授精。William Pancoast 医生有一个男性不育而无嗣的患者。Pancoast 博士和他的医学生对这个病例进行了讨论，他们建议班上最英俊的男同学捐出精子，用于对该患者的妻子进行人工授精。Pancoast 博士在没有通知这位女士和她丈夫的情况下同意开展了这项实验。捐精者是 Addison Davis Hard，于 25 年后，他在《美国医学世界杂志》上发表了一篇公开信，曝光了这一事件，并声称自己是第一个匿名人工授精的精子捐献者。

1930 年，植物学家 Stiles 提出了玻璃化后精子存活的理论。1938 年，Jahnel 发现人类精子在固态二氧化碳（即 −79℃的干冰）中，可延长存活时间，而提高冷冻速率可能非常重要，他的这一发现源于他对梅毒的研究。Shettles 在 1940 年证实了 Jahnel 的发现，并认为精子冻存于 −69℃时，可保持存活，他还提出了多种的解冻方法。1942 年，Hoagland 和 Pincus 重新燃起了人们对精子库的兴趣，他们报告称将冻存之后的精子解冻后，存活率为67%。1945年，Parkes回顾了精子冷冻的研究，并认为精子库有利于精子的长期冻存和运输。他还声称，冻存精子并没有转基因的风险。1946年，Rostrand在精子冷冻过程中首次将甘油作为冻存精子的辅助剂。这源于Chris Polge在研究各种糖作为公鸡的冻存精子保护剂的作用时，意外发现了甘油的保护作用。而后人们将甘油溶液成功地应用于公牛精子的冻融。

1953年，杰罗姆·谢尔曼（Jerome Sherman）（图20.5）证实了冻融后的精子能进行受精，并且受精卵可正常进行胚胎发育。雷蒙德·邦吉（Raymond Bunge）（图20.6）分别在1953年和1954年首次报道了使用冻存精子进行受精且婴儿安全出生的案例，得出的结论是精子保存需要更低的温度。早在1952年，Audrey Smith证实了一小部分兔胚胎在用甘油作为冷冻保护剂冷却至－79℃后仍可保持继续分裂。然而事实证明，兔胚胎是一种不稳定的动物模型，直到1972年，冻存的小鼠胚胎才有活产的报道。虽然胚胎冻存并非本章探讨的主题，但如前所述，Smith的研究开启了数十年的低温生物学研究，旨在优化精子、卵子和胚胎的冻存方法和提高其存活率。

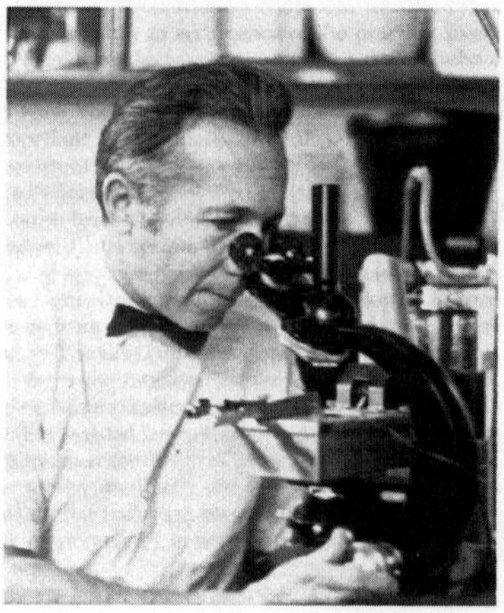

图 20.5 杰罗姆·谢尔曼博士的肖像（1971 年）
杰罗姆·谢尔曼博士于1971年在阿肯色大学工作。图片由阿肯色州小石城的UAMS图书馆历史研究中心提供

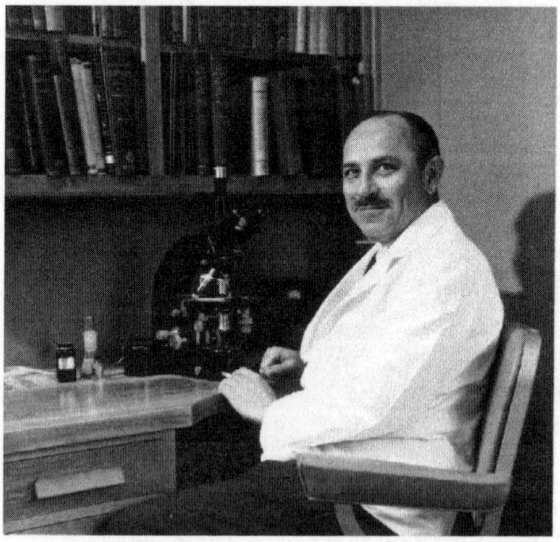

图 20.6 雷蒙德·邦吉博士的肖像（1957 年）

要点

- 经过几十年的动物研究和对农场动物使用的实践，1963年9月，在国际遗传学家大会上的一份报告促使了人类精子库的兴起，报告宣称使用冻存精子进行受精可以正常活产。

第三节 英国供精人工授精的历史

在20世纪30年代，人们开始着重研究供精人工授精（AID）技术的临床应用，因为新兴的生殖病理生理学证实，男性因素导致的不孕症占了相当大的比重。第二次世界大战期间，供精人工授精（AID）技术开始应用，1945年《英国医学杂志》（*British Medical Journal*）首次全面报道了这一技术。同年，大主教Canterbury成立了一个委员会，并于 1948 年发布了一份调查结果，对 AID 这种行为作出了强烈批评，并建议将其列为刑事犯罪。公众和议会对这份报告的辩论仍在继续。然而，随着 Feversham 委员会的成立，该委员会在 1960 年发表的一份报告，仍然高度批评供精人工授精的做法，并认为这是不可取的，应该强烈反对（Home Office and Scottish Home Department）。然而，人们对 AID 的需求并没有减少，到 1968 年，卫生部长决定，联合王国的国家卫生服务机构应该提供 AID 服务，或使用丈夫的精子进行人工授精。面对日益增长的关于 AID 相关信息的需求，英国医学协会成立了一个调查小组，该调查小组由 Sir John Peel 担任主席，并在 1973 年发表了第一个正式的临床 AID 指南（英国医学会）。此外，在 1973 年，Ciba Foundation 一份题为《AID 与胚胎移植的法律与伦理》的研讨会报告指出，AID 是解决男性不育的一种可接受的、合法的方案。

第四节　精子库的历史沿革、目的和监管

Bunge 和 Sherman 期待着赞誉和职业荣耀，然而却发现自己成了艾奥瓦州和全国医学界批评的对象。无论是何种情况，美国人对死后或由于其他因素采用辅助生殖技术持怀疑态度，甚至生育专家也与其保持距离。直到几十年后，冻存精子才完全融入生殖医学的临床应用。在冻融过程中，即使存在一些精子的损伤，但若精子的生育能力还没丧失，就不能否定冻存精子的临床价值。此外，由低温保存所导致的物理及渗透应激与任何出生缺陷无关。另外，众所周知，子代的基因突变可能无法被检测到，因此使用供精者的冻融精子进行人工授精的风险，可能好几代都不会出现。此外，还有一些证据表明，供精者的年龄可能会对冷冻和储存的精子产生负面或可变的影响；因此，大多数精子库对供精者的年龄都有一定的限制，以提高人工授精的成功率。

20 世纪 80 年代，由于性传播疾病特别是艾滋病，精子库受到了极大的关注。加州冷冻精子库由 C. Rothman 和 C. A. Sims 博士于 1978 年创立于加州洛杉矶，自 1984 年开始，冻存精子使用前需隔离 6 个月。此后，这种方法成为冷冻精子库的行业标准。不久之后，美国食品药品监督管理局（FDA）规定，凡在 5 年内采用其他捐精者精子的妇女，不允许使用捐精者的新鲜精子或冻存精子。在此之前的早些年，对捐精者的唯一要求是可以获取精子。然而，到 1988 年，临床实验室改进修正案（CLIA）已被修订，包括所有严格强制执行捐赠者精子和第三方使用辅助生殖技术的非医院临床实验室。直到今天，捐精者都被要求进行基本检查。虽然目前仅有几个州有法律管理精子库的运作，但美国生殖医学学会（ASRM）、美国组织库协会（AATB）和国际生物与环境样本库协会（ISBER）已经制定了大多数专业精子库必须遵守的行业指南。这些指南要求严格筛选捐赠精者的标本、维护低温设备、正确标记和记录样本库存清单，并由认证组织（如 AATB、ISBER）和监管机构 [如 FDA、CLIA、医疗保险和医疗补助服务中心（CMS）、职业安全与健康管理局（OSHA）、州公共卫生部门] 进行全面核查。一些州（如加利福尼亚州、佛罗里达州、纽约州、马萨诸塞州和马里兰州）已经制定了当地的监管要求，这些要求超出了联邦 CLIA 标准，在处理运输和冷冻标本时，必须严格遵守当地的要求。严格的筛查要求包括许多传播性疾病：衣原体，巨细胞病毒（IgG 和 IgM），

淋病，乙型肝炎（表面抗原），丙型肝炎抗体，HIV 1 型和 HIV 2 型，人类 T 细胞白血病病毒（HTLV）1 型和 2 型，梅毒；其他被认为可能存在暴露风险的因素（如克雅氏病、寨卡病毒、西尼罗病毒）。此外，对于筛选各种遗传性状，目前精子库使用的筛选包，多达 270 个基因突变。当然，这些基因筛查只能应用于风险分析，在临床使用中不具备可预测性。因此，大多数精子库对于是否按基因筛选结果取消捐精者的资格还是犹豫不决。传说世界著名的舞蹈家伊莎多拉·邓肯曾写信给乔治·萧伯纳说："你有世界上最伟大的大脑，我有最美丽的身体，所以我们应该能生出最完美的孩子。"而乔治·萧伯纳回答说："我亲爱的女人，如果这个孩子继承了我的身体和你的大脑呢？"乔治·萧伯纳完全理解概率的因素。

今天的标准制度是每 6 个月对活跃的捐精者进行一次全面的医疗检查，并且对每位捐精者精液标本数量的收集和使用都有严格限制。对于产生精子能力和生育能力强的捐精者的最终退出，通常是基于已出生的后代数量。有趣的是，过去的 40 年里，通过捐精者进行捐赠人工授精出生的人口统计数据一直在发生变化。从 1975 年到 20 世纪 80 年代末，98% 的精子捐赠者都是匿名的，而且是为异性恋伴侣进行的。如今，这一数字在异性恋夫妇中已降至 45%，而女同性恋夫妇或购买开放式捐精者的单身女性占 55% 左右。然而，21 世纪涉及精子捐赠的最引人注目、最具影响力和最大的发展问题可能是通过社交媒体（Facebook、谷歌）和基因搜索公司（如 23andMe、Ancestry.com）进行的不受监管的信息交流，这将无法对捐精者进行匿名保护。历史上，大多数欧洲国家都禁止匿名精子捐赠；因此，它们受到这种因素的影响较小。

要点
● 随着健康筛查能力的完善与基因检测技术的发展，我们保护捐精者隐私的能力却在下降。

第五节 伦理与道德考虑

未来，冻存配子和胚胎的临床应用发展前景及精子库的作用，主要取决于当地人的态度和所在国家的政策法规。当临床上需要做出诊疗计划时，基于当地政府在生殖领域的政策以及一些宗教、法律、道德和政治因素，都会对临床医生的研究和临床决断产生影响。在伦理和法律层面上，对人类胚胎储存方式和胚胎的权利问题尤为敏感，但这不是本章将要论述的内容。冻存精子技术已经被证明是有效的，但关于伦理问题呢？保护人权的规则是从仁义、正义和个人独立自主的原则发展而来的。在美国，最基本的人权之一是妇女有权决定何时以何种方式受孕。然而，在这个问题上，存在文化上的差异。例如，许多国家对使用低温保存精子实行了限制性的规定，特别是那些来自捐精者的精子。

早在 1897 年，罗马天主教会就谴责了一切人工受孕的方法。到 1934 年，*Scientific American* 将人工授精描述为一种新的科学实践，为不孕妇女提供了巨大的便利。

早在 20 世纪 30 年代，诺贝尔奖得主、遗传学家 H. J. Müller 就公开提倡有计划的人工繁育计划，其目标是通过选择性繁育来改善人类种族。他秉持精子择优选择的理念，这种选择已超出了男性不育的范围。对希望改善后代基因结构的夫妇，使用那些优良捐精者的冻存精子，通过对其后代进行检测，来证实人工繁育计划的可行性。

Aldous Huxley 于 1932 年创作的《美

丽新世界》，1949 年 George Orwell 所著的《1984》都是对极权主义的严厉批判。事实上，在那些受过教育的精英阶层中，这种优生的目标备受推崇。拉马克主义者持有另一种信念，并试图影响对进化的理解和方向。当时流行的说法是，对于人和动物而言，时间已经失去了它的意义。除了道德和宗教方面的担忧外，20 世纪 40 ～ 50 年代，医生和律师都担心，供精人工授精只是医生的通奸行为及可能产生私生子的非法行为。该领域的许多医生都希望制定相关法规保护自己免受诉讼。自愿原则为确保高质量的诊疗提供了基础，但不能防止不法行为。然而，有迹象表明人们的态度正在发生改变。1964 年，乔治亚州成为第一个通过相关法律的州，使通过供精人工授精的孩子合法化，条件是夫妻双方都书面同意。

美国联邦宪法和法律委员会于 1973 年批准了《联邦亲子法》法案，一年后美国律师协会也批准了该法案。法案规定，妻子在医生的监督下进行捐精人工授精，在丈夫同意的情况下，法律将视丈夫为供精人工授精出生的孩子的生父。大多数州颁布的关于捐赠人工授精的法律均是基于这个法案。在任何情况下，法律都明确规定，供精者不是进行人工授精孕育孩子的合法父亲。在索伦森（Sorenson）案中，加州最高法院维持了对一名男子的刑事判决，因为他不同意抚养他在婚姻期间经他同意采用供精人工授精孕育的孩子。法院裁定："相对于献血者捐献血液，供精者对使用精子没有责任。"法院指出："既然没有'生父'，我们只能寻找一个合法的父亲。"这个父亲只能是 Sorensen。1951 年，《纽约时报》报道称，低温保存研究使死亡不再是成为父亲的障碍。事实上，这一概念在 1980 年成为事实，当时 Cappy Rothman 博士发表了一篇论文"死后获得精子的方法"，其后，又首次报道了采用死后精子受孕的孩子出生。

要点
● 生殖标本冷冻库的发展和应用一直受到道德和伦理的约束，代表着世界各地的宗教和文化差异。

第六节　低温生物学和细胞生存

生命需要分子在水环境中的运动。运动的速度直接随着温度而变化——温度越低，新陈代谢的速度越慢，因此运动也就越慢。在 −196℃的条件下冷冻和储存精子，可以通过分子运动停止创造一种假死状态，从而保持细胞活力。

冷冻最简单的形式是将溶液脱水，并将其隔离到具有惰性生物性状的冰晶体中。所有冷冻在生化结构和生理上的后遗症都与其直接相关。冰晶的大小取决于温度（0℃以下）及时间。在缓冻条件下，细胞外溶液在低于 0℃的纯水中或在 −6 ～ −4℃加有 10% 冷冻保护剂［如二甲基亚砜（DMSO）、乙二醇或甘油］溶液（*v*/*v*）中形成形态各异的冰晶。在后一种加有冷冻保护剂的溶液中，随着温度的下降以及更多冰晶的形成，在渗透压的作用下，更多的水渗出形成冰。同时，一些低渗透压的冷冻保护剂进入细胞以达到平衡。如果含水量足够低，在快速冷冻条件下，当达到细胞内冷冻点（约 −38℃）之前，剩余的水分子可与蛋白质和冷冻保护剂分子充分结合，抑制胞内冰晶形成。这种黏性的不太稳定的玻璃状态被称为玻璃化作用。因此，即使在缓慢的冷却期间存在外部冰形成，也可能存在大量的冰晶再结晶。细胞也可以在无害的结冰过程中存活下来。一般来说，细胞在平衡速率缓慢冷却中存活的能力与冷却/升温速率和细胞大小呈负相关。由于精子细胞相对较小（< 6μm）且含水量很少，因此它们可以承受高速率的冷却而不必考虑内部冰晶的形成。在细胞匀速冷冻过程中，另一个与生存有关的因素是“溶液效应”，即渗透压力所导致的毒性反应。因此，关于冷冻损伤或细胞存活有一个双因素假说，涉及有害的冰晶形成或渗透压损伤。对涉及精子的低温生物学原理更详细、科学准确的解释可参考相关文献。

在水体系中热驱动生化反应的最低温度在－140℃～－130℃。纯水的这种玻璃化转变点也被称为玻璃化状态。低于这一温度，即为非晶体冰，使冰晶无法生长形成。一旦达到玻璃化状态就不会发生进一步的变化。在1.4mol/L冷冻保护剂溶液中缓慢冷冻胚胎，在－35℃（迅速冷却到－196℃）的液氮中，稳定脱水的细胞内区域玻璃化并抑制体外冰的形成。在纯水中抑制结晶需要约20 000℃/min的冷却速率。相反，一个类似的在玻璃化转变阶段（生理溶液在－120℃～－50℃），通常被称为去玻璃化，需要较高的加热速率以避免再结晶。基于这些知识，我们现在可以理解为什么早期在干冰储存条件下精子冻存是如此的脆弱，也就是说，在发生再结晶和危害性的冰晶形成，在升温的关键区域容易因为温度的波动而受到影响。

要点
● 改进低温生物学和长期冷冻保存的主要推动力是可以在液态气体（如氦、液氮）中冷却和储存。

从前面描述冷冻学家早期的研究中了解到，如果没有渗透冷冻保护剂，在极高的冷却速率下，精子可进行动态玻璃化。相反，在过去的40年，在渗透性冷冻保护剂（如甘油）存在的情况下，精子样本的慢速冷冻有超过50%的可靠存活率。在冷冻保护剂存在的情况下，精子活力受损的根本原因是渗透性损伤。当水的渗透性分别超过冷冻保护剂的流入或流出时，低温保护剂的使用不当就会造成这种损伤。所以应采取预防措施，以达到渗透平衡，避免过度肿胀发生，因为这可能损害精子（即没有运动）或损害精子运动（如尾端卷曲、进程减少）。有趣的是，有报道称乙二醇实际上是一种更有效的精子冷冻保护剂，因为它具有更高的渗透性，能够更有效地使精子脱水，同时保持精子细胞内体积接近平衡。令人惊讶的是，尽管已被证实使用乙二醇精子冷冻溶液在解冻后精子具有更高的活力，但其商业应用和市场推广方面却不尽如人意。

20世纪60～70年代，当时人们使用富含蛋黄的添加剂来稳定细胞膜，避免精子在冷藏温度（5℃）下冻伤，而添加冷冻保护剂可最大限度地减少低温下冰的形成和渗透损伤。在20世纪80～90年代，大量的比较研究集中在使用改进的两性离子和不同的添加剂来更好地控制pH的偏移，不同的冷冻保护剂和添加剂稀释率，以及不同的冷却和加热速率来提升精子的冷冻保存存活率。1985～2000年，John Crister的实验室进行了一系列经典的研究，试图寻找出冷冻保存人类精子的最佳方法。其研究表明，在5～10分钟内，以浓度为6%～10%的甘油，滴加含有冷冻介质的冷冻保护剂，可明显减少渗透损伤和细胞应激，并可提高解冻后精子的运动能力/存活率。虽然控制速率冷却事件和“播种”（短暂温度保持的冰核）被认为是最佳的低温保存方法，但其他研究表明，在最终储存在液氮中之前，在液氮蒸气中手动慢速或快速冷却没有差异。事实上，由于精子细胞的体积小，它们确实更耐受不同的冷却和升温方法。然而，在低温保护剂存在的情况下，相对于它们的导水性和常量的细胞内水体积而言，冷却精子的速率过高或过低均易导致膜损伤。因此，具有极高的冷却速率的甘油对人类冷冻保存精子不利，Eugenia 和 Vladimir Isachenko 及其同事通过使用非渗透的蔗糖溶液有效地使精子脱水，通过动态玻璃化方法成功地将人类精子玻璃化。

可以肯定的是，从慢速冷冻胚胎（小鼠；羊 / 牛）和近期的玻璃化模型（小鼠）中获得的最佳冷却 / 升温速率可能也适用于最佳精子冷冻和加热条件。后一项研究表明，“慢速冷却 / 慢速升温”和“快速冷却 / 快速升温”在优化细胞存活之间存在直接关联。在精子和胚胎玻璃化模型中尤其适用，该模型已证明升温速率比冷却速率更重要，特别是在不稳定的溶液中，冷冻保护剂浓度不能有效抑制去玻璃化阶段的再结晶发生（即亚稳态）。在精子冷冻保存方面，成功的传统冷冻已经有效地使用了远超过冷却速率的升温速率。Mortimer 对低温装置的类型和体积如何影响降温和升温事件进行了极好的综述。至少有一项研究表明，就解冻后的渐进运动方面，40℃的低温解冻优于 37℃。此外，Mortimer 指出，在温水浴中不断搅动装置（与静态放置相反）可显著提高升温速率和精子存活率。然而，这些小细节随着时间的推移都已被忽视，因为临床实验室和精子库都专注于节省时间，从而牺牲了获得更高质量的结果。

在 21 世纪，虽然生物学家似乎已经完善了使用玻璃化技术对人类胚胎进行冷冻保存的方法，通常使用移植玻璃化加热的单个整倍体胚胎可以实现 98% 的存活率、较高的着床率及活产率，但人类精子冷冻保存技术的进展相对较慢，50% ～ 60% 的存活率仍然被认为是可接受的标准。最近，对改善精子低温保存的研究中，对细胞质细胞器（如线粒体）的保护成为人们关注的重点，以更好地控制冷冻精子氧化应激和潜在的 DNA 损伤。最终，我们将保留精子细胞的产能能力，其鞭毛活动对于观察解冻后的运动和功能生存评估至关重要。最近，商业培养基制造商倾向于对通过添加抗氧化剂以及其他表面活性剂、糖胺聚糖和冷冻保护聚合物来增强精子冷冻溶液的作用，以减少反应性氧化应激，更好地保护精子细胞膜并降低细胞毒性。我们尽可能在最大程度上保护精子细胞膜和细胞器，减少渗透损伤和反应性氧化应激，以提高精子存活的功能性质量，如精子活力的提高，但这种方法不会显著改变精子的总体存活率。这可能仅仅是因为在射出的精子中不同的细胞质量和精子老化程度决定了细胞存活。也就是说，单独的个体变异和精子存活时间长短可能决定了一个精子的存活能力。也许支持这一假说的最佳实验模型是在相同的冷冻条件下，将洗涤后的精液与稀释和冷冻后的精液进行比较。洗涤过的精液标本具有更多的渐进活跃的运动精子，既往经验表明，在解冻后能存活下来的精子大部分是渐进性精子。活跃、强壮的游动精子可能拥有更健康的细胞器，尤其是线粒体，其膜抗损伤性更强。

冷冻前和解冻后的精子能量状态似乎高度相关，精子再冷冻模型是一个很有趣的例子，这个例子也支持这一结论。精子在第二次和第三次重复冷冻解冻后，早期较好质量的精子具有更高的活力和存活率。这与冷冻保护溶液的添加无关（来自未发表的数据：Schiewe，Rothman，and Sims，2012）。简单地说，运动不良和脆弱的精子存活率低，相反，运动力强的精子存活率更高，因为它们可以耐受更多的冷冻过程和渗透暴露。这些研究结果表明，单个精子细胞的功能完整性及其胞内膜和细胞双层膜的保护是影响存活的重要因素。最后，回到我们的胚胎冷冻保存模型，高质量个体胚胎的高存活率可能与精子新鲜程度（小于 7 天）有关，而射出的精子通常是已存在 2 个月以上。因此，似乎能合理地解释在一次正常的射精中有数千万个精子，其中数百万个存活较长的精子更容易受到冷冻损伤。解冻后存活率是＞ 70% 还是＜ 40% 可能仅仅取决于个体差异，也可能与精子细胞质细胞器的健康状况和细胞膜的可塑性有关。

要点
● 学习和注重既往研究发现的细节是优化精子冷冻保存的必要条件。

第七节 精 子 库

人类精子库的历史及其重要性已被证实。从早期开始，精子库的概念被提出是作为南北战争期间上战场的男性保持生育能力的方法。如今，精子冷冻库有助于：①收集和冷冻保存精子，这些精子来自因睾丸切除术、化疗、放疗或输精管切除术而面临精子发生暂时或永久性损伤或精子运输阻塞的男性；②供体人工授精的精子已被隔离至少 6 个月，以避免潜在的性病传播；③避免环境毒素和（或）辐射照射可能造成的遗传损害；④可获得自身伴侣的精子，根据需要，进行定时排卵 / 授精（IUI、IVF/ICSI）；⑤收集多次射精的精子，供未来人工授精使用；⑥储存收集到的附睾或睾丸精子，用于将来进行 IVF/ICSI。

成功冷冻保存含精液和洗涤精子样本取决于对冷冻生物学原理的充分理解，应用最佳冷冻技术（本章前面部分讨论过），以及对风险分析、质量管理和医学法律等因素的贯彻实施。我们已经了解到，渗透性和非渗透性低温保护剂都可以保护精子免受冰晶的冷冻损伤，而不受各种冷却和加热条件的影响，而渗透性损伤可通过添加脂蛋白、渗透剂和 pH 缓冲溶液来抵消或避免，这些溶液可以增强精子的稳定性。此外，冷冻保护剂的稀释率和去除冷冻保护剂的速率都会对精子膜的完整性产生重大影响。尽管精子具有相对较少的细胞内水分，但必须注意：①过度收缩会对细胞质细胞器造成渗透损伤（即毒性）；②超过精子的相对细胞含水量，导致细胞膜损伤。在这两种情况下，精子的生存能力通常是通过其在解冻后的持续运动来进行评估。

精子库另一个重要的考虑因素是所使用的储存系统。David Mortimer 在 2004 年对不同的储存容器进行了详细的描述，并对其优缺点进行了评估。早期广泛使用的玻璃安瓿瓶，有较好的隔热性；然而，后来它被耐低温的塑料产品所取代，这些塑料产品在冷冻储存条件下更坚固，在处理时也更安全。塑料吸管（也被称为桶管）因牛人工授精行业的推动而广泛使用，可追溯到 20 世纪 60 年代中期，当时人们开发出了一种名为“Cassou 枪”的新型兽医设备，可以方便地将解冻的精液通过宫颈直接注射到奶牛的子宫中。他们还设计了自动收集装置，将公牛阴茎连接到大量的 0.5ml 无菌吸管。欧洲在人工授精诊所和商业精子库广泛采用塑料吸管用于小型和大规模的冷冻精子储存，美国则更倾向于使用冷冻瓶保存在细胞培养中（容量 1.0 ～ 1.8ml）。

最终，对不耐热的塑料制品用环氧乙烷进行有效灭菌被证实容易对精子产生细胞毒性，因此医疗制造商倾向于使用更安全的 γ 辐射进行灭菌。后来证明，由聚氯乙烯（PVC）或聚对苯二甲酸乙二醇酯（PETG）制成的传统塑料吸管容易因受到过度辐射而造成不良影响（如变色）及破坏其结构的完整性（如脆性）。到 20 世纪 90 年代末，这个问题随着

Cryo Bio System（CBS）（巴黎，法国）离子树脂吸管的发展而得到了解决。这种独特的塑料具有良好的可塑性，当使用自动热密封器（即 Syms）进行隔热时，可形成一致的焊接密封，不受错误或技术变化的影响。此外，事实证明，CBS 吸管还具有其他独特的功能特点，便于储存和提高消费者使用的安全性。以至于在 21 世纪初，法国强制规定人类生育治疗必须使用 CBS 吸管，此后其他国家也广泛采用这一做法。CBS 吸管经过特别设计，提供了彩色的标识系统，其内部有防篡标签或外部标识环。尽管塑料吸管的储存容量至少是冷冻瓶的两倍，但到目前为止，“冷冻瓶”仍然是美国精子库的首选储存设备。

根据低温物理原理，塑料吸管因长而窄的特点提供了更大的表面积，使其能更快、更均匀地冷却和加热，而冷冻瓶的内核更容易受到热效应的影响。因此，在理论上塑料瓶可以使冷冻精子获得更好的存活率，然而大多数研究并没有发现冷冻瓶与塑料瓶有显著性差异。主要的区别在于冷冻瓶与塑料瓶对病原微生物的防护能力。欧洲畜牧业在历史上一直受到致命传染病（如口蹄疫、牛海绵状脑病）暴发的影响，因此生育管理机构和精子库主要采用密封的吸管容器来冷冻精子。人类精液是一种富含中性粒细胞的体液，携带和潜在传播传染病的风险较大，特别是直接将精液入宫颈后区或宫腔内时。虽然还没有报道关于储存在液氮中的生殖样本之间会存在病毒或其他交叉污染的风险，但有充分的证据表明液氮储罐通常容易受到污染，含有各种空气中的病原体。因此，使用经过验证的储存容器（如 CBS 吸管），可有效地防止微生物在吸管内外的传播，但在美国冷冻瓶却被广泛使用（认为其风险是可接受的）。事实上，已有文献显示在人类血液制品样本和实验动物模型中使用冷冻瓶发生了相关疾病的传播。关于这一问题的深入讨论、风险评估和使用吸管容器储存精液的最佳方法，此前已有文献综述。

另一种有效地消除样本之间可能交叉污染的方法是将样本冷冻保存在液氮蒸气罐中，4 ～ 6cm 的液氮可有效地保持低于 −150℃的低温。2005 ～ 2015 年，这种储存方式获得了广泛的认同，并广泛应用于全球卵子库开放式玻璃化系统中。然而，近年来广泛认为若考虑到传播疾病所必需的病毒载量，卵母细胞或胚胎之间交叉污染的风险可以忽略不计。因此，错误地处理和储存导致高于玻璃化转变温度（高于 −120℃）引起精子破坏性重结晶的危害大于交叉感染性疾病传播。此外，最近公布的储罐故障导致数百例患者样本损失的事件使液氮蒸气储存的实用性受到了进一步的质疑。在储存中，应对灾难性因储罐故障所需的响应时间严重不足。虽然这样的灾难性事件很少发生，但仍有发生的可能，这使得低温储存质量管理对低温精子库发展的重要性受到重视。标本的冷冻和储存是一个复杂的过程，依赖于标准操作程序的制定和日常实施，并严格遵守操作准则。最近发布的一份全面的最佳操作推荐指南指出，在将精子、卵子、胚胎和生殖组织成功冷冻保存过程中，对标签、库存、储存、维护、运输、审核甚至丢弃样本这些复杂的管理只是一小部分，而独立的生殖实验室和大型商业企业对精子库的冷冻保存附有重大的关系。

要点

- 精子、卵母细胞、胚胎和生殖组织的成功冷冻保存只是复杂管理中的一个小环节，其他还包括标签、库存管理、储存、维护、运输、审核甚至废弃样本。因此，独立的生殖实验室和大型商业企业，对于冷冻保存业务承担着巨大的责任和风险。

第八节 睾丸组织的低温保存

解冻后的冷冻睾丸精子已成功使用了20多年，其活产率与新鲜睾丸精子相似。各种睾丸处理方法已经发展到从大量细胞碎片中分离单个精子，包括酶消化、精细切割和组织粉碎。世界上大多数IVF实验室都采取了在活检后3～24小时冷冻新鲜分离的睾丸精子、组织悬液或整管保存的悬液的方法。通过这种方法所取得的新鲜睾丸精子运动水平较低，甚至不运动。这使得样本容易受到低温环境的影响。解冻后精子的运动能力也通常极低，甚至不运动（即几乎没有摆动），这需要胚胎学家极有耐心地在400倍放大镜下从大量的精子悬浊液中识别和分离可用于ICSI的活精子。一些体外受精实验室已经采用解冻后孵育24小时的常规操作，以提高精子活力，并节省成熟卵子细胞被抽离后寻找精子所需的时间和人力。然而，在这些实验室实操作中，还是不能保证及时注射到成熟卵子细胞中的存活精子。

考虑到提取存活精子后2～6小时需注射进卵子细胞用于ICSI的重要性，提高解冻后精子活力以便能可靠地分离出存活精子的方法至关重要。许多实验室采用将睾丸精子短期暴露于己酮可可碱（30分钟孵育），以激活和促进精子运动。如果实验室在冷冻前采用有效的体外培养方法来提高睾丸精子的成熟度，则不需要化学处理。积极运动的睾丸精子不易受到低温损伤和完全运动障碍的影响，从而确保分离精子的过程更简单省时。此外，通过简单地将整个组织处理成小块（约2mm^3），则无须重复的精子洗涤程序，也可减少预冷冻前和解冻后处理的时间和人力。考虑到人类精子中心体的重要性，在冷冻过程中嵌入组织的睾丸精子可能受到更好的保护。根据我们的经验，正常的自由漂浮精子的存活率（< 20%）低于成熟晚期的精子（> 70%），后者的头部到上部嵌入细胞包膜中。结合延长体外培养时间（24～96小时），可以实施有效的睾丸组织冷冻保存方案，以减少手术过程的需要，同时最大限度地减少识别、分离和将有活力的精子注射到卵子细胞所需的时间。

诊断和治疗性睾丸活检技术（包括输精管造口术），结合可靠的冷冻保存技术，则可不必协调手术取精和卵子抽吸术同步进行，可大大提高体外受精周期的管理效率。无论IVF实验室和冷冻精子库采用哪种冷冻保存方法，都建议进行执行“TEST”的标准化程序，以优化患者治疗。这样的质量管理程序可以确保为每个IVF周期计划有效的解冻方案。这种先进的方案能更好地利用人力资源，有效减少不可预见的差错，并改善受孕结果。

要点

- 尽管在睾丸精子和组织的加工和冷冻保存方面取得了进展，但仍然需要对冷冻保存方案（传统冷冻到玻璃化）和所使用的冷冻保护剂（甘油、乙二醇、DMSO）进行比较评估，以期能达到更加优化。

第九节 未来的发展方向及注意事项

80多年前，有学者提出精子的动态玻璃化。如今科学家们已经开发出一种有效的动态玻璃化系统，在直接接触液氮之前将精子置于蔗糖溶液中。这些方法特别适用于冷冻保存少量精子，这些精子分布于玻璃装置（如冷冻环、网格、Cryotop®、吸管微滴、毛细管）或玻璃化装置中的微悬浮液中。通过顶体完整性、线粒体活性、质膜功能、DNA 碎片率、精子活力和受孕率比较，已证实这种方法与传统的慢速冷冻相似或更优。临床研究进一步证明，更大体积（高达 0.5ml）的精子玻璃化是一种可通过 IVF 和 IUI 技术实现妊娠和活产实用有效的方法。尽管动态精子玻璃化被证明有效已超过 15 年，但它还没有像卵子和胚胎冷冻那样得到大规模的认同和应用。然而，随着实验的深入，这项技术正被越来越多的人所熟知，未来可能会使用有毒低温保护剂进行精子冷冻。此外，尽管睾丸组织玻璃化被临床证明是有效的，但目前快速冷冻整个活检组织（即生精小管组织）的技术已被证明在临床应用中是有效的。最近对精子干细胞冷冻保存的研究，特别是对于青春期前的癌症患者，可能会促使人们对整个睾丸组织和生精小管冷冻疗法的研究。然而，精子和睾丸组织的玻璃化在未来不太可能像胚胎、卵子细胞和卵巢组织那样得到全行业广泛认同和应用。

希望前人的研究和技术经验，对提高精子冷冻保存和解冻后的生存活能力有所帮助。精子和睾丸组织的冷冻保存技术还有改进的空间。玻璃化和冷冻干燥等技术的稳步发展为此带来了希望。然而，为了进一步了解膜和细胞器的功能以及基因表达，有必要对冷冻保护剂的相互作用、可能的毒性以及细胞外稳定添加剂（如表面活性剂、渗透剂、糖胺聚糖、抗氧化剂）进行研究。在精子库中，我们必须要真正改进精子冷冻保存技术，旨在提高精子质量，而不是为降低成本仅提高程序性管理技术。要加强技术操作的一致性和可重复性，以消除实验室内部和实验室之间的差异为目标，我们必须注意本章中所提到的已发现的技术和质量控制方面的问题。随着新的冷冻疗法的发展，以及我们使用有活力的精子创造新生命的能力不断增强，精子库的未来充满希望。

（朱　闽　译）

第四部分

男性不育的治疗

第 21 章

男性不育的药物治疗

Craig S. Niederberger, Rodrigo Lessi Pagani, and Samuel J. Ohlander

第一节　引　言

男性不育的药物治疗可分为两类——针对已知不育原因的针对性（靶向）治疗和经验性治疗。使用靶向治疗的最常见原因是治疗雄激素缺乏。原发性雄激素缺乏（类固醇生成功能障碍）被定义为低血清睾酮水平伴代偿性黄体生成素（LH）水平升高。继发性雄激素缺乏（垂体功能障碍）可进一步分为先天性雄激素缺乏和后天性雄激素缺乏，先天性雄激素缺乏如特发性低促性腺激素性性腺功能减退症，而后天性雄激素缺乏的特征是低血清睾酮水平伴相关性 LH 水平降低。靶向治疗的其他药物适应证包括感染、炎症、抗精子抗体和逆行射精，这些在本书其他章节进行了讨论。经验性治疗被定义为仅依靠经验或观察的治疗（而不考虑器官系统和理论），它通常用于治疗特发性不育或不育原因无法纠正的男性。

第二节　类固醇生成功能障碍

众所周知，精子的发生依赖于在睾丸内合成的睾酮，因为它是完成减数分裂和精子发生所必需的因素，但是雄激素缺乏通常与精子参数相关性较差，可能是由于血清雄激素的数值具有较高的波动性。睾酮与男性不育有较强的相关性——由生精功能障碍引起少精子症和无精子症的不育男性中，雄激素缺乏的发病率分别为 43% 和 45%。截至本章编写的日期，除了基于促性腺激素的治疗外，其他所有旨在提高睾丸内睾酮合成的技术都是“超适应证”使用的，也就是说，美国食品药品监督管理局（FDA）批准的这些技术的主要适应证并不包括男性生殖功能障碍。由于缺乏随机对照试验（RCT）和强有力的数据支持，FDA 无法制定药物治疗男性因素引起不育的标准方案，临床长期采用的仍然是超适应证治疗。图 21.1 概述了由于生精功能障碍所致的无精子症男性的诊疗流程，并使用以下小节中论述的方法进行治疗。

一、选择性雌激素受体拮抗剂

最常用的选择性雌激素受体调节剂（SERM）有枸橼酸克罗米芬和他莫昔芬。SERM 与雌激素受体竞争性结合可阻断下丘脑和垂体的负反馈，使垂体前叶促卵泡激素（FSH）和黄体生成素（LH）的分泌增加，并刺激睾丸间质细胞产生睾酮。枸橼酸克罗米芬是顺式异构体（zuclomiphene）和反式异构体（enclomiphene）的外消旋混合物，半衰期约为 5 天。立体异构体的结合对雌激素受体有拮抗作用（反式异构体

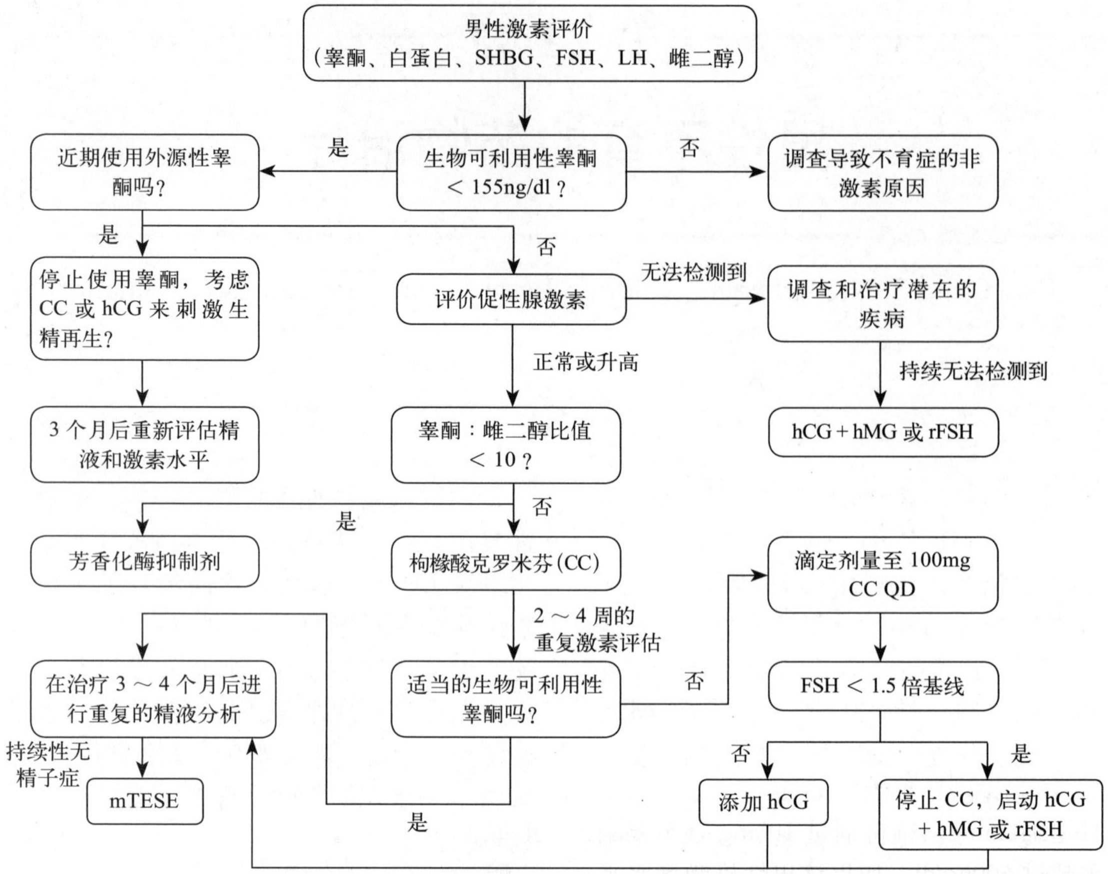

图 21.1 由于生精功能障碍所致的无精子症男性的诊疗流程

mTESE. 显微睾丸取精术

或恩克罗米芬）和激动作用（顺式异构体或祖克罗米芬）。因此，枸橼酸恩克罗米芬具有更理想的抗雌激素特性和更短的半衰期；然而在FDA批准之前，还需要进行Ⅲ期试验。

SERM的不良反应通常是轻微的并且与剂量相关，包括头痛、恶心和烦躁，但若表现为罕见的视觉障碍，则被认为是由垂体增大所致。雌激素过多和乳房压痛是治疗的潜在不良反应；因此，强烈建议在治疗开始后2～3周常规监测血清雌激素水平、血细胞比容和前列腺特异性抗原（PSA）水平。有可能随着治疗时间的延长，恩克罗米芬与祖克罗米芬的比例发生变化，导致激动剂作用增加从而产生相反的激素反应，而且这个问题仍无有效的解决方案。最近的一项研究表明，使用克罗米芬超过3年的男性睾酮水平和雄激素缺乏症状持续得到改善，副作用率相当低（8%）。

使用克罗米芬治疗雄激素缺乏症，每日50mg，连续2个月后可显著改善血清总睾酮（$P < 0.01$）、游离睾酮（$P < 0.01$）、LH（$P < 0.01$）和FSH（$P < 0.05$）水平。其他研究也发现，隔日50mg或每日25mg治疗也会出现类似的结果，但隔日服25mg却不会。任何激素治疗后都应推迟3个月进行精液分析检查，以保证经过生精周期产生的新鲜精子能够输送到附睾。

尽管克罗米芬应用于改善男性生育能力已有几十年，但由于缺乏随机安慰剂对照试验，很难得出其对精子参数或妊娠率的确切影响。根据目前的数据，克罗米芬似乎可以有效治疗男性不育，特别是那些睾丸功能不完全衰竭导致的雄激素缺乏症患者。一项关于雄激素缺乏男性的回顾性研究发现，47 名患者服用克罗米芬治疗后总睾酮和生物可利用睾酮水平均显著增加。虽然平均射精量、前向运动精子百分比和正常形态精子百分比在基线和治疗 3 个月时无差异性，但平均总活动精子数从基线时的 5970 万增加到 3 个月时的 9090 万，尽管这一项差异并无统计学意义（P=0.09）。

在生精功能障碍导致无精子症的男性进行显微取精之前实现刺激精子发生，是一个很有研究前景的领域。基于早期的研究表明这些男性对克罗米芬有反应，Hussein 等的前瞻性研究提出了一种治疗方案，如果对克罗米芬反应不足，则应使用促性腺激素，类似于女性在进行体外受精时如何使用激素药物依次进行刺激的治疗方案。在该方案中，隔日口服枸橼酸克罗米芬，起始剂量 50mg，隔日增加 25mg，维持剂量 100mg 直至睾酮水平超过 600ng/dl。如果该男性雄激素水平仍较低，则每周使用两次人绒毛膜促性腺激素（hCG）（5000IU/ 次）。此外，还应评估支持细胞的功能，如果 FSH 水平未升高至＞基线的 1.5 倍，则每周添加人绝经期促性腺激素（hMG）75IU。该方案可使显微取精获得精子的成功率达到 57%，而对照组为 33.6%。Reifsnyder 及其同事发现，在生精功能障碍导致无精子症之前提前使用克罗米芬、芳香化酶抑制剂或 hCG 并未明显提高手术取精率。该研究中制订治疗方案时未纳入 FSH 反应，这表明与女性一样，LH 和 FSH 反应可能都需要纳入激素刺激方案。

二、芳香化酶抑制剂

芳香化酶是一种细胞色素 P450 酶，存在于卵巢、睾丸、脂肪组织和大脑中。抑制芳香化的药物会阻止睾酮和双氢睾酮分别转化为雌二醇和雌酮。这种低雌激素状态会通过负反馈到下丘脑 - 垂体轴导致 FSH 分泌增加，并可能增加精子产量。在美国最常用的芳香化酶抑制剂是来曲唑和阿那曲唑。虽然目前还没有关于男性长期使用芳香化酶抑制剂的不良反应的报道，但根据绝经后女性乳腺癌患者使用芳香化酶抑制剂的报道，主要问题可能是有患骨质疏松症的风险。

Pavlovich 等对 63 名低生育能力患者的研究显示，该组人群的睾酮 - 雌二醇比值为 6.9，而生育能力正常的对照组为 14.5。作者建议将睾酮 - 雌二醇比值的阈值设为 10，其代表生育力正常对照组受试者第 20 个最低百分位。Helo 等开展了一项随机、双盲、非安慰剂对照试验，该试验共纳入 26 名患有雄激素缺乏症和特发性不育的男性。受试男性每天服用 1mg 阿那曲唑或 25mg 克罗米芬治疗。正如预期，阿那曲唑显著提高了睾酮 - 雌二醇的比值；但两种药物均未显著改善精液参数。Shoshany 等指出，每天 1mg 的阿那曲唑能有效提高睾酮水平同时降低雌二醇水平，从而提高睾酮 - 雌二醇的比值。服用阿那曲唑 3 周后，睾酮和生物可利用睾酮水平分别从平均值 258.4ng/dl 和 128.8ng/dl 增加到 509.2ng/dl 和 297.5ng/dl（P 均＜ 0.000 1）。雌二醇浓度降低，睾酮 - 雌二醇比值由 6.98 显著升高至 34.5。治疗后睾酮 - 雌二醇比值较高的患者其精子总活动率上升较高，而只有睾酮或雌二醇水平改善的患者，其精子总活动率没有发生变化。

Saylam 等使用来曲唑对 27 例低血清睾酮 - 雌二醇比值（＜ 10）的不育男性进行了超过 6 个月的治疗（2.5mg/ 次，1 次 / 日）。发现经来曲唑治疗后睾酮 - 雌二醇的比值、射精量、精子活力和活动精子总数均有所改善。在无精子症患者中经来曲唑治疗后

23.5% 的患者射出的精液中有精子存在，其余 76.5% 仍未发现精子。Cavallini 等进行了一项为期 6 个月的双盲、随机、安慰剂对照试验，对睾酮 - 雌二醇比值＜ 10 的无精子症或隐匿精子症男性使用来曲唑治疗，结果显示：与安慰剂比较，来曲唑可使大部分精液参数得到改善，但两组均未出现自然妊娠。Gregoriou 等将使用阿那曲唑与来曲唑治疗睾酮 - 雌二醇比值＜ 10 的低生育力男性进行对比研究（分别为 14 例和 15 例），发现两种药物均使激素水平和精液参数得到改善，且无明显差异。

在 Alder 等进行的一项回顾性研究中，作者对因服用克罗米芬治疗雄激素缺乏性男性不育而导致的高雌激素血症患者使用阿那曲唑进行治疗，发现同时服用这两种药物可显著且安全地提高睾酮 - 雌二醇的比值。

三、促性腺激素类

促性腺激素治疗可能是用促性腺激素释放激素（GnRH）直接刺激垂体，或者是使用 LH 和（或）FSH 进行外源性替代治疗。纯化的注射用 hMG 包含 75 单位具有生物活性的 FSH 和 LH，其促性腺激素纯度高达 70%。重组 FSH（rFSH）和其他人 FSH 衍生物也可直接用于FSH治疗。与LH相比，hCG 作为 LH 的类似物，既可以基因重组合成也可以从尿液中提纯得到。在临床上，这些药物都可以用于克罗米芬或芳香化酶抑制剂等常规治疗无效的不育男性。

Shiraishi 等对首次尝试睾丸显微取精失败的 48 名男性进行前瞻性评估，发现使用 hCG 连续治疗 4 ～ 5 个月（hCG 5000IU，每周 3 次），使这些患者的精子获得率提升了 21%，而非治疗组则为 0%。Kobori 等报道了对 26 例睾丸显微取精失败并经组织病理学诊断为精子早期成熟停滞的男性，先使用 rFSH 75 IU（每周 2 次）治疗 3 个月，再使用 rFSH 150IU（每周 2 次）治疗 4 ～ 12 个月，治疗后有 5 名（占 19.2%）男性射出的精液中发现有精子存在。

最近在意大利进行的一项多中心、前瞻性、观察性试验中，对精液检测正常或异常伴 FSH 水平低于 8 IU/L 的不育男性(排除患有无精子症或基因异常的男性）使用 FSH 150IU、隔日一次进行治疗。在总共 718 名患者中，有 241 名患者完整地完成了随访，研究者发现经过 FSH 治疗后，患者的精子浓度和形态均有显著改善。

要点

- 针对类固醇生成功能障碍的激素治疗侧重于调控下丘脑 - 垂体 - 睾丸轴来刺激睾丸，并改善睾酮和雌二醇之间的失衡。
- 任何激素治疗后都应推迟 3 个月进行精液分析检查，以保证经过生精周期产生的新鲜精子能够输送到附睾。
- 最近的数据表明，生精功能障碍导致的无精子症男性对 FSH 和睾酮治疗有较好的反应，会刺激生精功能，使睾丸显微取精的成功率提高。

第三节 垂体功能障碍

促性腺激素缺乏症是导致男性不育的一个罕见原因，发生率＜ 1%。它可能是由于先天性原因，如卡尔曼（Kallmann）综合征、劳 - 穆 - 比（Laurence-Moon-Biedl）综合征及普拉德威利（Prader-Willi）综合征，或继发性病因，如垂体肿瘤、颅咽管瘤、血色素沉着症和长期滥用合成代谢类固醇或阿片类药物。对这种类型的男性不育，促性腺激素替代疗法是一种特异性和有效的治疗方法。

Mao 等对 202 名符合以下标准的特发性低促性腺激素性性腺功能减退症的男性

进行了随访：① 18 岁前无青春期发育；②血清睾酮水平低于 100ng/dl 水平，促性腺激素水平低；③其他垂体激素水平正常；④鞍区磁共振成像正常；⑤排除继发性低促性腺激素性性腺功能减退症的其他病因。这些男性接受脉冲式 GnRH 或 hCG 与 hMG 治疗至少 12 个月。尽管 GnRH 组和 hCG 与 hMG 组的有效诱导精子发生水平相当（分别为 70.0% 和 76.9%；P=0.580），但 GnRH 组首次检测到精子的中位数时间为 6 个月，而 hCG 与 hMG 组则为 18 个月（$P < 0.001$）。遗憾的是，尽管脉冲式 GnRH 治疗给予因下丘脑功能丧失所致的促性腺激素缺乏患者带来了希望，但给药不便使该技术难以在临床上广泛使用。

研究表明，FSH 或 hMG 和 hCG 的双重治疗对于先天性低促性腺激素性性腺功能减退症患者至关重要，特别是单用 hCG 持续治疗只可以使 61% ～ 70% 的患者诱导精子发生，而增加 hMG 或 rFSH 治疗的患者则为 75% ～ 94%。促性腺激素缺乏症的经典治疗方法是注射 hCG（代替 LH），方案是单独使用 1500 ～ 2000IU hCG 每周皮下注射 2 ～ 3 次，或者联合 75IU hMG（代替 FHS）每周皮下注射 2 ～ 3 次，或者联合 75 ～ 150IU 人 rFSH 每周皮下注射 2 ～ 3 次。LH 缺乏症患者在接受 hCG 治疗后首先得到缓解，如果 4 ～ 6 个月后精液中没有发现精子，则加入重组或高度纯化的 FSH 治疗。另一种方法是从开始即采用联合治疗。任何一种方法都可能需要多达 2 年的时间才能对精子生成产生最大影响。

Liu 等研究了 75 名促性腺激素缺乏的男性，对他们进行每周 2 次 1500 IU 或 2000 IU 的 hCG 注射治疗，如果治疗 6 个月后仍未有精子，则继续进行每周 3 次 75IU 或 150IU 的 FSH 注射治疗，最终有 38 名男性的伴侣受孕。射出的精液中能够检测到精子的中位数时间为 7.1 个月，受孕的中位数时间为 28.2 个月。

垂体肿瘤和浸润性疾病（如结节病、组织细胞增多症、血色素沉着病和感染），可导致 LH 和 FSH 受到不同程度的抑制。与男性不育有关的最常见的垂体肿瘤是泌乳素瘤。一般来说，轻微的泌乳素水平升高不推荐进行进一步检查。尽管所有多巴胺激动剂都能降低泌乳素水平，但一项包括 459 例患者的双盲随机试验发现，与溴隐亭相比，卡麦角林更有效，副作用更少。有 83% 的患者在接受卡麦角林治疗后泌乳素水平恢复正常，而接受溴隐亭治疗的患者则为 59%。

医源性疾病是垂体功能障碍最常见的原因。给予外源性睾酮可直接抑制下丘脑 - 垂体 - 性腺轴，并通过增加外周芳香化作用来间接抑制。Samplaski 等研究了 4400 名在不育症诊所就诊的男性使用外源性睾酮的情况，其中有 59 名（1.3%）男性使用外源性睾酮治疗性腺功能减退或不育。使用睾酮治疗的男性中 88% 是无精子症患者，65% 在停用睾酮 6 个月后恢复了精子发生。

恢复精子发生的第一步应该是停止使用外源性睾酮，并立即使用药物治疗（无论是单独使用 hCG，还是 hCG 与 rFSH 或 hMG 联合使用）以促进睾丸产生内源性睾酮。对于使用外源性睾酮的男性，精子发生的自我恢复发生在停止治疗后 4 ～ 12 个月，但并不一定都能恢复。Anderson 和 Wu 发现 70% 的男性在接受 18 个月外源性睾酮增强剂治疗后，出现了无精子症或重度少精子症（精子密度 < 500 万 /ml），其中 85% 的男性在停药后可恢复生育能力。世界卫生组织的一项研究发现，46% 的男性在停止注射睾酮治疗后精液参数重新恢复到基线水平。

促性腺激素治疗能直接和快速刺激睾丸功能。Wenker 等对 49 名因睾酮治疗而出现无精子症（此处无精子症定义为 < 100

万 /ml）或重度少精子症的男性进行队列研究发现，隔日皮下注射 3000 IU 的 hCG 可有效恢复精子发生。在这些患者中，71.4% 的人同时使用了枸橼酸克罗米芬，57.1% 的人使用了他莫昔芬，20.4% 的人使用了阿那曲唑，2% 的人使用了 rFSH。精液中重新检测到精子的平均时间为 4.6 个月，首次测得精子密度的平均值为 2260 万 /ml。在平均 14 个月的治疗后，49 名男性中有 47 名达到了 100 万 /ml 的精子密度，超过 1/3 的患者其伴侣成功受孕。

要点

- 对于激素异常的患者，治疗应根据已掌握的诊断进行。
- 由于生精功能被外源性睾酮抑制，恢复精子发生的第一步应是停止使用外源性睾酮。
- 无论任何病因，对垂体功能障碍延长治疗方案可能都是必要的，并有良好的疗效。

第四节 经验性治疗

SERM、芳香化酶抑制剂和促性腺激素已被研究用于治疗不合并任何内分泌疾病的特发性少精子症或弱精子症。

Chua 等对 SERM 治疗的随机对照试验进行 Meta 分析，结果表明治疗后妊娠率有所改善（优势比为 2.42）；但另外两项系统综述并不支持经验性使用 SERM 治疗特发性少弱精子症。

一项针对特发性少精子症和睾酮 - 雌二醇比值正常的男性患者的小型前瞻性研究发现，每天使用 2.5mg 来曲唑治疗 4 个月后,所有男性的睾酮 - 雌二醇比值均增加，精子浓度增加了 5.5 倍（P=0.006 8），且无严重不良反应。

Caroppo 等进行了一项前瞻性、开放性试验，使用 150IU 的 rFSH 对 33 名特发性少弱精子症患者进行 3 个月的治疗。研究发现，经治疗后，患者精子数（$P < 0.05$）、精子活力（$P < 0.05$）和精子形态学（$P < 0.01$）均有显著改善，而未经治疗的对照组则无明显变化。Foresta 等对 112 例少弱精子症患者随机分组，一部分患者隔日使用 100IU rFSH 进行治疗，持续时间为 3 个月，另一部分患者不进行治疗。结果显示，治疗组并未获益。但是，在生精功能障碍的患者中，细针抽吸取得的精液参数和性伴侣的自然妊娠率均有提高。虽然大多数原发性睾丸功能衰竭的男性 FSH 水平升高，但是也有一部分精子成熟停滞的患者 FSH 水平正常，这部分男性可采用经验性治疗；但临床应用标准有待进一步的安慰剂对照试验来验证。

在一篇关于 FSH 治疗对于妊娠影响的系统综述中，作者通过对 6 项随机抽样研究中的所有个体（共计 456 人）进行分析发现，与安慰剂或不接受治疗相比，促性腺激素治疗结束后的 3 个月内，患者性伴侣的受孕率增加（优势比为 4.94 ）。这些结果表明，只有在单独或者联合使用雄激素治疗的时候，才会提高支持细胞的靶点功能。

第五节 非激素疗法

虽然大多数得到数据支持的治疗男性生育能力低下的方法主要是通过调控下丘脑 - 垂体 - 睾丸轴和激素水平实现的，但是非激素治疗后精液参数或妊娠结局得到潜在提高，这些实践基础也促进了非激素治疗的广泛应用。

一、抗氧化剂

30% ～ 80% 的低生育能力被认为是由活性氧类（ROS）积累引起的氧化应激所导致（ROS 包括自由基、氧离子和过氧化物）。在大多数细胞中 ROS 可被内源性细胞质抗氧化剂中和，但在精子形成过程中，精子失去了大量的细胞质。此外，精子细胞膜上富含易受脂质过氧化影响的长链多不饱和脂肪酸。这两种因素都使精子细胞极易受到氧化应激的损伤。精液毒性可能导致精液参数或 DNA 完整性的受损，尽管生育能力下降，但其常规精液参数并无改变。

相关补充剂的使用导致出现了过多的生殖特异性产物，这些产物中含有不同剂量的抗氧化剂。许多文献的研究方向与患者的消费趋势一致，这类研究通常包括多种化合物补充剂，从而限制了我们对单个抗氧化剂的了解。ROS 的负面影响已得到普遍认同，这导致出现了大量的抗氧化配方用于治疗男性生育力低下。不管怎样，低水平的超氧阴离子是精子实现正常生理功能（顶体反应和精子受精潜力）所必需的。因此，抗氧化疗法的广泛使用和滥用在理论上是有风险的。

精液中自然存在许多抗氧化剂，如维生素 A、维生素 E、维生素 C 和 B 族维生素、肉碱、辅酶 Q10、类胡萝卜素、铜、谷胱甘肽、叶酸、硒、泛酸和锌。由于缺乏细胞质，精子细胞依赖于精液中的抗氧化剂来对抗 ROS。关于补充剂的文献都聚焦于各种补充剂的使用和联合使用，其结果各不相同。

Cochrane 最近的一篇综述关注了抗氧化剂对男性低生育能力的作用，文章纳入了 61 项研究，包括 18 种不同的口服抗氧化剂，由于缺乏关于活产率或临床妊娠的报道，这些研究的证据等级只处于“低”与“很低”之间。在有限的证据下，纳入的 7 项随机对照试验得出的低质量证据表明，抗氧化治疗可能提高活产率（优势比为 1.79），提高寻求生育治疗夫妇的受孕率（优势比为 2.97）。该研究还指出，接受治疗的夫妇应被告知“由于严重的偏差，这种治疗的可靠性是不确定的”。Omar 等的一项荟萃分析也有类似的发现，指出在已发表的文献中缺乏生殖结果，并且难以得出关于妊娠和活产率的结论。该研究同样将精液参数结果分类为“低”或“非常低”。等级分类使用已建立的参数来评估证据的质量：偏倚的风险、效应的一致性、不精确性、间接性和发表的偏倚。鉴于这项研究的局限性，研究者认为采取干预措施可能会提高生育能力。

在 Cochrane 报告和他们对已发表数据的回顾之后，Samplaski 和 Clemesha 调查了男性不育抗氧化治疗的在线医学报告。作者发现，76% 的网站声称改善了精液参数，85% 的网站声称改善了生殖结果，只有 26% 的网站提供了同行评议的支持。

2020 年发表的 MOXI 试验是一项安慰剂对照的随机对照试验，评估了精液参数降低或精子 DNA 片段化升高的男性使用抗氧化剂的生殖结局。患者被随机分为治疗组和安慰剂组。治疗方案包括每日服用 500mg 维生素 C、400mg 维生素 E、0.2mg 硒、1000mg 左旋肉碱、20mg 锌、1000mg 叶酸和 10mg 番茄红素。作者没有发现自然或宫内人工授精妊娠率或活产率的差异，并且该研究的内部试验结果，即 3 个月时的大量精液参数和 DNA 片段也没有发现显著差异。

随着越来越多的患者通过互联网搜索寻求医学知识，针对我们现有知识的局限性，包括最佳药物和适当剂量的不确定性，提供适当的咨询是很重要的。

二、维生素 C

维生素 C（抗坏血酸）是一种内源性抗氧化剂，可以通过基础营养物质的摄入实现外源性补充。维生素 C 被认为是精浆中主要的抗氧化剂，体外研究表明它有降低精子氧化应激的能力。Mendiola 等的一项病例对照研究发现，摄入维生素 C 增加可能与精液参数高于 WHO（1999 年版）参考值有关。同样，Eskenazi 等的一项横断面研究发现，在健康的非吸烟者中，维生素 C 摄入量的增加与较高的精子浓度有关。早期的两项随机对照试验也证实了每天补充 1000mg 维生素 C 可改善有生育能力的吸烟男性的精子形态学及精子凝集度高的低生育能力男性的精子运动性。然而，一项研究发现，低生育力的男性每天联合补充维生素 C 1000mg 和维生素 E 800mg 并未改善精子浓度、活力或形态。最近，一项针对 189 名健康男性的横断面研究发现，与低摄入量或高摄入量相比，适量摄入维生素 C 与精子浓度最高相关。Schmid 等进行的另一项横断面研究表明，通过碱性彗星试验检测维生素 C 摄入量为最高四分位数（459 ～ 3370mg/d）的男性比维生素 C 摄入量为最低四分位数(26 ～ 99mg/d) 的男性精子 DNA 碎片化减少了 16%（$P < 0.05$）。虽然不同的试验结果表明补充剂与改善精子参数有关，但大多数试验由于方法学的局限性和混杂因素的存在限制了疗效评估、推广使用及计量标准化。

三、辅酶 Q10

辅酶 Q10（CoQ10，泛醌）是一种抗氧化剂，其还原形式作为线粒体电子传递链的一个组成部分来清除自由基。Nadjarzadeh 等研究了辅酶 Q10 对精液酶活性（包括过氧化氢酶、超氧化物歧化酶和 F_2- 异前列腺素）的影响，在对少弱精子症男性的队列研究中，连续 3 个月每天服用辅酶 Q10 200mg 组和安慰剂组比较，抗氧化酶活性明显提高。在此队列中发现精浆辅酶 Q10 水平与精子活力和形态显著相关；然而，并没有发现补充辅酶 Q10 能改变精液其他参数。

随后的一项双盲、随机、安慰剂对照试验显示，每天补充 200mg 泛醌形式的辅酶 Q10 可使精液参数得到改善，特别是与先前同一组未使用泛醌形式的辅酶 Q10 的试验相比，能够改善精子密度和活力。Nadjarzadeh 等、Safarinejad 等和 Balercia 等发表的数据符合使用辅酶 Q10 对不育男性影响的随机对照试验标准，并被 Lafuente 等纳入报道精子参数整体改善的荟萃分析。

四、维生素 D

尽管其确切作用机制尚不明确，但维生素 D 缺乏与男性不育相关。对啮齿动物的研究发现维生素 D 缺乏的大鼠生育能力受损，其对生育能力的影响是由维生素 D 缺乏所致的低钙血症所引起的；维生素 D 缺乏对人类的影响尚无定论。一些研究发现低维生素 D 含量与精子参数异常有关；但最近的一项三盲安慰剂对照研究发现补充维生素 D 和钙剂对这些精液参数并无改善作用。研究者以单剂量 30 万 IU 的维生素 D 及随后每天 1400IU 维生素 D 和 500mg 钙连续治疗 150 天，发现尽管精液参数没有得到改善，但在少精子症队列中，补充维生素 D 和钙剂组的活产率提高了 35.6%，而安慰剂为 18.3%。但该结果仅供参考。因为研究者没有提供女性方面的数据，而且妊娠也是通过多种方式（自然受孕、宫内人工授精、体外受精）来实现的。目前已发表的文献仍缺乏重要的、可重复的妊娠结果数据来明确指导临床诊疗。

五、锌

锌是一种微量元素，是人体内含量第二丰富的金属元素（仅次于铁）。精液中的锌是前列腺的分泌物，通过抑制膜结合氧化酶来稳定细胞膜，并在精子 DNA 凝聚和精子染色质稳定中起作用。精液中的锌含量是血清的 30 倍。纵观已有文献，精液锌含量与生育能力的相关性及其对精液参数影响的研究结果并不一致。Colagar 等证实精液锌含量与精子数量（$P < 0.01$）和正常精子形态（$P < 0.001$）相关，Zhao 等在不育男性队列中发现精液锌含量与精子数和精子活力呈正相关。在一项横断面研究中，通过碱性彗星试验评估生活方式因素（如增加饮食中微量营养素的摄入）是否可降低精子DNA损伤的风险。Schmid等报道，每天摄入最高四分位数锌（22 ～ 74mg）的人群的损伤程度明显低于每天摄入最低四分位数锌（5 ～ 8mg）的人群，DNA 碎片率结果分别为 40.4% 和 45.4%（$P < 0.05$）。研究者指出这项研究并不是为了确定微量营养素摄入和精子 DNA 损伤是否相关，也不能确定其结果是否与健康饮食或特定微量营养素补充有关。

虽然历史研究受到非标准性和缺乏生殖结果的限制，叶酸依赖于锌的适当使用和生物利用度，在精子发生的 DNA 合成和甲基化中发挥关键作用。叶酸和锌具有协同作用。但 Schisterman 等研究发现是否补充叶酸和锌对 2370 例寻求治疗的不孕症夫妇的活产率（补充组为 34%，安慰剂组为 35%；风险差 − 0.9%，95% CI ：− 4.7% ～ 2.8%）或精液参数方面差异无统计学意义。精液参数包括：精子浓度 [调整平均差（AMD）− 430 万 /ml，95% CI ：− 12.5 ～ 3.9]；精子活力（AMD − 0.5%，95% CI ：− 2.5 ～ 1.5)；形态学（AMD − 0.4% 正常，95% CI：− 0.8 ～ 0.1）；体积（AMD 0ml，95% CI ：− 0.2 ～ 0.2）；运动精子总数（AMD 140 万，95% CI ：− 19.7 ～ 22.5）。叶酸依赖于锌的功能和生物活性在 DNA 合成和甲基化中发挥作用，这对精子发生至关重要，表现出协同作用。其研究结论不支持在不育男性的治疗组中补充叶酸和锌。

六、肉碱

肉碱（主要是左旋肉碱和乙酰左旋肉碱）是长链脂肪酸运输到精子线粒体的辅助因子，可以协助精子氧化和能量的产生。附睾中存在大量的肉碱，表明其在精子成熟过程中起作用。在一项荟萃分析中，Omar 等纳入了 6 项关于左旋肉碱与安慰剂，以及 3 项关于左旋肉碱与乙酰左旋肉碱联合与安慰剂的对照实验。作者发现在单独使用每日不同日剂量的左旋肉碱的精子活力的平均百分比差值为 18.38，浓度的平均百分比差值为 6.57×10^6/ml；在联合使用左旋肉碱和乙酰左旋肉碱时，发现精子运动性增加的平均百分比差值为 4.22%，浓度无显著差异；两种治疗方案在妊娠率上均无差异。虽然可改善精液参数，但仍需进一步确定补充肉碱对男性生殖的功效及适当的给药方案。

七、磷酸二酯酶抑制剂

磷酸二酯酶（PDE）抑制剂作为特异性和非特异性酶存在，甲基黄嘌呤（如咖啡因和己酮茶碱），在体外可兴奋精子，但在体内效果并不明显。己酮茶碱的刺激作用已被用于体外辅助生殖技术，尽管在体外受精培养中可能会发生降解。通常认为适量摄入咖啡因对生殖激素、精液参数或生育结果没有显著影响。虽然 Heaven 等明确了高咖啡因摄入量可能会在运动后短暂地提高睾酮水平，但咖啡因是否有益仍存在争议。其他研究，特别是那些摄入高剂量咖啡因的研究，已经证明了其对生殖结果产生负面影响。对咖啡因摄入量数据的研究强调了混杂的生活方式因素（如吸烟和压力）会对精液质量产生负面影响。

尽管已经发现多个特定的PDE亚型存在于男性生殖组织和精子中，但是只有PDE5抑制剂在男性生殖中的作用被研究过。PDE5抑制剂被广泛应用于治疗勃起功能障碍。目前已有四种PDE5抑制剂获得美国FDA的批准：西地那非、他达拉非、伐地那非和阿伐那非。早期的西地那非对精液参数短期影响的安慰剂对照研究发现，其对精液参数方面的影响与对照组比较无差异。两项独立的长期使用西地那非的研究结果与短期使用的结果一致，发现每天使用西地那非和伐地那非6个月对男性精液参数没有影响。但这些初步研究的对象是精液基线参数正常的男性。随后对少精子症男性的进行随机对照试验表明，与对照组比较药物治疗后精子浓度和活力都有所改善。

目前的数据表明PDE5抑制剂对少精子症男性有一定的治疗作用。但还需要进一步的随机对照试验来了解其妊娠结局。

八、非甾体抗炎药

前列腺素存在于大多数身体组织中，主要由精囊产生，其次由前列腺产生。早期研究发现前列腺素对睾丸类固醇生成、精子发生和精子活力有抑制作用，因此通常认为前列腺素必定对睾丸和精子功能产生影响。这一推论为研究生育力低下男性利用非甾体抗炎药抑制前列腺素奠定了基础。

在一项对照研究中，Kartay等研究了非选择性环氧化酶抑制剂（吲哚美辛和酮洛芬），发现与安慰剂组比较，接受药物治疗的男性的LH和FSH水平升高、睾酮水平下降。表明前列腺素水平下降可使精子数量和活力增加，其受孕率为35%，而对照组为8%。

最近关于布洛芬[一种非选择性环氧合酶（COX）抑制剂]的研究发现，布洛芬可降低睾酮水平，并造成一种代偿性性腺功能减退的状态。这种效应的病因尚不清楚，但推测是选择性转录抑制的结果，其对精子的影响也知之甚少。在对主要包括啮齿动物体内精液参数变化的研究中，布洛芬被证明可使精子数量、活力、活动率及DNA完整性下降。Kristensen等发现尽管抑制了前列腺素，但在体外培养的生殖细胞中参与精子发生的基因并无显著变化。Kavoussi等进行的一项回顾性研究观察了接受3周布洛芬治疗对白细胞精子症男性的影响。研究发现，与治疗前参数比较，布洛芬对精液量、精子浓度、活动力、总活动精子数或前向运动精子数没有明显的不良影响。但仍需要进一步的研究来确定非甾体抗炎药对男性不育患者的潜在影响。

要点
● 使用SERM对特发性不孕症的经验性治疗仍存在争议。
● 使用抗氧化剂可以改善寻求生育治疗夫妇的生殖潜力；但关于特定治疗药物或治疗方案的证据仍然不足。

第六节 结　　论

由于缺乏高质量的随机对照试验，目前对男性不育的诊疗受到很大限制。虽然我们对类固醇功能障碍和氧化应激相关的病理生理学有了持续深入的了解，但最终的治疗方案仍然存在争议。Hussein等首次明确提出了一种可能刺激精子产生的治疗方案，并通过监测无精子症男性来验证其疗效。然而，在男性因素不育治疗中唯一明确的诊疗建议是去除导致生精损伤的因素（如外源性睾酮）。经验性治疗同样缺乏确定性。虽然我们已知氧化应激的负面后果，但仍未找到最佳的治疗措施来减轻其影响。医学创新和辅助生殖技术的进步对于原本无法生育的夫妇建立圆满家庭方面取得了巨大的成就。但我们必须要了解回避男性因素不育，不仅在个人层面上，可能同时在社会人口层面上都须为此付出代价。我们需要高质量的研究来更好地了解男性不育的病理生理及其治疗方法。

（朱　闽　译）

第 22 章

改善精子输送的手术

Saneal Rajanahally，Larry I. Lipshultz，Alexander W. Pastuszak，
Danielle Velez，and Craig S. Niederberger

第一节　引　　言

成功地将精子从睾丸生精小管内的起始处输送到后尿道的射精管处，需要一个完全通畅的导管系统。精子从睾丸进入输出小管，然后进入 6 ～ 7m 长卷曲的附睾小管再汇入输精管。输精管沿着阴囊向上逐渐伸直，首先穿过腹股沟管外环，再通过腹股沟内环进入腹腔，最终进入膨大的输精管壶腹部，该段输精管与精囊（SV）管（长约 2cm）结合，形成流经前列腺的射精管（ED）。这个导管系统的任何部位都可能发生梗阻。本章将重点介绍三个最常见的梗阻部位：射精管、输精管和附睾。以下将从远端的射精管开始，向近端的睾丸进行介绍。

第二节　射精管梗阻

一、概述

梗阻是 40% 无精子症患者不育的根本原因。而在这部分男性中，1% ～ 5% 会有射精管梗阻（EDO）。患者可能会出现不孕不育，随着射精而加重的盆腔 / 会阴部疼痛和（或）血精症的症状。随着经直肠超声（TRUS）和精囊抽吸术（SVA）的使用，与射精管相关的病变的治疗得到了改善。EDO 患者可能会出现 - 射精量减少、少精子症或无精子症，精液 pH 偏低，而下丘脑 - 垂体 - 性腺轴激素水平正常，体格检查正常。在部分 EDO 患者中，精液异常并不那么明显。在极少数情况下，可能存在与射精管异常排空相关的功能性阻塞。表 22.1 描述了 EDO 的临床表现。

在完全性 EDO 的情况下，TRUS 可能会显示中线囊肿、扩张的精囊和（或）射精管钙化，利用 TRUS 引导的 SVA 可确诊。经尿道射精管切除术（TURED）仍然是目前标准的治疗方法；然而，从睾丸、附睾或输精管取出精子进行体外受精（IVF）和（或）卵胞质内单精子注射（ICSI）也是一种可行的治疗选择。EDO 是一种可通过手术纠正的男性不育病因。对于出现梗阻、血精、射精疼痛症状的患者应考虑 EDO（表 22.1 和表 22.2）。

二、胚胎学和解剖学

男性和女性的生殖导管系统分别由中肾管（沃尔夫管）和米勒管（副中肾管）发展而来。这些系统毗邻未分化的性腺。中肾管发育成输尿管芽，其尾端成分被吸收到泌尿生殖窦。这使得输尿管和中肾管

表 22.1　射精管梗阻（EDO）的经典表现

	完全性射精管梗阻	部分性射精管梗阻	功能性射精管梗阻
射精量	低	低 / 正常	低
精子果糖	无	无 / 低	无 / 低
睾丸大小	正常	正常	正常
精囊大小	正常 / 增大	正常 / 增大	正常 / 增大
荷尔蒙	正常	正常	正常
精子数量	无	低	无 / 低
精子活力	未检出	低	无 / 低
射出精液 pH	低	低 / 正常	低 / 正常

表 22.2　射精管梗阻患者的五项最大队列研究

作者	患者数	症状	诊断	干预措施	精液分析	妊娠情况
Chen 等	419	持续性血精	TRUS、MRI 或 CT	经尿道精囊镜检查	未检出？未检查	未检出？未检查
Pryor 等	87	精液分析异常	阴囊探查和血管造影	TURED ± TUIED ± 附睾输精管造口术	18/31（51%）手术后专有表现	5/12（41%）患有米勒管囊肿
Tu 等	42	无精子症或少精子症	经直肠超声 ± 血管造影，MRI	TURED	38/42（90.5%）的患者精液量增加；23/38（60.5%）术后出现无精子症，但有精子；4/4（100%）少精子症患者增加了精子数量；16/42（38.1%）术后精子活力正常	平均随访 18 个月后，13/42（31%）自然受孕
Turek 等	46	无精子症或少精子症	经直肠超声检查	TURED	30/46（65%）精液质量改善（> 50%）	20%，术后平均 6.1 个月
Li 等	43	血精症	TRUS ± MRI 或 CT	TURED 和膀胱镜检查 ± 近端 ED 切开 / 扩张 ± 囊肿切开、精囊活检	1 个月：16.7×10^6/ml 35.3% 运动性 3 个月：43.9×10^6/ml，迁移率 64.5% 3 名无精子症男性恢复正常	2/6（33%）男性在一年内生育孩子

注：TRUS. 经直肠超声；MRI. 磁共振成像；CT. 计算机断层扫描；TURED. 经尿道射精管切除术；TUIED. 经尿道射精管切开术；ED. 射精管。

在泌尿生殖窦内具有明显的开口。妊娠8～12周的男性胎儿，其中肾管会发育成射精管、精囊、输精管以及附睾体和尾部。前列腺由成对的上皮芽形成，这些上皮芽从后泌尿生殖窦产生并长成间充质。

在女性胎儿中，副中肾管形成输卵管、子宫和阴道上部2/3。在支持细胞产生的抗米勒管激素影响下，这些结构在雄性体内逐渐退化。前列腺囊和附睾是男性米勒管结构的残余物。在一些男性中，在前列腺中线位置发现残余米勒管结构，称为米勒管囊肿。

精囊位于前列腺的侧后方，成对的输精管向内侧生长。正常精囊的长度为4.5～5.5cm，宽度最大为2.2cm。输精管壶腹部与精囊管连接形成射精管。在男性中，前列腺小囊通常位于精阜中央，射精管在邻近椭圆囊的精阜上横向进入前列腺部尿道。射精管长度为1～2cm，在前列腺前侧和内侧行进，从基底部斜向后进入前列腺。射精管直径沿其路线是可变的。近端部分的直径约为1.7mm，而中部和远端部分的直径分别约为0.6mm和0.3mm。射精管与精囊相邻，输精管壶腹部与精囊导管连接形成射精管（图22.1）。

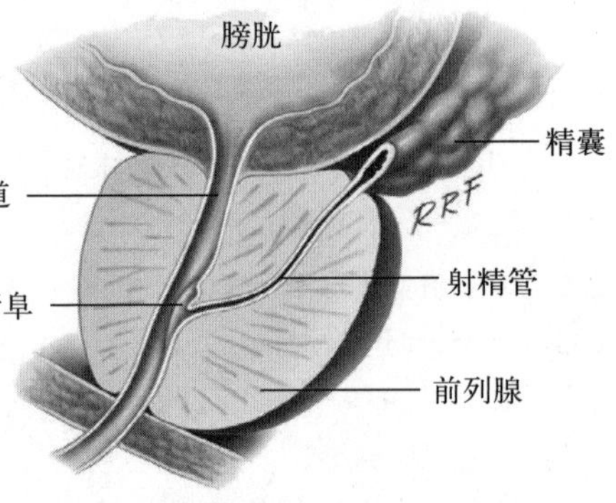

图22.1 矢状位前列腺、射精管和精囊的解剖结构

经许可引自：LI Lipshultz, SS Howards, CS Niederberger, eds. Infertility in the Male, 4th ed. Cambridge: Cambridge University Press, 2009

在交感神经的控制下精液通过射精管排出并进入前列腺部尿道。射精的过程是由躯体神经系统控制的，这些神经向球海绵体肌和坐骨海绵体肌传导刺激，从而导致盆底肌群有节律性地收缩和排出精液。而交感神经系统同时关闭膀胱颈以防止逆行射精。

三、病因学

EDO可以是先天的，也可以是获得性的，如表22.3所示。先天性病因包括男性和女性导管系统的囊性残留以及射精管闭锁或狭窄。高达17%的不育男性可能会出现前列腺囊肿，而普通人群的患病率约为5%。有两类中线囊肿——含有精子的囊肿（沃尔夫管囊肿、憩室或射精管囊肿）和不含精子的囊肿（米勒管囊中或前列腺囊肿）。含精子的囊肿不太常见，位于前列腺部尿道后方的旁正中位置。椭圆囊囊肿（内胚层起源）通常位于靠近精阜的中线，而米勒管囊肿（中胚层起源）位于前列腺基部附近。最后，一些无法解释的先天性EDO病例可能与囊性纤维化基因（*CFTR*）突变有关。特发性EDO患者应考虑进行基因检测，因为约50%的患者可能携带*CFTR*基因突变。

EDO的获得性病因包括精囊结石、感染、医源性瘢痕组织、导尿管创伤、肿瘤和导尿术后等。

表22.3 射精管梗阻的原因

先天性
●米勒管囊肿
●沃尔夫管囊肿
●前列腺囊肿
●射精管闭锁/狭窄
●遗传——*CFTR*突变
获得性
●感染
●前列腺脓肿
●性传播感染
●结核病

续表

● 前列腺炎
● 射精管结石
● 肿瘤
● 医源性
● 经尿道手术
● 膀胱颈切口
● 经尿道前列腺切除术
● 导尿管创伤

四、表现和诊断

EDO 评估从详细的病史以及包括直肠指检的体格检查开始。患有 EDO 的男性最常出现不育的症状；其他表现还包括血精、射精时会阴或睾丸疼痛、梗阻性尿路症状和（或）射精量或射精力下降。

在大多数情况下，患有 EDO 的男性其体检结果通常无明显异常。中线囊性肿块、直肠指检时扩张的射精管、输精管或附睾扩张等情况在 EDO 患者中发现的较少。精子的发生通常不会受损，且大多数患者的卵泡刺激素（FSH）、黄体生成素（LH）和睾酮水平均处于正常水平。

EDO 可以是完整的或部分的。大部分精液量组成来自精囊，因此，在精液分析中，完全 EDO 的患者将出现低精液量（$<$ 1ml）的无精子症，精液呈酸性（pH $<$ 7.2）和水样，以及果糖缺乏等情况。鉴别诊断包括先天性双侧输精管缺如（CBAVD）（通常可通过体检识别）、神经功能缺陷患者的遗精失败及逆行射精（可通过射精后尿液分析识别）。部分 EDO 的结果变化较大，精液分析可能提示精液量低、精子少或无精子症和（或）弱精子症。

在病史、体格检查、激素评估和精液分析之后，EDO 的下一步评估应包括影像学检查。目前使用的影像学检查包括开放式阴囊输精管造影、经直肠超声（TRUS）、MRI、精囊抽吸（SVA）、精囊染料通畅试验、精囊造影和精囊镜检查。在既往临床诊断中，开放式输精管造影被认为是诊断的金标准。然而，这是一种侵入性的检查方法，并且具有较高的输精管狭窄的风险。输精管造影是通过阴囊切口进行开放性部分输精管切开术，然后将造影剂注入输精管管腔并进行 X 线成像。如果造影剂未进入尿道或膀胱，则认为存在阻塞。或者可以使用可视化亚甲蓝和直接膀胱造影，术中可吸出来自输精管切开术睾丸侧的液体以评估是否有精子存在。如果未发现精子，则阻塞可能位于附睾或输精管切开术处的近端输精管内（图 22.2）。

作者认为，目前对潜在的 EDO 评估应

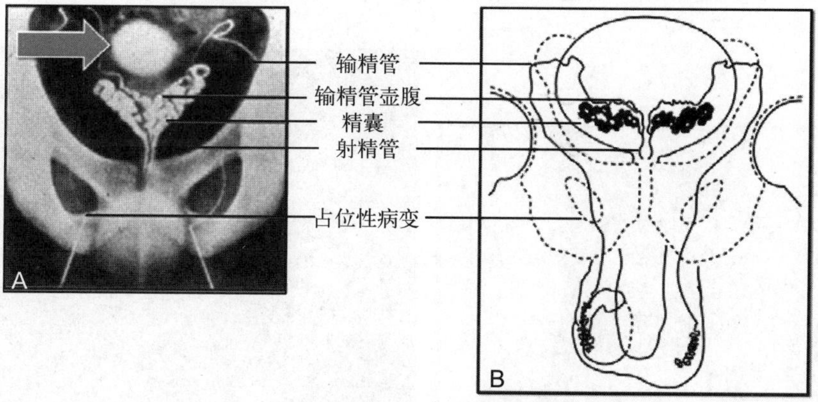

图 22.2　输精管造影（A）与射精解剖结构（B）

经许可改编自 LI Lipshultz, SS Howards, eds. Infertility in the Male, 1st ed. New York, NY: Churchill Livingstone, Inc, 1983

使用高分辨率 TRUS，与输精管造影相比，这种方法破坏性较小且成本较低。对于前后精囊直径＞1.5cm 或射精管扩张＞2.3mm 的男性，尤其是在导管存在钙化或囊肿的情况下，应充分怀疑 EDO（图 22.3）。

在 TRUS 结果不明确的情况下，可以进行其他相关检查，包括 SVA、精囊造影和染色管检查。在 TRUS 引导下从精囊内抽吸液体时，每个高倍视野（HPF）中存在＞3 个精子，表明 EDO。建议该测试在患者最后一次射精后 24 小时内进行。患者的准备工作与 TRUS 引导的前列腺穿刺活检类似。精囊造影是通过在 TRUS 引导下将造影剂注入精囊并通过透视或骨盆平片以获得实时图像，在没有阻塞的情况下，应该看到造影剂流出进入尿道。通过向精囊中注射造影剂逆行充盈输精管表明存在 EDO。输精管通色素法也可以在 TRUS 引导下通过向精囊中注射亚甲蓝或靛蓝胭脂红进行，同时直接进行膀胱镜观察精阜，若射精管中无可见的蓝色液体流出，表明存在 EDO。在标准 TRUS 基础上增加 SVA、精囊造影或输精管通色素法价差可能会提高 EDO 诊断的准确性（图 22.4）。

在 TRUS 测量或结果不确定的情况下使用直肠内线圈 MRI 的 T_2 加权成像也可以帮助诊断 EDO。射精管扩张＞2mm、精囊囊肿＞5mm、精囊前后直径＞15mm、前列腺囊肿、射精管结石和前列腺钙化的存在都可能提示 EDO。磁共振成像主要应用于 TRUS 后诊断仍不明确的不育男性。

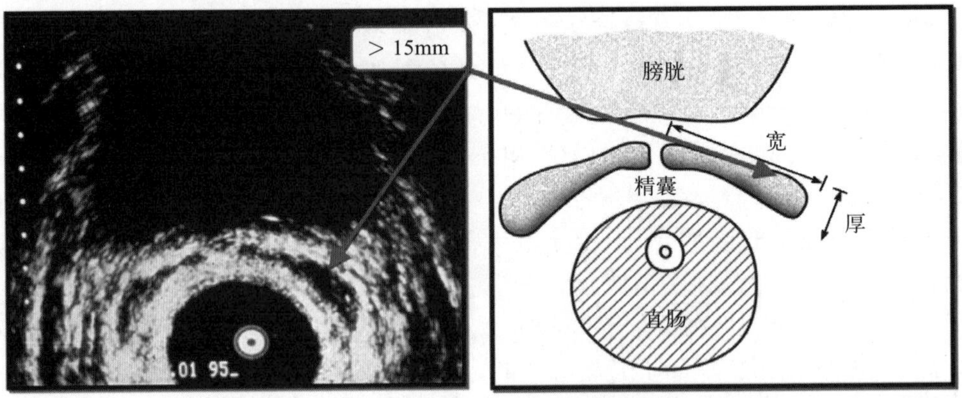

图 22.3 TRUS 诊断射精管梗阻。精囊前后径＞15mm（1.5cm）是传统的诊断标准

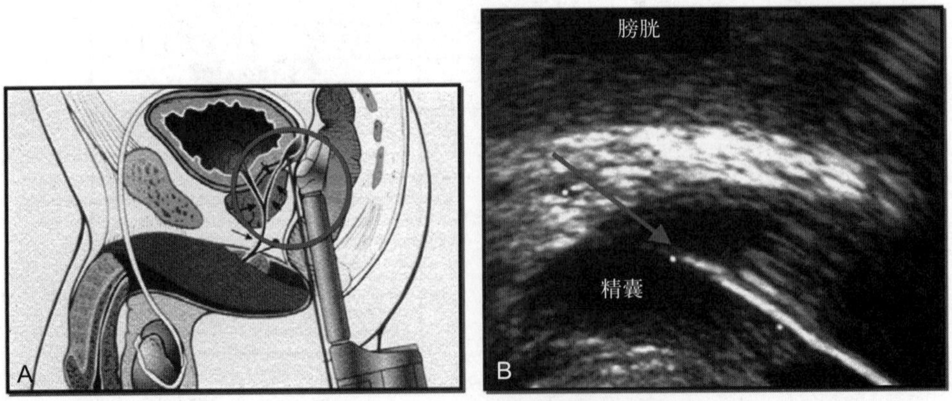

图 22.4 精囊抽吸。将超声探头放置在直肠中（A），并使用脊椎针从精囊（SV）中获取液体（B）。然后用显微镜评估液体，以确认每个 HPF 中存在＞3 个精子

五、射精管梗阻的治疗

使用 EDO 治疗不育男性的主要目标是纠正阻塞症状并帮助精子顺利通过生殖道，从而实现自然受孕。在射精过程中部分梗阻且精子活动力充足的情况下，宫内人工授精（IUI）或 IVF 是治疗的主要方式。在无精子症的情况下，IVF/ICSI 的精子提取技术也是一种治疗方式，具体取决于夫妇的目标。EDO 管理的治疗首选是 TURED。重要的是，在对男性进行手术干预之前要对女性伴侣进行全面评估，因为即使精液参数在 TURED 后实现正常化，女性因素也可能会影响自然受孕。

（一）经尿道射精管切除术

TURED 于 1973 年首次被描述，1978 年报道了 TURED 后的第一例妊娠。该手术可以在门诊条件下进行，采用局部或全身麻醉。术前应进行尿培养并对尿路感染进行适当治疗。围手术期应使用抗生素。术中使用奥康纳会阴前列腺手术肛检指套提供直肠通路。

该手术在背侧截石位进行，使用 24Fr 双极电切镜和纯切割电流环路。在切除之前，可以进行 TRUS 来识别精囊。在 TRUS 引导下，可使用脊椎针抽吸液体以确认精子的存在，在切除前将亚甲蓝或靛蓝胭脂红注射到精囊中，或者在荧光镜引导下注入造影剂以确认阻塞部位。TRUS 还有助于指导切除的深度并识别囊性结构。然后在中线切除精阜近端部分以治疗完全阻塞或横向切除以治疗单侧阻塞（hemiTURED）。为了打开射精管和重建通过导管内的血流，通常需要切除环的几个浅通道。囊性结构应该去顶，切除必须在梗阻部位近端进行，以确定为射精管结石或狭窄。外科医生在切除过程中必须始终了解膀胱颈、尿路横纹括约肌和直肠的位置，以避免意外损伤。如果注入亚甲蓝，一旦射精管畅通无阻，就会观察到蓝色液体流出。如果未使用亚甲蓝，则应观察到有乳白色液体从射精管中流出。可以吸取这些液体，并在显微镜下观察以确认是否存在精子。在切除结束时应进行小范围的凝固，以防止导管开口的电灼化（图 22.5）。

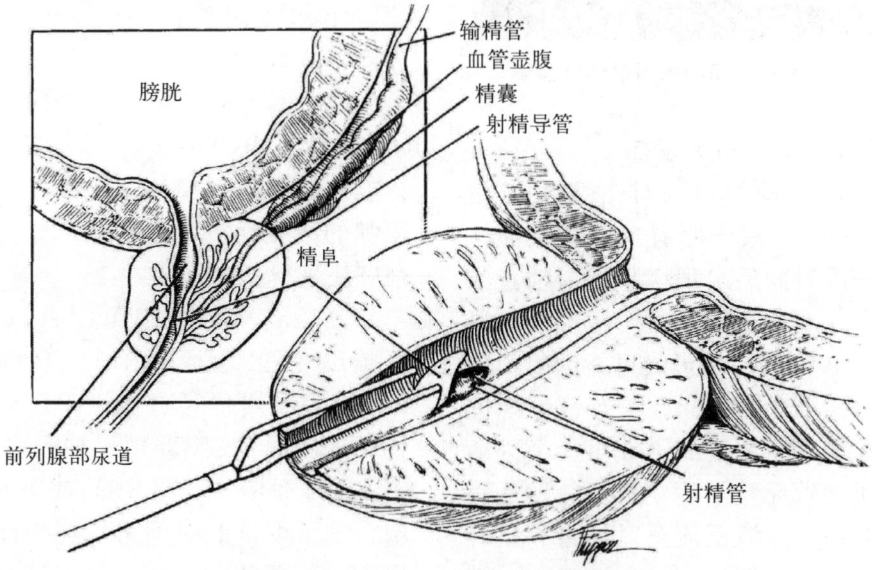

图 22.5　内镜经尿道环切除精阜射精管

经许可引自 Meacham RB, Hellerstein DK, Lipshultz LI. Evaluation and treatment of ejaculatory duct obstruction in the infertile male. Fertil Steril 1993; 59: 393-97

如果担心射精管引流延迟，可以使用血管造影球囊扩张孔口（图 22.6，见彩图）。通过膀胱造影可确认是否已充分切除。用 5Fr 输尿管导管于射精管孔口插管，并在透视下滴注造影剂以描绘射精管轮廓，同时使用点片观察引流随情况（图 22.7）。术后常采用 Foley 导管引流 24 小时。术后 1 周即可恢复性生活，术后 2 周即可进行精液分析。由于精子可能会接触到手术切除过程中产生的部分尿液，因此作者建议在精液分析前 3 天开始碱化尿液。也可以在排卵前后进行碱化尿液，以提高受孕的可能性。

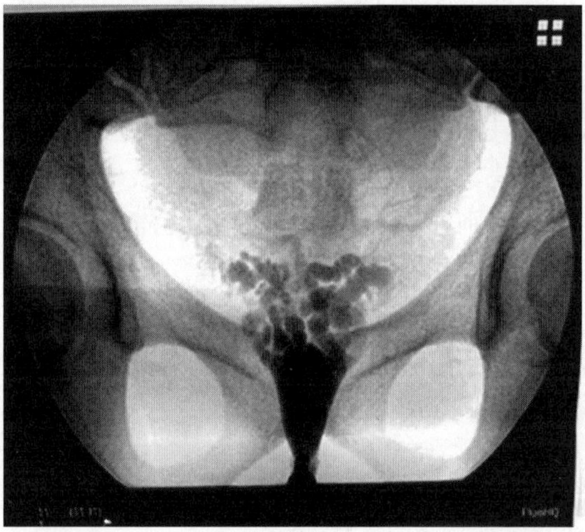

图 22.7 点透视显示切除术后射精管通畅

（二）TURED 相关并发症

据报道，TURED 的总体并发症发生率为 4% ～ 26%。最不愿看到的并发症是在术后或一段时间后出现切除的射精管狭窄或再狭窄。术后精液分析初步改善的男性中，高达 40% 的男性最终可能因射精管狭窄而导致精液参数恶化。一小部分患有少弱精子症和部分梗阻的男性可能会因继发性梗阻而导致无精子症。其他并发症包括血尿、血精、尿液反流至射精管和精囊导致水样射精、附睾睾丸炎、精囊炎、膀胱颈损伤引起的逆行射精、尿道括约肌损伤继发的尿失禁、尿液反流到精囊和切除过深造成的直肠损伤。

（三）TURED 的成功率

接受 TURED 治疗的男性，其术后预计自然妊娠率为 11% ～ 43%。总体而言，50% ～ 90% 患者的精液参数（体积、计数、活力）将会得到改善，部分 EDO 的男性精液改善的比例更高（表 22.4）。一般来说，患有先天性 EDO 和囊性病因的男性在 TURED 后精液质量均有所改善。TURED 后没有改善的男性可能有更近端的附睾梗阻，需要通过附睾输精管吻合术进行重建。尽管精液参数有所改善，但精液被反流的尿液污染可能会损害精子质量，从而导致妊娠率低于预期。

（四）EDO 管理的替代技术

逆行膀胱镜检查最初用于评估和治疗持续性血精，包括用输尿管镜对射精管插管以识别解剖学梗阻。90% 的病例均可查明血精来源，但关于精液参数和自然妊娠率改善的研究有限。一项小型研究报道，21 例患者中有 19 例患者在手术后 1 年内精子数量有所改善，自然妊娠率为 19%。另一份报告描述了 24 例患有梗阻性无精子症的男性中 16 例在手术后 6 个月内通过精液分析可检测到精子，但长期疗效尚不清楚。

许多其他病例报告和小样本系列描述了 MRI 或 TRUS 引导的以顺行和（或）逆行方式进行的射精管球囊扩张以及前列腺囊肿的激光切割术；然而，这些技术并未被广泛采用。

最后，一些夫妇可能会选择直接进行辅助生殖技术（ART），取精进行 IVF/ICSI。精子可以通过显微附睾精子抽吸术（MESA）、经皮附睾精子抽吸术（PESA）、睾丸精子抽吸术（TESA）或睾丸活检来获取。精子取出的时间可以与排卵和卵子取出的时间相协调，或者可以进行冷冻保存以供后续使用。

六、结论

EDO 是一种可治疗的男性不育症。阻塞可能是完全性阻塞或部分性阻塞。正确的评估方式包括完整的病史和体格检查、激素评估、精液分析，以及最常见的 TRUS 和辅助测试以确认梗阻（抽吸术、膀胱造影、染料通畅试验）。TURED 仍然是 EDO 治疗的首选。

> **要点**
> - EDO 可以是完全性阻塞或部分性阻塞。
> - EDO 的诊断基于病史、精液量、体格检查、激素评估以及带有 SVA 的 TRUS。
> - 正确诊断，然后通过 TURED 进行治疗，可以显著改善精液参数和妊娠率。

表 22.4　TURED 治疗射精管梗阻后的成功率

研究	患者人数	精液参数的改善（%）	自然妊娠率（%）
EDO 病例总数			
Vicente，1983 [43]	9	33	11
Carson，1984 [44]	4	75	25
Pryor，1991 [4]	12	83	42
Weintraub，1993 [25]	5	80	40
Meachem，1993 [22]	24	50	29
Turek，1996 [6]	46	65	20
Kadioglu，2001 [45]	38	74	13
Ozgok，2001[46]	24	63	25
Fuse，2003[47]	10	70	30
Tu，2011 [48]	60	85	27
El-Assmy，2012 [49]	23	43	13
Tu，2013 [50]	42	91	31
部分阻塞			
Goldwasser，1985 [51]	4	75	25
Turek，1996 [6]	24	71	40
Netto，1998 [40]	14	57	43
Kadioglu，2001 [45]	16	94	19
El-Assmy，2012 [49]	6	100	33
完全阻塞			
Turek，1996 [6]	22	60	18
Kadioglu，2001[45]	22	59	9
El-Assmy，2012[49]	17	24	6

第三节 输精管切除复通术

一、背景

进行输精管吻合术（VV）的最常见原因是逆转先前的输精管切除术。其他适应证包括输精管切除术后疼痛综合征和腹股沟手术（即疝 - 修补术）期间造成的医源性损伤。在美国，每年有超过 500 000 名男性接受输精管结扎术，尽管有人建议该手术是永久避孕的一种手段，但近 20% 的男性在输精管结扎术后仍想要孩子。输精管切除复通术（VR）是在输精管切除术后提供自然受孕机会的唯一方式，2% ～ 6% 的美国男性选择继续进行此手术。

有两种技术可用于执行 VR：VV 和输精管附睾吻合术（VE）。1902 年首次报道了使用银线缝合后成功活产的 VE，首例 VV 术于 1919 年采用蚕肠线进行吻合。在引入显微外科技术之前，通畅率和妊娠率仍然很低，分别约为 38% 和 19.5%。1975 年，美国纽约大学使用 9-0、10-0 尼龙缝合线和蔡司手术显微镜进行第一例显微外科 VV。从那时起，手术技术和器械的进步显著改善了手术成功率。

二、术前注意事项

VR 在生育方面的基本目标是实现自然受孕。因此，在进行 VR 之前，女性评估至关重要。作者建议，35 岁以上的未生育女性伴侣应咨询生殖内分泌科医生，并进行激素评估、卵巢储备功能评估并考虑进行子宫输卵管造影。

（一）男性评价

手术干预前必须进行详细的病史询问和体格检查。病史应包括既往是否难以妊娠、既往是否接受过腹股沟或骨盆手术（特别是疝气修复术）以及既往外源性睾酮的使用情况，如果有相关病史，建议进行性激素检查。对于最近接受过睾酮治疗或体检时考虑睾丸萎缩的患者，可能需要在 VR 之前进行睾丸抽吸来评估精子质量。体检的其他重要组成部分包括评估睾丸引带结构、识别先前的输精管结扎部位，特别注意缺损的长度、输精管结扎部位与附睾的接近程度，附睾是否存在硬结、结节、肉芽肿等。VR 的禁忌证相对较少，包括导致不可接受的手术风险的重大医疗合并症、阻碍自然受孕的女性伴侣因素以及无法中断的抗凝治疗。

（二）术前咨询

必须在术前就预期结果、康复、手术费用和并发症向夫妇提供适当的咨询。一般来说，VR 比取精术和 IVF/ICSI 更具成本效益。结果的预测基于病史和体格检查，其中阻塞间隔（OI）是最重要的决定因素之一。输精管吻合术的相关研究（VVSG）显示，随着时间的推移，在 5 个机构接受 VR 治疗的 1469 名男性中，复通率逐渐下降。手术时间＜ 3 年的通畅率为 97%，3 ～ 8 年的通畅率为 88%，9 ～ 14 年的通畅率为 79%，＞ 15 年的通畅率为 44%。然而，需要附睾输精管吻合术（EV）的可能性随着 OI 持续时间的增加而增加，因此外科医生对 OI 时间较长的患者应考虑采用 EV 技术。下面对通畅率和妊娠率进行了更详细的讨论。

列线图可以用作术前咨询的一部分来预测 VV 和 EV 的可能性。2012 年，Fenig 等发表了一张列线图，其中包含患者年龄、输精管结扎部位、输精管结扎后的年数、附睾饱满度以及是否存在肉芽肿。这对于手术期望及预后很有帮助，并为患者考虑术中提取精子提供了有价值的参考。另一个列线图结合了输精管切除术后的时间和患者年龄，计算出 100% 敏感度的预测评分，以便制订合适的手术方案。

泌尿科医师能够识别术前可能需要 VE 的患者，并排除麻醉风险、VR 的风险以及出血 / 血肿、感染、吻合口狭窄、邻近结构损伤、输精管切除术后疼痛和持续性梗阻性无精子症。此外，还应讨论 VR 的替代方案，包括精子提取、ART（IVF/ICSI）、捐献精子和收养。

（三）术中精子提取和冷冻保存

应在手术前与患者详细沟通术中精子提取和冷冻保存问题。一般来说，该技术的常规性能并不具有成本效益。在临床实践中，需要行双侧 EV 的男性、因医学并发症或年龄等复杂因素而导致生育潜力较低的夫妇，以及 VR 后持续存在少精子症或无精子症而表示希望避免未来提取精子的患者更倾向于术中冷冻保存精子。

三、手术技巧

就像所有的手术一样，成功的 VR 手术需要遵循既定的外科原则来建立新的吻合口。这些原则包括：对看起来健康的输精管末端进行准确的黏膜贴近，保留血管血供，无张力吻合，严密吻合，以及较少手动操作的无创技术。

（一）手术室准备

VR 在非固定的环境中进行，可以考虑全身麻醉或局部麻醉，局部麻醉应使用镇静剂，具体取决于外科医生的偏好。根据外科医生的判断，可以在手术结束时进行直接导管插入术。围手术期抗生素应静脉注射并覆盖常见菌群。

麻醉诱导后，需对患者进行妥善体位摆放，所有压迫点处都应加以保护垫。术区须剃除阴囊及腹股沟处毛发。作者团队一般让患者仰卧，上肢固定，右臂伸展放置于手臂托板上，左臂置于胸前并加以软垫覆盖。显微手术显微镜置于头端偏左位置，主刀医师坐于患者右侧，助手位于左侧；二者均使用专用显微外科椅，以支撑胸部与双臂，保持舒适和稳定。手术台向足端滑动，使患者双足靠近床尾。对于血栓风险较高者，可考虑使用间歇加压装置预防深静脉血栓。除常规的手术巾与无菌罩单外，作者团队还常用防水罩，以防冲洗液外溢。若需要延长切口，阴囊及腹股沟区域已在无菌范围内；阴茎则向头侧翻出手术区外，以便操作。

（二）双层显微输精管吻合术技术

首先在阴囊两侧近正中各做一条 4 ～ 5cm 纵切口，打开鞘膜囊后将睾丸及精索整体外翻暴露；在输精管结扎部位的睾丸侧，用球头巾钳夹住输精管及其外膜并作轻柔向下牵引，助手将弯头虹膜剪置于其后并放入 Jacobson 蚊式钳，术者在显微镜下谨慎剥离部分外膜以保护周围血供。于切断平面远端 2cm 处穿入 5-0 号铬化肠线作牵拉固定，再将槽式神经钳放于切断处，助手用 Adson 镊稳固输精管，保持管腔无张力以免黏膜边缘外翻；随后用 Dennis 刀片单次利落横断输精管，并用装有 0.1ml 生理盐水或人输卵管培育液的 3 毫升注射器连 25Fr 血管导管吸取睾丸侧断端液体，在 400 倍显微镜下评估有无精子及其活力、形态与其他细胞成分。若需冷冻且见活动精子，可在助手轻压附睾及迂曲段输精管后收集液送实验室冷冻保存；之后将神经钳移至结扎部位头侧再次截断输精管，用低电流微型双极电凝器止血，最后用电刀切除含结扎部位的病损输精管段。

如果采集到的液体符合手术预期，则对两个输精管腔进行无张力吻合。建议使用 5-0 PDS 外膜固定缝合以使两端紧密靠近。一些外科医生更喜欢使用拉近输精管的夹具，而不是拉近缝合。亚甲蓝可帮助观察内腔的黏膜边缘。精细的镊子可用于轻轻扩张输精管腔以提供对称性。需识别输精管的4点钟、6点钟和8点钟位置并用微点标记。将间断的9-0尼龙缝合线穿过这三个位置（Sharpoint，半圆针）中每一个输精管浆膜和肌层并打结。作为第一个内层缝合，用鱼叉（Sharpoint）将10-0尼龙间断缝合线以进出方式穿过每个输精管段6点钟位置的黏膜并打结（Sharpoint，双凹针）。然后将6点钟和8点钟使用10-0缝合线穿过并打结。另外沿圆周放置5条黏膜缝线，完成内层吻合，这些缝线不打结，直至全部放置完毕。完成内层后，用间断的9-0尼龙浆肌缝合线等距缝合以重建外层的其余部分（图22.8）。上述技术的视频可在以下网址找到（由Larry I. Lipshultz博士提供）：www.youtube.com/watch?v=E85STSyGpEg。

（三）改良单层吻合术

这是一种改良的单层VV技术，相比传统单层VV技术更简单、快捷，并且在手术过程中不需要手术显微镜。从6点钟位置开始，将9-0尼龙缝合线穿过腹部和睾丸侧输精管的整个厚度，包括浆膜、肌层和黏膜，在5点钟和7点钟位置同样再缝两根缝线并捆扎，接着沿圆周放置3～5根全层9-0缝合线并连续打结。然后将间断的9-0浆肌缝合线穿过全层缝合以完成吻合。在一些小样本、单一手术者的系列研究中，该技术的结果在通畅率和妊娠率方面均优于两层技术。然而，迄今为止，尚未发表比较两层VV与改良单层吻合术的前瞻性随机试验。在解决不同类型输精

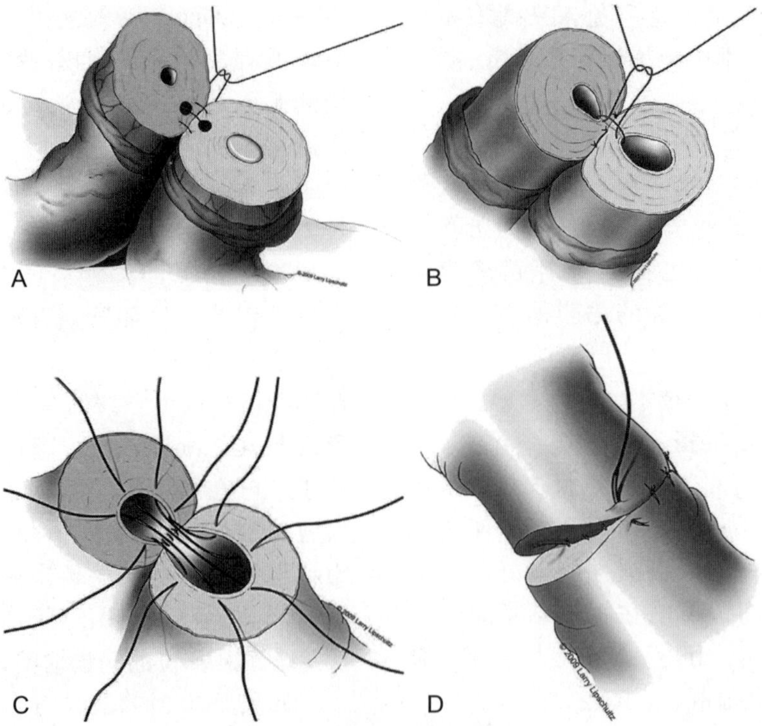

图22.8 双层输精管吻合术

A. 最初放置三个间断的后浆肌（外）层9-0尼龙缝合线。B. 黏膜层（内部）6点钟方向10-0尼龙缝合线被放置并系紧，然后是4点钟方向和8点钟方向缝合线。C. 首先放置3～5根前黏膜层10-0尼龙缝合线，然后依次打结。D. 补充环形浆肌层9-0尼龙缝合线以完成吻合

引自 Lipshultz LI, Rumohr JA, Bennett RC. Techniques for vasectomy reversal. Urol Clin N Am 2009; 36: 375-82

管吻合问题时，可考虑该技术的优势。

（四）术后护理

将各层组织分层闭合后，缝合皮肤覆盖敷料，然后放置阴囊支撑物。根据需要，手术后前 2 天内可以间歇性使用冰袋。术后 2 周内患者应避免性生活，术后 3 ～ 4 周内可进行轻度体力活动。口服镇痛药镇痛。患者在 8 ～ 12 周时可进行精液分析，此后每 3 个月进行一次，持续 1 年或直至妊娠。

（五）附睾输精管吻合术

EV 技术多年来不断发展，通过端到端的方式进行。之后端侧吻合术开始流行，并进一步完善成为现在的套叠技术。这里描述的手术技术代表了学者所使用的套叠技术。

根据术中睾丸血管的检查进行 EV 手术。附睾梗阻多继发于输精管结扎术后长期输精管梗阻，导致腔内压力增加，最终导致附睾小管爆裂。要进行 EV 手术，必须先打开鞘膜，并递送睾丸和附睾。然后在放大镜下检查附睾，以评估梗阻附近是否有扩张的小管。EV 应尽可能靠近附睾尾部进行，以便在精子成熟和获得活力时有更多的运输时间。附睾外衣从尾部打开，向头顶移动，直到从单个孤立的小管中识别出精子。在附睾外衣上开一个 0.5cm 的开口，并分离扩张的小管。用 10-0 双臂缝合线在 2 点钟位置纵向穿过管状壁，再用另一根 10-0 双臂缝合线在 10 点钟位置穿过。将针定位在管状壁内并横向旋转以允许切开介入的管状部分，但不完全拉过管状部分。然后使用 20-G V 型枪刀（AlconSurgical）在两根预先放置的针之间进行 0.5mm 的穿刺，然后将 10-0 缝合线推进穿过小管壁。

使用安装在 3ml 抽吸注射器上的 22-G 血管导管抽吸管腔中的液体，并在显微镜下检查以确认精子的存在。如果决定继续冷冻保存，则可以收集活动精子用于储存。如果未观察到活动精子，可在 VE 后进行睾丸精子提取。如果在小管液中没有发现精子，则需要在附睾的更近端一个新的被膜处进行开口，并重复该过程。然后，将腹部输精管穿过睾丸的鞘膜，留足够的长度以无张力的方式到达附睾。将 5-0 PDS 缝合线置于腹部输精管段的外膜底部。用 Jacobson 蚊式夹刺穿鞘膜，并将 5-0 PDS 固定缝线和输精管拉过该开口。

使用 5-0 PDS 缝合线将输精管固定到附睾的外膜上。在打结缝合线之前，必须确保输精管切割端与开放的附睾小管正确对齐。再将 7-0 Prolene 缝合线穿过 PDS 和打开的小管之间的附睾膜，以及输精管浆膜上的相应位置。这种缝合线还可以帮助对齐输精管和附睾小管，并确保无张力吻合。随后，将 9-0 尼龙缝合线放置在附睾外衣边缘和输精管浆肌层之间。然后将先前放置的双臂 10-0 缝合线以近、近、远的方式从内向外穿过血管腔。与输精管腔口同一侧的两根针在 4 点钟和 8 点钟位置穿过输精管腔的下缘。管状开口相对位置上的缝合线在 10 点钟和 2 点钟位置穿过。在拉紧之前，在两条缝合线中打结。助手使用精细的镊子将输精管拉至小管，同时用缝合线绑住。然后，使用的 9-0 缝合线来完成从附睾外衣到浆肌输精管外层的缝合（图 22.9）。用 3-0 铬缝合线缝合鞘膜。将睾丸放回阴囊内。上述技术的视频可在以下网址找到（由 Larry I.Lipshultz 博士提供，Houston，TX）：www.youtube.com/watch?v=lQ5Y2IJDHUE&t=105s。

（六）机器人输精管复通术

第一个机器人 VR 案例于 2010 年报道。从那时起，越来越多的研究者也描述了他们的成果。机器人手术支持者认为，与传统开放技术相比，这种方法提供了更平缓的学习曲线，以及更短的手术时间、同等的通畅率、更容易放置缝合线以及最大限

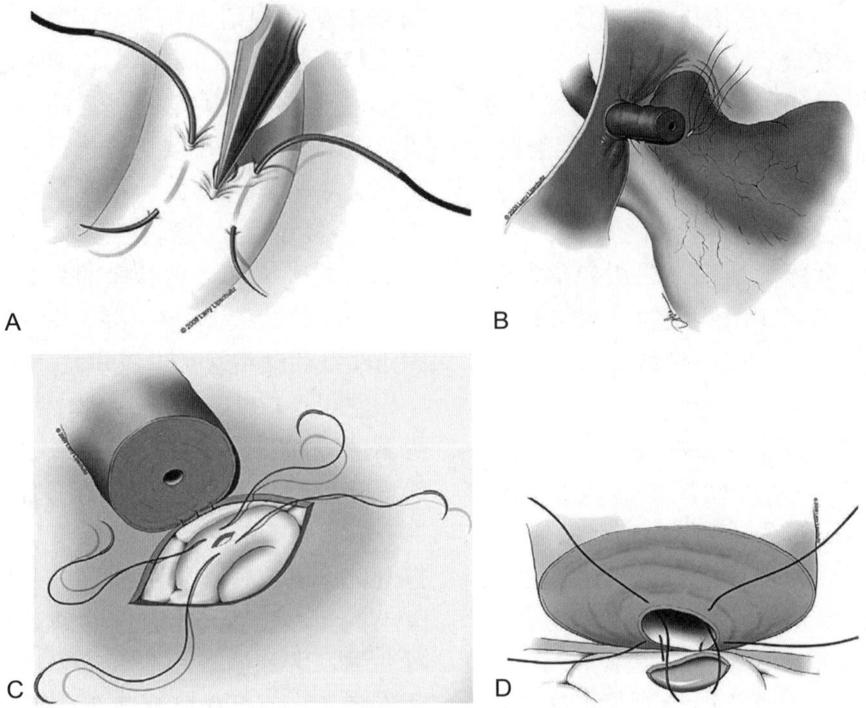

图 22.9 肠套叠附睾输精管吻合术

A. 在 10-0 缝合线的平行针之间进行附睾切开术。B. 将腹侧输精管经睾丸鞘膜穿出。C. 输精管缝合到附睾的外膜上。附睾缝合线与输精管管腔对齐。D. 10-0 缝合线穿过输精管管腔进行套叠吻合术

经许可引自 Lipshultz LI, Rumohr JA, Bennett RC. Techniques for vasectomy reversal. Urol Clin N Am 2009; 36: 375-82

度地减轻了外科医生的颤抖。机器人手术的缺点包括成本较高、放大倍率较低（特别是需要 EV 时）、手术室人员需要接受机器人培训、缺乏触觉反馈以及一般实践中缺乏特定设备。与更广泛使用的显微外科技术相比，机器人手术仍然是一项较新的技术，机器人 VR 的应用是否会变得更广泛仍有待观察。

（七）闭合和术后护理

在将睾丸放回阴囊之前，必须进行细致的止血，以防止术后血肿。如果担心潜在的血肿形成，可以使用纤维蛋白密封剂 TISSEEL®，其可在不影响通畅的情况下帮助止血。此外，还可以使用 7Fr 闭式吸引引流系统（TLS Surgical Drainage System®）持续引流 24 小时。将肉膜分层缝合好后，缝合皮肤并覆盖敷料，术后放置阴囊托。根据需要，术后 1 ～ 2 天可以间歇性使用冰袋。患者术后 2 周应避免性生活，术后 3 ～ 4 周可进行轻度体力活动。口服镇痛药足以控制疼痛；也可适当使用麻醉剂。患者在术后 8 ～ 12 周即可进行精液分析，此后每 3 个月复查一次，持续 1 年或直至成功妊娠。

（八）并发症

VR 的并发症并不常见。阴囊血肿是最严重的不良反应，在整个解剖过程中通过细致的止血可以避免其发生。如果出现血肿，应将其清除并引流，以尽量减少局部炎症介质对仍然脆弱的吻合口的影响。在围手术期抗生素使用的情况下，伤口感染很少见，但应采取适当积极的抗感染治疗。蜂窝织炎可以口服抗生素有效治疗，而无论是否放置引流管，更深层次的感染或脓

肿可能需要手术清除。睾丸血供在复通过程中一般不会受到影响。但在复杂的重建手术中，可以使用多普勒超声帮助验证动脉的通畅性。

四、术中决策

术中，横切睾丸输精管流出的液体的特征具有预测价值。当输精管流出液量多且呈透明或半透明时，精液中存在精子的可能性较高；在这种情况下，继发性附睾梗阻很少见。继发性附睾梗阻中多见无精子的浓稠奶油状液体，此时则需要 VE。液体中是否存在精子或精子碎片也会影响 VV 与 VE 的选择。对于 1 ～ 4 级液体，VV 的总体成功率较高，如表 22.5 所示。从既往实践中看，如果没有看到完整的精子（Silber 4 级或 5 级），许多外科医生会进行 VE。

表 22.5　基于输精管吻合术的通畅率和妊娠率（根据术中睾丸液特性）

序号	精子特征	通畅率（%）	妊娠率（%）
1	最正常，活动能力强	94	63
2	最正常，不活动	91	54
3	大多数是没有尾巴的头	96	50
4	只有没有尾巴的头	75	44
5	无精子	60	31

当前的数据挑战了这一范式。一项包含 6 项研究 1239 名男性的荟萃分析报道称，液体中存在精子碎片或短尾精子碎片与妊娠率呈正相关，因此在这种情况下建议使用 VV。建议在显微镜检查中看到任何精子的部分，或者术中从输精管睾丸末端挤出大量不含精子的透明液体，则进行 VV。

当然也有这样的情况，睾丸输精管的液体最初显示没有精子，但样本的质量在短时间内发生了变化。这可能是由于输精管结扎部位附近物质的积累，必须清除这些物质才能找到更近端的含精子液体（即存在肉芽肿的情况下）。如果在最初的一侧没有看到精子，可以先探索对侧，然后在稍后返回再次检查第一侧的液体是否存在精子。

靠近附睾的低位输精管结扎部位可能需要利用输精管的回旋部分作为 VV 的睾丸侧。由于难以在管腔上形成垂直切口以及该区域的浆肌层较薄，因此吻合术可能更加困难。可通过对周围的外膜进行有限的解剖，以便于拉直一小段输精管并进行垂直切割。尽管技术难度会增加，但使用回旋输精管的 VV 的通畅率与标准 VV 相似。

当存在管内无精子且排出的液体量低或颜色 / 稠度偏离透明 / 稀薄时，选择合适的手术方式尤为重要。在这种情况下，建议打开鞘膜并在放大镜下检查附睾。附睾管从扩张至非扩张的转变点是继发性附睾梗阻的特异性体征。然而，缺乏这种转变并不排除附睾阻塞。其他选择包括对睾丸输精管残余物进行冲洗，然后重新评估精子情况或在返回原来的一侧之前评估对侧，这有时会导致少量的精子返回。

已发布的列线图可以帮助预测术中 VE 相对于 VV 的可能性。患者年龄、阻塞时间间隔和重复 VR 都是 VE 的危险因素。年龄超过 50 岁的患者行 VE 的风险会增加 36%，而接受重复 VR 手术的男性行 VE 的风险会增加 5 倍。OI 每 3 年，VE 的风险就会增加 56%。此外，OI 和 VE 需求之间存在线性关系。存在精子肉芽肿时应避免 VE。

五、手术结局

VR 的成功取决于多种因素，包括手术技术、输精管结扎术后的时间间隔、术中精子特征以及所选择的手术方式。

（一）输精管吻合术

与非显微 VV 相比，显微外科 VV 在通畅率和妊娠率方面更具优势。最近的一项荟萃分析发现，显微双层 VV 和改良的单层 VV 之间的通畅率或妊娠率没有统计学上的显著差异。然而，这些数据仍然没有结论。表 22.6 列出了几个大型 VV 系列的通畅率和妊娠率。术后通畅没有通用的定义；一些研究认为任何精子出现在精液中是一种明显的结果，而另一些研究则描述了所需的最低浓度。

从输精管切除术到 VR 的时间间隔也是一个重要的考虑因素。最近的一项系统回顾和荟萃分析包括 31 项研究，涉及总共 6633 名患者，报道称按样本量加权平均术后通畅率为 89.4%，妊娠率为 73.0%。当比较 OI < 10 年与 OI > 10 年时，显微输精管吻合术通畅的合并发生率为 1.17（95% CI：1.09 ~ 1.25），妊娠的合并发生率为（95% CI：1.12 ~ 1.38），见表 22.6。VVSG 描述了输精管结扎术后 3 年内 VV 术后通畅率达 97%，妊娠率达 76%。这些比率随着间隔时间的增加而下降，15 年以上时的通畅率为 71%，妊娠率为 30%。

女性因素也必须考虑在内。一般来说，具有相同女性伴侣的夫妇进行 VR 的妊娠率高于具有不同女性伴侣的夫妇。女性伴侣的年龄也是一个重要因素，因为如果女性超过 40 岁，妊娠率会逐渐下降至< 20%。

（二）附睾输精管造口术

EV 在技术上更具挑战性，外科医生不应尝试显微外科 VR，除非他们熟练使用 VE。表 22.7 描述了基于几个病例报告的 EV 的通畅率和妊娠率。与 VV 相比，EV 的精子浓度和活力往往较低，这是由于吻合管腔直径较小和附睾转运减少所致。精子返回精液的时间也往往更长。

表 22.6 显微输精管吻合术的通畅率和妊娠率

作者	显微外科	患者（n）	通畅率（%）	妊娠率（%）
Derrick，1973 [63]	否	1600	38	19
Silber，1977 [78]	是	126	90	76
Owen，1984[79]	是	475	93	82
Lee，1986[80]	否	300	84	35
	是	324	90	51
Silber，1989 [81]	是	282	91	81
Belker，1991 [66]	是	1247	86	52
Kabalin，1991 [82]	否	111	79	36
Fox，1994[83]	是	103	84	48

表 22.7 案例中 EV 的成功率

作者	患者（n）	吻合术	通畅率（%）	妊娠率（%）
Dubin，1985 [94]	46	端到端	39	13
Fogdestam，1986 [95]	41	端到端	85	37
Silber，1989 [96]	139	端到端	78	56

续表

作者	患者（*n*）	吻合术	通畅率（%）	妊娠率（%）
Dewire，1995 [97]	137	端到端	79	50
Berger，1998 [98]	12	肠套叠	92	未报道
Marmar，2000 [99]	9	肠套叠	78	22
Chan，2005 [100]	68	肠套叠	84	40
Zhao，2015[101]	51	肠套叠	62	39

六、注意事项

如果输精管结扎部位较低且靠近附睾，则更有可能需要进行输精管迂曲部分吻合的 EV 或 VV。重要的是，要确保在回旋的输精管上进行干净的横向切割，从而形成圆形的黏膜表面和垂直的管腔。迂曲输精管的浆肌层也更薄，这会使两层闭合更加困难。仔细解剖迂曲输精管周围的一些外膜，可以拉直短节段，以利于干净切割。然而，有必要在剥离过程中保持克制，因为该层携带了部分血液供应。虽然技术上更具挑战性，但手术时间缩短了。

长段输精管缺损需要将睾丸移至颅侧，并通过活动、旋转和（或）固定来闭合缺损。这既是技术上的考虑，也是美观上的考虑，因为术后睾丸可能看起来位于阴囊中更高的位置。如果缺损仍然无法吻合并且无法以无张力的方式进行吻合，则可以将腹部输精管移动至腹股沟外环以达到合适的长度。

如果担心存在更远端的梗阻（即既往腹股沟疝修补术、骨盆创伤）并且无法冲洗腹部输精管的切口端，则可以通过管腔穿过 2-0 Prolene 缝合线以识别梗阻的存在并确定其位置。替代策略包括用血管导管滴注亚甲蓝以及在荧光镜引导下评估插管尿液或术中输精管造影。根据梗阻的位置，可能需要改变腹部输精管的路线以进行 VV。或者，如果在远端梗阻侧看到完整的精子或精子的一部分，而对侧缺乏精子，则可以通过将无精子输精管的睾丸端通过 dartos 重新布线到对侧并将其吻合到无梗阻的腹部来进行 VV。由于两个位置的血管都可能受到破坏，因此不应在同一根输精管上同时进行两次 VV。

其他技术：尽管这些方法目前仍处于实验阶段，但新颖的 VR 技术可实现放置最少的缝合线。纤维蛋白胶已被用于动物实验中的 VV 和 VE。大鼠模型的通畅率与传统显微外科技术相当，且手术时间缩短。一个小型病例研究描述了与使用两层透壁缝线和补充纤维蛋白胶进行的吻合相比，接受两层吻合 VV 的大鼠的妊娠率相似。一个由 42 名患者组成的纤维蛋白胶辅助三缝合 VV 人体病例研究显示通畅率为 85%（OI ＜ 3 年的患者为 100%，3 ～ 8 年的患者为 94%，9 ～ 14 年的患者为 69%），平均手术时间为 79.4 分钟。文献中描述的其他技术包括生物材料包裹、激光焊接、支架和各种密封剂。这些都没有被广泛采用。这些替代方法的长期目标是缩短手术时间并提高 VR 的简易性，同时保持相似的通畅率和妊娠率。

七、概述

梗阻占无精子症病例的 40%。VV 和 VE 是绕过阻塞并使精子返回精液的高效手术方式。虽然目前执行 VE 或 VV 的决定是在术中确定的，但基于输精管液体质量和精子或精子部分的列线图可帮助术前预测 VV 和 VE。对于拥有育龄伴侣且具有良好生殖潜力的男性来说，VR 是最具成本效益的选择。

> 要点
> - 40% 的无精子症病例是由梗阻引起的。
> - 进行 VV 和 VE 的决定是在手术中做出的，列线图可以帮助术前预测和制订手术计划。
> - VV 比 VE 具有更高的通畅率和妊娠率。
> - 显微外科技术是促进 VV 和 VE 成功的关键。

第四节 振动刺激和电刺激采精法

一、背景资料

成功输送精子需要的不仅仅是输精管道，它还需要一个功能性的神经网络来协助输送精液。对于中枢或周围神经系统异常的男性，可能会因射精异常而无法自然受孕。不育男性中不射精的患病率约为 0.4%。尽管有多种手术取精方法可以绕过这个问题，但无论是否有 ICSI 所有方法都需要随后进行体外受精（IVF）。对于希望进行 IUI 的夫妇来说，通过阴茎振动刺激（PVS）或电刺激采精法（EEJ）刺激射精是替代选择。

观察者发现在电刑囚犯时有精液射出，因此 EEJ 首次被提出作为提取精子的策略。1922 年，全身休克疗法被用于收集豚鼠精液，并最终于 1945 年推出了第一个用于 EEJ 的直肠探针。泌尿科医生最终于 1948 年采用了兽医领域的这种方法来治疗脊髓损伤（SCI）患者。本节将回顾勃起功能和射精的神经生理学，以及 PVS 和 EEJ 适应证、作用机制和结果。

二、勃起和射精生理学

勃起是由于 $S_2 \sim S_4$ 副交感神经的激活从而引起阴茎动脉的血管舒张。随后的动脉流入和成对海绵体的血窦充血推动坚硬的外层白膜，阻塞导静脉，血液被困在阴茎海绵体内，从而产生勃起。该过程是由副交感神经节前纤维驱动的，副交感神经节前纤维以骨盆神经的形式穿过骨盆神经丛。射精是精子和精液通过输精管、SV 和前列腺平滑肌收缩的过程。它依赖于通过 $T_{10} \sim L_2$ 的交感神经放电，其穿过肠系膜下神经丛和上腹下神经丛，并通过腹下神经到达骨盆神经丛。射精是通过球海绵体肌和盆底肌肉的收缩从尿道排出精液，由阴部神经的躯体激活提供动力。正常顺行射精还需要闭合膀胱颈以防止逆行射精。图 22.10 描绘了遗精和射精的神经通路。

三、阴茎振动刺激和电射精的适应证

PVS 和（或）EEJ 可以提供给预计具有正常精子发生但缺乏射精能力的男性。这当然包括中枢或周围神经受到干扰的患者，这会破坏正常的勃起或射精生理功能。可能包括 SCI、脊柱裂、盆腔或腹膜后手术，如腹膜后淋巴结清扫术、多发性硬化症或糖尿病神经病变。患者还可能患有特发性不射精或继发于药物的不射精。适合 PVS 和（或）EEJ 的独特人群包括肿瘤患者希望保留生育能力的人。尽管金标准是冷冻保存射精样本，但无法或不愿意射精的青春期内或青春期后男孩可能会接受 PVS 或 EEJ 来代替更具侵入性的肿瘤睾丸精子提取手术。

对于想要生育的男性而言，射精是至关重要的，因为它可以将精液射入阴道内或用于收集精液进行分析或辅助生殖技术。尽管可以通过睾丸或附睾精子提取来收集

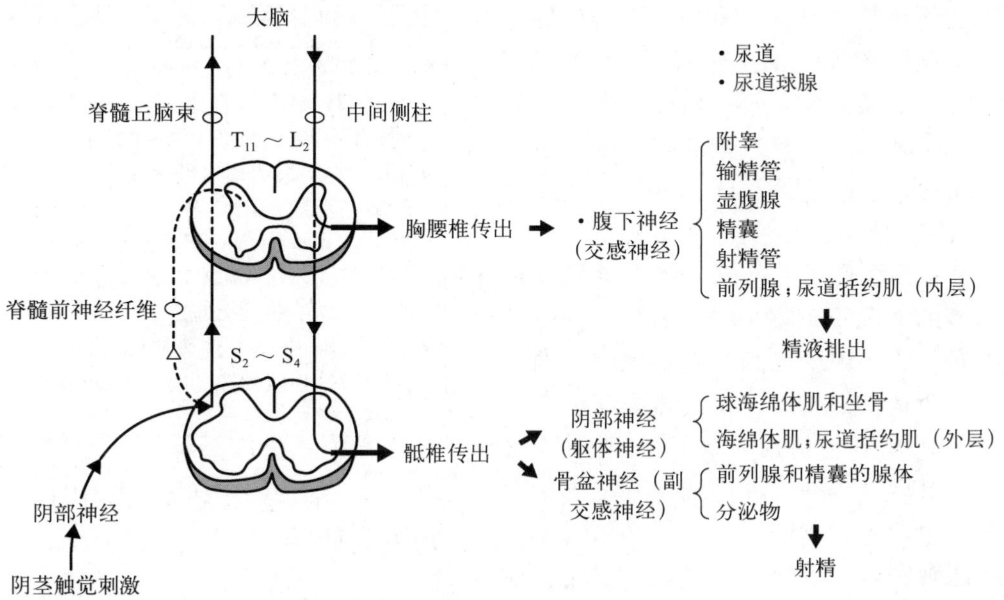

图 22.10　参与射精的传出和传入神经纤维

不射精男性的精子，但仍有侵入性较小的选择，即 PVS 或 EEJ。

> 要点
>
> - 有 SCI、脊柱裂、多发性硬化症、糖尿病神经病变、盆腔或腹膜后手术或特发性不射精病史的男性，或青春期前后肿瘤患者，可以接受 PVS 和（或）EEJ 作为睾丸或附睾精子提取的替代方法。

四、阴茎振动刺激

PVS 通过对阴茎背部和系带的机械刺激，刺激骶脊髓射精反射，直至发生顺行射精。约 80% 的不射精且射精反射弧完整（T_{10} 以上）的男性可以使用 PVS 获得顺行射精。PVS 最常见的副作用包括局部皮肤擦伤和自主神经反射障碍。许多临床医生会建议患者在刺激前排空膀胱，并可能预先服用硝苯地平（口服或局部用药），以减少自主神经反射异常的风险。与 EEJ 不同，PVS 诱导射精类似于正常射精的脉动质量，不需要麻醉；因此，在家或在诊室收集即可实现。

美国的 PVS 设备包括 FertiCare2.0 和 Viberect-X3。在比较这两种设备的前瞻性试验中，Chong 等发现将单个 FertiCare2.0 应用到系带上即可获得最大的患者舒适度和射精成功率（87% 顺行射精）。其余 13% 的患者都能够通过将阴茎头夹在两个 FertiCare2.0 设备之间来实现顺行射精。然而，Viberect-X3 的价格较低（每台约 300 美元，而每台 FertiCare2.0 为 800 美元），使其更适合家庭使用。三种阴茎振动刺激方法如图 22.11 所示（见彩图）。

五、电刺激采精法

对于 PVS 失败或 SCI 位置较低而无法进行 PVS 的患者，另一种选择是 EEJ。EEJ 使用一种波形发生器，以爆发或连续的方式提供正弦波或方波脉冲的振荡电流。射精成功取决于足够的电流，而不是电压。充足的精液射精需要足够的电刺激，电压和电流范围分别为 5 ～ 25V 和 100 ～ 600mA。一些学者建议在射精期间保持电刺激，以使尿道外括约肌松弛，从而完成顺行射精。虽然超过 85% 的患者可以实现顺行射精，但通常不是强力或脉动的；因此，必须将精液从尿道挤入无菌容器中。如果在盆腔尿道、壶腹部和SV上来回移动，数字电极会更有效。相反，直肠探头较大，同时刺激所有这些区域，以及主动脉分叉处的交感神经和闭孔神经。直肠探头的示例如图22.12所示。

患有SCI且无骨盆感觉的男性可以在不麻醉的情况下耐受EEJ。然而，有感觉的患者可能会因脑电刺激而感到明显的疼痛，即使是在低电流下，也需要麻醉。典型的EEJ方案包括常规肠道护理和膀胱排空，然后用缓冲溶液冲洗膀胱，以帮助从逆行射精中找到活动精子。必须持续监测血压观察是否有自主神经反射异常，一些临床医生还会给患者进行术前口服硝苯地平治疗。电刺激从最低水平开始并逐渐增加，最大电流密度为0.2mA/mm。平均需要15～35次刺激才能达到足够的射精，电压和电流范围分别为5～25V和100～600mA。

要点

- 由于PVS风险低且耐受性良好，可产生搏动性射精，且可以在家进行，故PVS应作为不射精且射精弧完整的男性取精的一线治疗。
- 对于PVS失败或射精弧不完整的男性，应在麻醉下进行EEJ。
- 行PVS和EEJ时，患者应进行常规肠道护理，排空膀胱，并考虑术前服用硝苯地平（口服或局部）以治疗可能的自主神经反射异常。
- 由于EEJ不产生脉动射精，顺行射精必须从尿道"挤出"。另外，可应用缓冲溶液冲洗膀胱，以利于逆行射精后取出精子。

六、阴茎振动刺激和电刺激采精的生育效果

患者与正常生育力对照相比，通过PVS和EEJ收集的精子往往射精量较低，但浓度较高，活力较差。低能动性多继发于反复尿路感染、膀胱管理方案（如长期或间歇性导尿）、性激素异常、抗精子剂抗体和精子在输精管内停滞。可能存在一些

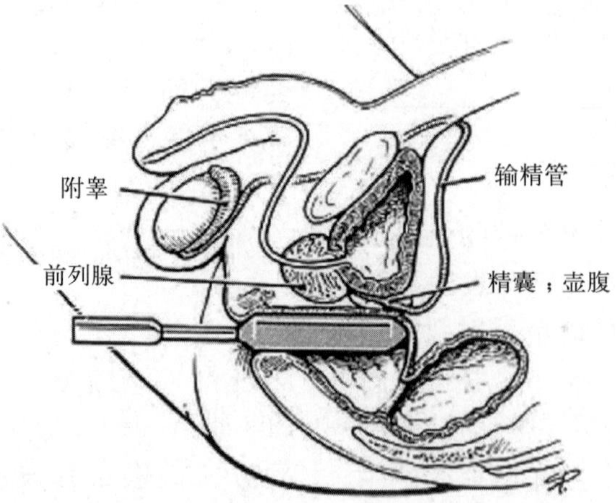

图22.12 矢状图显示用于电射精的直肠探针的放置

睾丸因素，因为通过 PVS 和（或）EEJ 获得的精子检查显示，与可育对照相比，线粒体活性较低。通过对健康生育对照者和患有 SCI 的男性（从输精管吸出精子或通过 PVS 或 EEJ 射精的精子）之间的精液参数进行比较可以看出，副性腺也是造成运动能力差的一个因素。虽然对照组或输精管抽吸精子之间的精子活力和活力没有显著差异，但输精管抽吸精子的活力和活力比 PVS/EEJ 获得的精子更高。

还有学者提出，直肠 EEJ 探头产生的热量可能对射精的精子产生显著的热毒性作用。Witt 等将来自可育捐献者的新鲜射精的精子暴露于 EEJ，其间产生了典型的电流模式和温度。暴露 5 分钟后，精子活力仅下降了 0.5%。因此，无论是否有 ICSI，通过 PVS 或 EEJ 获得的精子均可用于 IUI 或 IVF。

文献报道了通过 PVS/EEJ 获得的精子的妊娠率。尽管精液参数有部分异常，但 ICSI 可以克服这些问题。Schatte 等研究发现，使用 EEJ 的夫妇与正常对照（使用射精的精子或通过 MESA 或睾丸精子提取取回的精子）夫妇的受精率相当，但每个 ICSI 周期的妊娠结局较差：分别为 60% vs. 58%、15% vs. 39%。Cito 等证实了这些发现，并报道称与接受 PVS/EEJ 的 SCI 夫妇相比，没有 SCI 的夫妇在 ICSI 后的妊娠率和活产率更高：分别为 31.4% vs. 21.4%，以及 27.1% vs. 20.0%。Restelli 等和 da Silva 等指出，使用 PVS/EEJ 射精精子的妊娠结局不佳可能是 PVS/EEJ 获得的精子 DNA 碎片水平较高导致。因此，需要进一步研究来比较 PVS/EEJ 所获得的精子进行 ART 的妊娠率和活产率，以最终改善该患者群体的结果和护理。

要点

- 一般而言，通过 PVS 和 EEJ 收集的精液往往比自然射精的可生育对照组具有更低的射精量、更高的浓度和较差的运动能力。
- 研究表明，通过 PVS 和 EEJ 收集的精子的 DNA 片段更大，即使通过体外受精或第二代试管婴儿技术，也可能是降低妊娠率的一个因素。

（陈　赟　译）

第 23 章 取 精 术

Peter N. Schlegel

第一节 引 言

取精术最常用于无精子症男性。无精子症是精子产生严重受损（生精功能障碍导致的无精子症）或是精子运输过程中受到物理阻塞（梗阻性无精子症）的结果。虽然显微外科手术对于许多患有梗阻性无精子症的男性是有帮助的，但一些夫妇仍然会选择使用辅助生殖技术（ART）进行精子回收以完成妊娠，包括体外受精（IVF）和卵胞质内单精子注射（ICSI）。即使可用的活性精子数量有限或精子还没有通过整个男性生殖系统而成熟，ART 也可以帮助通过手术获得精子的男性完成妊娠。梗阻性无精子症和生精功能障碍性无精子症的处理有明显不同。针对这两种情况的基因/诊断测试有所不同，相应的管理和结果也有不同的方向。

要点
● 取精术是用于治疗无精子症男性的常见手术，其中不育夫妇的治疗包括回收精子的手术以及 IVF 和 ICSI，两者统称为 ART。

无精子症男性的初步评估包括促卵泡素（FSH）和睾酮激素检测，以及完整的病史和体格检查。病史的特定因素，如既往是否行盆腔、腹股沟或阴囊手术，有可能提示梗阻性病因；而既往若存在化疗、隐睾或其他生殖系统毒性暴露等情况，可能提示生精功能受损。对于睾丸体积正常且 FSH 水平 > 7.6IU/ml 的男性，该疾病很可能是梗阻性无精子症。在体格检查中，必须特别注意输精管的存在或缺失、附睾头的增大以及附睾的其他区域。这些可以提示梗阻性病因。有特发性或先天性梗阻性无精子症证据的男性还应评估囊性纤维化遗传异常，这在本书其他章节中有更详细的讨论。对于 FSH 水平 > 7.6IU/ml 的男性，特别是睾丸体积较小的男性，应进行 Y 染色体微缺失分析和核型分析。因为该测试的结果可以指导治疗预后。对于睾丸体积正常、FSH 水平正常（< 7.6IU/ml）且体格检查无梗阻迹象的男性患者，可考虑进行诊断性睾丸活检以直接行睾丸组织学评估。但值得注意的是，这不是一种常见的手术方法，并且任何活组织检查都应该尝试冷冻保存相关组织，以防精子存在于该样本中，而该样本可用于帮助后续的 ART。本章的其余部分将重点讨论以无精子症为病因的取精术。

要点
● 确定取精方法首先应包括确定无精子症的病因，无论是梗阻还是生精功能受损，因为这会影响所使用的手术方式以及获得精子的成功率和预后。 ● 由生精功能障碍导致的无精子症的治疗是不孕症管理中一个具有挑战性的过程。

第二节 生精功能障碍性无精子症的取精术

最常见的取精方法包括细针抽吸(FNA)/睾丸精子抽吸术(TESA)、常规(多活检)睾丸取精术(TESE)和显微睾丸取精术(microTESE)。在比较研究中对取精术的荟萃分析表明，传统的TESE在识别精子方面比FNA/TESA方法的效率要高约2倍。microTESE的取精效率是传统TESE的1.5倍。并且microTESE的安全性高于TESE，瘢痕更少，睾酮产生的保护更好。毫无疑问，microTESE是生精功能障碍性无精子症男性取精方式中最有效和最安全的方法。

一、细针抽吸活检/(经皮)睾丸精子抽吸术

Lewin等最先报道了1996年在TESA之后结合ICSI成功分娩。TESA是一种相对简单的技术，它使用连接到稳定负压的18～21号针来执行多次睾丸穿刺以获取精子。该手术可以在局部麻醉下进行，术后疼痛比TESE更少。据报道，使用TESA的精子回收率各不相同，在不同的患者人群中从7%到60%不等，但很少有基于大量患者的研究报道。大多数研究不包含这些患者的组织病理学诊断。Khadra等报道了他们对于84名男性患者的经验，其中TESA失败的患者接受了常规TESE，并描述了在精子生成不足的男性中，TESA的回收率为68%，在精子细胞成熟障碍(MA)的男性中为29%，在病理仅有支持细胞的男性中仅为2%。遗憾的是，未报道TESE回收率以供比较。在前瞻性对照和回顾性研究中，许多作者报道了TESA的回收率显著低于TESE，而其他描述性研究报道了在生精功能障碍所致无精子症人群中使用多次抽吸进行TESA的回收率与TESE相似(50%～60%)。如上所述，一项比较性研究的系统综述表明，TESA/睾丸FNA(TEFNA)的精子回收率约为TESE的50%，可能是因为抽吸技术不能有效地对睾丸的所有区域进行采样。

鉴于TESA的结果差异很大，许多研究者利用了FNA“定位”的概念，是为了识别和定位精子发生的位置，Gottschalk-Sabag等1993年的初步报道证明了FNA与开放性睾丸活检之间的相关性。睾丸FNA定位在局部麻醉下进行，在阴囊上标记多个经皮抽吸部位，随后用23号针进行FNA以抽吸组织碎片。组织碎片被排出并涂抹到载玻片上，用于评估是否存在成熟精子。然后，根据结果确定取精的位置和方式，TESA用于精子广泛分布的患者，针对精子生成部位较少的患者，常规TESE指向精子生成活跃的部位，而microTESE用于精子生成部位极少的患者。精子检测率根据观察到的FNA位点的数量而变化。Meng等报道了只有支持细胞或早期成熟停滞的男性的检出率约为50%，而取精率非常低(取精率4%～8%)。如果FNA“定位”识别到精子，则需要手术取精，并且因为已经看到了精子，所以有阳性位点后取精率的预期良好；然而，阳性位点<2的患者仅能在81%的病例内找到精子，而阳性位点>2的患者能在90%的病例中找到精子。接受TESA后的男性睾丸内可见实质性变化，典型的是沿着手术创口的定位模式。值得注意的是，对于生精功能障碍所致的无精子症男性，对比研究仍然不支持将FNA定位作为一种有效的前期处理方法。

二、睾丸取精术

传统的TESE可以在局部、区域或全

身麻醉下进行单次开放活检或多次活检。用单个或多个切口切开睾丸白膜，并且获得相对大体积的组织用于取精，或者在白膜不同位置中行多个较小切口，后轻轻挤压睾丸并且切除突出的组织。1993 年首次报道用于治疗梗阻性无精子症，后来用于治疗男性生精障碍。许多 TESE 研究在计划取精当天没有重复进行精液分析，而许多在 TESE 中发现精子的男性如果在干预当天重复进行精液分析，可能在射精中发现精子，并且可能永远不需要手术。先前已经看到，患有无精子症的男性可能在高达 35% 的病例中发现精子，对精液的详细搜索被称为“扩展精子搜索”。这一观察结果强调了重复精液分析的临床作用，即在将患者送至取精手术之前对精液进行仔细搜索。

单次睾丸活检与多次睾丸活检的问题一直是随机试验和许多观察性研究的主题。直观地说，考虑到生精障碍男性的精子发生呈片状分布，人们会认为从睾丸内不同部位采集多个样本会提高精子回收率。Fahmy 等报道了一项随机试验的数据，在一组 89 名初始切口上没有精子的男性中，使用单个延长切口与多个切口的取精率相当（分别为 29.5% vs. 26.7%）。然而，应该注意的是，该取精率（无论是单次活检还是多次活检）处于已发表结果中的低端，可能受到人群或手术技术差异的影响。这一结果与许多文章中观察性研究的数据不同，这些文章报道多次活检（至少 3 次）与取精率的逐渐提高相关。Amer 等报道了 316 例因生精功能障碍导致无精子症的男性，其中 216 例接受了单次双侧睾丸活检，100 例接受了多次活检，两组的组织学结果相似。接受多次活检的患者总体取精率显著高于单次活检患者（49% vs. 38%），精子细胞成熟障碍（MA）和混合病理患者也是如此。两种技术在不良病理、唯支持细胞综合征和弥漫性肾小管硬化患者中并无差异。

三、显微睾丸取精术

MicroTESE 最初由 Schlegel 于 1999 年描述，运用显微外科技术和手术显微镜的辅助，以识别最有可能包含活跃精子发生的单个生精小管。在局部、区域或全身麻醉后，睾丸被推出阴囊，并在平面上充分暴露，注意避开睾丸血管，使用 15 ～ 25 倍的光学放大率，识别并提取更大且更不透明因此更可能含有精子的生精小管，从而提高取精率，同时切除与常规 TESE 相比小 70 倍体积的睾丸组织。如果没有观察到精子，则采集后续样本，直到整个睾丸已被安全地检查，如果需要，还应评估对侧睾丸。在最初的试验中，microTESE 的取精率为 62%，而在同一患者的对侧睾丸中使用传统 TESE 的取精率为 46%。

Weill Cornell 的 microTESE 经验令人鼓舞，在 1495 例 microTESE 手术中，总的取精率为 56%，患者的平均年龄为 35.6 岁，平均 FSH 水平为 27.7IU/L。如本文所述，在使用 microTESE 的回顾性比较研究中，与常规 TESE 相比，使用 microTESE 取精的成功率有所提高。在一项组织病理学不匹配的回顾性研究中，Okada 等比较了 24 名接受常规 TESE 的患者和 74 名 microTESE 患者，并报告称 microTESE 患者的总体取精率显著更高（45% vs. 17%），包括唯支持细胞综合征患者（34% vs. 6%），尽管 MA 男性患者的改善没有达到统计学显著性（75% vs. 38%）。Tsujimura 等报道了 56 例 microTESE 患者和 37 例多发性 TESE 患者的回顾性结果，发现在术前特征匹配的患者中，两种手术方法的取精率无统计学显著差异（分别为 43% vs. 35%）。Ramasamy 等比较了 543 次 TESE 尝试的结果，其中最初的 83 次是传统方法完成的，随后的 460 次是通过显微手术完成的，microTESE 的取精率显著更高（分别为 57% vs. 32%）。

Amer 等进行了一项前瞻性研究，比较了100 例双侧睾丸组织病理学一致的患者，这些患者在一侧睾丸接受了 microTESE，在对侧睾丸接受了常规 TESE。他们报告称与传统 TESE 相比，microTESE 的取精率显著更高（分别为 47% 和 30%）。

一些研究者还评估了 microTESE 作为常规 TESE 失败时的补救措施的作用，其中 TESE 在同一机构或在其他地方进行。据报道，这些患者的 microTESE 取精率为 45% ～ 57%。Ramasamy 和 Schlegel 研究了先前失败的睾丸活检（在其他机构进行）的影响，并报告称，未能在 1 ～ 2 次阴性活检中找到精子并不会显著影响 microTESE 的成功（51% 的取精率），在接受 3 ～ 4 次阴性活检的男性中，取精率显著降低，但仍然相当可观（23%）。尽管这些回顾性研究代表了不同的患者人群，手术技术可能存在细微差异，但已发表的数据进一步表明，与传统 TESE 相比，microTESE 有更高的取精率。

要点
● MicroTESE 是因生精功能障碍而导致无精子症的男性取精的首选方法，总体上在＞ 50% 的病例中能取出用于 ART 的精子，且具有良好的安全性。

四、并发症

继发于手术取精的并发症包括血肿、睾丸内纤维化和睾丸萎缩 / 性腺功能减退。但目前并没有相关的随机对照研究来比较各种治疗方案的短期和长期结果。Schlegel 和 Su 的一份报告描述了开放性睾丸活检后 3 个月时 82% 的男性睾丸存在超声检查异常。在几份报告中，microTESE 后血肿和急性超声睾丸变化的发生率低于短期内常规 TESE 观察到的发生率，分别为 7% ～ 44% 和 30% ～ 80%。这种较低的并发症发生率可能是由于显微手术过程中更好的止血控制，以及 microTESE 中切除的组织总量相对较少。在 microTESE 和常规 TESE 后，血清睾酮水平均有所下降，两种方法分别在 12 个月后 85% 的男性及 18 个月后 95% 的男性中恢复到了治疗前睾酮水平。睾酮水平降低是值得关注的，因为许多精子产生严重缺陷的男性已经有雄激素产生缺陷，如果他们对生育不感兴趣，许多人将成为立即睾酮替代治疗的候选人。生精功能障碍导致的无精子症，在取精后，约有 5% 的男性需要睾酮替代治疗。

第三节　新鲜精子与冷冻精子

在 ICSI 中使用新鲜睾丸精子还是冷冻 - 解冻精子的问题已经成为研究的对象。然而，值得注意的是，在大多数这类研究中，梗阻性患者（占大多数）和生精功能障碍导致的无精子症患者在分析中被集中在一起，这使得对生精功能障碍的男性的研究难以得出明确的结论。在生精功能障碍导致的无精子症患者中，许多研究结果显示新鲜精子和冷冻精子的妊娠率和活产率在统计学上相似。然而，这些研究与所有那些观察男性生精障碍的研究一样，由于受试者数量较少而难以得出明确的结论。

Weill Cornell 的经验表明，由于生精功能障碍，从无精子症患者中取出的精子数量通常有限，并且通常不能在解冻后存活。一个中心的经验报告了 95 名尝试 ICSI 周期的男性在冷冻保存前有记录的活动精子，只有 33% 的冷冻解冻样本中有活精子。在康奈尔大学进行的 830 例 microTESE 手术中，成功取精后的妊娠率为 48%，而在同一研究中，33% 的解冻后有明显存活精子的男性的妊娠率为 38%。在较小的研究报告中，仅使用冷冻解冻样本的其他中心的妊娠率仅为26%，这表明使用新鲜获取的精子妊娠结果更好。由于大多数没有记录活力的样本没有被使用，我们只能假设这些精子ICSI后的妊娠率只会更低。对于因生精功能障碍而导致无精子症的男性，我们继续使用新鲜精子进行ICSI，通常在取卵前一天取出，除非冻融精子仍具有活力。

第四节 根据生精障碍病因的手术取精率

鉴于手术取精的成功，人们的注意力已经转向根据生精障碍的假定病因来描述取精的可能性。

一、克兰费尔特综合征（先天性精曲小管发育不全综合征）

ICSI和手术取精术的出现，以及1996年首次描述的非嵌合性克兰费尔特综合征（KS）患者成功分娩健康儿童，显著改变了KS患者的亲子关系预后，并导致最近有作者质疑这些男性是否应该被标记为不育。46，XX/47，XXY KS嵌合体曾在高达3%的男性中被报道，过去曾有精液中存在精子的报道和随后的亲子鉴定。对仅包含非嵌合性KS患者的文章进行系统综述（共338例患者；10～74名患者），报道了接受TESE或microTESE的男性中总体成功取精率为44%。接受microTESE的患者的取精率明显高于接受TESE的患者（55% vs. 42%）。然而，必须指出的是，这些结果反映了不同的机构、不同的手术技术和实验室经验的广泛多样性。

Weill Cornell最近更新的结果代表了在KS男性中进行microTESE的最大规模的经验，研究观察了127名在155个ICSI周期中同时进行取精的经典和嵌合性KS（嵌合模式不包括46，XY）男性。155个周期的总取精率为65%，平均每例患者的取精率为61%。妊娠率为40%，到目前为止有40个孩子出生（多胎妊娠率为31%），他们都是健康的46，XX女孩和46，XY男孩。鉴于这些有希望的结果，寻求父亲身份的KS男性应该接受手术取精以解决他们的生育问题，因为他们获得精子的机会比大多数其他生精功能障碍性无精子症的男性更大。

二、隐睾

手术取精的成功应用已在许多有隐睾病史的无精子症男性的研究中得到证实。多项研究（每项研究15～79例患者）报道使用常规TESE或microTESE的取精率为52%～72%。我们在有隐睾病史的151名男性中进行了181次microTESE手术，总取精率为64%，每位患者的取精率为62%。同样，有双侧隐睾病史的男性的取精率为62%。然而，在分析文献时，我们必须注意到，并非所有的“隐睾”男性都有相同的情况。事实上，在这些研究中，许多患者可能已经接受了睾丸固定术，以获得可伸缩的睾丸，但在其他方面是健康的。虽然有几项研究专门针对因生精功能障碍而导致无精子症的男性，但接受睾丸固定术的男性仍有发生梗阻性无精子症的风险，而文献中的其他研究并未明确控制这一风险。

三、化疗后无精子症

评价化疗后无精子症男性取精术的研究病例数通常较少。此外，考虑到癌症在对生育更可能感兴趣的年轻男性中不太常见，且存在其他各种各样的潜在癌症及无数的化疗治疗选择，迄今为止，并不能确定任何一种药物或肿瘤学诊断对那些无精子症男性手术取精可能性的具体影响。2002 年的一项研究结果包括来自两个中心的共 23 名男性，一个中心采用常规 TESE，另一个中心采用 FNA 标测和 TESE，结果显示取精率 65%，尽管如此，从化疗到手术取精的时间并不一致。在 Weill Cornell 的男性队列中，我们确定了 93 名化疗后至少 6 年的男性，进行了 114 次取精尝试，总体取精率 48%，其中接受化疗（包括烷化剂）的男性取精率为 30%，但接受过生殖细胞肿瘤治疗的男性取精率要高得多。

四、Y 染色体 AZF 区的微缺失

如上所述，具有 Y 染色体的无精子因子 a（AZFa）和无精子因子 b（AZFb）区域完全缺失的男性是无精子的，睾丸中任何部位都没有精子，因此，我们不对此类患者进行 microTESE。一项研究观察了 42 例无精子因子 c（AZFc）缺失的少精子症和无精子症男性使用 TESE 和 microTESE 的情况，并报告称 21 例无精子症男性的取精率为 66%。来自韩国一家中心的 21 例 AZFc 微缺失患者的报告描述了 TESE 的取精率为 43%。根据我们的经验，在 54 例 AZFc 完全缺失男性的 microTESE 手术中，72% 的男性成功获得了精子，妊娠率为 46%。毫无疑问，大多数具有 AZFc 缺失的男性在精液中很少有精子或可使用 microTESE 获取精子。

五、均一型精子发生停滞（MA）

与其他因生精功能障碍而出现无精子症的男性相比，作为生精失败男性的一个子集，MA 的男性具有更高的遗传异常可能性和比常人更低的取精率。15 ～ 151 例患者的回顾性研究报道了不同手术技术的取精率为 23% ～ 51%。此外，Weedin 等报道，与晚期 MA 患者相比，早期 MA 患者的取精率较低。在我们的队列中，在 119 例 microTESE 手术中，50% 的男性 MA 患者成功取精，每例患者的取精率为 45%，临床妊娠率为 29%。

六、唯支持细胞综合征

虽然大多数由于生精功能障碍而患有无精子症的男性在睾丸内有主要的唯支持细胞模式，男性唯支持细胞诊断睾丸组织病理学的男性精子获取率较低，为 29% ～ 43%。在 Weill Cornell 的队列中，我们回顾了 670 例诊断性活检中仅有支持细胞病理的男性患者的 microTESE 手术，这些手术在 microTESE 取精期间或之前进行，总体精子获取率为 44%，在取精的患者中临床妊娠率为 46%。值得注意的是，该队列中的一部分男性，包括睾丸体积正常（＞ 15ml）和 FSH 水平在 10 ～ 15IU/L 的患者，预后非常差，获取率为 5.9%。

七、术前睾丸体积或 FSH 水平

取精依赖于在生精功能障碍的睾丸中具有至少一个精子发生病灶，再加上有效的外科手术，并借助显微手术以识别精子产生的部位。由于 FSH 水平和睾丸体积反映了睾丸的整体功能，而不是睾丸的单一最佳功能区域，因此预计 FSH 水平和睾丸体积都不能预测精子获取的概率。因此，严重睾丸萎缩或 FSH 水平显著升高不应阻止临床医生对生精功能障碍所致无精子症进行治疗。

八、总结：预测取精的预后

可以说，由于生精功能障碍，无精子症患者的取精术很难在术前预测。除了完全 AZFa 或 AZFb 区域微缺失的男性，关于精子取出的绝对性结论是不可靠的。有证据表明，microTESE 取精手术是最有效的精子回收干预措施。

第五节 梗阻性无精子症的取精技术

患有梗阻性无精子症的男性通常具有正常的精子产生功能，因此精子被保留在整个男性生殖系统近端（在睾丸侧）的梗阻处。正常情况下，精子成熟并随着它们通过男性生殖道而不断增加运动性和生育潜力。在梗阻的系统中，生殖道的远端部分充满退化的精子，巨噬细胞进入附睾腔，消灭老化、退化和不动的精子。因此，在阻塞的系统中，质量更好的精子通常存在于生殖系统的更近端部分，被一些人称为“反向运动性”（当与完整的生殖道相比时）。

在精子正常产生的情况下，可以从睾丸、附睾或输精管（如果存在）中取出精子。精子质量可以通过回收的精子的活力来进行初步评估。活力越高，精子越有可能在冷冻和解冻中存活，并且精子可能具有较少的精子 DNA 损伤。当然，梗阻系统的睾丸内的精子可以高度胜任 ART 受精，即使具有有限的运动性或没有运动性。

一、睾丸取精术

在梗阻的男性中，取精是必要的，精子可从男性生殖系统的各个区域取出。大多数男性可以通过睾丸针吸活检、经皮睾丸活检或睾丸组织活检从睾丸中取出精子。睾丸针吸活检和经皮睾丸活检都可以在局部麻醉下进行，风险有限。经皮睾丸活检取精通常比睾丸细针穿刺取精能获取更多精子。

对于这些梗阻的患者，我们通常避免开放性睾丸取精术，因为睾丸活检通常会产生实质内瘢痕。然而，活检将可靠地提供精子用于辅助生殖，以及允许组织的组织学分析。男性不育患者在评估时需要诊断性活检并不常见。除了 FSH 水平正常、睾丸体积正常、可触及输精管和附睾无肿大的男性外，用 FSH 水平和睾丸、附睾（充盈 / 硬结）和输精管检查进行临床评估，可以区分阻塞性精子排出障碍与精子生成受损。对于接受诊断性睾丸活检以评估不育的男性，外科医生应强烈考虑将组织样本送去冷冻保存。

二、附睾取精术

附睾有几十个单独的小管段，每个小管段都有不同的功能，通常可以看到不同质量的附睾精子。附睾精子的质量可以通过样本的运动性来评估，如在相衬显微技术下稀释的标本中评估。精子可以通过经皮或开放手术从附睾中取出。经皮附睾取精术被称为经皮附睾精子抽吸术（PESA），通常在局部麻醉下进行。这种方法提供的精子可以在 85% 及以上的情况下用于辅助生殖。它的应用可能受到以下条件的限制，即它是一种盲法，并且附睾的大部分区域，至少在先天性输精管缺如（因此缺乏附睾体和附睾尾）的男性中，充满了退化的精子和巨噬细胞。这些区域大体上呈现暗黄色或棕色，并且精子通常没有尾部（仅头部）或是钝的 / 卷曲的尾部并且富含巨噬细胞。一般而言，从附睾的随机区域获得的精子将具有较高的 DNA 片段化水平，因为大多数为老化或退化的精子。

开放式附睾取精术被称为显微附睾精子抽吸术（MESA）。开放式 MESA 的一个潜在优势是能够从附睾的不同区域获取精子，每个区域具有不同质量的精子，即能从不同区段取出的精子中分离出具有最佳质量的精子样本。由于附睾液通常每微升含有约 100 万个精子，因此仅需要最好的附睾样本来提供足够的精子用于冷冻保存，以用于辅助生殖尝试。虽然开放式附睾取精通常在麻醉下进行，但我们通常会推荐这种手术作为单一干预，以提供最多的精子用于 ART 和随后的冷冻保存，根据我们的经验，ICSI 的妊娠率最高，精子 DNA 片段化水平最低，精子活力最好。

三、阻塞性无精子症男性取精的结果

美国生殖医学学会的辅助生殖技术协会（SART）对从美国男性中获取的精子的结果进行了审查，评价了精子获取 IVF 与显微外科重建在管理阻塞性无精子症中的成本效益。该综述表明，在全国范围内，手术取出精子的每个 IVF 周期的活产率比使用射出精子的活产率要好一些。因此，预计获取的附睾或睾丸精子可以有效地用于辅助生殖。

要点
● 从患有梗阻性无精子症的男性中获取精子通常是成功的。使用从此类男性中获取的精子的妊娠成功率应该等于或优于其他不育夫妇亚组使用 ART 获得的成功率。

第六节 总 结

无精子症患者的取精治疗是男性不育治疗的重要组成部分。在大多数研究中，无精子症是约 10% 的不育男性的一种确定状况。取精治疗是唯一的治疗方法，或者是所有无精子症男性的治疗首选。正如关于评价的章节所概述的，诊断梗阻性无精子症与生精功能障碍所致无精子症对于确定不育夫妇中无精子症男性的预后和处理是至关重要的。阻塞性无精子症可以有效地选择使用几种方法取精与 ART。生精功能障碍引起的无精子症是一种更具挑战性的疾病，精子获取的不确定性较大，取精后 ART 的妊娠率较低。因此了解不同的取精技术对有效治疗男性不育至关重要。

（孙志兴 译）

第 24 章

精子在医学辅助生殖中的应用

Susan Talamini and Gail S. Prins

第一节 引　　言

医学辅助生殖（MAR）程序需要处理精液和精子样本。在精子细胞处理过程中，有些变量会影响精子的质量，进而影响胚胎发育、妊娠和活产的结果。本章的目的是描述用于处理人类精子的各种技术，以便为 MAR 富集最佳和最有活力的精子，包括宫内人工授精（IUI）、体外受精（IVF）和卵胞质内单精子注射（ICSI）。

在精子样本处理过程中，除了从活力和形态方面选择高质量的精子外，还必须去除低质量成分，如死亡细胞、碎片或低质量精子，因为尽管存在有活性的精子，但它们可能会损害受精能力。

在 MAR 配子相互作用中使用的精子可能来自射精的样本，逆行射精的尿液或来自通过附睾或睾丸提取技术获得的精子（图 24.1）。此外，根据不孕不育夫妇这些程序的可用性和时间，细胞可以来自新鲜或冷冻解冻的样本。

精子来源	使用 / 储存	用于 MAR 的精子处理	标记程序
• 射出 • 尿液逆行射精 • 附睾精子提取 • 睾丸精子提取	• 新鲜的 • 低温贮藏	• 融化 • 洗涤 • 分离 • 过滤	• IUI • IVF • ICSI

图 24.1　用于医学辅助生殖的精子来源和制备

IUI. 宫内人工授精；IVF. 体外受精；ICSI. 卵胞质内单精子注射

第二节 从标本中收集和初步处理精子

对于 MAR，所用的精子可能来自新鲜或冷冻 - 解冻的样本，样本来源可能是整个射精、冷冻保存的精液、从附睾或睾丸提取的精子（有或无显微外科放大），或在逆行射精的情况下从碱化尿液中分离的精子。因此，制备精子的过程会有所不同，这取决于样本的类型（新鲜与冷冻 - 解冻）和精子的来源。

这些不同标本的精子制备和处理技术在 IUI 和 IVF/ICSI 中的应用是相似的。精子加工的目的概括在图 24.2 中。精子处理的最终目的是得到少量、富有活动力和功能的精子，用于 IUI 或更复杂的人工授精 IVF/ICSI 等技术。

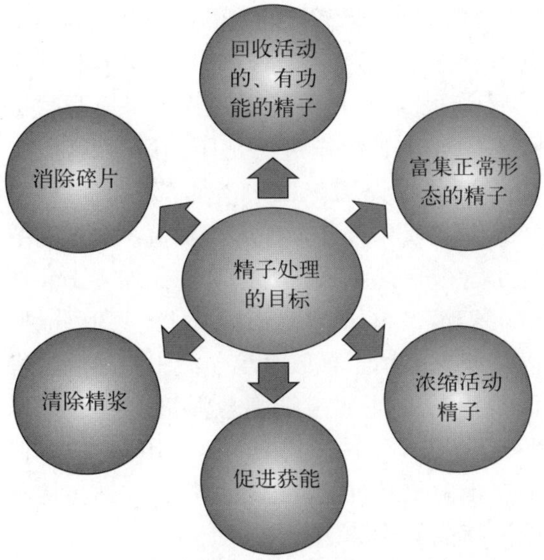

图 24.2 用于医学辅助生殖的精子处理的目的

一、精液中精子的收集和处理

精液是通过自慰或性交时使用不含杀精剂的避孕套获得的。样本最好在禁欲至少 2 ～ 4 天后收集，并置于无毒塑料杯中，以便在最佳条件下对精子质量和数量进行后续分析。样本在 37℃水浴中 30 分钟后液化，根据世界卫生组织（WHO）标准进行完整的精液分析。样本可在去除精浆后用于 MAR，也可在冷冻保护介质中冷冻以备后用。

二、逆行射精患者精子的采集和处理

神经源性、药理学、解剖学或特发性原因导致逆行射精的患者可能需要进行 MAR 以尝试妊娠。如果通过药物治疗仍不能恢复顺行射精，可以从尿液中提取精子。第一步重要的是碱化尿液，患者可以通过在采集的前一天晚上和取精的第 2 天早上摄入两片抗酸剂来实现。另一种选择是在取出精液前插入膀胱导管并输注缓冲介质（如磷酸盐缓冲盐水）。患者在私人诊室通过自慰产生精液样本，将产生的精液收集到一个样本杯中。射精后，患者立即将其尿液排空到相同的样本杯中，该样本杯中含有温热的（37℃）*N*- 羟乙基哌嗪 -*N*- 乙磺酸盐（HEPES）缓冲培养基。后一步对于通过控制样本的 pH 和渗透压来保护精子的整体生理功能至关重要。在实验室中，尿液 / 精子样本被转移到几支试管中并离心（300 ～ 500*g*，15 分钟）以浓缩可用的精子细胞。将每个试管中的沉淀物重新悬浮在添加了相关蛋白质源的 HEPES 缓冲液中，合并在一个试管中，并再次洗涤。最后残留的颗粒悬浮在少量（< 0.5ml）培养基中以进行计数和活力评价。收集的精子可以冷冻保存，也可以直接用于 MAR 技术。由于接触尿液会对细胞产生影响，即使是最熟练的技术员，也最好使用新鲜样本。

三、IUI 精液样本的收集和处理

如果新鲜精液用于 IUI，则将射出的精液收集到无菌样本杯中，并置于室温或 37℃水浴中 20 ～ 30 分钟，使精液液化。随后进行完整的精液分析，以评估体积、精子数量和浓度、活力和形态。如果样本质量符合授精要求，将样本稀释（体积的 2 ～ 3 倍）于温热的缓冲培养基中，可以是 HEPES 培养基，也可以是添加了蛋白质源 [如人血清白蛋白（HSA）] 的营养培养基 [如人输卵管液（HTF）培养基]。通过在 300*g* 下离心 15 分钟来洗涤样本两次。最终的沉淀物重悬于 0.4 ～ 0.5ml 的精子洗涤介质中，并转移至 IUI 导管中以供立即使用。也可以采用其他方法分离新鲜 IUI 的精子，如下一节所述。

四、IVF/ICSI 精液样本的收集和处理

从精浆中分离精子有多种多样的精细方法，目前有一些活跃的研究领域试图在不破坏精子的情况下分离和评估单个精子的分子特征。最常用的方法是密度梯度离心法或上游法，这两种方法可以单独或联合富集

大量活动精子。这些方法的细节和进一步的讨论将在下一节中详细论述。精子活力是上游法及其他迁移技术的先决条件。对于成功的密度梯度离心法和过滤技术，精子的活力和保留率都很重要。与 IUI 程序相比，IVF/ICSI 程序对给定样本中的活精子数量的要求较低。通常，每个试管婴儿培养皿需要 50 000 ～ 100 000 个精子，而 IUI 需要 1000 万以上的活动精子总数（TMSC）。对于 ICSI，采用相同的方法获得具有活动能力的精子，胚胎学家根据精子活力、生存力证据和正常形态选择最佳的精子注入卵母细胞。

五、附睾和睾丸标本中精子的收集和处理

通过抽吸或提取的方式将附睾和睾丸组织标本放入无菌试管中，每侧一个小瓶，装有 2 ～ 4ml 缓冲培养基，如 HTF 培养基，温度为 37℃。随后，立即将这些试管送至实验室。

将标本置于 37℃的培养皿中，培养皿中含有补充了 HSA 的 HTF-HEPES 培养基。在层流超净工作台内，使用 21 号针头在显微镜下对睾丸小管组织进行挤压和研磨。随后，用移液器收集培养皿中液体部分，转移至 15ml 培养管中，并置于 37℃保温。剩余的睾丸小管被转移至另一无菌管中，加入 1ml 新鲜培养液，再于 37℃下孵育 15 ～ 30 分钟，以促使更多精子释放至培养液中。然后，将该管中的上清液与细胞悬浮液合并，并以 500g 离心 5 分钟。用 Ham's F-10 和 0.3% 血清白蛋白重悬沉淀，细胞计数，并适当稀释或浓缩精子悬浮液。

分离出的精子可以立即使用，也可以孵化一夜用于 IVF/ICSI。或者，将分离出的精子冷冻保存，以供将来试管授精使用。冷冻前，取出一小份精子以评估精子质量，包括计数和活动率，并进行存活率分析（0.5% 伊红染色）以确定活精子与死精子的比率。

第三节 精子分选、分离和选择的方法

精子的分选和分离方法可分为两组：① IUI 和常规 IVF 精子制备；②用于 IVF/ICSI 的高级选择方法。表 24.1 总结了每种精子分离技术的优缺点。

要点

- 精子分选的总体目标：
  - 识别和分离最优和最有能力的精子，用于 MAR
  - 限制精子损伤和活性氧积累
  - 增加正常胚胎发育和妊娠的可能性，特别是采用或未采用 ICSI 的 IVF 周期
- 处理精子的方法可以分为两组：
  - IUI 和传统 IVF 方法：
    - 通过离心简单洗涤
    - 密度梯度离心
    - 玻璃棉柱（色谱法）
    - 精子迁移技术：上游法、下游法、TEST-卵黄缓冲液选择

密度梯度离心和上游法是世界范围内处理 MAR 精子最常用的技术。这些方法允许选择良好的活动精子群体

  - 用于单独 IVF 或 IVF/ICSI 的先进精子选择技术：
    - 用己酮可可碱预孵育
    - 卵胞质内形态选择单精子注射（IMSI）
    - 透明质酸结合试验
    - 微流体设备
    - 低渗肿胀试验
    - 电泳
    - 磁激活细胞分选（MACS）

电泳和 MACS 在精子数量少或多的情况下是有用的。

不动精子是典型的睾丸取精术（TESE）收集的精子。

表 24.1　用于 MAR 程序的精子处理与精子选择方法的优缺点

	优势	不足之处
精子处理方法		
简单洗涤：离心	● 适用于大量精液参数的情况	● 选择活动的和不活动的精子、细胞碎片和其他污染物 ● 增加 ROS 的产生
密度梯度离心	● 消除单链和双链 DNA 损伤的精子 ● 用于去除不活动的精子和富含低 ROS 的活动精子	● 不推荐用于精子浓度低、活力低、精液黏度高或细胞碎片过多的情况
玻璃棉色谱柱	● 筛选出高质量的精子亚群，较高浓度的活动精子，较高比例的具有完整的顶体和染色质完整的精子 ● 适用于弱精子症、少精子症和高黏度的病例 ● 体外受精程序的受精率更高	● 潜在的精子结构损伤 ● 有玻璃纤维污染的可能
精子迁移技术		
上游法	● 富含活动精子 ● 形态正常的精子比例较高 ● 消除双链 DNA 损伤的精子	● 精子必须逆着重力游动，可能会降低获取的活动精子的百分比 ● 不移除 ROS
TEST- 卵黄缓冲液选择	● 促进获能 ● 适用于患有特发性不育症或有受精失败史的夫妇 ● 有效的防冻剂	
精子选择方法		
己酮可可碱	● 运动增加	● 受精率和胚胎质量较低 ● 潜在胚胎毒性
IMSI	● 高倍放大以选择精子	● 所需设备成本高
透明质酸结合试验	● 较低的非整倍体率和凋亡标记 ● 提高植入率 ● 妊娠丢失率较低	
微流体设备	● 在精子分离困难的情况下很有用 ● TESE 后有效的精子选择过程 ● 允许选择具有较低 DNA 片段的精子 ● 没有 ROS 形成 ● 增强的 DNA 完整性 ● 选择活力更高、形态更好、DNA 损伤更少的精子	● 需要专业技术知识 ● 设备成本相对较高
低渗肿胀	● 伴随着更好的活力和更高的受精率 ● 与较低的 DNA 片段化、较低的非整倍体率和较好的核组织密切相关 ● 适用于在精子不活动、解冻后标本、TESE 标本中选择精子，以及与其他方法结合选择精子用于 ICSI ● 易用性和低成本	

续表

	优势	不足之处
电泳	● 选择 DNA 完整的成熟精子 ● 低 ROS 形成	● 精子回收率低 ● 不适合精子数量少的样本 ● 需要特殊设备和专业知识
MACS	● 减少 DNA 损伤 ● 改善具有更好形态的精子的选择	● 降低所选精子的活力

注：MAR. 医学辅助生殖；ROS. 活性氧；IMSI. 卵胞质内形态选择单精子注射；TESE. 睾丸精子提取；ICSI. 卵胞质内单精子注射；MACS. 磁激活细胞分选。

一、IUI 和常规体外受精的精子制备方法

（一）简单的洗涤：离心

将液化精液样本用培养基稀释 2 ～ 3 倍，通常是混合抗生素和蛋白质源的平衡缓冲系统，并在 300 ～ 500*g* 离心 10 分钟。弃去上清液，待沉淀重新悬浮在新鲜营养培养基中，然后进行第二次离心步骤。最终将沉淀重悬于 0.4 ～ 0.5ml 新鲜培养基中，用于 IUI。在这一过程中，活动精子和非活动精子，以及细胞碎片和其他颗粒都将存在，增加了 ROS 积聚的可能性，可能导致精子变质。这种方法主要适用于有足够的精子数量、活力和形态参数的情况。

对于冷冻保存的精子，标本在室温下解冻 15 分钟，或在 37℃下解冻 5 分钟，并待其缓慢重悬于两倍体积的营养培养基中，以限制热和渗透休克的影响。平衡 10 分钟后，样本在 300 ～ 500*g* 离心 5 分钟，最终沉淀重悬于 0.4 ～ 0.5ml IUI 新鲜培养基中。如果样本中含有高比例的不动精子、过多的细胞污染或碎片，则不推荐使用这种方法。

（二）密度梯度离心技术

基于精子的密度差异通过密度梯度离心的方法处理分离精子。成熟的形态正常的精子的密度为 1.10g/ml，略高于不成熟的或形态异常的精子（1.06 ～ 1.09g/ml）。类似地，活动精子的密度比非活动精子的密度高。将液化的精液样本覆盖在精细颗粒的梯度溶液上，离心分离精子细胞，在颗粒或梯度的较低部分产生较高浓度的活动精子。这种方法被认为是 MAR 的标准程序，也是最广泛使用的精子选择技术之一。此外，它还适用于血液携带病毒的病例。随后是离心沉淀的上游技术，有几种商业产品，如 PureCeption（CooperSurgical，Målov，丹麦）、Isolate（Fujifilm，Santa Ana，CA）和 SpermGrad-125（Vitrolife，Göteborg，瑞典），可用作缓冲介质中稀释的两层或三层不同百分比的颗粒。虽然 Percoll 是一种涂有聚乙烯吡咯烷酮的硅胶，在过去广泛用于精子梯度离心，但由于其潜在的毒性和对精子的损害，不再推荐使用。

梯度技术利用离心力和流体界面将正常的和活动的精子与不活动的精子、碎片和其他截留在界面上的细胞分开，所述正常的和活动的精子可以容易地通过界面。使用具有不同梯度密度的多层界面，这种方法可以有效地清洁精液样本，以在试管底部获得高活动性精子的浓度。最常见的情况是，在界面之外有两层分离——一层是试管底部的 60% ～ 80% 梯度溶液，另一层是上面的 40% ～ 45% 梯度溶液，精液留在顶部。在 500*g* 离心 20 分钟后，用吸液管除去顶部梯度并弃去。底部梯度的最低部分与沉淀一起用干净的移液管移出，并转移到新试管中，待其重新悬浮于 2ml 新鲜营养培养基，再以 300*g* 离心 5 ～ 10 分钟。最终沉淀悬浮在 0.3 ～ 0.5ml 营养培养基

中，即可用于 MAR 程序。这些梯度系统可用于不同密度分为两层或三层（如 40% 和 80% 梯度或 40%、60% 和 80% 梯度）。这些技术有利于消除去活化因子、前列腺素和 ROS。密度梯度离心技术主要用于精液参数正常的男性，以回收具有足够活力的精子，不建议使用梯度法处理低浓度、低活力或高黏性精液样本中的精子。在这些情况下，建议进行简单的清洗或游泳程序。

研究表明，密度梯度离心技术和上游技术（如下所述）在消除双链 DNA 损伤精子方面是相似的。然而，前者在消除单链 DNA 损伤的精子方面比后者更有效。其他研究表明，与其他技术（如简单洗涤）相比，密度梯度离心在去除不动精子、获得低活性氧的活动精子以及减少精子暴露于氧化应激（这会降低受精率和妊娠率）方面更有用。然而，2007 年 Cochrane 的一项综述显示，游泳技术与梯度技术相比，妊娠率没有差异。

（三）玻璃棉柱

这种选择技术基于健康精子不黏附的原理，并依赖于无活力精子更容易黏附到玻璃棉柱上的固有特性。精液的分离是通过使纯净的精液在重力作用下通过填充的玻璃棉纤维来实现的，以便分离出活动的且具有完整顶体和高染色质完整性的高质量精子。一些报告表明，与上游技术相比，这种技术可以提高 IVF 程序的受精率。然而，其他研究发现了潜在的精子结构损伤，以及用于授精的样本被玻璃纤维造成污染。这种方法对弱精子症、少精子症和高黏度精液很有帮助。

（四）精子迁移分离技术

精子迁移分离技术为最广泛使用的方法之一，即利用高度活动精子从一种介质迁移到另一种介质的能力，将正常的活动精子与不活动精子和异常形态精子以及其他细胞成分分开。

1. *上游法*　被认为是一种有用的、简单的、低成本获得有活力精子的方法，这是世界范围内最常用的技术之一。这种方法依靠精子的运动性进行选择，因为精子会向上迁移到覆盖在样本上的低黏度培养基中。它适用于精子浓度正常、活动力正常且相对不含其他类型细胞的精液样本。这种方法是将精液分成若干份，每个试管中加入 1ml 精液，再加入 1ml 含有白蛋白和抗生素的营养培养基。然后，试管在 37℃下培育 1 ～ 1.5 小时。取出含有活动精子的每个试管的最上层，合并，并在 300*g* 离心 5 ～ 10 分钟。用 0.3 ～ 0.5ml 新鲜营养培养基稀释最终沉淀，用于 MAR，如 IUI。另一个方案是在培养基中洗涤纯净的精液样本，用低速离心（300*g*，5 ～ 10 分钟）沉淀样本，去除松散沉淀上的上清液，并在顶部加入 1ml 培养基，在 37℃下静置 1.5 小时。试管通常以 45° 角放置，以增加向上游动界面的表面积。研究表明，白蛋白浓度的比例与回收的精子浓度有直接关系，白蛋白浓度越高，回收率越高。一个缺点是精子必须逆着重力游动，潜在地减少了回收的活动精子的总数。此外，这种技术不能去除 ROS 诱导损伤的精子细胞，这些细胞仍保持活力，但精子功能下降。然而，上游法确实能获得更多形态正常的精子。

2. *透明质酸钠法*　这是一种改进的上游法，其中精液样本覆盖在透明质酸盐上，形成一个只有活动精子才能通过的界面。这项技术的一个优点是它减少了精子的氧化损伤。此方法主要用于 IUI。

3. *下游法*　在这种基于运动性的精子分离的替代方法中，将精液样本分层置于离心管中的营养培养基上，利用重力，运动的精子游入低黏度营养培养基中。活动精子的部分通过移液，用新鲜营养培养基稀释，离心。最终沉淀重悬于缓冲介质中，用于 MAR。由于带有 Y 染色体的精子游得更快，一些报告表明这种选择技术导致带有 Y 染色体的精子数量更多。

4.TEST- *卵黄缓冲液选择技术* 通过这种技术分离的精子在 5℃的卵黄缓冲液中预培养，以促进获能，增加受精的可能性。补充有卵黄的 TES-Tris 缓冲液为改变精子膜中的胆固醇 / 磷脂比率创造了有利的环境，这增强了精子获能。这项技术对患有特发性不孕的夫妇、有受精失败史且受精率低于 10% 的夫妇很有帮助。

（五）其他过滤技术

在文献中报道了一些其他不太广泛使用的精子处理方法，这些方法可以在有能力的实验室的临床环境中使用。

1. *膜滤法* 在这种方法中，纤维聚酯片被用于活动精子的梯度分离。通常情况下，精液用缓冲液稀释后放入离心管中，薄膜放在底部附近。在离心过程中，精子在重力的作用下穿过细胞膜。将所得沉淀重新悬浮在用于 MAR 程序的培养基中。

2. *白蛋白柱* 在这种方法中，使用 HSA 柱分离活动精子。用 10% 的人血清稀释 0.5ml 的精液，置于含有 7.5% ～ 15% 白蛋白的不连续梯度柱上，孵育 60 ～ 120 分钟，然后从底部回收活动精子。研究报道，具有 Y 染色体的精子比具有 X 染色体的精子能更有效地迁移到更高浓度的白蛋白中。因此，在该方法中使用较高浓度的白蛋白可以选择具有 Y 染色体的精子。

3. *葡聚糖凝胶柱* 将精液放置在 Sephadex®（Sigma-Aldrich，St Louis，MO）柱上，Sephadex® 是一种凝胶过滤和层析介质，由葡聚糖合成的宏观珠子组成。葡聚糖凝胶和培养基产生流体静压，使活动精子在混合物中游动。这种方法是一种快速程序，可以在约 15 分钟内完成。然而，这种方法的缺点包括与使用其他方法相比，回收的具有正常形态的精子数量较少，并且混合物中存在一些残留的精浆成分，这需要额外的离心过程来去除。将这种方法与精子洗涤或 Percoll 密度梯度离心直接比较，在 260 例 IUI 病例中，使用葡聚糖凝胶分离的妊娠率为 17%，相比之下，使用简单洗涤法的妊娠率为 19%，使用 Percoll 密度梯度离心法的妊娠率为 11%。

二、用于 IVF/ICSI 的先进精子选择方法

以下技术适用于低精子数的病例，如典型的 TESE，以及不动精子数高的病例。总的来说，实验室的目标是在不破坏精子的情况下识别和分离最优的和最有能力的精子，以用于有或无 ICSI 的 IVF 周期。这些类型的选择技术变得越来越普遍，部分原因是 MAR 的进步，如 ICSI，一个精子就足以进行 MAR。

（一）活力兴奋剂

在弱精子症病例中，一些实验室使用刺激精子活力的药物。这种方法最广泛使用的药物是己酮可可碱，一种三元取代的黄嘌呤衍生物和环核苷酸磷酸二酯酶抑制剂。在用于 MAR 之前，通过上述方法之一处理的精子在己酮可可碱中预孵育，目的是通过增加环磷酸腺苷（cAMP）浓度来提高活力。尽管一些研究表明，用己酮可可碱预培养的精子对胚胎的毒性作用没有差异，但其他研究报道了相反的情况，即在用己酮可可碱治疗的情况下，受精率较低，胚胎质量较低。因此，许多方案要求在使用己酮可可碱后进行冲洗。人类卵泡液也是一种已知的运动刺激物，与己酮可可碱一样，可能有益于改善精子活力；但是仍需要进一步的研究。

虽然己酮可可碱可以增加正常精子的活性，但它主要用于精子活力低下的精子和来自 TESE 的不动精子，在这些精子中，暴露后获得的运动能力旨在用于 ICSI 的精子选择。有研究表明不应使用己酮可可碱，

因为其具有潜在的胚胎毒性，并且缺乏与ICSI 阳性结果相关的证据。在预孵育后和显微注射前清洗样本有可能降低这种风险。然而，需要更多样本量的研究来进一步调查己酮可可碱的安全性。

己酮可可碱还用于增加冷冻保存的精子在解冻后的活力，这对于对冷冻老化更敏感的精子活力不足的精子标本特别有用。据报道，其他试剂（包括 L- 肉碱、人球蛋白和神经生长因子）也可提高解冻后冷冻精子的活力，尤其是在低质量标本中。最近，在精子冷冻保存过程中添加 Mito-TEMPO（一种线粒体抗氧化剂），由于活性氧的减少，显示出改善解冻后活力、生存力和膜完整性的恢复，这可能特别有助于冷冻保存 TESE 样本，以供将来在 ICSI 中使用。然而，需要进一步的研究来清楚地证明这些药物的胚胎毒性风险被改善结果的实际益处所超过。简单地以胚胎毒性为代价增加运动性和想象中的改良选择的幻影是应该避免的。

（二）卵胞质内形态选择单精子注射

卵胞质内形态选择单精子注射（IMSI）是一项形态学评估技术，在高倍放大（6000 倍）下评估精子。这种方法的目的是选择一个精子进行 ICSI 操作，基于对活动精子核形态（形状和染色质含量）的评估。虽然这种方法最初被证明可以提高 ICSI 妊娠率，但一项更大的荟萃分析并不支持其结论，这可能与使用者的差异有关。由于这种方法需要摄像机、高倍显微镜、专用硬件和软件以及训练有素的人员，因而造成的经济负担相对较高，所以这种方法没有被广泛使用。

（三）透明质酸结合试验

透明质酸（HA）包围着成熟的人类卵母细胞，只有具有高 HA 受体水平的成熟精子才能有效地穿透这种基质并使卵母细胞受精。这些成熟精子的正常形态比例较高，DNA 断裂率较低，染色体非整倍体比例较低。HA 结合试验利用这一特性来选择用于 ICSI 的 HA 结合精子。将分离的精子微滴置于 HA 微滴（SpermSlow，CooperSurgical，Målov，Denmark）附近，并在 37℃下孵育 15 分钟。结合到 HA 界面的精子很容易被识别并用微量移液器收集用于 ICSI。这种方法被认为是体内受精过程中自然选择的生理模拟。虽然受精率和妊娠率没有差异，但使用 HA 选择的精子进行 ICSI 后，胚胎质量有所改善。然而，这一发现没有得到分析胚胎发育动态的延时摄影观察的证实。

（四）微流体设备

微流体设备基于精子的运动性和形态学分离精子。这些方法在精子分离困难的情况下非常有用，因为它有助于在通过 TESE 从标本中寻找精子的耗时过程。该方法可以筛选具有较低 DNA 碎片和有限 ROS 形成的精子，并最终可用于选择具有较高 DNA 完整性的精子。

微流体设备由多个通道和带孔的黏性薄膜组成。该装置在通道和出口端填充有介质，将 1ml 液化精液或其他样本加入入口通道中，并在 37℃下孵育 30 分钟。健康精子通常从入口游到出口通道，并可被收集用于 ICSI 程序。

有几种品牌的微流控芯片可供使用，Yetkinel 等对其中一种进行了研究。这项研究描述了在不明原因不孕的夫妇中，与使用上游技术相比，使用微流体设备具有更高数量和更好质量的胚胎，但在受精、临床妊娠和活产分娩率方面没有差异。微流体设备的一个优点是不需要离心，因此可以减少加工损伤和 ROS 积累。与上游法和密度梯度离心技术相比，用这种技术收集的精子具有更高的活力、更好的形态和更少的 DNA 损伤。虽然其他报告同样没有揭示这种选择技术与其他技术在受精率、妊娠率和活产率方面的差异，但其优势可能在于使用具有有限活力细胞的样本容易进行精子选择。

（五）低渗肿胀选择技术

低渗肿胀（HOS）技术是基于精子膜完整性的选择技术。稳定的质膜对精子功能至关重要。使用标准HOS试验选择精子与提高活力和受精率相关，并且与更低的DNA碎片化、更低的非整倍体率以及更好的核平衡和组织有很强的相关性。有学者假设，异常的染色体含量会引发早期凋亡过程，改变质膜，从而对低渗环境做出反应，导致异常肿胀或尾部形态改变，从而导致异常的HOS试验。

在这项技术中，对尾部膜进行评估。如果尾部膜是完整的，则可以假定精子头部的质膜也是完整的。在低渗条件下孵育精子15～30分钟后，精子尾部会卷曲或膨胀，这可以在显微镜下利用相差观察到。研究表明，尽管精液分析异常，但如果HOS测试正常，受精率很高。其他作者得出结论，不管精液分析是否正常，异常HOS试验都是低受精潜能最可靠的预测指标。

这种选择技术的一个显著优点是精子不会被破坏。该技术允许在不破坏精子的情况下评估功能性精子，这有助于选择解冻后不动的精子或从TESE获得的样本。在ICSI过程中，使用形态学来选择理想的精子不能排除DNA异常的精子。因此，利用HOS方法可以在不影响精子活力的情况下增加用于ICSI程序的最佳精子的选择。这种方法的另一个优点是简单和低成本。

（六）精子选择的电泳技术

具有完整DNA和正常鱼精蛋白含量的成熟精子具有负电性表面电荷。电泳程序可以利用电势识别这些成熟的精子，因此，不需要离心，这样就避免了ROS的产生。然而，这种方法的精子回收率低，不适合低精子数的样本。根据几份报告，与其他精子选择技术相比，没有显示出阳性结果的差异，并且对精子活力的影响引起了安全性问题。

（七）磁激活细胞分选技术

磁激活细胞分选（MACS）技术是基于选择没有凋亡迹象的精子，从而获得更低的DNA损伤率和更好的形态学。膜联蛋白V缀合的顺磁性微珠（Miltenyi Biotec，Bergisch Gladbach，德国）用于MACS程序以结合处于凋亡过程中的精子的蛋白质表面。这种结合通过放置在磁铁旁边的MACS柱实现。经历凋亡的精子与膜联蛋白微珠结合并保留在柱子上，而其余的精子则能够通过柱子。这种方法的一个缺点是降低了所选精子的活动力。在将MACS与其他技术（如上游法或密度梯度离心）进行比较时，未发现ICSI手术结果、植入率或流产率存在差异。

第四节 精子的冷冻保存

作为精子处理的一部分，当在MAR过程中不能获得或利用新鲜精子时，冷冻保存精子是一种有用的选择。对于因癌症化疗和放疗、前列腺手术、输精管切除术或高风险职业而面临绝育、生育能力下降或基因损伤的男性来说，长期冷冻精子也是保持未来生育能力的最佳选择。对于精子数量少的男性来说，冷冻解冻后混合的多个样本用于IUI是一个有用的选择，并取得了成功。冷冻，随后在IUI使用，也有助于排卵期分离的夫妻。

重要的是，与依赖新鲜采集的标本相比，使用TESE获得的冷冻精子进行IVF/ICSI有以下几个优点。首先，它可以减少所需的外科手术次数，可能就一次睾丸活检，因为回收的精子可以储存起来用于未来多次辅助生殖治疗。其次，在 ICSI 前获得冷冻保存的睾丸精子，避免了遇到在伴侣 IVF 手术当天没有睾丸精子的患者。此外，这对夫妇不需要同时进行手术，这可能会造成很大的不便。值得注意的是，使用新鲜和冷冻保存的 TESE 样本对 IVF/ICSI 的受精率和妊娠结局进行的直接比较表明，样本之间是等效的，而使用冷冻 TESE 精子则略有改善。

一、射出的精子

通过自慰或性交时使用无杀精剂避孕套获得的精子可以以两种状态冷冻：①在有精液的情况下（即未处理）；②不含精浆的处理过的精子。在任何一种情况下，无论有无精浆，都必须在解冻后通过清洗或某种处理去除缓冲介质。人类精子冷冻保护方法在文献和第 20 章中有广泛讨论。必须重点考虑理想的防冻剂 [如甘油、二甲基亚砜（DMSO）] 和冷冻缓冲液，可用于限制冷冻过程中冰晶形成和脱水过程中渗透应力造成的冷冻损伤。一个推荐的冷冻缓冲系统是用 *n*- 三（羟甲基）甲基 -2- 氨基乙烷磺酸（TES）和三（羟甲基）氨基甲烷（Tris）缓冲的甘油，并补充了卵黄柠檬酸盐培养基——含甘油的 TEST- 卵黄培养基（Irvine Scientific，Santa Ana，CA）。与其他七种冷冻保护剂相比，这种介质可以保护精子免受冷冻保存过程的负面影响，并保证解冻后精子有较高的活力。然而，由于甘油 - 铈醇本身对人类精子有害，因此必须注意的是浓度不要超过 7.5%。保护细胞膜的卵黄已被证明可以改善解冻后的恢复，而添加二硫苏糖醇也可以改善劣质人类精液的解冻后活力。在 1 ∶ 1 稀释的精子悬浮液中缓慢培养并添加防冻剂以限制渗透压休克。

关于冷冻过程，样本最好缓慢冷却至 4℃，以降低冷休克的风险，冷休克可导致精子活力和生存能力的不可逆损伤。为此，将样本管放在装有室温水的容器中，并在 4℃下冷藏 1.5 ～ 2 小时。然后将样本转移到冷冻瓶中，进行冷冻处理。在冷冻过程中，冷冻瓶首先被放置在液态氮蒸气中，高于液相 10cm，持续 15 ～ 30 分钟，当温度降至 80℃时，冷冻瓶会快速冷冻。这可以在液态氮罐的颈部或用于干燥运输精子的液态氮蒸气罐中实现。30 分钟后，将精子瓶浸入液氮中，在液氮中，精子瓶可以在 196℃的温度下无限期保存，或者直到取出解冻。理想情况下，它们应该浸没在液氮中，而不是长期储存在氮气中，以限制温度波动。

二、睾丸组织中的精子

从附睾或睾丸组织通过抽吸或提取获得的标本进行精子的回收处理。对于数量较多（＞ 100 000 个）的样本，应冷冻多个小瓶以增加未来 ICSI 尝试的机会，而单个小瓶用于回收＜ 100 000 个的精子。对于回收率极低的 TESE 样本精子，可以使用能够可靠地回收所有精子的系统来冷冻细胞，例如将显微操作器注射到藻酸盐珠中或使用 CryoTop（Kytazato，Tokyo，Japan）或 CellSleeper 系统（Nojicho，Kusatsu，Japan），尽管这些产品目前尚未被美国食品药品监督管理局（FDA）批准用于 TESE 的处理过程。在使用这些装置时，建议使用无卵黄的冷冻保护剂缓冲液，以减少解冻后大量清洗的需要。

三、解冻过程

为了获得最佳的解冻后精子回收率，解冻速率应与选定的冷冻速率相匹配，即快速冷冻的细胞应快速解冻，反之亦然。因此，冷冻小瓶或者被放置在工作台面上以在室温下解冻，或者被转移到 37℃的水浴中 5 分钟以快速解冻。应立即除去防冻剂以避免毒性，并使用上述合适的清洗技术进行分离。重要的是要记住，任何冷冻保存系统都会发生精子活力和存活力的实质性损失，在无精子样本中恢复约 50% 的正常活力，在质量较差的精子中产量较低。

最后，适当的实验室设备和用品对精子处理和冷冻保存至关重要。实验室用品包括营养培养基、缓冲液和蛋白质源（白蛋白、血清）以及防冻剂，必须正确储存和使用。表 24.2 总结了必需的实验室用品清单和处理 MAR 精子所需的设备。

要点
● 如果新鲜精子不能立即用于 MAR，则需要冷冻保存精子。 ● 使用冷冻保护剂和冷冻缓冲液可以防止冰晶和渗透损伤。 ● 低温保存通常从缓慢降温到 4℃开始，然后在氮蒸气中快速冷冻到 − 80℃，最后浸入液氮中，超快速冷冻至 − 196℃。 ● 由于冷冻过程很快，解冻也应该很快。

表 24.2 实验室设备、培养基和用品

设备	说明
显微镜	评估精子数量、活力和形态
孵卵器	在精子制备过程中使用
水浴说明	温度保持在 37℃ 精液分析时使用；用于解冻冷冻瓶
台式离心机	低速（至 3000*g*）；适用于 15ml 和 50ml 离心管
储藏冰箱	4℃
速冻装置	− 20℃
液氮罐	
精子计数室	● 血细胞计数器 ● Maklen ● 一次性计数载玻片（Cell-Vu、Leja、Cell Vision、Microcell^{TM}）
无菌移液器	
无菌 15ml 和 50ml 离心管	离心并收集精液和尿液
试管架	适用于 15ml 和 50ml 试管
营养培养基 ● Ham F-10 ● 合成人输卵管液 ● Tyrode 缓冲液	● 储存在冰箱中 ● 使用前加热至 37℃
用于配子培养的缓冲系统	● HEPES（*N*-2- 羟乙基哌嗪 -*N*-2- 乙磺酸）适用于 pH 为 6.8 ～ 8.2 的室内空气 ● 碳酸氢盐缓冲培养基：需要 5% 二氧化碳培养箱
蛋白质来源 ● 人血清清蛋白 ● 合成血清替代品	● 补充精子处理介质——对精子存活和精子获能的启动至关重要 ● 白蛋白通过清除精子膜上的胆固醇促进精子获能

续表

设备	说明
抗生素 ● 青霉素 / 链霉素 ● 庆大霉素	● 用于营养培养基 ● 最常用的为庆大霉素
冷冻保护缓冲液	有几种是市售的： ● 含甘油的 TEST- 卵黄缓冲液（Irvine Scientific） ● Quinn 精子冷冻培养基（CooperSurgical） ● 精子冷冻保护液 Sperm Cryo Protec（IVF Store） ● 精子冷冻保护液 Sperm Freeze Solution（Vitrolife）

第五节　结　　论

基于精子浓度、活力和形态的精液分析不适用于 MAR 程序的精子选择。众所周知，单次射精的精子具有不同的受精能力，在处理和选择精子进行人工授精时还需要考虑其他几个因素。没有足够的数据推荐任何特定的精子处理方法，有必要进行进一步的随机试验。在更严重的男性不育病例中，决定采用何种技术或选择方法进行精子处理、浓缩和分离应基于 MAR 实验室的能力和经过特定技术培训的员工的经验。精子选择技术的新进展已被开发出来，以识别和分离用于 MAR 的最佳和最有能力的精子，这将增加正常胚胎发生和改善妊娠结局的可能性。这些技术的一个重要的考虑因素是精子在选择过程中不应被破坏，特别是对于低精子数或较多不动精子数的情况。精子分离方法的进步使得在选择单个精子后进行 MAR 成为可能。不断发展的新兴研究和方法显示出希望，以找到精子处理的最佳方式，帮助改善 MAR 的临床结果。

（张　星　译）

第 25 章 男性肿瘤生殖学——生育力保存与修复的思考

Darshan P. Patel, Alexander W. Pastuszak, and James M. Hotaling

第一节 引　　言

在过去几十年里，美国癌症发病率有所上升。许多被诊断为癌症的患者都很年轻，近 10% 的患者年龄在 45 岁以下，1% 的患者年龄在 20 岁以下。特别是对于 15 ～ 19 岁的男性，癌症发病率每年增加 0.67%，导致近 40 年来发病率增加＞ 25%。尽管癌症发病率上升，但癌症存活率也大幅提高，而这很大程度上归功于更早的发现和更好的治疗。随着慢性癌症幸存者越来越多，“与癌共存”的概念亦得到关注。与癌共存的重点在于维持和提高癌症幸存者的健康水平，并对癌症及癌症治疗的长期副作用进行优化管理。

对于年轻的男性癌症幸存者，他们的主要担忧之一是如何保护生育力。在任何癌症治疗之前，均应重视保留生育力。美国临床肿瘤学会（ASCO）最初在 2006 年发布了一份关于保留生育力的指导声明，随后在 2013 年发布了一份更新的声明，强调在癌症诊断时和任何性腺激素治疗之前均应讨论保留生育力的重要性。尤其是如果患者对保留生育力有强烈愿望或存在矛盾情绪，则建议将患者转介给生殖专家进行咨询。在 ASCO 发布第一份指南声明时，将近 50% 的受访肿瘤学家报告与患者讨论了关于保留生育力的问题并将其转诊至生殖专家。其他包括美国国立综合癌症网络、欧洲肿瘤内科学会、美国儿科学会和美国生殖医学学会等专业组织，也有类似的关于保留生育力的指南声明，摘要见表 25.1。

最近的报告表明，在癌症治疗之前进行保留生育力的讨论较之前已经有了更大进步。然而，这只是影响癌症幸存者生育问题的一方面。另一个概念——肿瘤生殖学，也广泛描述了癌症幸存者中与生育有关的问题。肿瘤生殖学包括生育力保护和精子生成、性功能障碍、激素功能障碍、心理社会状态和整体健康状况。

在这一章中，我们回顾了癌症诊断和治疗后导致生殖损害的主要因素，如何保留生育力，性腺激素治疗后导致男性不育的处理，以及青春期前男孩生育力保存和修复的相关注意事项。

表 25.1　男性生育力保存相关指南

专业学会	发表年份	概要
美国临床肿瘤学会（ASCO）	2006，2013，2018[13，14，17，18]	● 所有医疗机构在涉及癌症患者的任何治疗之前都应就其未来潜在的不育提供相关咨询 ● 对生育有需求的患者应转诊给生殖专家 ● 应与所有计划接受癌症治疗的青春期后男性交代精子冻存问题
美国国立综合癌症网络（NCCN）	2012，2014[19-21]	● 青少年和青壮年癌症患者应被视为一个独特的年龄组，并提供包括生育力在内的专属的治疗和社会心理学考量 ● 在确诊癌症时应向所有男性患者提供精子冻存服务 ● 肿瘤中心应该制订一个以患者为中心的周密计划，为所有男性患者提供冷冻保存服务
欧洲肿瘤内科学会（ESMO）	2013 [22]	● 为计划接受治疗后可能影响未来生育力的男性提供精子冻存服务 ● 建议收集 1 ～ 3 个样本
美国儿科学会(AAP)	2008 [23]	● 与患者及家属沟通时应考虑可能带来相关影响的文化因素及其他独特因素 ● 应根据患者的年龄和发育阶段设定相关谈话要点
美国生殖医学学会（ASRM）	2005，2013，2018[24-26]	● 精液冷冻保存是青春期后男性保留生育力的标准方案，在合适时机可通过使用磷酸二酯酶 5（PDE5）抑制剂、振动刺激或电刺激射精进行辅助 ● 对于无法射精或射精样本中有无精子症或少精子症的男性，应考虑手术取精进行冷冻保存 ● 青春期前男孩的睾丸组织冷冻保存技术目前尚处于研究阶段，不应于常规临床实践中使用

改编自 Halpern JA，Hill R，Brannigan RE. Guideline based approach to male fertility preservation. Urol Oncol 2019.

第二节　生殖功能损伤

精子生成障碍并不是癌症诊断和治疗后生殖功能损伤的唯一原因。生殖功能损伤实际上是多因素的，包括精子生成障碍、激素异常、性功能障碍和性心理障碍。图 25.1 展示了癌症确诊和癌症治疗后生殖功能损伤的多个因素。

一、精子生成

癌症治疗可能会影响精子发生。全身化疗传统上被认为是最具性腺毒性的。化疗非特异性地攻击所有分裂细胞。除了癌细胞的快速分裂外，精母细胞同样面临全身化疗所导致的细胞死亡高风险。该风险取决于化疗的类型、剂量和持续时间。表 25.2 汇总了常见的化疗方案及不孕风险的预测。最常见的性腺毒性化疗药物包括烷化剂。这些细胞毒剂诱导双链 DNA 断裂和 DNA 修复，并诱导细胞早期凋亡。该类药物包括环磷酰胺类药物，如环磷酰胺和以铂为基础的药物。该类化疗的常见适应证包括白血病、淋巴瘤、多发性骨髓瘤、肺癌、胶质母细胞瘤、卵巢癌、睾丸癌和膀胱癌。

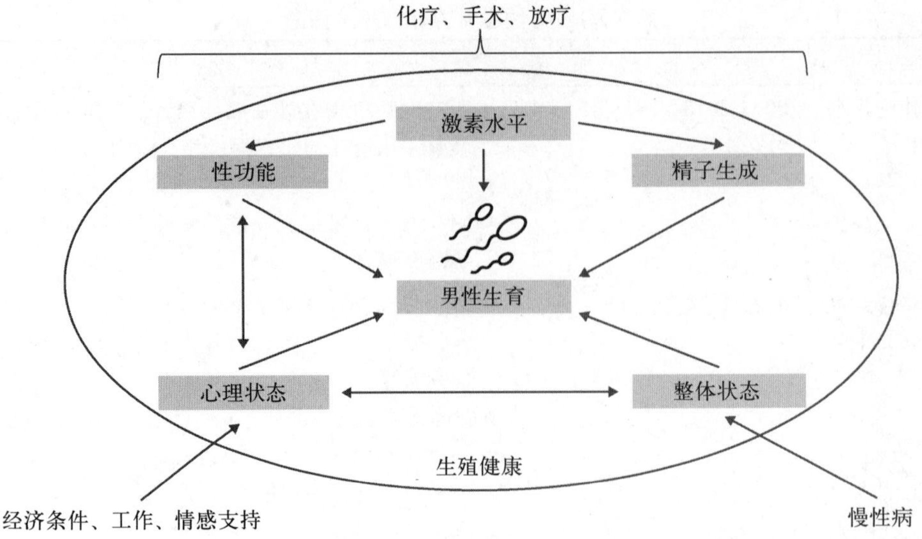

图 25.1 影响生殖健康的因素

对儿童期癌症治愈患者的研究显示，将 11 000 名癌症治愈患者与 3900 名同胞相对照，发现烷化剂的剂量与生育力降低具有相关性。与兄弟姐妹对照组相比，男性癌症治愈患者的生育力显著降低 [风险比（HR）=0.63，95% CI：0.58 ～ 0.69]。这种效应似乎是剂量依赖性的，上限剂量的环磷酰胺、异环磷酰胺、丙卡巴肼和顺铂与男性生育力显著降低相关。用烷化剂治疗出现无精子症的风险超过 25%，即使在治疗 5 年后也是如此。其他类别的全身化疗，包括细胞抑制剂，如蒽环类、抗代谢药物、核苷类似物和生物碱，可能会扰乱下丘脑 - 垂体 - 性腺（HPG）轴，并导致性激素异常，可能损害精子生成。

放射治疗可能直接损害精子生成。与化疗类似，快速分裂的精母细胞由于睾丸受到辐射而被损害的风险很高。精子发生受损的程度与辐射剂量直接相关。1Gy 生精功能的恢复需要 18 个月，2 ～ 3Gy 需要 30 个月，＞ 4Gy 则需要 5 年。辐射散射或附带辐射（继发于对邻近结构的辐射）的剂量在 0.1 ～ 1Gy 时，其长期影响精子生成的可能性较小。然而，稍高剂量(1 ～ 3Gy) 会导致少精子症和无精子症以及较长的生精恢复时间。在睾丸癌中使用较高剂量放疗（12 ～ 30Gy）则与无精子症的发生紧密相关。

睾丸癌的单侧睾丸切除术也可能导致生精功能受损或增加男性不育风险。一项全面的系统性回顾研究表明，除了受到肿瘤治疗的影响以外，睾丸癌患者的精液参数异常也同样会增加。这表明睾丸癌本身和单侧睾丸切除也会影响精子生成，尽管这种关系尚未完全阐明。先前相关研究发现，肿瘤大小与受肿瘤影响侧睾丸的精子生成水平之间存在关联。与直径＜ 4cm 的肿瘤相比，直径＞ 4cm 的精原细胞瘤和非精原细胞瘤的精子生成水平更差。也有证据表明，近 25% 患有睾丸生殖细胞肿瘤的男性对侧睾丸的生精减少。许多研究进一步探索睾丸癌与生精功能间的关联，但受到了睾丸癌的相关治疗（如全身性放疗及化疗等）所带来的影响。肿瘤导致的生精缺陷可能归因于乳酸脱氢酶、β- 人绒毛膜促性腺激素（hCG）、α- 甲胎蛋白引起的激素紊乱，抗精子抗体的影响以及下丘脑 - 垂体 - 睾丸轴的破坏。

表 25.2　常用化疗方案与不孕风险

药物种类	常用药物	作用机制	不孕风险
烷化剂	白消安、苯丁酸氮芥、环磷酰胺、异环磷酰胺、丙卡巴肼、替莫唑胺	DNA 烷基化，导致双链 DNA 断裂并诱导细胞凋亡	高
铂剂	顺铂、卡铂	DNA 交联剂，抑制 DNA 合成 / 修复	高
蒽环类药物	多柔比星表柔比星、呋喃西林、米托蒽醌	DNA 嵌入、拓扑异构酶抑制、组蛋白调节失控以阻止细胞周期进展	中
抗代谢药物	氟尿嘧啶、卡培他滨、甲氨蝶呤、吉西他滨	终止 DNA 合成	低
长春花生物碱类	长春花碱、长春新碱	抑制微管形成，导致细胞凋亡	低
抗肿瘤制剂	博来霉素	双链 DNA 断裂	低

改编自 Abram McBride J，Lipshultz LI. Male fertility preservation. Curr Urol Rep. 2018.

二、激素异常

激素异常也被认为与癌症治疗相关，特别是血清睾酮水平低下、血清黄体生成素（LH）升高和卵泡刺激素（FSH）水平升高。烷化剂与间质细胞功能不全相关。环磷酰胺剂量＞ $20g/m^2$ 则与血清睾酮降低和促黄体生成素水平升高相关。在儿童癌症治愈患者的研究中发现，环磷酰胺的使用剂量与相对所需要的外源性睾酮治疗剂量之间存在相关性。这表明化疗剂量存在一个关键的临界值，超过这个临界值便会对男性生殖内分泌轴造成量效关系的影响。

睾丸辐射（放疗）和低雄激素血症之间也有关联。许多这些研究可能被化疗或单侧睾丸切除术的效果所混淆。青春期后接受 12 ～ 30Gy 睾丸照射的男性被观察到睾酮水平逐渐下降，其中 20% ～ 60% 的男性在接受照射 10 年后接受了外源性睾酮补充治疗。此外，在青春期前男性中，辐射剂量在 20 ～ 30Gy 亦与低雄激素血症具有相关性。放射或手术引起的下丘脑 / 垂体继发性性腺功能减退也被报道，原因是 HPG 轴相关的功能紊乱。放射治疗的剂量＞ 30Gy 会导致继发性性腺功能减退。

一般来说，在对侧睾丸健康的情况下，单侧睾丸切除术与低雄激素血症无关。然而一些研究表明，单侧睾丸切除后，睾酮水平会加速下降。尤其在中位随访率为 18 年的肿瘤治愈患者与健康对照组相比较时，其单侧睾丸切除术后发生低血清睾酮水平的风险增加了 4 ～ 7 倍。

三、性功能障碍

总体而言，化疗和睾丸放射治疗会如前所述导致间质细胞功能障碍和低血清睾酮水平从而影响正常的性功能。放射治疗或涉及脊髓、前列腺或直肠的手术可能会损伤勃起和射精的神经。Walsh 最初描述的根治性前列腺切除术中保留神经的技术在治疗后改善了勃起功能。此外，保留交感神经的技术用于睾丸恶性肿瘤腹膜后淋巴结清扫可降低射精功能障碍的发生率。

四、性心理障碍

对生殖功能所带来的损伤中最容易被忽视的一点，是诊断和治疗给患者所带来的心理和社会压力。越来越多的研究表明，患者会因为不孕不育和性功能障碍这些疾病相关的负面信息产生病耻感，进一步影响个人的人际关系和整体健康。此外，与保持生育能力相关的经济负担可能会进一步产生对养育后代的焦虑。

要点

- 癌症相关治疗后的生殖功能损伤是多因素的。
- 用烷化剂治疗后出现无精子症的风险超过25%，即使在治疗5年后风险也是如此。
- 较高的辐射剂量（> 12 ～ 30Gy）与无精子症有关，并且较低的辐射剂量也可能影响精子发生。
- 烷化剂与间质细胞功能不全和低雄激素血症有关。
- 性心理障碍是生殖功能损伤中最容易被忽视的一部分。

第三节 男性不育与癌症之间的遗传相关性

人们普遍认为，与癌症相关的治疗可能会对生殖功能产生负面影响。然而，最近的多重关联研究将男性不育与特定癌症联系在一起，如睾丸癌、前列腺癌、非霍奇金淋巴瘤、某些白血病和黑色素瘤。几个环境因素和遗传因素被认为驱动了这些联系；然而，还有一个共同的遗传原因尚未得到阐明。

小鼠模型数据可以帮助人们更好地理解男性不育和癌症的共同遗传原因。小鼠基因组信息学（MGI）数据库的分析表明，在小鼠模型中，各种恶性肿瘤和男性不育之间存在64个共同基因位点。当MGI数据库中与男性不育相关的基因与癌症数据库（COSMIC）的体细胞突变目录中的已知人类癌症基因比对时，有25个基因重叠。其中，19个被认为是肿瘤抑制基因或癌基因。当与在线人类孟德尔遗传数据库（OMIM）相比对时，这19个重叠基因与超过38种不同的恶性肿瘤相关。图25.2（见彩图）展示了这些发现。

然而这些发现目前还停留在假说阶段，因而需要进行更大规模的全基因组研究，以了解每一种癌症和男性不育的潜在遗传病因和共同的遗传病因。最终确定的癌症和男性不育的易感基因，对未来的筛查策略具有重要意义。

第四节 生育力的保留

在开始癌症的相关治疗之前，ASCO指南建议保留生育力。青春期后的男性获取精液样本以冷冻保存精子，具有较好的成本效益。然而尽管最近的报道表明这些比率有所提高，大部分提供者却并不重视保留生育力，特别是精子的冷冻保存。在接受适当咨询的男性中，只有24% ～ 30%的人最终保留了精子，只有6% ～ 18%的人真正将这些储存的精子用于未来的辅助生殖。

目前患者获取相关咨询和进行精子冷冻保存仍存在诸多障碍。患者的年龄与其咨询意愿相关，因为老年患者不太可能接受精子冷冻保存。在接受相关咨询的患者中，不寻求精子保存的常见原因包括缺乏资金、尴尬、对化疗感到焦虑、缺乏兴趣、性取向和宗教背景。此外，收入较低和医疗补助保险较低的患者保存精子的可能性较小。

精子冷冻保存的时机也很重要，尤其是在开始任何与睾丸癌相关的治疗时。在睾丸切除前后，精液样本中的精子总数明显减少。一项研究检查了近1200名因睾丸癌而接受单侧睾丸切除的法国男性，观察到平均精子密度从 3.2×10^7/ml 下降到 2.4×10^7/ml。在临床上，尽管这对生育能力没有显著影响，但这一幅度的变化对于任何治疗前患有隐匿精子症或无精子症者而言仍是重要的。大多认为睾丸癌患者在睾丸切除前应该被提供精子冷冻保存，但事实并非如此。通常情况下，男性直到睾丸切除后才开始考虑保留生育力，或者在睾丸切除之前无法获得相关转诊以保存精子。在睾丸切除前常规冷冻精子可以帮助患者未来的生育计划，且不会显著推迟癌症相关的治疗。

对于睾丸切除术前就患有无精子症或少精子症者，应尽早考虑显微镜下睾丸取精术（MTESE)。另外，无精子症或少精子症患者可在进行根治性睾丸切除术的同时进行对侧睾丸取精术（TESE)。此外，相关研究描述了使用外科显微镜对正常外观的睾丸组织中含有肿瘤的睾丸进行精母细胞的反向解剖，该过程被称为“onco-TESE”。这项技术之所以有利，在于它最大限度地利用了原本可能在组织学分析中丢失的功能组织。对于患有双侧睾丸肿瘤的无精子症者或患有癌症的孤立睾丸者，onco-TESE 也是有益的。Onco-TESE 精子采集技术如图 25.3（见彩图）所示。在未来，onco-TESE 还可能在获取未成熟的睾丸组织方面发挥作用，以供青春期前男孩在睾丸切除术后恢复生育力。目前这项技术在人类身上仍处于实验阶段，但它已在灵长类动物模型中得到验证。

保留生育力后的结果

据报道，使用冷冻保存的精子进行辅助生殖技术（ART）后，生育率可达到 49% ～ 82%。理论上认为，精子冷冻会损害精子并影响抗逆转录病毒治疗的效果。一项对解冻后精液质量与生精液质量的回顾分析表明，睾丸癌患者在解冻后精子总数 $>5\times10^6$ 的可能性显著降低。此外，当比较原始和解冻后的样本时，髓系白血病患者的活动精子总数减少最多。另有相关证据表明，精原细胞瘤和新鲜活动精子总数较低的男性解冻后活动精子总数较低。考虑到这些因素后，睾丸癌患者，特别是精原细胞瘤和髓系白血病患者应进行额外的精子冷冻保存。然而先前的一项荟萃分析显示，在使用新鲜精子和冷冻精子时，卵胞质内单精子注射（ICSI）对因生精失败而导致的无精子症患者的临床妊娠率的影响并没有显著差异。

> **要点**
>
> - 精液冷冻保存生育力是一种经济有效的方法。
> - 人们对精子冷冻目前仍存在许多心理社会障碍。
> - 睾丸肿块切除前应常规建议男性保留生育力。
> - 对睾丸切除术前的无精子症患者可考虑尽早对精液标本进行 mTESE 检测。TESE 可用于采集对侧睾丸组织或病变睾丸的功能性组织，否则这些组织将因组织学分析而丢弃。

第五节　癌症治疗后对不育男性的思考

一、化疗后无精子症

化疗后出现无精子症的男性可以采取手术取精。手术取精可分为经皮取精和开放取精。经皮取精可在局部麻醉下在门诊进行，然而，与因生精功能障碍而导致的无精子症的开放显微外科手术（TESE）相比，该取精率并不高。显微外科手术使用 15 ～ 20 倍的放大率来选择更有容纳精子可能的小管，其取精率更高。一项包括近 1900 名患者在内的 15 项研究的荟萃分析表明，与传统 TESE 相比，mTESE 获取精子的可能性高 1.5 倍，而与经皮方法相比，传统 TESE 获取精子的可能性高出 1 倍。此外，与开放手术相比，经皮穿刺术可能会导致不必要的睾丸损伤和血肿。对于生精功能障碍引起的无精子症，使用 mTESE 的精子获取率从 40% 到 63% 不等。对于化疗后患者，使用 mTESE 的精子获取率从 37% 到 42% 不等。暴露于烷化剂和有唯支持细胞综合征（SCO）病史预示着较低的精子获取率。

二、射精功能障碍

射精功能障碍通常发生在睾丸癌行非保留神经的腹膜后淋巴结清扫术后，并可能因糖尿病等并发症而加重。射精功能障碍一般是逐步发展的。对于有逆行射精临床病史（射精量低、有性高潮感觉、有腹膜后淋巴结清扫病史）的患者，射精后尿液分析可用于发现精子并作出诊断。拟交感神经药物，如伪麻黄碱，可在性行为前用于膀胱颈收缩，以防止逆行射精。Shoshany 等证实，70% 使用伪麻黄碱的逆行射精男性的精液参数有所改善。如果治疗无效，可以从射精后尿液中提取精子。通常情况下，尿液应在进行精液分析前碱化 3 天。如果活动精子总数＞ 500 万，则用这种方法获取的精子可用于宫内人工授精（IUI），如果精子总数较低，则可以用于 ICSI。如果这些方法都不能为 ART 提供可存活的精子，则可以考虑附睾或睾丸的精子抽吸或提取。

三、不射精 / 射精失败

青春期后有不射精症或射精失败的患者，可以使用阴茎振动刺激或电刺激诱导射精（EEJ）。阴茎振动刺激是一线方案，因为它可以在没有麻醉的情况下进行。振动刺激直接作用于阴茎，直到射精。EEJ 必须在全身麻醉下进行，并用于阴茎振动刺激失败的情况。该方法使用经直肠探头向前列腺和精囊提供直接电刺激，直到射精发生。EEJ 的精子获取率很高。如果这两种方案都失败，则可以考虑附睾或睾丸精子抽吸或提取。重要的是，射精失败没有有效的治疗药物。

四、化疗或放疗后雄激素水平低下与不育症

如前所述，间质细胞的功能受化疗和放疗的影响，可能会导致睾酮水平低下。最近在美国泌尿外科学会（AUA）关于评估和处理睾酮缺乏的指南中，对于低雄激素血症的合适的检查和诊断进行了相关综述。

使用激素治疗低雄激素血症需要特别考虑患者的生育欲望。外源性睾酮不应用于有生育需求的低雄激素血症患者。已有多项研究表明，外源性睾酮的使用会抑制精子发生。然而，在癌症的相关治疗之后，激素治疗可能会对不孕不育起到作用。基于激素治疗的总体目标是改善精液参数以及优化少精子症男性的精液参数，并提高无精子症男性显微手术取精的机会。选择性雌激素受体调节剂（SERM）尽管尚未被美国 FDA 批准用于男性不育，但已经在男性不育患者中进行了广泛的研究。SERM 可提高黄体生成素和卵泡刺激素水平，刺激内源性睾酮的产生。在低雄激素症和少精子症的患者中，克罗米芬是常用的刺激精子生成的药物。调查数据显示，SERM 是特发性男性不育最常用的经验性治疗药物。先前对克罗米芬治疗特发性男性不育的随机研究进行了荟萃分析，支持该药物治疗后患者精子密度显著增加的结论。此外，Hussein 等研究表明，对于生精功能障碍引起的无精子症患者在使用克罗米芬治疗至少 3 个月后，高达 64% 的人精子恢

复到射精状态，其余 36% 的人使用 TESE 成功取精。对于该群体的一项更大的分析显示，接受克罗米芬治疗组的精子获取率提高了 57%，而未接受克罗米芬治疗组行 TESE 的取精率为 33%。尽管循证文献有限，SERM 仍可用于优化精液参数，以及帮助治疗有生育需求的低雄激素血症患者。

芳香化酶抑制剂还可以提高少精子症和无精子症男性的血清睾酮水平，并优化精子生成。这些药物可能对血清睾酮 / 雌二醇比率＜ 10 ：1 的男性有效。尽管目前支持使用这些药物的证据有限，但芳香化酶抑制剂也可考虑用于癌症相关治疗后的不育男性。

对于因放射或手术引起的下丘脑 / 垂体性腺功能减退的患者，可考虑使用 hCG。人绒毛膜促性腺激素是一种促黄体生成素类似物，能刺激间质细胞产生内源性睾酮。患有特发性性腺激素减退症或 Kallman 综合征的男性通过 hCG 治疗得到了 56% 的妊娠率。Yang 等进行的一项更大规模的回顾性研究发现，50% 患有低促性腺激素性性腺功能减退症的男性单独接受 hCG 治疗后，睾丸体积有所改善，40% 的男性能够实现生精。

以激素为基础治疗男性不育的证据是多样化的。在癌症相关治疗后患有不育的男性的治疗方案中应该考虑到这些手段，但精液参数和妊娠率的改善并不一致。此外，也有相当多的数据支持低雄激素血症男性经这些方案治疗后血清睾酮水平得到了改善。

五、化疗的跨代影响

传统上，人们认为化疗的影响仅限于生育力，而对后代并没有重大的长期影响。然而，最近出现了越来越多关于化疗的跨代影响的问题。相关动物模型已经证明了跨代传播的精子表观基因组的变化。最近的一项回顾研究，对化疗暴露妇女的子女的妊娠存活率进行了鉴定，并与匹配的未暴露于化疗的对照组进行了比较。结果显示，与未接触 F_1 的普通人群相比，暴露在 F_1 中的个体的子女数量减少了 77.2%（P=0.001）。此外，在犹他大学数据库中，一些尚未发表的数据显示，接受化疗的男性的后代患双相情感障碍的可能性是与之匹配的非暴露组的 2.67 倍（95% CI ：1.12 ～ 6.38）。

要点
● 对于化疗后无精子症患者，mTESE 是推荐的取精方法。
● 腹膜后淋巴结清扫术后患者的射精功能障碍是逐步发展的，如果无法取回精子，其侵袭性会不断增加。
● 阴茎振动刺激或 EEJ 应考虑为不射精症或射精失败的治疗方案。
● 目前药物治疗对不射精症无效。

第六节　青春期男性的生育力保留

通过自慰获得的精子冷冻保存是 Tanner 3 级或以上青春期男性的最佳生育能力保留方案。青春期后和成年男性，也应在任何性腺激素治疗之前进行该方案。如果由于宗教或其他心理社会因素而无法自慰获得精液分析，则应在与患者和监护人进行知情讨论后，考虑其他更具侵入性治疗方法，如阴茎振动刺激、EEJ 或附睾睾丸精子提取。

要点
● 通过自慰获得精子进行冷冻保存是保留青少年生育力的最佳方案。

第七节 青春期前男性在癌症相关治疗前的生育力保留和修复

精子冷冻保存是青春期后男性保留生育力的最佳方案。然而，这一方案对青春期前或围青春期尚未开始产生精子的男孩来说并不合适。而在性腺激素治疗之前，通过冷冻保存未成熟的睾丸组织或生殖细胞悬液以保留生育力具有重要意义。该手段可在癌症相关治疗后，通过移植未成熟的睾丸组织或精原干细胞或体外成熟的精原细胞以恢复生育力，并产生精子以供辅助生殖技术。然而，这种方案面临的挑战在于发育出成熟的精子。这些策略目前还是试验性的，只可在经批准的研究方案中提供。世界上有 16 个以上的三级中心可根据批准的方案储存未成熟的睾丸组织或精原干细胞悬浮液。图 25.4 阐述了青春期前男孩精原干细胞的保存途径。

这些保存方案的目的是有朝一日在促性腺治疗后直接在体内重新引入睾丸组织或精原干细胞悬液，以刺激精子发生，并最终自然受孕。此外，也可以通过采集的睾丸组织或精原干细胞悬液进行体外器官培养，并产生成熟的精子以用于卵胞质内单精子注射和辅助生殖技术。这两种策略都令人鼓舞，但它们距离临床应用还很远，实现这些目标尚需要进行大量的研究。

一、未成熟睾丸组织和精原干细胞悬液的保存策略

未成熟睾丸的活检组织或分离的精原生殖细胞悬液可被超低温保存，以供未来

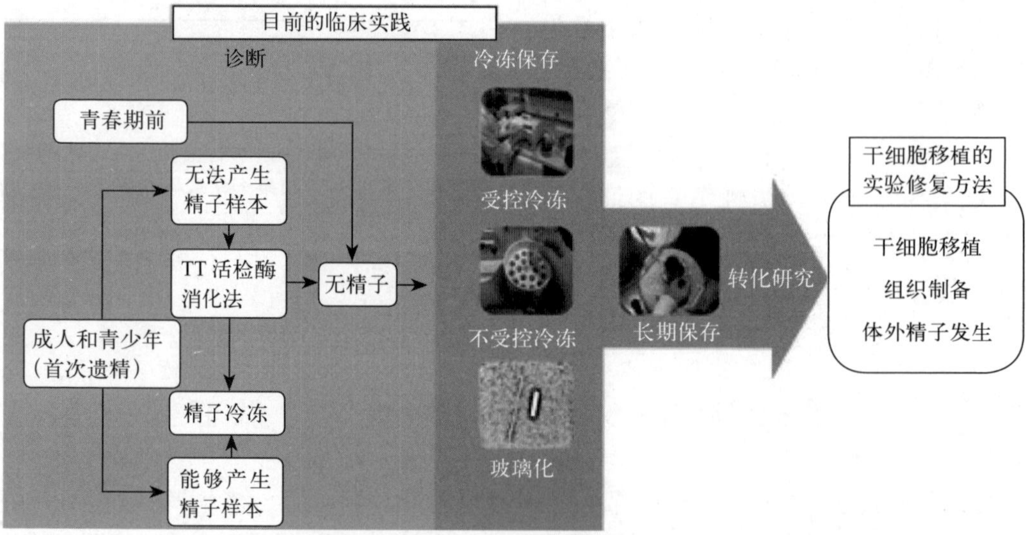

图 25.4 青春期前、青春期和成年不孕症高危患者精原干细胞（SSC）保存途径

在性腺激素治疗开始或预期 SSC 丧失之前，根据年龄和青春期，取回组织或精液样本。SSC 在治疗和康复期间进行冷冻保存。目前正在优化不同的冷冻保存技术（如受控和非受控的冷冻和玻璃化），以有效地保存这些样本。随后，当患者病情好转且生育力恢复技术可用时，将组织块或细胞悬浮液解冻以用于自体移植或体外精子生成。在理想情况下，SSC 可以（重新克隆生精小管）重新启动精子发生，产生成熟精子

引自 Onofre J, Baert Y, Faes K, Goossens E. Cryopreservation of testicular tissue or testicular cell suspensions: a pivotal step in fertility preservation. Hum Reprod Update2016; 22: 744-61.

恢复生育力。目前从动物和人类研究中得出了几种保存方案。冷冻保存的一般原理与精液冷冻相似。冷冻保护剂在冷却前被添加到样本中。然后冷却到 −196℃左右进行储存。当要准备使用时，将样本解冻，最后移除低温保护剂。Onofre 等回顾了用于未成熟睾丸组织和干细胞悬液保存的各种方案。与精液冷冻保存相比，精原干细胞的功能不能仅通过细胞活力来评估。精子发生的开始才是评估精原干细胞功能的唯一标准。

二、未成熟睾丸组织移植

目前利用未成熟的性腺组织恢复女性生育力的实验技术比男性中建立得更为成熟。未成熟卵巢组织的冷冻保存和移植已使得 86 例青春期后女性的自然妊娠，以及 1 例青春期前女性的自然妊娠。未成熟卵巢组织的小片段（2 ～ $4mm^3$）用二甲基亚砜（DMSO）进行超低温保存。进行移植时，将解冻的组织移植到原位位置，如残留卵巢、宽韧带或邻近组织。异种移植是一种替代方案，即将冷冻保存的未成熟卵巢组织移植到小鼠模型中，然后从异种移植物中获取成熟的卵母细胞。

目前为止，人类未成熟睾丸组织的移植只在动物模型中进行过研究。成功移植未成熟的人类睾丸组织存在诸多挑战。早期有限的移植物血运重建过程会导致移植物存活率低和生殖细胞损伤。通常情况下，未成熟睾丸组织移植于皮下并吸收营养，其原理类似于皮肤移植物的早期营养。虽然已在包括眼睛、背部和耳朵等许多不同部位进行过移植，但温度过高会影响生殖细胞的存活。因此，原位移植为最佳。此外，存活的精原细胞中仅限于初级精母细胞出现异常分化，很少有精子细胞样结构。这可能是小鼠模型本身的结果，因为从非人类灵长类的猕猴身上自体移植的未成熟睾丸组织可产生完整的精子生成。异种移植到小鼠模型中则并没有导致生精分化。精子生成的另一个考虑因素是内分泌环境。正常情况下，精原旁分泌微环境对精子生成非常重要，这一环境主要由下丘脑 - 垂体 - 睾丸轴维持。给予外源性促性腺激素也许是一种改善生殖细胞存活和分化的方法。然而，目前的实验结果有限。在两项研究中，辅助性给予促性腺激素、睾酮和 FSH 均未有效改善精原细胞的分化。

三、精原干细胞移植

另一种保留和恢复生育力的方法是在癌症相关治疗完成后将功能性生殖细胞移植回患者体内。目前已能成功地从啮齿动物中分离出精原干细胞，并重新注射到经白消安消毒的小鼠的睾丸中。最终产生精子并自然交配受孕。精原干细胞移植的研究也已经在人类身上进行。相关研究提取了男性非霍奇金淋巴瘤患者的睾丸细胞悬液，在化疗前进行冷冻保存，并在性腺激素治疗完成后将这些悬浮液重新移植到睾丸内。但目前研究结果尚未公布。

能够成功移植精原干细胞面临的挑战包括分离合适浓度的干细胞，以及排除癌细胞产生的干扰。干细胞只是睾丸组织细胞中的一小部分，因此，优化干细胞分离从而提高移植成功率是首要目标。对于发生癌细胞移植的担忧，促进人们研究一种将癌细胞（污染物）从精原干细胞中分离出来的技术。目前已使用的细胞分选技术包括磁激活细胞分选和荧光激活细胞分选。目前的策略尚未完善，同时癌细胞感染的风险也不容忽视。微流控细胞分选在此应用中具备很好的应用前景。

四、体外成熟

体外成熟可能是精原干细胞移植或不成熟睾丸组织移植的替代方案，尤其是癌细胞混入的风险。这项技术的目标是分离成熟精子，以便后续用于卵胞质内单精子注射。体外成熟过程可通过单细胞培养或器官型培养进行。虽然目前已创造出许多不同的人类细胞培养系统，但没有能产出一个成熟的精子。类器官培养对体外成熟具有重要影响，因为它们能够维持在原始组织中发现的复杂微环境。目前人类睾丸器官培养的研究非常有限。Curaba 等报道了在对人类未成熟的睾丸组织进行类器官培养后，短期内生精小管完整性良好。

目前使用支架、细胞和生物活性分子以促进精子体外成熟的组织工程是研究热点。这项组织工程学技术可以重建复杂的微环境来支持精子成熟，不同的基质或支架可以进行人工修饰，创造出支持细胞生长的最佳物理和化学特性。支架内的纳米颗粒或生物活性分子所具备的药代动力学可能为细胞成熟提供额外的化学或激素支持。这些纳米颗粒可能含有血管形成、抗氧化应激和激素支持相关的分子。对青春期前男性生育力保留和恢复最终目标，是使用从冷冻保存的体外成熟的睾丸组织中所获取的生殖细胞，创建一个人造睾丸，然后在性腺激素治疗完成后重新植入患者体内。

虽然未成熟的睾丸组织和精原干细胞悬液的冻存工作已经开展了十多年，但目前这些恢复生育力的技术尚处于起步阶段。要将这些方法从实验研究转移到临床应用，仍任重道远。

要点
● 通过采集和冷冻未成熟的睾丸组织或生殖细胞悬液来保留青春期前男孩生育力的技术，目前仍处于实验阶段，只能在已批准的研究方案中进行。
● 已在动物模型中进行冷冻保存的未成熟睾丸组织移植或精原干细胞移植的研究；然而，生殖功能修复在临床的广泛应用仍存在诸多挑战。
● 在组织工程（支架、纳米颗粒等）应用的辅助下精原生殖细胞在体外成熟，为将来分离成熟精子并进行卵胞质内单精子注射创造了可能。

第八节 保留生育力的评估

保留生育力的过程是复杂的，尤其对于近期确诊的癌症患者来说，往往超出其承受范畴。一项正规的生育力保护项目会基于最新的指南为患者进行相关评估，并能为其提供及时规范的咨询和恰当的转诊。该项目计划的参与者包括肿瘤学家、泌尿科医生、生殖内分泌学家、社会工作者和行为健康提供者，并且患者可及时与他们取得联系。图 25.5 阐述了基于相关指南进行男性生育力保留评估的方案。

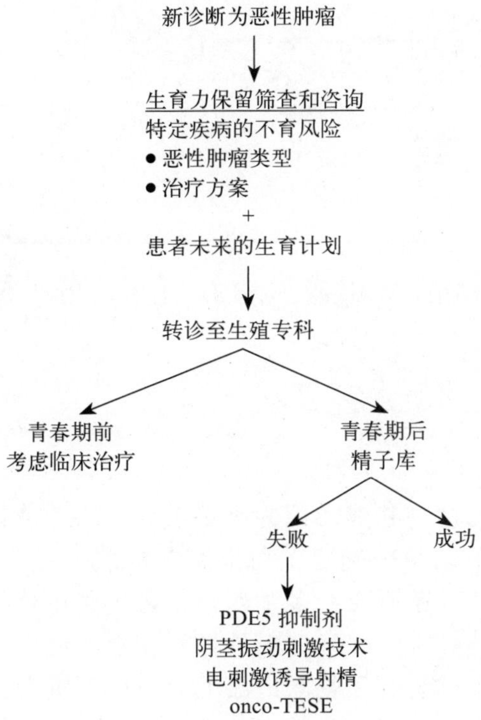

图 25.5　基于指南保留男性癌症患者生育力的方案。PDE5. 磷酸二酯酶 5 型；TESE. 睾丸精子提取

转载自：Halpern JA, Hill R, Brannigan RE. Guideline based approach to male fertility preservation. Urol Oncol 2019.

第九节　结　论

尽管现代癌症的治疗方案中会注重降低对生殖系统和整体健康的影响，但男性癌症幸存者仍面临着生殖系统损伤的风险。对于男性癌症幸存者而言，保留生育力是非常重要的，然而许多患者没有进行精子冻存，有些即使提供了精子冻存，后期也未能跟进。目前尚需进一步的研究以更好地了解男性癌症幸存者的性心理需求以及保留生育力的需求。对于青春期前的男孩，许多研究中心已经制定了保存未成熟的睾丸组织或精原干细胞悬液的方案，以供他们未来使用。然而，精原生殖细胞的移植或体外成熟的相关技术还处于初期阶段，这一临床应用的发展尚面临诸多挑战。

（陈建淮　译）

第 26 章

男性节育

Darius Devlin, Martin M. Matzuk, Kelly Walker, and Jay I. Sandlow

第一节 引　　言

避孕，即有意暂时防止生育，在计划生育中起着至关重要的作用。目前市场上有一系列有效且可逆的避孕方法。但是，这些选项中的大部分都是为女性量身定制的，这使得女性承担了过重的避孕和计划生育的责任。对于男性来说，可逆的避孕方法仅有避孕套和性交中断。唯一与某些女性避孕方法效果相当的方法是输精管结扎术，但该方法并非始终可逆，并可能对生育力产生持久的影响。

尽管近 50 年来一直在进行研究和临床试验，但男性激素避孕方法面临着挑战，不受欢迎的注射方式和不良的副作用阻碍了它的广泛应用。当前的研究集中在完善激素避孕方法和探索非激素替代避孕方式。在动物模型和小规模临床研究中，早期临床前结果成功证明了靶向特定蛋白质的非激素类药物化合物可以达到完全而可逆的避孕效果。然而，早期研究中所使用的这些化合物并非专门为避孕设计，或者从临床前试验中确定了可能存在的脱靶效应。因此，还需要更多工作来改进这些化合物的选择性，并确定新的作用靶点。近年来在基础研究和临床进展方面取得的重大进展，使得男性避孕药的概念更接近成为现实。本章深入探讨了激素和非激素避孕方法发展的历史进程和最近取得的突破，并提供了避孕化合物如何影响精子生产和运输的简明总结。

要点
• 推出男性可逆避孕方法可以更好地平衡计划生育的责任。 • 经过广泛研究的男性激素避孕方法在临床试验中展现出鼓舞人心的结果。 • 非激素类避孕药物和设备在临床前试验和早期的临床试验中显示出乐观的前景，并正在被优化以进行进一步的临床研究。

第二节 输精管结扎

输精管结扎是美国泌尿外科医生最常施行的手术之一，在美国每年进行的输精管结扎术超过 50 万例。与输卵管结扎（另一种永久性避孕方法）相比，输精管结扎在多方面都更有优势：它在避孕方面更为有效，侵入性更小，费用更低，恢复时间更短，并发症更少。从人口统计学角度看，家庭成员较多、受教育程度较高和非西班牙裔白种人夫妇更倾向于选择输精管结扎术。2012 年，美国泌尿外科学会发布了《输精管结扎指南》，最近一次更新是在 2015 年。

一、咨询注意事项

全面的输精管结扎咨询应涵盖详细的病史，包括出血疾病或抗凝问题，详尽的生育史及体格检查。最好是面对面的咨询，通过电话或网络咨询也是可接受的替代方法。有意向的患者必须认识到输精管结扎是一种永久性的避孕方法。此外，必须注意的是，美国的某些州要求在签署同意书和手术实施之间有一个等待期。输精管结扎并不会立即导致不育。因此，在输精管结扎后精液分析（PVSA）确认不育之前，建议继续使用其他避孕方法。因输精管结扎未达到预期的不育效果需要再次进行手术的风险小于1%。手术并发症包括有症状的血肿和感染，发生率为1%～2%，临床上显著的慢性阴囊疼痛的风险为1%～2%。

二、输精管结扎手术及技术

尽管输精管结扎方法有很多种，但以下原则适用于所有这类手术。输精管结扎术通常不需要预防性使用抗生素，除非患者合并某些与感染风险特别高的并发症。大多数输精管结扎采用皮肤局部麻醉和输精管神经阻滞麻醉，可选择性地口服镇静药物。与标准的局部注射麻醉注射相比，表面麻醉在减轻不适方面表现出并不一致的结果。对于一些恐惧针头注射的男性，可选择气动注射器（也称为喷射或无针设备）经皮给药麻醉药物。

三、输精管结扎技术说明

（一）输精管分离

微创输精管结扎术（MIV），包括无刀输精管结扎术（NSV），采用小于1cm的阴囊皮肤切口，并使用输精管分离器和环形钳对输精管进行最小程度的解剖。这些微创技术缩短了手术时间，减轻了手术疼痛，减少了血肿和感染的发生，与传统方法相比留下的伤口更小。对于皮肤切口，可根据外科医生的个人喜好采用单一中线或双侧阴囊切口。微创阴囊的皮肤切口（＜1cm）可以在手术结束时缝合或保持开放。

（二）输精管切断和闭塞

输精管结扎需要完全切断输精管，可以切除或者不切除一段输精管。切除1cm的输精管足以减少输精管再通的风险，同时最小化手术并发症的风险，如后续需要进行输精管吻合术，也更为方便。不建议例行对切除的输精管段进行组织学检查。输精管的闭塞通过切断和（或）闭塞切断的两端来实现。筋膜包埋术涉及在输精管两个断端之间插入一层精索内筋膜，通过缝合或银夹进行固定，形成组织屏障。闭塞的方法包括结扎、夹闭或黏膜电灼，电灼应用于输精管的切断端以形成阻塞输精管腔的瘢痕组织。开放性输精管切除术将切断的输精管的睾丸端保持开放，仅封闭输精管腹端，旨在通过降低附睾压力来预防或减轻输精管结扎术后的疼痛。

总之，可以通过以下方法有效地实现输精管闭塞：

1. 黏膜电灼结合筋膜包埋。
2. 单独使用黏膜电灼。
3. 开放性输精管切除术加筋膜包埋。

上述每种方法输精管闭塞的失败率都可以低至1%。如果某个外科医生的失败率很低，也可以选择单纯结扎或夹闭（参见表26.1）。

表26.1 开发中的男性激素避孕药物

药物/配方
仅睾酮
丙酸睾酮
庚酸睾酮
十一酸睾酮
睾酮环丁酯
睾酮凝胶

续表

药物 / 配方
睾酮 - 孕激素组合
醋酸甲羟孕酮（MPA）
醋酸环丙孕酮（CPA）
左炔诺孕酮（LNG）
去氧孕烯和依托孕烯
地诺孕素（DNG）
炔诺酮（NET）
睾酮与 GnRH 类似物
GnRH 激动剂 [如那法瑞林(nafarelin)]
GnRH 拮抗剂 [如 acycline（暂无标准中文译名）]
选择性雄激素受体调节剂（SARM）
7α- 甲基 -19- 去甲睾酮（MENT）
(*S*) -*N*- (4- 氰基 -3- 三氟甲基 - 苯基) - 3-（3- 氟，4- 氯苯氧基）-2- 羟基 - 2- 甲基丙酰胺（S-23）
口服睾酮配方
庚酸睾酮 [度他雄胺（dutasteride）]
十一酸睾酮（LNG）
甲睾酮（MPA）
十一酸睾酮（醋酸环丙孕酮）
Dimethandnolone undecanoate(DMAU，暂无标准中文译名)

注：GnRH. 促性腺激素释放激素。

四、输精管结扎后的随访及激素避孕药

（一）输精管结扎后精液分析（PVSA）

PVSA 的实践存在差异，包括样本的取样时间和分析方法。PVSA 的主要目标是验证输精管闭塞的成功，并告知患者可以安全地依赖输精管结扎避孕。术后精子清除时间取决于多种因素，包括射精的频率和年龄。输精管结扎后的 8 ～ 16 周是进行首次 PVSA 的理想时间段，具体时间取决于外科医生的判断，这个时间段权衡了男性希望通过尽可能少的 PVSA 确认绝育愿望，也能让他们可以在术后尽早停止使用其他避孕方法。

（二）成功与失败

尽管一些男性在输精管结扎术后未能实现无精子状态，但他们并未继续生育。研究证明，与完全无精子的情况类似，偶见不活动精子（RNMS）相关的妊娠风险是微乎其微的。如果显微镜检查下的新鲜、单一、混合均匀、未经离心的精液标本在至少 50 个高倍视野中呈现无精子状态（无精子存在），以及出现 RNMS（每毫升小于等于 100 000 个非活动精子），这样的 PVSA 被认为是成功的。值得注意的是，输精管闭塞后可能会发生再通。早期再通通常发生在术后的第 4 ～ 6 周，约每 500 例手术中就有 1 例。晚期再通（在确认的 PVSA 中出现活动精子）在约 2000 例手术中出现 1 例。对于持续存在的精子（无论活动或非活动），应在输精管结扎后的 6 个月内每 4 ～ 6 周进行一次 PVSA。如果在手术后 6 个月内 PVSA 看到任何有活力的精子，应认为输精管结扎失败，需考虑再次手术。

第三节 激素避孕药

在 1960 年为女性推出避孕药之后不久，人们开始研究男性的激素避孕药物。男性下丘脑 - 垂体 - 性腺（HPG）轴的激素调节始于下丘脑释放促性腺激素释放激素(GnRH)，导致垂体前叶释放卵泡刺激素(FSH) 和黄体生成素（LH)。LH 作用于睾丸的间质细胞，启动睾酮合成，睾酮与 FSH 一起激活支持细胞，启动精子发生。升高的

睾酮水平可负反馈抑制下丘脑进一步分泌GnRH。尽管女性可以使用口服活性雌激素和孕激素来抑制GnRH，但早期男性口服睾酮的研究由于睾酮的快速首过代谢和随后的短半衰期而未能成功。使用可注射的睾酮、睾酮类似物、睾酮凝胶、与GnRH类似物联合使用以及口服雄激素前体制剂等多种策略一直在进行临床研究，并取得了不同程度的成功。这些激素避孕药物和配方的总结详见表26.1。20世纪70年代的临床试验，证实了通过每周肌内注射睾酮庚酸酯（TE）的避孕效果，导致大多数受试者的可逆性少精子症和无精子症。近年来，已经使用改良的单一药物睾酮，如具有更长半衰期的十一酸睾酮（TU），来抑制精子生成。为了替代肌内注射的需求，已经开发了用于输送睾酮的经皮凝胶，可联合孕激素增强对精子发生的抑制。同样，将睾酮与GnRH激动剂或拮抗剂联合使用已被证明可以增强HPG轴的抑制并导致精子发生的停滞；然而，GnRH拮抗剂似乎更有效。除了这些外源性雄激素配方，选择性雄激素受体调节剂（SARM）已经在开发中，它们以组织特异性的方式中抑制雄激素受体，而不具有GnRH抑制的全身效应，可以减少激素避孕的全身副作用。SARM是研究人员为减轻持续调节HPG轴的潜在风险所探索的主要途径。临床试验已经测试了多种激素避孕的配方和策略。有趣的是，没有单一的配方普遍有效；甚至种族差异也会影响其效果。关于激素男性避孕的历史和最新进展的全面见解可以参考最近的几篇文章。

一、口服激素避孕药

男性激素避孕的首批口服配方之一是将口服十一酸睾酮（TU）与孕激素［左炔诺孕酮（LNG）或醋酸甲羟孕酮（MPA）］联合使用。然而，这种组合并没有完全抑制精子生成。Amory 和 Bremner 的一种创新方法是将口服TE与5α-还原酶抑制剂度他雄胺结合，旨在提高血清睾酮水平。然而，这种融合并没有增强对精子发生的抑制。最近，合成雄激素DMAU（dimethandrolone undecanoate）在抑制精子生成方面显示出很好的效果，因为该化合物可结合并抑制雄激素和孕激素受体。这种双重作用使得DMAU可被作为口服单一成分的激素避孕药物使用，目前的挑战是需增强其口服生物利用度。这些进展暗示将来口服激素避孕药可能会比肌内注射更有优势。

二、激素避孕的最新临床试验

近年来，美国已经进行或正在进行的激素男性避孕的临床试验数量激增（参见表26.2以获得摘要）。在写这篇文章时，有两项正在进行的新型口服单一剂量合成雄激素11β-甲基-去甲睾酮-十二碳酸酯（11β-MNTDC）的Ⅰ期临床试验。此外，还有3项DMAU的试验正在进行，其中2项深入研究其口服用途［联合或不联合左炔诺孕酮（LNG）］，而另一项试验正在评估肌内注射DMAU的效果。4项临床试验正在研究睾酮+醋酸烯诺孕酮（NES）经皮凝胶的使用，其中一项正在招募志愿者进行Ⅱ期试验。最后，还有另外2项正在进行的Ⅱ期临床试验，其中一项为评估睾酮单一剂型凝胶联合阿昔林（GnRH拮抗剂）注射的疗效，另一项为比较通过植入剂或肌内注射的TU和依托孕烯联合疗法的疗效。鉴于正在进行的男性激素避孕的积极研究和临床评估，可以预见，未来市场上很可能会有男性激素避孕药、注射剂或凝胶。然而，必须承认，尽管男性激素避孕治疗报道的大多数副作用都是轻度且可逆的，但大多数临床研究都是短期的。因此，激素抑制的长期影响仍然是未知的。未来的临床试验无疑需要严格监测受试者以寻找潜在的严重副作用。

表 26.2 近期及正在进行的男性激素避孕药物的临床试验

干预措施	阶段	NCT 编号
11β-MNTDC	Ⅰ	NCT03298373
11β-MNTDC	Ⅰ	NCT02754687
DMAU	Ⅰ	NCT02927210
DMAU	Ⅰ	NCT01382069
DMAU + LNG	Ⅱ	NCT03455075
NES + T 凝胶	Ⅱ	NCT03452111
NES + T 凝胶	Ⅰ	NCT02994602
NES + T 凝胶	Ⅰ	NCT00891228
NES + T 凝胶	Ⅰ	NCT02432261
T 凝胶 + acycline	Ⅱ	NCT02147964
TU + 依地炔诺酮	Ⅱ	NCT00403793

注：11β-MNTDC.11β- 甲基 - 去甲睾酮十二烷酸酯；NES.nestorone，一种新型男性避孕凝胶；T. 睾酮；TU. 十一酸睾酮。

要点

- 各种配方：研究探索了可注射的睾酮、睾酮类似物、睾酮凝胶、与 GnRH 类似物的组合，以及口服睾酮。
- 口服睾酮的挑战：最初的口服睾酮研究由于其快速的代谢和短暂的半衰期而面临挑战。
- 联用睾酮和孕激素的好处：该组合通过增强对 HPG 轴的抑制对精子发生进行抑制。
- DMAU 的潜力：作为一种新的口服活性合成雄激素，DMAU 结合到雄激素和孕酮受体上，可以制备单一成分的药物。
- 当前的临床试验：目前有一些正在进行的口服活性单一成分药物（DMAU 和 11 β -MNTDC）、透皮凝胶以及雄激素 - 孕激素联合植入剂或肌内注射的临床试验。

第四节 非激素避孕药

激素避孕方法在体内起全面作用，因为激素受体分布在多个组织中。尽管这种男性避孕方法显示出高效性，但不良反应和运输不便的特点影响了其上市的速度。相比之下，非激素避孕具有同样高效的潜力，并且风险要小得多。它是通过抑制特定的蛋白质来针对精子发生和受精等独特的过程。对精子发生、精子成熟、精子功能和精卵相互作用的深入研究揭示了许多潜在的蛋白质靶点，许多已是发展非激素避孕药物的基本靶点。初步的临床前研究已经证实非激素药物可以穿透血睾屏障（BTB）以实现避孕，且针对男性生殖生物学各个阶段的多种策略正在进行临床试验，新型非激素避孕药物很可能在市场上推出。一些抑制成熟精子或受精功能的非激素避孕药不仅有避孕效果，而且还可以在女性生殖道中使用，使精子失去活力。这为男女双方提供了非激素避孕的优势。

一、概念验证研究

多年来，小鼠一直是研究哺乳动物雄性生育机制基因作用的有用模型。如通过 CRISPR/Cas9 系统等技术，研究人员能够从小鼠基因组中删除特定基因（基因敲除），以研究它们在生殖中的重要性并验证新的避孕靶点。小鼠还在哺乳动物非激素避孕的一些首批概念验证研究中发挥了关键作用。

（一）Miglustat

2002 年，van der Spoel 等展示了 miglustat [UDP- 葡萄糖神经酰胺葡萄糖基转移酶（UGCG）的抑制剂] 作为小鼠口服非激素可逆避孕药的潜力。通过食物摄入 2400mg/(kg • d) 的 miglustat 3 周可使雄性小鼠不育，停药 3 周后雄性小鼠生育力完全恢复，再次产生正常的子代。van der Spoel 等将 miglustat 的剂量进一步减少到 15mg/(kg•d)，发现雄性小鼠仍然保持了不育状态，但交配行为和生殖激素水平没有改变。Miglustat导致的不育是精子活力降低和精子头部形态异常引起的。此项研究除了强调了鞘糖脂代谢在精子生成中的重要性，还表明口服药物有可能穿越血睾屏障进行避孕，并在停药后实现可逆。尽管Amory等在随后的人类试验中发现miglustat无效（这表明鞘糖脂代谢在小鼠和人类精子生成中起到了不同的作用），但这项基础性的小鼠研究为后续研究探索新的避孕靶点提供了基础。

（二）JQ1和BRDT

在2012年，Matzuk等研究了使用JQ1化合物针对睾丸特异性蛋白溴结构域睾丸相关蛋白（BRDT）在精子发生过程中的作用。JQ1最初是抗癌药物开发的，它可以有效地与BET蛋白家族的溴结构域结合，BRDT属于该家族。基于之前的发现，一个缺少BRDT溴结构域的突变小鼠模型导致了雄性不育，该团队研究了JQ1在常规小鼠中作为避孕药的潜力。通过每天腹腔注射50mg/（kg·d）的JQ1处理小鼠，可以在30天内达到完全的避孕效果，表现为无法生育幼仔，减数分裂后精子生成停滞，睾丸体积、精子计数和精子活力严重减少。JQ1的治疗并未改变小鼠的性激素水平和交配行为。停药后，生育力在30～60天恢复，对后代的健康没有影响。尽管JQ1因为具有广泛的结合潜力并不是理想的选择，但它确立了BRDT作为一个有前途的避孕靶点。这项工作还提供了进一步的证据，即药物化合物可以穿过血睾屏障，产生强效、可逆的避孕效果。

（三）FK506/环孢素与精子钙调蛋白

与miglustat和JQ1的临床前研究不同，这些研究的避孕效果是通过精子发生的缺陷来介导的，Miyata等在2015年报道了使用已知的FDA批准的体细胞钙调蛋白抑制剂（FK506和环孢素）来损害成熟精子。精子特异性钙调蛋白是一个由PPP3CC催化亚基和PPP3R2调节亚基组成的异二聚体，该复合物位于精子的鞭毛中。作者发现，在小鼠中敲除催化PPP3CC亚基基因或调节PPP3R2亚基的钙调蛋白基因会导致雄性不育，这是由僵硬的精子中段导致的严重的精子活动缺陷所致。令人惊讶的是，敲除基因的小鼠的精子生成、精子计数和精子形态均正常，说明钙调蛋白是成熟精子功能所必需的。Miyata等使用已知的钙调蛋白抑制剂环孢素80mg/（kg·d）或FK506 8mg/（kg·d）皮下注射治疗小鼠2周，导致雄性不育。治疗后6天，精子由于中段僵硬而失去了活动性，模仿了基因敲除模型。由于雄性在治疗停药7天内迅速恢复了精子活动性和生育能力，因此很明显，钙调蛋白的抑制是在附睾转运过程中发生的（在小鼠中大约需要10天）。与JQ1一样，环孢素和FK506并不是理想的避孕化合物；然而，这项研究验证了精子钙调蛋白是一个有吸引力的避孕靶点，具有快速发生和可逆的特点，并提供了药物化合物可以穿透血附睾屏障（BEB）来作用于精子的证据。

二、新兴的避孕方法

非激素避孕药物的研究产生了各种针对精子发生、精子功能和精子运输的化合物。尽管这些化合物的来源各不相同，但有几种已在临床试验中显示出前景（表26.3）。本节将深入探讨非手术避孕方法、避孕疫苗、中草药化合物和合成小分子避孕的进展。

（一）非手术男性避孕方法

近几十年来，关于输精管结扎的非手术替代方法的研究发现了许多避孕药物和生物制剂，这些方法通过输精管闭塞、阻止射精期间的精子排出或通过机械性地清除生殖细胞来发挥作用。输精管闭塞即输

表 26.3 开发中的非激素男性避孕药物

药物 / 配方	分子目标	避孕效果	临床前进展	临床进展	不良反应
RISUG	N/A	阻止精子通过输精管	兔子	印度的临床试验	睾丸肿胀
SHUG	N/A	阻止精子通过输精管	灵长类	30 位患者	未报告
Vasalgel（输精管阻断）	N/A	阻止精子通过输精管	兔子	无	未报告
Echo-VR（输精管阻断）	N/A	阻止精子通过输精管	未公开	无	未报告
VasDeBlock（输精管阻断）	N/A	阻止精子通过输精管	未公开	无	未报告
超声	N/A	提高睾丸温度，减少精子数量	大鼠、狗和猕猴	小型临床研究	未报告
热法	N/A	损害精子生成和生殖细胞凋亡	无	小型临床研究和病例报告	未报告
清洁片药 / 酚苄明（PBZ）	α_1- 肾上腺素受体	阻止从输精管射精	无	在健康患者中进行了 3 次成功的小型试验	未报告
α-β- 亚甲基 -ATP	P2a- 嘌呤受体	阻止射精中的附睾收缩反应	大鼠附睾外科	无	未报告
哌唑嗪（Prazosin）	α_1- 肾上腺素受体	阻止从输精管射精	大鼠和狗	10 位健康患者	人类无效
坦索罗辛（Tamsulosin）	α_1- 肾上腺素受体	阻止从输精管射精	大鼠	在＜ 50 位健康患者中进行了两次成功的试验	射精不适、头晕、直立性低血压
抗 EPPIN	EPPIN/SEMG1	抑制精子活动和精液液化	猕猴	体外人类精子	某些猕猴（71%）未完全恢复
重组 FSH 和 hSPI	FSH	减少精子数量，染色质缺陷	黑帽猴	小型临床研究	未报告
重组 ADAM2	ADAM2/fertilin（致育蛋白）β	抑制精卵结合	小鼠	无	未报告
重组 SPAM1	SPAM1/PH-20	导致形态缺陷和无精子症	豚鼠	无	实验性自身免疫性睾丸炎
重组 ACRV1	ACRV1/SP10	抑制精卵结合	小鼠和猕猴	体外人类精子	未报告
重组 LDHC4	LDHC4	精子凝集	小鼠、狐狸、狒狒	无	未报告
重组 HSA 肽段	HSA-80 kDa	精子凝集和不活跃	大鼠、兔子和狨猴	体外人类精子	未报告
ZP2- 肽珠	ZP2	子宫中的精子阻塞	小鼠	体外人类精子	未报告
抗 CATSPER1	CATSPER1	抑制活动和超活化	体外鼠精子	体外人类精子	N/A

续表

药物 / 配方	分子目标	避孕效果	临床前进展	临床进展	不良反应
中草药避孕药					
Gendarussa (*Justicia gendarussa*)	未知	抑制精子活动并降低睾酮水平	小鼠和兔体外精子	印尼的Ⅱ期临床试验	未报告
Gossypol (*Gossypium* species)	未知	抑制睾丸间质细胞类固醇生成和少精子症	啮齿动物	超过 8000 名中国男性	不完全可逆性和低钾血症
Triptolide (*Tripterygium wilfordii*)	未知	精子生成停止和减少精子活动	小鼠和大鼠	独立病例报告	免疫抑制和不完全可逆性
Azadirachtin/Neem (*Azadirachta indica*)	未知	生殖细胞和间质细胞萎缩	小鼠和大鼠	无	未报告
Brahmi (*Bacopa monnieri*)	未知	生殖细胞脱落和精子活力下降	小鼠	无	未报告
Curcuma longa root extract	未知	精子生成停止，减少精子数量和精子活力下降	小鼠和大鼠	无	前列腺质量下降
Allamanda cathartica leaf extract	未知	精子生成停止，减少精子数量和精子活力下降	小鼠	无	未报告
小分子避孕药					
Miglustat	UGCG	损害精子活力和形态	小鼠	小型临床试验	人类无避孕效果
JQ1	BRDT	精子生成停止和损害精子活力	小鼠	×	由于靶向体细胞 BRD4 不理想
环孢素 /FK506	精子calcineurin（PPP3CC/PPP3R2）	精子中部刚度增加	小鼠	在市场上	由于免疫抑制不理想
Adjudin（佐剂）/ adjudin-M3 FSH	顶部细胞外质特化（ES）	ES 破裂和生殖细胞脱落	大鼠	无	肝毒性和肌肉萎缩
H2-gamendazole	HSP90AB1 和 EEF1A1	ES 破裂和生殖细胞脱落	大鼠	无	不明确的毒性和可逆性
BMS-189453	RARα，β，PAR γ	视黄酸（RA）阻塞，生殖细胞脱落	小鼠、大鼠	无	低剂量鼠中无。高剂量大鼠中白细胞计数升高
WIN-18446	ALDH1A2	RA 阻塞，有丝分裂后精子生成停滞	兔子	1961 年的 60 例患者	由肝脏 ALDH 引起的 Disulfiram 样反应

续表

药物 / 配方	分子目标	避孕效果	临床前进展	临床进展	不良反应
CDB-4022	NECTIN3，AFDN，MAPK 路径	ES 破裂和生殖细胞脱落	大鼠和猕猴	无	大鼠中的不可逆不育；猕猴中则无
毒毛花苷 G（Ouabain analogs）	ATP1A4	迫害精子活力和形态	大鼠	体外人类精子	未报告；心脏方面的影响
HEX-B 抑制剂	HEX-B	抑制 HEX-B 切割 ZP 糖蛋白	大鼠和牛	33 例患者	未报告
米诺环素	VDAC3	降低精子活力、计数、形态缺陷	大鼠和体外牛精子	25 例不育患者	人类中无
DIDS	VDAC3	降低精子活力和顶体反应	体外小鼠精子	无	N/A
HC-056456	CatSper	阻止精子活动和超活化	体外小鼠精子	无	N/A
Nutlin-3a	UQCRC2	阻止精子活动和超活化	体外小鼠精子	无	N/A
硝苯地平	钙通道	异常的精子胆固醇和顶体化	小鼠	20 位患者	水肿、恶心、胃灼热、头痛、头晕
度他雄胺（Dutasteride）	钙通道，ALDR5	破坏精子活力	小鼠	在＞ 4000 位患者中的安全研究	性功能障碍、性欲降低、异常射精
α-chlorohydrin/5-3-chlorolactaldehyde	GAPDHS	破坏精子活力和糖酵解活性	大鼠	体外人类精子	高剂量时脑和肾毒性

精管的物理阻塞，是一个成功的避孕策略，在临床试验中显示出前景，并已经催生了几家初创公司。

RISUG 是最早被识别为可逆精子抑制的方法之一，是一种可注入输精管并在接触腔内液体时凝固的液态苯乙烯顺丁烯酸酐聚合物。RISUG 的功效已在兔子中得到证明，目前正在印度进行Ⅲ期临床试验，副作用几乎可以忽略不计，并已被证明可以通过注射碳酸氢钠轻松逆转避孕。

另一个输精管闭塞产品是 SHUG，它的工作原理是通过小切口将两个连接的硅胶栓插入输精管。在灵长类动物和人类的小型研究中证明了 SHUG 的高效性。此外，还有 3 种可注射聚合物——Vasalgel、Echo-VR 和 VasDeBlock，正在积极开发中，关于它们的进展信息有限。

总的来说，这种方法的工作原理是经皮注射医用级的聚氨酯或硅酮树脂注入输精管中形成一种闭塞凝胶。这种方法已经在中国的大型临床试验中显示出导致无精子症的功效，并且在拔出硅胶栓后或连续使用 5 年后没有显示出不良事件。这些输精管闭塞避孕方法显示出很大的前景，很快就有望上市。

考虑到精子是通过交感神经作用从附睾和输精管中排出的，对抗高血压药物进行再利用的研究以及对新的肾上腺素受体阻滞剂的发现，揭示了这些化合物可以通过阻止射精期间的精子排出来实现可逆的避孕效果。目前正在开发的 Cleansheets 药物是基于 Homonnai 等用 α_1- 肾上腺素受体阻滞剂 phenoxybenzamide（PBZ）进行的试验。健康受试者的 3 项小型试验提供的证据证明了 PBZ 可以阻止精子从输精管中射出，从而实现有效避孕。另外两种 α_1- 肾上腺素受体阻滞剂——普拉索辛和坦索洛辛，也在大鼠模型中被发现可以阻止射精过程中的精子排放。然而，尽管发现普拉索辛对人类无效，坦索洛辛在两项小型人类试验中达到了令人满意的无精子状态，且副作用较小。通过与 α_1- 肾上腺素受体阻滞剂类似的机制，P2a- 嘌呤受体拮抗剂 α-β- 甲基 -ATP 被发现可以阻止大鼠附睾离体组织的交感性收缩反应。然而，这种化合物的进一步研究进展尚不清楚。

已经研发了几十年的两种机械力避孕方法是超声法和热避孕法。超声法是在水浴中使用声波以有针对性地增加睾丸温度，导致精子数量减少。这种技术在大鼠、狗和猕猴的研究中已经证实有效；然而，对于人类的效果尚未明确，需要进一步研究。另一方面，热避孕法是中国流行的一种古老技术，它利用了睾丸温度比正常体温低 2 ～ 5℃才能进行正常的精子生成的特性。与基于超声波的避孕法类似，男性的热避孕法效果并不一致，这可能是由于尚未找到最佳的温度、持续时间和方法。然而，由于这两种方法的微创性质，我们期望通过进一步的研究来优化避孕方案，以提高其在广大用户中的接受度和遵从度。有关更多信息可参阅 Kanakis 等和 Khoudaji 等最近的综述，其中详细讨论了非手术男性避孕。

（二）免疫避孕和疫苗

免疫避孕，通常被称为避孕疫苗，是通过向个体注入外源性抗避孕靶蛋白的抗体或接种重组避孕靶蛋白，使得个体能够产生针对所述蛋白的抗体。针对精子表面上的附睾蛋白酶抑制剂（EPPIN）精子表面蛋白的免疫避孕方法似乎是最有前景的。EPPIN 的主要功能是与精液中的 semenogelin 1（SEMG1）结合，保护它不被前列腺特异性抗原（PSA/KLK3）裂解。当 EPPIN 与 SEMG1 结合时，可抑制精子的活动性，防止精子过早的超活化。

有几种策略显示出了潜力，如使用重组 EPPIN 免疫猴子，应用 anti-EPPIN 抗体来抑制人类精子，以及使用重组 SEMG1 作为人类精子的抑制配体。Eppin Pharma 公司正积极地将这一策略和其他以 EPPIN 为靶点的方法引入临床试验。此外，其他正在开发的免疫避孕策略针对的蛋白质包括 FSH、ADAM2、SPAM1、ACRV1、LDHC4、CATSPER1 和 80kDa HSA。尽管这些疫苗中大多还没有进入临床试验，但动物研究已经显示了在阻断精子功能方面有前景的结果，而且在大多数情况下副作用很小。此外，人类精子的体外试验也显示出效力。Avella 等的研究，将重组卵透明带糖蛋白 ZP2 偶联到琼脂珠上，并经宫颈注入小鼠子宫中，可以有效地诱捕精子，防止它们进入输卵管进行受精。尽管许多避孕疫苗仍处于临床前阶段，但它们为避孕提供了一个潜在的选择。然而，停药后的长期安全性和恢复生育的可能性需要进行全面评估。

如需进一步了解，读者可以查阅 Orand 等、Bandivdekar 等、Kaur 等、Gupta 等和 Lye 等关于免疫避孕和避孕疫苗的综述。

三、中草药避孕

在进行科学研究之前，中国和印度使

用天然产品进行避孕已有数十年。最受欢迎的草本避孕药之一是棉酚，这是从棉籽植物（*Gossypium*）中提取的酚类化合物。研究表明，棉酚在大鼠实验和中国的大型临床研究中都能够抑制间质细胞的类固醇合成，从而导致少精子症引起不育。由于偶尔出现的低钾血症和停药后的生育能力不能完全恢复的副作用，世界卫生组织（WHO）放弃了这种药物，但在中国仍有使用。一种更安全、更有效的自然产品正受到关注，那就是从植物 *J. gendarussa* 中提取的 *gendarussa* 提取物。研究表明，它在动物实验中可抑制精子的活力、降低血清睾酮水平，并已经进入印度尼西亚的Ⅱ期临床试验。另一个研究较多的天然药物是从雷公藤中提取的三萜内酯。动物模型和人类的个案报告提示它能够引起精子发生停滞并降低精子的运动能力。然而，不完全可逆性和免疫抑制等副作用，延缓了三萜内酯向临床试验的进展。还有几种其他的天然产品在研发中，如苦楝油中的印楝素（azadirachtin）、假马齿苋中的 Brahmi 提取物、姜黄根提取物和番木瓜叶提取物。尽管这些尚未在人类中进行测试，但它们在动物研究中显示出了对生殖细胞的强烈毒性。除了优化天然产品在人体中安全使用的剂量之外，另一个当前的挑战是分离导致生育抑制的活性成分。这个领域需要进一步的工作以推动天然产品进入临床试验。若想深入了解这个话题，可以参考 Mishra 等、Mruk 等和 Lye 等的研究中关于中草药避孕的综述。

新型小分子和潜在的避孕目标

在后基因组时代，许多新的基因和蛋白质被发现与表征。很大一部分新发现的基因在男性生殖过程中起到了关键的作用，许多已经验证为避孕靶点，可通过药物库的筛选来寻找避孕药物。此外，已经批准用于靶向在生殖过程中具有相关功能的蛋白质的药物可以进行再利用和优化，以提高其在生殖方面的特异性。

已经开发了数年的两种小分子——adjudin 和 gamendazole，它们能破坏将发育中的生殖细胞固定到间质细胞的特殊连接，导致大鼠模型中的生殖细胞脱落。然而，这两种化合物都表现出了显著的非靶标毒性，这是影响它们临床进展的一个重要障碍。一类更为成功的化合物正在开发中，它们对睾丸中视黄酸的代谢产生干扰，而视黄酸是进行减数分裂所必需的关键分子。BMS-189453 是一种全效的视黄酸受体（RARα、RARβ 和 RARγ）拮抗剂，能在小鼠和大鼠中引起有力且可逆的减数分裂后精子生成停滞和生殖细胞剥落，由于潜在的非靶向效应，在大鼠中引起轻微的副作用。进一步的研究已经合成了特异性针对 RARα 的类似物，以最小化非靶向效应。WIN-18446 是另一个在睾丸中破坏视黄酸信号的小分子。WIN-18446 是醛酸脱氢酶 1a2（ALDH1A2）的抑制剂，这是一个将视黄醇（维生素 A）转化为视黄酸的途径中的酶，成功地导致了家兔减数分裂前期生精停滞。WIN-18446 在健康男性的小规模研究中的治疗效果也非常显著，能可逆性地导致精子数目和活力的显著降低；但当治疗期间摄入酒精时会出现了双硫仑样反应，这阻碍了这种化合物的应用。针对 BMS-189453 和 WIN-18446 的研究都证明了通过靶向视黄酸信号实现避孕的可行性。

目前已经开发了几种用于各种离子通道、细胞黏附和与动力学相关避孕靶点的新型小分子。靶向 ATP1A4 钠钾泵开发的 Ouabain 衍生物，已被证明能够有效地降低大鼠模型和体外人类精子的运动能力。但由于 Ouabain 是一种心脏兴奋剂，临床试验开始前需极为谨慎以减少心脏副作用。Minocycline 和 DIDS 是两种正在开发的化合物，用于抑制电压依赖性阴离子通道 3

(VDAC3)，在动物体内和体外实验中抑制精子运动能力，并对精子有额外的细胞毒性作用。在一项涉及 25 名健康男性的小规模临床研究中，米诺环素以可逆的方式显著降低了精子数量和活力，且未报告任何副作用。化合物 HC-056456 已经研究了其在体外小鼠精子中阻断 CatSper 通道活性的作用，从而阻断精子超活化。这项工作证实了 CatSper 通道对精子超活化至关重要，是可药物化的靶标，新的抑制剂筛选正在进行中。其他钙通道阻滞剂（如硝苯地平和度他雄胺）也已经在开发中，尽管这些药物的分子靶标尚未得到确认，但用任何一种化合物治疗都会导致 CatSper 通道的显著改变、精子数量减少和精子运动能力降低。两种化合物在临床研究中也已被证明是有效的避孕药，尽管报道的副作用需要对化合物进行进一步优化。最近从体外小鼠精子的研究中鉴定出线粒体呼吸链复合物Ⅲ（UQCRC2）的抑制剂——nutlin-3a。nutlin-3a 的暴露迅速导致了精子运动、ATP 产生和蛋白磷酸化的减少，目前在准备进行临床前研究。针对另一种对精子动力学至关重要的蛋白质，精子特异性甘油醛 -3- 磷酸脱氢酶（GAPDHS）的抑制剂已经被鉴定并在大鼠和体外人类精子中进行了测试。化合物 α- 氯乙醇和其代谢产物 5-3-氯乙醛是 GAPDHS 的有效抑制剂，可破坏精子的运动能力和糖酵解活性，从而实现有效的避孕。这些化合物的一个缺点是高剂量 α- 氯乙醇对大脑和肾脏有毒性；但这些研究证明，GAPDHS 可以作为避孕的药理靶点。

最后，另一组已经鉴定出的小分子抑制剂蛋白是细胞黏附蛋白，如 NECTIN3 和 HEX-B。使用化合物 CDB-4022 处理引发了支持细胞和生殖细胞之间的细胞质特异性的破裂，并在大鼠和猕猴中引起生精细胞的脱落。研究发现，CDB-4022 通过丝裂原激活的蛋白激酶（MAPK）途径作用，并导致 NECTIN3 的丧失，它是 AFDN 的结合伴侣，形成一个在生殖细胞发育过程中对细胞质特异性装配至关重要的黏附复合物。CDB-4022 的一个缺点是，尽管在非人灵长类动物中实验中引起的生育能力下降是完全可逆的，但在大鼠中引起了不可逆的不育。在涉及这种化合物的临床研究中需要谨慎以保留可逆的避孕效果。*N*- 乙酰 -β-D 己糖苷酶型 B（HEX-B）是一种在小鼠中切割卵透明带糖蛋白的酶，而来自 *Hexb* 基因敲除小鼠的精子体外受精能力降低。在 Kanakis 等的一篇综述中报道，卵透明带糖蛋白类似物能够在体外和体内抑制小鼠和牛精子中的 HEX-B 活性且未报道存在副作用。也许 HEX-B 可以作为未来小分子或避孕疫苗开发的靶标。

进一步的阅读，新的避孕药物的开发策略和靶标已在几篇综述中讨论过。

要点

- 非激素避孕药通过药理学上抑制特定蛋白来阻止精子生成和成熟的精子功能，或通过机械手段防止精子从体内释放。
- 有许多非激素避孕的方法，其中在临床前和（或）早期临床试验中有不同的成功率，包括非手术方法、避孕疫苗、中草药化合物和合成小分子。
- 非手术方法是防止精子通过输精管释放的一个替代方法，无须通过手术封闭输精管。这些方法可以是物理性的（输精管堵塞）或药理作用的（抑制收缩反应）。
- 与全身性激素药物不同，非激素化合物理想上作用于特定的靶点，从而可能最大限度地减少副作用。
- 动物的临床前研究提供了证据，说明药物化合物可以穿越 BTB 和血附睾屏障（BEB），并产生可逆的避孕效果。
- 使用 CRISPR/Cas9 技术的基因修饰小鼠模型使得人们能够快速发现作为候选避孕靶标的必需蛋白。

第五节 避孕对精子生产动态的影响

根据避孕药物所抑制的过程不同，预期的避孕效果的开始和停药后的恢复将会有所不同。由于激素避孕药作用于 HPG 轴来阻止精子发生的启动，避孕的开始和随后的生育能力恢复预计会比抑制成熟精子功能的非激素避孕药需要更长的时间。可以通过生精小管上皮细胞周期的知识来预测避孕机制所需时间。以下我们将采用 Matzuk 等和 Miyata 等的概念证明研究作为例子。生精上皮周期或精子生产周期由 Amann 等回顾并在图 26.1 中描绘，比较了小鼠和人类的精子发生的时序。精子生成过程中的细胞分裂是不完全的，留下相互连接的细胞间桥。这些细胞间的桥梁允许细胞质的共享，使得起源于相同的 A 型精原细胞前体细胞的生殖细胞克隆的发育同步。因为这种同步性，生精上皮中的细胞在以特定的细胞组合存在，体现了生精小管上皮的重叠周期。生精上皮的一个周期标志着一个已分化的 A 型精原细胞（在人类中称为 Apale，在小鼠中称为 A1）从分化状态开始，到下一个 A 型精原细胞开始分化。在人类中，一个生精周期需要 16 天，在小鼠中需要 8.6 天，每个周期都会发生一次精子释放事件，即长形精子从支持细胞中释放新形成的精子到生精小管管腔中。完整的精子生成，或单个精原细胞产生其精子所需的时间，在人类中约需要 74 天，在小鼠中需要 35 天（分别约为 4.6 个和 4 个生精上皮周期）。具体到由细胞间桥连接在一起的一簇发育中的圆形精子的精子发生阶段（从圆形精子成熟为长形精子）在人类中约需要 24 天，在小鼠中约需要 15 天。这些关于精子生成时间的信息有助于预测不同药理作用的药物达到避孕效应的时间。与这些数据一致，JQ1 对 BRDT 的抑制导致了早在粗线期精母细胞和圆形精子阶段精子发生停滞，避孕效果在 30 天内显现。停止 JQ1 治疗后，生育能力在 30 ～ 60 天恢复，这也符合理论预测，因为在生精小管上皮中可以存在多达五代的生殖细胞，如果每一代都被抑制，理论上需要在 43 天（每周期 8.6 天 ×5 个周期）后新的 A 型精原细胞才会开始精子发生。在 Miyata 等的研究中，使用 FK506 或环孢素抑制了精子特异性钙调磷酸酶。这导致了在输精管中传输的成熟精子中段失去柔韧性，运动能力降低并阻止了受精。避孕效果在 5 ～ 7 天显现，停药后 7 天内可恢复到正常的生育能力。由于小鼠精子的附睾的转运时间约为 10 天（人类为 2 ～ 6 天），这些结果与理论预测一致。这些药物的另一个可能的益处是，因为针对精子发生及精子运输的晚期过程，例如钙调磷酸酶影响精子活动，同样的避孕药物可以用于男性也可以用于女性，以阻断精子在女性生殖道中的受精能力；然而，这种方法仅适用于存在于成熟精子中且能够迅速被作用的蛋白质。

要点

- 避孕对精子生成动态的影响可以通过避孕方法所针对的具体过程来预测。例如，激素避孕法会阻止精子发生过程的启动，因此达到作用以及在停药后恢复生育力所需的时间最长。诸如输精管闭塞这样阻止精子释放的方法，其避孕开始和恢复的时间最短。
- 细胞桥（由不完全的细胞质分裂形成）连接一组发育中的生殖细胞并使它们同步化。在生精小管内，可能存在 4 ～ 5 代不同阶段的同步发育的生殖细胞。

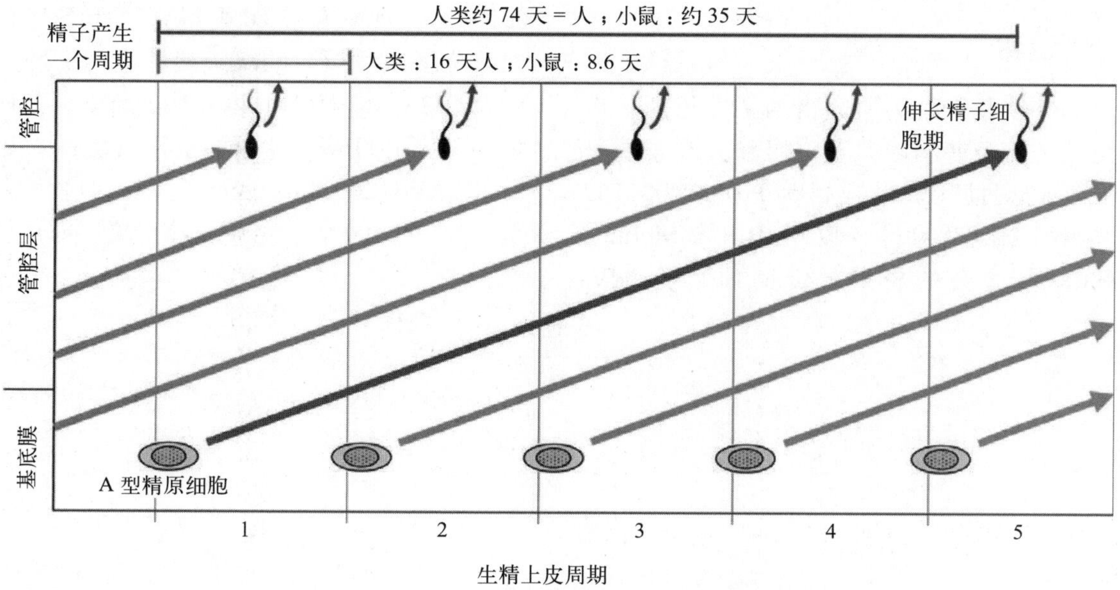

图 26.1 人类和小鼠的生精上皮周期时长

小鼠的生精上皮周期为 8.6 天，人类为 16 天。从一个定向分化的 A 型精原细胞（小鼠中的 A1，人类中的 Apale）到伸长的精子，小鼠大约需要 35 天，人类约需要 74 天（略多于 4 个周期）。重要的是要注意，在精子生成过程中，细胞只向腔体方向上移，而不是像这里显示的那样横向移动

Amann RP. J Androl 2008

- 一个 A 型精原细胞开始精子发生到下一个 A 型精原细胞开始分化所需的时间被称为生精上皮的一个周期。每个周期都会发生一次精子释放（从支持细胞中释放精子）。人类的一个周期需要 16 天，小鼠需要 8.6 天。
- 如果追踪一代配子从 A 型精原细胞分化到精子释放，这个过程在人类中约需要 74 天（4.6 个周期），在小鼠中约需要 35 天（4 个周期）。

- 精子在附睾中的转运在人类中需要 2 ～ 6 天（小鼠中为 10 天），这解释了为什么针对这个阶段作用的避孕方法起效和恢复时间最短。
- 较长的起效和恢复的优势是能提供更长时间的避孕保护、更少的用药次数以及对漏服的剂量有更大的容忍度，而较短的起效和恢复的优点是计划生育可以更灵活和有较少明显的后果（如不会减小睾丸体积）。

第六节 结　论

随着全球人口的迅速增长威胁着世界资源的未来，对包括男性在内的新型避孕计划的需求变得日益明确，并需要更广泛的避孕选择，以提高患者的依从性。在开发新型激素和非激素避孕策略方面取得了许多令人兴奋的进展。最接近市场的选择是口服激素避孕药，如 DMAU 和 11β-MNTDC，或非激素、非手术的 RISUG 和 Vasalgel 策略。进一步优化成熟的抑制精子功能小分子，如 VDAC3 抑制剂，可能在中和女性生殖道中的精子方面有所帮助，这可以为男性和女性提供非激素避孕方法。总的来说，预计在未来十年内，第一种男性避孕药将上市，帮助男性和女性共同承担计划生育的责任。

关于对男性避孕的需求和当前使用情况概况的更多信息，可以参考最近的综述文章。

致谢

避孕和生育力研究得到了尤尼斯·肯尼迪·施赖弗国家儿童健康和人类发展研究所的资助（资助项目为P01 HD087157和R01 HD088412），以及Bill & Melinda Gates基金会的资助（资助项目为INV-001902），M.M.M.D.D.则得到了跨系生物学与分子医学项目的培训奖学金（资助项目为T32 GM088129）以及培训跨学科药理学科学家（TIPS）计划的资助（资助项目为T32 GM120011）。

（徐 琰 译）

第 27 章

男性不育未来发展方向

Premal Patel and Ranjith Ramasamy

第一节 引 言

自从使用卵胞质内单精子注射（intracytoplasmic sperm injection，ICSI）技术首次成功诞生生命以来，ICSI 已成为男性不育症的主要治疗手段。ICSI 能够在不受精液参数的影响下，将单个精子注射到卵母细胞细胞质中，绕过卵透明带（由糖蛋白组成，透明、有弹性的哺乳动物卵子的非细胞外层或包膜），实现受精和胚胎发育。ICSI 在世界范围内大多被用于辅助生殖技术（assisted reproductive technology，ART）治疗，帮助了数百万儿童诞生。ICSI 作为一种有效手段，基本解决了男性不育的问题，但在一定程度上延缓了男性不育的研究进展。一项为期 9 年的单中心回顾性研究发现，在 1737 例少精子症患者中，只有约 40% 的患者病因明确，其中特发性不育患者约占 86.3%。因此，需要进一步研究来明确特发性男性不育的病因和潜在治疗方案。此外，在非男性因素不孕的病例中，ICSI 尚未被证明优于传统的体外受精方式（*in vitro* fertilization，IVF），但它是仍然是 ART 最常用的方式。可以说，我们可以借助 ICSI 选择让哪些精子绕过自然屏障，从而进一步限制自然选择的过程。虽然 ICSI 的长期结局仍然未知，但试管婴儿和 ICSI 仍是两项伟大的医学技术进步，为数百万夫妇提供了妊娠的可能。本章介绍了男性生殖泌尿外科领域的最新研究进展。

第二节 提高无精子症男性精子检出率的方法

自 1999 年 Peter Schlegel 博士在他的论文中开创性地描述显微镜睾丸精子提取（microTESE）以来，microTESE 已成为提取由生精功能障碍引起的无精子症男性精子最常用的方法。MicroTESE 使用手术光学显微镜指导睾丸活检，以识别最有可能容纳适合 ICSI 的成熟精子的小管。大量研究指出，在治疗生精功能障碍不育患者时，受潜在病因影响，精子回收率（SRR）的范围为 40% ～ 60%，其中 microTESE 相较于常规的 TESE 能够实现更高的 SRR。研究证明，明确病因 [如隐睾症、克兰费尔特综合征、无精子因子 c（AZFc）缺失] 的生精障碍不育患者中 SRR 更高，然而，绝大多数由生精功能障碍引起的无精子症都是特发性的。因此，确定 SRR 的预测因素对于术前患者咨询至关重要。目前临床已经评估了许多术前变量来预测 SRR（包括睾丸体积、血清卵泡刺激素和血清抑制素 B 水平、年龄、精索静脉曲张、隐睾症等），尽管部分变量可预测，但大多数用于预测 SRR 的模型都无法准确预测结果。因此，提升 SRR，或者明确一种能够预测哪些患者更能从 microTESE 中受益的方法至关重要。

microTESE 成功的基本原则是能够靶向定位睾丸中更有可能存在精子的区域，数据显示直径更大的生精小管更有可能容纳成熟精子。因此，增强可视化设备的使用能够更方便地找到这些小管，多光子显微镜使术者能够以高分辨率观察生精小管，使其能够更精确地定位可能包含精子的扩张小管，减少睾丸间质细胞的损失，从而降低睾丸激素缺乏的风险。啮齿动物模型已证明多光子显微镜的使用可以改善对生精小管的选择。此外，光谱信息也可用于评估单个小管的组织学生理。作者还强调了对 DNA 损伤增加的担忧，但基于末端脱氧核苷酸转移酶脱氧尿苷三磷酸缺口末端标记（TUNEL）测定，证明 DNA 碎片化并没有增加。然而他们指出，TUNEL 试验可能没有检测到微小的 DNA 损伤。因此该临床应用还需要进一步的研究。

精液分析是男性不育患者初筛的重要检查，但它无法提供有关精子质量和 DNA 完整性的信息。精液分析参考值正常的特发性男性不育患者中也只有 30% 可以接受生育治疗。分析精子 DNA 的方法有很多，但这些方法均对精子具有侵入性或破坏性，因此不能用于受精。除评估 DNA 受损精子的百分比外，分析精子 DNA 测定仅限于 ART 的使用。通过精子染色质结构测定（SCSA®）测量的高水平 DNA 损伤与对自然受孕和辅助生殖的有害心理影响有关。因此，亟待开发一种不损害精子完整性的非侵入性方法来识别高质量精子。先前研究表明，与测量标准相比，拉曼显微光谱能够识别具有氧化核 DNA 损伤的单个精子。拉曼显微光谱在近 30 年前就被提出过，但鉴于其非破坏性，这种技术又重新兴起。拉曼显微光谱是基于光与物质相互作用产生的非弹性散射现象的分析技术，允许以非常高的空间分辨率进行，从而能够识别细胞器中的分子。先前研究表明，拉曼显微光谱可以区分与透明带结合的精子，因此拉曼显微光谱是选择 ICSI 精子的有效工具。拉曼显微光谱也可以区分生精小管中是否存在精子。针对无精子症男性患者，在睾丸活检后 30 分钟进行体外研究，以评估拉曼光谱能否区分梗阻性无精子症与生精功能障碍性无精子症患者含有精子的生精小管。研究结果表明，光谱强度低于 2000（Au）提示生精小管中存在精子，而高于 2000（Au）提示生精功能障碍引起的无精子症。尽管拉曼显微光谱仍需进一步评估，但已经证明其用于选择高质量 ART 精子，并提高 microTESE 的成功率是可行的。

如前所述，microTESE 允许术者使用高倍镜来选择更有可能包含成熟精子的焦点区域进行提取。术前识别出睾丸中哪些区域最有可能支持精子发生将是最理想的，这样可以减少手术时间，同时为 microTESE 的成功创造条件。鉴于生精障碍导致的无精子症男性相关组织的异质性，一些研究探索了血流灌注与精子发生之间的相关性。一项前瞻性研究评估了超声造影后 1 周接受 microTESE 的男性的 SRR，以确定灌注较大的区域是否与局灶性生精相关。结果显示，实验组和对照组的 SRR 率分别为 65.8% 和 47.5%。

另一项研究应用高频超声换能器获取每个睾丸的灰度图像。作者完善这些图像以突显并测量最突出的生精小管的直径。结果显示，曲线下面积（AUC）为 $0.82\mu m^2$，生精小管直径≥ 250μm 提示 microTESE 后取精成功的可能性更高。就 microTESE 结果而言，超声显示生精小管较大的男性中有 63% 成功取精，而生精小管较小的男性中取精成功率只有 11%。作者发现，超声评估生精小管直径在预测精子提取情况中具有显著优势。此外，当包括其他临床变量时，曲线下面积仅改善至 0.85μm^2。

多光子显微镜和先进的超声技术还处于起步阶段，结果尚需验证，但前景可观。尽管超声应用广泛，但由于研究者多为经验丰富的放射科医生，对大多数机构来说不具有适用性。此外，这项技术学习曲线陡峭，不同医师之间诊断可能存在细微差别。

要点

- 光子显微镜是一种应用前景良好的成像方式，它提供了更高的分辨率，可以精确识别并选择更有可能容纳精子的生精小管，从而减少睾丸间质细胞的损伤。
- 拉曼显微光谱能够识别具有氧化核 DNA 损伤的单个精子，与标准测量基本一致，同时避免损害精子的完整性。
- 术前成像技术可以使操作者更准确地判断 microTESE 成功的机会，并协助完善术前计划，精准锁定可能含有精子的睾丸区域。

第三节　男性生精障碍研究进展

生殖是由精原干细胞（spermatogonial stem cell，SSC）产生的二倍体生殖细胞连续产生单倍体精子的过程，SSC 位于生精小管的基底部。因此使用射精或手术从睾丸中取出的精子进行 ICSI 成为唯一的选择。在这些少精子或无精子的男性中，睾丸活检通常表现异常，一些小管内精子发生正常或减少，而另一些则仅存在支持细胞。因此，通过在体外繁殖足够数量 SSC 并将组织移植回睾丸，可重新填充原先空洞的生精小管并恢复正常的生育能力。AZFc 区缺失的男性通常会表现为各种形式的生精功能障碍，如严重的少精子症或无精子症。研究表明，局灶性生精缺陷男性的精原干细胞与正常男性的精原干细胞相比，其体外繁殖行为具有相似性，基因表达同样具有可比性，因此从体外繁殖的 SSC 并将其移植回睾丸可以在理论上使局灶性生精缺陷导致的少精子症或无精子症的男性得到治疗，但这一点迄今尚未在临床得到证实。虽然问题有望解决，但导致生精障碍的突变仍然存在于 Y 染色体上，男性后代出生时仍具有类似的遗传缺陷。因此，为防止畸变染色体遗传，有必要采取基因编辑等方式进行干预，后文将进行讨论。

生精障碍导致的无精子症患者的核心发病机制在于精子发生阶段停滞，因此能够帮助精原干细胞分化为精子或成熟精子的体外模型可能会发挥助孕作用。然而，精子发生是一个高度复杂有序的使雄性生殖细胞增殖分化的机制。尽管已多次尝试在体外模型重现这些复杂的机制，但基本以失败告终。体外模型复制的最大困难在于有丝分裂和减数分裂促进精子发生并连续发展的复杂性。通过体外培养可间接降低这一过程的复杂性，从而使患者产生能够使卵母细胞受精并产生后代的单倍体精子。这对于无精子症患者或生精停滞的患者来说是一个突破性进展。学者们已经研究并提出了多种不同的培养方法，包括器官培养系统、三维培养和分离细胞培养方法等。Sato 等利用更复杂的器官培养系统从未成熟的生殖细胞中成功地培养出了功能性精子，支持体外精子生成的培养技术成为研究焦点。结果表明，与来自更耐缺氧的未成熟睾丸的精原干细胞相比，成熟的精原干细胞更脆弱。来自成熟细胞的精子发生效率也远不及来自未成熟小鼠组织体外的效率。尽管如此，Sato 等的结果也是开创性的，他们为体外精子的生成提供了基础。

要点

- 体外精原干细胞（SSC）增殖已取得了巨大成功。
- 对于成熟精子水平降低的男性，将精原干细胞繁殖到足够数量，用以补充空生精小管的能力可能会使不育男性恢复正常生育能力。
- 使用体外培养方法将精原干细胞繁殖到成熟精子，可使生精障碍的无精子症患者通过 IVF 受孕。
- Sato 等使用复杂的培养方法证明了从未成熟生殖细胞中可以产生功能性精子。

第四节　青少年生育力保护

儿童癌症的治疗取得了巨大进展，总体生存率显著提高。据估计，每 250 名（20 ～ 29 岁）年轻人中就有 1 人是儿童期癌症的长期幸存者。随着患癌男孩长大成人，生育能力逐渐成为生活的一个重要方面。常见儿童恶性肿瘤的治疗方案通常包括化疗或放疗，或联合应用。虽然化疗和放疗的疗效尚可，但会带来不育的严重风险。因此，随着儿童癌症总体存活率的增加，控制性腺毒性作用变得越发重要。据估计，儿童癌症的存活率为 80%，成年男性的不孕率为 30%。众所周知，精液冷冻保存是保存生育潜力的安全且有效的方法。但冷冻保存精液或睾丸组织只适用于青春期后的患者，且该方法未得到充分利用。

人们对冷冻保存未成熟睾丸组织以保存青春期前患者的 SSC 的兴趣与日俱增，但这面临着伦理和法律的挑战。此外，由于睾丸活检是一种侵入性手术，确定哪些患者最有可能受益尤为重要，尤其是对于不了解预后的患者群体。部分动物研究已证明，通过缓慢冷冻或玻璃化冷冻可有效保存睾丸组织。1994 年报道了第一例成功的 SSC 移植，恢复了不育受体小鼠的生育能力，这已成功应用于包括猪、公牛和灵长类等其他动物。SSC 保存的潜在优势是能够在体外进行精子发生以产生单倍体生殖细胞，而冷冻保存无法进行有丝分裂的精子。SSC 体外扩增既可以移植回患者的睾丸，也可以在体外培养产生单倍体生殖细胞。Sadri-Ardekani 等首先报道了人类 SSC 的繁殖能力，他们对 6 名接受睾丸切除术的成年男性的睾丸组织进行研究，在体外成功地进行了 SSC 长期培养和自我更新。随后对两个男孩睾丸组织的研究证实了人类青春期前 SSC 的体外繁殖。然而，人类 SSC 在成熟精子的体外繁殖目前尚不可行。其他可能的选择包括睾丸组织移植，这种方法在小鼠、兔子、羊和猪身上都表现良好。Orwig 团队证明了将冷冻保存的青春期前组织自体移植到被阉割的青春期猕猴的背部皮肤或阴囊皮肤下，这些组织能产生成熟的功能性精子。在 8 ～ 12 个月的随访期间，移植物增大并生成睾酮。移植的卵母细胞能够使胚胎再次植入发育，发生妊娠和并孕育健康的雌性。Orwig 团队的研究结果未来可观，为保留儿童癌症患者的生育力提供了新的契机。对于儿童白血病、淋巴瘤或睾丸癌等可能累及睾丸的恶性肿瘤，由于其组织中可能含有恶性细胞，临床处理起来必须谨慎。最可能受益的是接受骨髓移植的非恶性疾病的男孩或患有不发生转移的实体瘤（如肉瘤和神经母细胞瘤）的患儿。

要点

- 1994 年报道了第一次成功的 SSC 移植，恢复了无菌受体小鼠的生育能力。
- SSC 保存的潜在优势是能够在体外进行精子发生繁殖以产生单倍体生殖细胞，而不是冷冻保存无法进行有丝分裂的精子。
- Orwig 团队证明了将冷冻保存的青春期前组织自体移植到被阉割的青春期猕猴的背部皮肤或阴囊皮肤下，这些组织可产生并成熟的功能性精子。

第五节　通过基因编辑纠正精子缺陷

CRISPR（成簇规律间隔短回文重复）/Cas9 已广泛应用于哺乳动物细胞的体外基因组编辑。CRISPR/ Cas9 能够通过改变 DNA 序列，从而改变基因功能。由于小鼠的基因与人类有 99% 的对应性，所以小鼠长期以来一直被用于临床研究。从生殖研究的角度来看，小鼠与人类具有遗传相似性，且繁殖周期短，这使得小鼠在生殖医学研究中具有重要价值。传统的基因敲除系统在体内发现基因需要大量的时间和成本。但随着 CRISPR/Cas9 的发现，现在研究人员可以快捷、简便地敲除基因以评估其在体内的作用。Lu 等的一项大规模研究通过使用 CRISPR/Cas9 系统，敲除了小鼠基因系列并分析体内睾丸富集基因的功能，结果发现 30 个基因在睾丸中具有强烈的表达偏倚，揭示了突变的雄性能够表现出正常的生育能力。结果表明，这些基因对于男性生殖必不可少。虽然 ICSI 可以绕过人工授精的自然障碍，给不孕不育夫妇带来生育希望，但精子缺陷的潜在因素可能会增加孩子先天性异常的风险，导致男性不育的潜在遗传缺陷进一步延续。探索男性不育的潜在病因亟待解决，因此使用 CRISPR/Cas9 进行大规模研究，才能更好地了解不育的遗传网络。

Li 等进行了一项评估 *c-Kit* 的研究，*c-Kit* 在生殖细胞中表达，并控制哺乳动物睾丸中的生殖细胞分化。由于该基因 W 和 WV 突变产生的杂合突变小鼠几乎没有精原干细胞，这就为相关研究提供了绝佳的小鼠模型。作者从 Kit^{w}/Kit^{wv} 幼年小鼠的单侧睾丸中分离出 SSC。随后使用 CRISPR/Cas9 介导的同源精原干细胞来进行修复分离。修复后的干细胞经过筛选和繁殖，最终移植回另一只供体小鼠的睾丸中。修复后的精原干细胞在移植 4 个月后通过自然交配获得健康后代。这些早期显著的结果证明了 CRISPR/Cas9 在生殖医学中的临床适用性。

要点

- CRISPR/Cas9 已广泛应用于哺乳动物细胞体外基因组编辑。
- 传统的基因敲除系统在体内发现基因需要大量的时间和成本。但随着 CRISPR/Cas9 的发现，现在可以快捷、简便地敲除基因，评估其在体内的作用。

第六节 人工智能对生殖的帮助

人工智能主要包括机器学习和显示智能的能力。它是一种先进的预测计算形式，并在现代消费技术中不断发展，在语音、面部识别以及汽车自动驾驶等领域发挥了重要作用。目前人工智能在医学上的应用范围有限，但正快速融入放射学、分子医学、肿瘤学等不同专业。人工智能已进一步发展成为包括机器学习和深度学习在内的分支学科。机器学习可以在没有明确编程的情况下，从经验中自动学习和改进。而深度学习则更进一步，被认为类似于人脑，能够处理大量数据来帮助做出决策。生殖医学治疗算法复杂，变量众多，因此适合人工智能/机器学习的参与。人工智能可通过更标准化指标、更多分析变量和更精确的算法结果来消除生殖医学领域的主观性。目前人工智能/机器学习在生殖医学中获得了诸多临床应用，包括确定卵母细胞质量、ART 的精子选择、精液分析、胚胎选择和成功预测 IVF 等。

卵母细胞质量是自然妊娠或 ART 治疗后评估生殖成功的一个强有力的预测指标。人们提出了许多预测模型来评估和选择具有最佳发育潜力的卵母细胞，即使看起来正常的卵母细胞或胚胎仍然隐藏着非整倍体。在体外受精时，借助人工智能来选择卵母细胞极大地提高了成功率。当涉及 ICSI 的精子选择时，临床医生也可以视觉形态学标准，如精子头部大小和头、尾和腹部形状等作为参考。与传统依靠视觉因素来选择精子相比，我们可以看到自动化系统在筛选精子时，可以极大地缩短选择时间，还可依靠其自动选择能力调整选择标准。在一项研究中，使用深度学习技术收集了约 1000 个已知 DNA 质量的精子细胞，以此来评估 Brightfield 图像预测 DNA 质量的能力，其结果与人工选择精子选择相近但较人工精子选择速度更快（每个细胞 < 10ms），并且能够从样本中选择 86 百分位以内的精子。

精液分析一般用于初步评估不育男性情况，是通过使用显微镜或使用计算机辅助精液分析（CASA）手动估计精子的活力和浓度。尽管 CASA 在改善治疗方案和提升标准化方面有显著优势，但当标本中含有碎片或是低浓度、高浓度浓缩标本时，可能会高估精子浓度，且计数和活力百分比通常不准确。使用 Kruger 标准对精子形态进行分类的过程耗时久，而使用自动化则可以大大提高效率，并且可以更大程度实现标准化。尽管家庭精子试剂盒仅能展示部分精子参数，但随着智能手机和数码相机的使用，人们对其实用性越来越感兴趣。

对胚胎精确的评估和选择能够最大限度地提高妊娠率和 IVF 成功率。在大多数情况下，卵母细胞和胚胎的选择仍然基于胚泡阶段的形态学和动态发育的视觉评估，属于无创方式。尽管存在胚胎评分系统，但由于观察者之间的差异巨大，所以其仍具有显著的主观性。Khosravi 等开发了一种前景可观的人工智能驱动方法，他们通过分析 10 148 个胚胎，制定了一种名为“STORK”的人工智能方法，他们预测囊胚质量的模型曲线下面积 > 0.98，优于个体胚胎学家的研究。

人工智能具有分析和使用大量数据的能力，这将极大影响医疗保健领域。人工智能应该为患者提供最佳护理的工具，且可以确保标准化。最终数据的优劣只取决于数据本身，利用人工智能检索到的信息只是辅助。制订恰当的治疗方案仍然取决于医疗工作者本身的临床敏锐度。

要点

- 人工智能主要包括机器学习和显示智能的能力。它是一种先进的预测计算形式，并在现代消费技术中获得了不断的发展，在语音、面部识别及汽车自动驾驶等领域发挥了重要作用。
- 人工智能可通过更标准化指标、更多分析变量和更精确的算法结果来消除生殖医学领域的主观性。
- 目前人工智能 / 机器学习在生殖医学中取得了诸多临床应用，包括确定卵母细胞质量、ART 的精子选择、精液分析、胚胎选择和成功预测 IVF 等。
- 人工智能应该为患者提供最好的护理并确保标准化的工具。

第七节　结　　论

在过去的几年中，我们看到了男性不育领域的重大进步和创新。随着技术的不断发展，我们将会看到更进一步的改进，并将大大提高不育患者的诊疗质量。

（张华南　译）

第五部分

卫生保健系统和文化

第 28 章

心理健康与男性生殖

William D. Petok

第一节 引 言

对于已经找到终身伴侣或决定要成为单亲父母的人来说，成为父母似乎顺理成章。大多数异性伴侣认为，他们停止使用节育措施就会受孕。随着辅助生殖技术的出现，同性伴侣也认为他们能够创建家庭。然而当这些预期没有实现时，就会出现各种各样的心理反应。

美国的统计数据显示，在 15 ～ 44 岁的已婚妇女中，约有 6% 的人在尝试一年后仍无法受孕，因此被诊断为不孕不育。如不考虑婚姻状况，约有 12% 的 15 ～ 44 岁女性出现受孕或足月妊娠困难。在全球范围内，由于定义不一致，数据的可靠性较低。据估计，全世界有 5000 万对夫妇存在不孕不育问题。值得注意的是，在这些估算中，对男性不育的提及往往是次要的，或者是事后才想到的。然而，在男女双方因素同时存在的情况下，男性不育与女性不孕的比例几乎相等。虽然大多数男性都有成为父亲的愿望，但男性对与男性不育相关的因素知之甚少。

不育症诊断和后续治疗所涉及的心理问题有大量文献记载，其中大部分文献专门论述了女性的反应。造成这种差异的因素多种多样。临床医生将这些因素考虑在内，可以为其提供策略，用以改进以患者为中心的护理方式，帮助男性解决生育问题。

第二节 男性不育：历史视角

一、文学作品和民间传说

早在《圣经》中就有关于不育症的探讨。我们可以深入了解亚伯拉罕（Abraham）的妻子萨拉（Sarah）的心理状态。萨拉鼓励她的丈夫利用代孕母亲夏甲（Hagar）生育，却无法面对夏甲的孩子以赛玛利（Ishmael）住在她的家里，所以她把他们打发走了。传说中的首次代孕便出现了这样的问题。在《撒母耳记》中，以利加拿（Elkanak）第二个妻子汉娜（Hannah）无法生育，而另一个妻子则给她们共同的丈夫生了 2 个儿子。尽管汉娜沮丧、哭泣、绝食，非常痛苦，以利加拿仍不理解她对无法生育的感受。她的丈夫问道：“……你为什么伤心？有我不比有十个儿子更好吗？”（《撒母耳记》）。很明显，他没有抓住重点。《圣经》着眼于女性的感受，却忽略了男性的情感反应。

早期的现代英国作家意识到并报道了有生育问题的男性。塞缪尔•佩皮斯（Samuel Pepys）讨论了他对不孕不育的恐惧，并就如何与妻子生育寻求建议。有人猜测，他的不育是由取出膀胱结石的手术造成的，可能是切口错位导致了无法生育。

Michael Chabon 的 *Son of the Wolfman* 讲述了一个无法让妻子受孕的男人的心理。尽管这不是作品的重点，但当代关于不孕不育的文学和媒体报道也是以女性为中心的，男性不育很少被描绘。

很少有男性公开谈论自己的生育问题。在谷歌上搜索“男性不育症”，搜索结果几乎为零。有几篇很受欢迎的新闻文章指出男性也有生育问题，但报道中很少透露男性为何不育。值得注意的是，著名厨师 Gordon Ramsay、歌手 Mark McGrath 和 David Nail 公开表达了他们不育的痛苦。Ramsay 多年来一直在炙热的炉子前工作，导致精子受损。McGrath 讲述了他 10 岁时睾丸受伤的情况。Nail 间接暗示他有男性因素方面的问题，他谈到了和妻子遇到不孕不育问题时的感受：“很长一段时间我都感到非常尴尬。我们为生育做的很多事都与我有关。作为一个男人，你肯定不想听到这些。”

社交媒体作为当前重要大众信息的前沿，同样缺乏来自男性的声音。使用搜索词“记录男性不育”可以搜到大量结果，但大多数是由女性或医生撰写的。“当谈到他们不育时，男性似乎是沉默的。”

从临床角度来看，这种对男性因素不育的历史缺失可能会使临床医生宣布男性不育时变得更加难以说出口，因为男性很可能不知道不育会影响男性。可以想象他在发现男性并非都有生育能力时的震惊!

有几本针对非专业读者的书籍专门介绍了男性因素导致的不育。了解其内容的临床医生可以预测患者可能提出的问题。

二、科学报道

许多作者指出，目前缺乏对男性及其被诊断男性不育后反应的研究。一些人指出，定性研究是有限的，我们对男性如何看待和经历不育知之甚少。部分原因在于人类生育的自然过程——妊娠是在女性体内进行的，尽管男性对成功孕育生命也至关重要，但仍被认为只是这一过程的附属品。ZoLdbrod 总结了我们对男性不育经历理解的缺失：“我们所了解的是男性与女性相比是什么感受。我们对男性之间的差异知之甚少。我们不了解被诊断为不育的男性与妻子有生育问题的男性之间的区别。我们不了解阶级差异。我们也不了解男性的感受是如何随着时间的推移而变化的。”

关于成功治疗不育的最早报道出现在 1909 年。1884 年，William Pancoast 成功地进行了供精人工授精（donor insemination，DI）。出于依从性考虑，这个过程是保密的。在 Pancoast 的指示下，男方被告知使用了供精，而女方未被告知。这开了一个不好的先例，增加了不孕不育的病耻感，而男性似乎比女性更容易受到这种病耻感的影响。1871 年，Sims 报道了人工授精。Sims 似乎使用了现在被称为宫内人工授精的方法来解决女性不孕的问题。Pancoast 似乎一直在关注他的患者的配偶——无精子症患者的心理状态。然而，后续研究并没有深入探讨这种状态，也未记录主治医生对此的看法。

有一个规模不大的研究机构正在研究男性被诊断为不育后的反应。研究注意到了各种心理上或生理后遗症，包括性生活和个人生活质量下降、心理困扰（包括抑郁和焦虑）、酗酒和使用毒品的情况增多，以及冲动行为等。文献中也有关于内疚、羞耻感和耻辱感的报道。性功能障碍也有报道。

从事不孕不育咨询领域的心理健康专业人员写了几本结构合理、内容详尽的书。但没有一本是专门针对男性不育患者的。

要点

- 大众和科学界对男性不育患者的心理都知之甚少。
- 最近的研究指出，生活质量下降和心理困扰是这类人群的常见问题。

第三节　性别与不育：心理差异

一、性与性别

性和性别经常被当作同义词使用。虽然从科学的角度来看并不准确，但有一点毋庸置疑，那就是这两个概念在现实生活中是相互影响的。男性的染色体结构是XY，他们所处的社会环境会影响他们对日常环境力量的情绪和行为反应。这些环境力量可以产生男性特征的性别反应。不育的诊断可能是男性所能遇到的环境力量中较强大的一种。出于写作目的，作者在标记这些反应时冒昧地使用了“性别”这个词。

二、孩子的意义

一项关于性别、不育和 ART 的国际综述指出，在不同的文化背景下，“母亲”一词最可能定义为女性在生物学上妊娠、分娩，之后养育孩子。而男人与孩子的关系更多表现为他在受孕过程中的作用。父爱更多地与子女的所有权有关。作者指出，随着男性越来越多地参与到养育子女的过程中，这种传统观念在许多社会中都发生了变化。“全职爸爸”的概念已不再陌生。男女之间的差异具有重大意义，不孕不育对不同性别而言，含义大不相同。不孕症剥夺了此后多年女性作为母亲的重要职能；但对男性来说则是未能创造出一个能承载他名字和基因的产物。

文化及其价值观在男性如何应对生育问题上发挥重要作用。

在某些情况下，通过是否拥有子女来定义男子气概是主流价值观。在某些地区，没有成功生育会被视为软弱无能。成为父亲是一项重大成就，是男性身份认同的本源。在一些文化中，不能生育的男人被视为脆弱和不健全的。他们会设法向爱人隐瞒自己不育的事实。在印度，许多男性也因不育而感到羞耻，其他以男性占主导地位的文化也蕴含着类似的价值观。

三、心理反应

对 26 项关于不孕症和体外受精（IVF）治疗的研究综述发现，尽管男性和女性在 IVF 期间都会经历心理痛苦，但存在性别差异。作者排除了 IUI 治疗的研究后发现，女性的焦虑和抑郁水平会在治疗前升高，在取卵当天、胚胎移植前后以及在确认妊娠前的整个等待期都会进一步上升。男性在治疗前尤其在确定治疗结果前的等待期间抑郁评分会升高。男性和女性在妊娠测试前的积极情绪得分都较低。IVF 失败会给夫妻双方带来长期的负面心理后果。

研究与性别相关的具体诊断以及被诊断者由此产生的心理反应的文献十分有限。尽管如此，大量文献都支持这样一种观点，即已查明生育问题的伴侣是导致负面情绪的几个因素之一。在一些文化中，女性是治疗的焦点，因为男性不育的诊断在社会上是不可接受的。这些文化中的女性是研究的唯一焦点。当男性被诊断为男性不育时，会比女性被诊断为女性不孕时更痛苦。女性对不孕的总体负面反应确实比男性更强烈。这种强烈反应可能是由多种因素造成的——女性不孕的医学检查具有高度侵入性，且男性和女性成长的社会环境不同，导致他们面对不育采取的策略也不尽相同。接受 IVF 治疗的女性的抑郁水平、状态焦虑和特质焦虑水平显著高于她们的伴侣。男性比女性更能抑制焦虑和愤怒。最后，许多针对不育的激素治疗都用于女性。已知的副作用包括轻微的心理症状，如轻微的情绪波动，或严重的心理症状，如全面的精神反应。男性通常则不会接受类似的药物治疗。

四、应对策略

众所周知，男性和女性在应对压力时会采取不同的方式。表 28.1 描述了这些应对方式。不育及其治疗所带来的压力同样是公认的。因此，男女面对不孕不育带来的压力的应对方式不同也就不足为奇了。

表 28.1 应对方式

迎难而上
疏远
自我控制
寻求社会支持
承担责任
逃避 / 回避
筹划解决问题
积极地重新评估

对 IVF 患者的研究表明，男性比女性使用更多的“疏远、自我控制和筹划解决问题”策略。女性倾向于采取“迎难而上、承担责任、寻求社会支持和逃避 / 回避”策略。与其他策略相比，不论男女，选择“寻求社会支持”的频率都是最高的；“承担责任”则是频率最低的。临床医生经常看到男性通过自我控制的策略，隐瞒自己不育的事实，并偷偷计划治疗不育。如果夫妻双方没有意识到这些基于性别的策略的差异，并因为双方做法不一致，很可能会认为他们的伴侣“不在乎”，从而导致婚姻出现问题。与其他策略相比，男性更多地选择寻求社会支持，这一发现与“男性不喜欢谈论自己的问题”这一流行观点不符。

通过求助来解决问题，特别是心理问题，存在性别差异。无论受教育程度如何，女性对寻求帮助都持更积极的态度。相比之下，受教育程度较高的男性寻求帮助更为积极。与男性相比，女性更容易意识到自己的情绪问题，也更可能寻求心理咨询师诊治。但这可能会导致接受不育治疗的异性恋夫妇不和。在某种程度上，这与接受治疗的方式有关，这些将在后面的章节中讨论。

社会支持作为一种应对不育的策略，很早就得到了 RESOLVE 等组织的认可。该组织在全美拥有 250 多个面对面支持小组，为那些使用这些小组的人提供了可用的资源。这些群体的用户绝大多数是女性。虽然专门针对男性的支持小组很有限，但之前的研究表明，即使有支持小组，男性也可能不会使用。社会化程度差异是造成这种区别的重要原因。

要点

- 对于男性和女性来说，孩子和家庭建设有着不同的含义。
- 文化因素在不同性别如何看待生育能力方面起着重要作用。
- 男性和女性对不育的心理反应尽管部分相同，但大部分还是不同的。面对不孕不育的诊断，男性和女性会采用不同的应对策略。

第四节　男性不育的症状

抑郁、内疚、焦虑和压力、病耻感、羞耻感、愤怒和社会孤立是诊断出男性不育后的常见反应。“阳痿”一词的多方面使用可能会加重男性的失落感。阳痿可以与“不育”和“无法勃起”同义。男性不育常被错误地与勃起功能障碍混为一谈。虽然勃起功能障碍会导致生殖问题，但它绝不是不育的根源。对许多男性来说，男性不育的诊断是对他们男性气质的重大挑战。

一、抑郁

定性研究中经常提到，抑郁可能存在于男性不育患者中。一项针对男性不育患者的早期研究发现，一些受试者的抑郁和焦虑程度有所升高。研究发现了三个重要的抑郁预测因素：焦虑性格、将情境视为压力的倾向及回避型应对方式。后来对 400 多名不育男性进行的病例对照研究发现，他们在贝克忧郁量表（Beck Depression Inventory，衡量抑郁症的标准指标）上的得分明显更高。反复的 ART 会使他们得分更高。其他研究也报告了类似的关于抑郁症的调查结果。

二、内疚

另一个来自不育男性（和女性）的常见症状是内疚。患者可能会认为自己对不孕不育负有个人责任。男性可能会为自己过去的放纵行为自责，如吸烟、酗酒、对输精管道造成伤害的鲁莽行为或与工作有关的毒素接触。出于健美目的使用合成代谢类固醇的男性也会有不育的风险。一旦发现自己的生殖能力受到了影响，他们可能会感到非常内疚，更会对自己为了拥有“更健康的身体”而损害家庭的行为感到羞愧难当。在最糟糕的情况下，即使自己没有做错任何事情，患者也可能不合理地自责。

三、压力

心理压力可定义为在生化、生理和行为变量方面产生可预测反应的不舒服的经历。在生殖医学发展之前，对不育病因的心理解释很常见，压力也是被提及的原因之一。如今，绝大多数专家都认为，几乎没有证据表明压力会导致男性不育或女性不孕。然而，不孕不育及其治疗可能会给患者带来压力，这一点已达成共识。鉴于某些不孕不育的漫长历程，压力可能会成为慢性病。

有关心理压力和精液参数受损的证据相互矛盾。慢性压力会影响交感 - 肾上腺系统（SAS）、下丘脑 - 垂体 - 肾上腺（HPA）轴和下丘脑 - 垂体 - 性腺（HPG）轴。HPG 轴和 HPA 轴的激活会导致睾丸内睾酮水平下降，影响支持细胞和血睾屏障，并损害精子生成。有关这一过程的精彩总结，请参阅 Nargund 的评论文章。

不育治疗带来的压力是有目共睹的。人际关系、经济和就业方面的压力是男性及其伴侣面临的真正挑战。Mason 采访的大多数男性都谈到了他们遇到的压力。例如，“……5 年过去了，我仍然不知道能否成为孩子的父亲。我感到无助和无力。你患有男性不育症，但主要接受治疗的一方却是你的伴侣，这让你感到内疚”。她所采访的许多人都谈到，当他们的伴侣接受多种侵入性手术时，他们却得不到关注。

四、病耻感 / 污名

根据 Goffman 的观点，污名（stigma）是一种严重败坏个人声誉的特征，“将一个完整、正常的人贬低为一个有污点、有缺陷的人”。被污名化的个体具有（或被认为有）

某种属性，这种属性使他们与众不同，因此被他人贬低。在戈夫曼体系（Goffman's scheme）中，认为不育是一种“身体畸形”。

男性不育的诊断往往保密，这是与诊断相关的病耻感的一个指标。在一些地方，这种病耻感非常严重，以至于女性伴侣要承担不育的“责任”，即使不育不是由她造成的。另一个病耻感的因素是，不育经常与男子气概、性能力受损混为一谈。换句话说，男子的阳刚之气受到质疑，尽管阳刚之气的定义是力量和精力，与生殖能力并无直接联系。

这些都可能与男性的居住地有关。研究表明，在同一治疗阶段，南非男性的抑郁程度高于德国男性。与丹麦男性相比，这两地人群的心理健康问题都更严重。丹麦男性对自己的不育问题更加坦然。值得注意的是，丹麦是通过ART出生婴儿比例最高的国家，这表明丹麦人对这一问题有更高的认识。

五、社会孤立

当被诊断出患有不育时，男性可能比女性更容易感到社会孤立。女性比男性更有可能披露自己的不孕。与女性相比，男性更多利用否认和回避来应对诊断所带来的情感痛苦。临床医生经常会遇到这样的患者，他声称没有向除配偶之外的任何人透露过自己的诊断结果。导致这种社会孤立的因素有很多，原因包括公众对男性不育缺乏认识、男性倾向于将情感内化、许多男性对自己的不育感到尴尬，以及在治疗过程中更加关注女性等。

六、男性气质面临的挑战

社会学文献对男性气质的概念进行了详细讨论。大男子主义的概念对于讨论男性与生育问题非常重要。大男子主义是社会中占主导地位的男性气质。根据Connell的研究，在西方文化中，这意味着异性恋、中产阶级和白种人。在这种情况下，男性在社会中的形象是阳刚和有生育力的，有生育力是男性气质的一个重要或决定性的特征。因此，男性不育违反了大男子主义的概念，而许多男性和整个社会都不自觉地认同这一概念。

男性不育的诊断会损害男性气质。病耻感、社会孤立、内疚和抑郁都会削弱男性气质。不育违反了几乎所有文化中普遍存在的生儿育女的观念。对于病情的保密，尤其是对于那些选择使用供精来建立家庭的人来说，可能是另一个损害男性气质的因素。崇尚“真正的男人不会……”价值观的文化给有生育问题的男性带来了更大的心理风险。如前所述，在一些男性社会价值高于女性的文化中，会将所有生育问题都归咎于女性，而男性不育会被否认，这甚至成为一个文化上认可的结束婚姻的理由。

对确诊不育的男性的访谈数据表明，无法让伴侣受孕让他们感觉自己“不够”男人。他们羞于与配偶以外的人讨论自己的不育问题，而且在医疗机构中，主要的干预措施都是与女性伴侣一起进行的，他们认为自己只是一个次要的参与者。对许多男性来说，面对无法解决的问题，会使他们进一步失去“男性气质”。

要点

- 男性不育的诊断可能导致各种心理问题。
- 不育和性能力常常被错误地混为一谈。
- 对许多男性来说，不育的诊断挑战了他们的男性气质。
- 对男性不育的保密会加剧许多人在被诊断时的病耻感。

第五节 ART：男性经历

显然，拥有多种选择的辅助生殖技术（ART）彻底改变了许多夫妇建立家庭的能力。技术进步使得单身和男同性恋者也有可能生出直系血缘的孩子。包括卵胞质内单精子注射（ICSI）及显微外科方法在内，这些方法可以从输精管道受损或精子生成受到影响的男性体内获取可存活的精子。取精技术在某种程度上也让男性接受了以前“专属于”女性的侵入性治疗。

关于男性对通过显微外科手术获取精子的心理反应的研究很少。我们只能猜测，当被告知下一步的治疗是对睾丸进行显微手术以获取有活力的精子时，男性会作何感想。一份关于睾丸取精术（TESE）对勃起功能影响的报告显示，TESE 失败的患者中射精管症状有所增加。作者并未推测心理对射精管的影响。然而，其他报告显示，不育会影响男性的性功能。

当宫内人工授精（IUI）是解决生育问题的最佳方法时，男性可能会遇到各种心理问题。通常男性会被引导到医疗机构的取精室，提供人工授精所需的精液。当他意识到医疗机构的人员都知道他为什么要去那个房间时，他可能会经历从羞愧到焦虑的一系列情绪。有时焦虑会导致性欲减退或射精困难，从而延误人工授精，给男性患者和他的伴侣带来另一次失败的经历。

其伴侣正在接受体外受精（IVF）的男性也很容易受到情绪的影响。对于这些人来说，在等待胚胎移植结果期间，他们通常会觉得自己必须为伴侣保持坚强。因为在此之前的紧张交流之后，他们与医疗机构工作人员的交流机会很少，所以对于许多夫妇来说，这往往是压力最大的时候。然而，除了将他们作为伴侣的一部分时，很少有 IVF 对男性影响的研究。一项研究发现，接受 IVF 的情侣中男性伴侣比他们的女性伴侣更担心治疗的并发症。作者推测，这与人们对父母意义的性别态度有关。

要点
● 目前关于男性对侵入性取精手术反应的研究基本空白。
● 男性常常觉得自己必须为正在接受 IVF 的伴侣保持坚强，从而导致他们压抑自己的情绪。

第六节 使用供精的男性

男性使用供精的历史悠久，而且往往不会公开。当发现使用供精才是他们成为父母的最佳途径时，男女双方都会充满失落感。心理挑战从难以共同受孕转变为父母中只有一方与孩子有血缘关系。这需要重新评估为人父母的意义，以及个人将如何作为父母。众所周知，决定使用供精的心理过程非常复杂，对接受捐赠者进行心理咨询是标准护理的一部分。

进行供精人工授精的决定是复杂的，患者及其伴侣（如适用）可能会受益于心理咨询，以帮助他们做出这一决定。临床医生应强烈建议由合格的心理健康专家为所有接受供精者及其伴侣提供心理咨询①。

美国以外的国家也有类似的建议。

使用供精者经常质疑自己是否有能力与经此方式孕育的孩子建立联系。人们已经认

① 译者注：此为美国方面的建议。

识到使用供精的男性存在病耻感、男性气质受损、自尊和性取向等问题。由于使用供精问题会说明男性性无能，所以男性不愿意讨论这个问题。其中一些接受供精人工授精的人认为养育子女与妊娠是不同的。但某些男性会认为使用供精等同于其伴侣与另一名男性发生性关系。一些人撰文论述了遗传育儿与社会育儿之间的区别。还有人认为，父母是养育孩子的人，而供精人只是捐献者。

对使用供精者的咨询非常复杂，因为男性可能会因为使用供精而感到被进一步边缘化，进而沦为旁观者。有些人会认为，他们像被一个“有生育能力”的男人剥夺了让伴侣受孕的过程。对于一个对生殖的本质及其与婚姻的关系持有非常保守看法的人来说，使用供精可能会让他觉得自己被戴了“绿帽子”。受助者也可以考虑通过收养来建立家庭。因此，在提出使用供精的建议之前，应评估受助者是否已准备好使用供精，以及表 28.2 中详细列出的其他各种事项。

表 28.2 向供精受助者提供咨询时应考虑的一些问题 *

讨论使用供精或是收养
拒绝 / 接受失去与父母一方的遗传联系
探讨收养作为替代方案的利弊
与使用供精有关的医疗和法律问题
经济能力
供精者的类型（“匿名”“已知”、家族）及其影响
所希望的供精者特征
是否公开（向谁公开、何时公开、如何公开）
如果需要，与其他使用过供精人工授精的人联系，获取第一手经验

* 译者注：此为美国方面的建议。

一、关于公开的问题

历史上，不存在或不鼓励披露供精的使用情况。说与不说、对谁说，涉及保密、隐私和机密等问题。对于那些使用供精会违反其信仰或道德准则的人来说，保密往往是必要的。保密的另一个原因是保护孩子和受捐者免受与生育和使用供精相关的病耻感和羞耻感。我们有理由质疑，机密性是否会加强与供精使用相关的病耻感和羞耻感。随着时间的推移，由于领养和使用供精这两种家庭的相似性，领养中机密性所产生的负面影响很可能促使心理健康专家改变对供精保密的看法。

研究表明，导致儿童面临心理问题风险的是机密性本身，而不是使用供精受孕。在父亲和父爱的影响方面，通过供精受孕的孩子的父亲，与通过供卵受孕的孩子的父亲或非辅助生殖受孕孩子的父亲在亲子关系方面没有区别。对冷冻卵子使用的更多关注可能减少了不孕不育的病耻感，尽管男性不育的病耻感和耻辱感可能较少。但一些国家要求公开捐赠，无法保密。随着科技发展，今后将更难保持机密性。

保密不等于隐私。个人可能希望将使用供精作为个人隐私，自主选择向谁透露。因此，供精的专业人员应在同意书中注明隐私权面临的伦理问题。

接受供精者期望他们的所有医疗程序都是保密的，这很合理。大部分地区的法律和希波克拉底誓言都保证了保密性。然而，鉴于对机密性和对配子捐献的看法不断变化，这一医疗护理的基本概念可能需要在更广泛的意义上重新定义。当然，这并不意味着未经书面许可就讨论患者及其护理问题。

儿童的最大权益是早先讨论“公开”是否可取时经常被忽视的一个概念，如今这一概念越来越受到重视。随着时间的推移，“公开”的概念正在成为法律上的强制要求，在心理上也是可取的。美国生殖医学学会（ASRM）伦理委员会承认，了解一个人的遗传相关健康史非常重要，“因捐精而出生的个体有权益保持健康并了解其健康风险，以便采取预防或保护措施，保障其未来的福祉”。随着更多长期研究的发表，关于向后代隐瞒信息的争论将会减少。

二、混合精子

一些精子参数低的男性可能希望将自己的精子与供精混合，以为这样人工授精后的孩子理论上可能是自己遗传学上的孩子。然而 DNA 检测技术的进步使这种想法成为泡影。要确定谁是孩子的遗传学父亲非常容易。从心理上讲，这种要求表明患者在否认自己的病情，还没有接受自己不育的事实。建议医疗服务提供者回顾有关家庭机密的研究，为患者提供心理健康咨询，帮助患者接受自己的选择。

要点
● 使用供精有着漫长、不幸和不必要的保密史，这增加了男性不育患者的病耻感。 ● 大多数心理健康专业人士都认为，应该向孩子透露捐精受孕的情况。 ● 技术和社交媒体使得捐精者几乎不可能匿名。

第七节　同性恋父母：男性视角

自 2015 年以来，同性婚姻在美国已经合法化，这赋予了性少数群体（LGBTQ）新的权利，使家庭建设不再面临法律挑战。最新研究表明，在 18 ～ 35 岁的 LGBTQ 中，63% 的人正在考虑扩大家庭，要么首次成为父母，要么生育更多子女。其中，63% 的人希望通过人工生殖技术或其他方式来组建家庭。女同性恋母亲经常使用供精来建立家庭。在 20 世纪 80 年代，美国男同性恋开始通过“传统代孕”的方式来实现生儿育女的梦想。在这种方式中，代孕者通过人工授精的方式用其中一方的精子受孕，并足月生产。如今，这一过程通常包括使用供卵、使用伴侣一方的精子进行体外受精及妊娠。但高昂的费用可能会让许多男同性恋者望而却步。

先前的研究表明，男同性恋者渴望孩子的原因与异性恋男性相同，即有机会抚养孩子，孩子可以带来恒定性、传承性、不朽性、创造家庭感以及提高他们的社会地位。有些人认为生儿育女是异性恋夫妻的专属，因此担心由同性恋父亲抚养会给孩子带来负面影响，但这种担心似乎是毫无根据的。还有一种观点认为，生育治疗应仅限于不育男女。但随着社会价值观不断变化，人们越发能接受非异性恋家庭，这可能会促进由两名男同性恋为户主的家庭数量的增长。

有限的研究表明，在男同性恋家庭中长大的孩子并没有经历负面影响。研究结果倾向于支持男同性恋父亲，也许是因为异性恋关系中的男性存在性别角色差异，与异性恋父亲相比，他们对孩子的需求更敏感，对孩子的养育投入也更多。ASRM 的声明指出，不论性取向如何，平等对待每个个体是一项道德义务。

希望成为父亲的男同性恋面临的特殊挑战

如上所述，对于希望生育孩子的同性恋伴侣来说，费用是一个重要因素。通常情况下，双方都希望与自己的孩子有基因联系。此外，一次妊娠代孕的费用不仅包括代孕者的费用，还包括供卵的费用。一个活产婴儿的费用总额可能超过 120 000 美元。为了降低成本，同性恋伴侣会要求一次移植两个胚胎，每个胚胎分别用各自的精子产生。在某些情况下，伴侣双方会询问是否可以将两人的精子进行混合受精，但他们忽略了卵子具体是由谁的精子受精这件事很容易被破译。因此，要清楚地解释为什么这两种要求都不可取。

在美国某些州，生理性不育的保险是强制性的。希望怀上亲生孩子的 LGBTQ 伴侣被视为“社会性不育”。经济困难给“社会性不育”伴侣获得医疗服务带来了问题。有观点认为，不育会干扰生活的许多方面，无论不育是基于生理性原因还是社会性原因，都降低了非自愿无子女者的生活质量。有观点认为，扩大不育的定义范围，将社会性不育包括在内，将鼓励各州和保险公司将这些人群视为可医治的对象，并降低建立家庭的成本。

在上述第一种情况中，移植两个胚胎违反了 ASRM 的指导方针。多胎妊娠对孕妇和胎儿都有风险，只有在特殊情况下才建议实行。可以分别用 2 个男人的精子受精形成 2 个胚胎，然后将其中一个冷冻起来，供以后使用，这样就可以减少第二个供体的费用。但也只能将沉重的经济负担减轻到这种程度。最好由受过生殖和同性伴侣问题方面培训的心理健康专家提供咨询。

第二种情况是父子关系“不明”，理论上可能是其中一人的，也可能是另一人的，这与上文提到的精子混合问题类似。如果决定使用一方的精子受孕，则与另一方的基因必然无关，因此应咨询心理健康专家。

要点
• 婚姻平等法消除了男同性恋在建立家庭方面面临的许多挑战。
• 男同性恋者渴望孩子的原因与异性恋者相同。
• 男同性恋者抚养的孩子与异性恋夫妇抚养的孩子没有什么不同。

第八节 男性心理咨询策略

考虑到男性不育可能带来的各种社会心理问题，我们假设男性（及其伴侣）可以从咨询资源中受益。对于大多数男性来说，从诊断到治疗选择的过程都是未知的，甚至可能是危险的。ASRM 建议，任何使用供精 / 卵或代孕的人都应接受社会心理咨询，以帮助做出决策。但让男性使用这些服务可能是一项挑战。

面对各种心理问题，男性寻求心理咨询的人数往往少于女性。在美国，女性对心理健康服务的使用率估计在 67% ～ 86%。文化可能也是造成这种现象的因素之一。西方文化认为男性是强者，能够独自应对生活中的各种压力。人们注意到，当社会中其他人寻求心理健康服务时，男性也有可能这样做。男性一般不会寻求心理健康服务，即便有接受心理健康服务的人，也很有限。与不育相关的病耻感、谈及性功能的羞耻感很可能会放大这种避免“谈论它”的倾向。再加上寻求帮助的病耻感以及认为这是“女人才会做的事”的观念，这就形成了一个泥潭，使男性深陷其中，无法获得宝贵的健康资源。

一项关于男性如何更多使用咨询服务来治疗抑郁症的研究表明，诊治男性时使用的语言会影响他们对抑郁症的看法：

> 例如，在与潜在的或新的男性客户讨论心理咨询的性质时，咨询师可以考虑将咨询过程描述为一个以解决方案为中心、具有成本效益、以客户为导向的团队工作。使用更符合传统男性性别角色的语言（例如，“解决问题”“战胜抑郁”“团队合作”），而不是将心理咨询描述为分享脆弱和感受，从而创造一种环境，让男性在其中更自在地解决问题……直接解决潜在或当前男性客户正在经历的任何病耻感相关问题可能也很重要。

根据上述研究推断，为男性不育患者提供的心理健康材料，应针对男性在被诊断出患有男性不育时所面临的具体问题而量身定制。以男性为导向的男性不育知识对实现这一目标很有帮助。有关此方法的示例，请参阅：www.youtube.com/results?search_query=urologist+nerds+drinking+beer. 这个名为“Urologist Nerds Drinking Beer”的系列节目是由一个患者支持团队制作的，邀请了一位知名人士 Mark McGrath 作为开场嘉宾。讨论的主题包括睾丸自检、精液分析以及合成代谢类固醇对生育能力的损害。

有证据表明，男性会利用保护其隐私的资源。一系列研究分析了“男性专用”的不育论坛上的男性帖子，揭示了一些男性愿意在多大程度上讨论对自己病情的情绪反应。这些论坛似乎为男性提供了情感空间，让他们可以安全地讨论自己脆弱的一面。研究人员指出：“在线环境似乎为男性提供了一个‘安全空间’，让他们可以分享自己的感受，减少孤独，并为其他在生活中有相似情绪的人提供同情和支持。实际上，该论坛有效地发挥了实践社区的作用。”这项研究扩展了早期关于夫妻使用在线支持的研究。研究人员指出，所分析的数据来自积极参与的男性，而不是全部男性，其中一些人可能“潜伏”了起来。他们的结论是“在提供数字健康服务的时代，为男性提供更多的在线‘安全空间’，让他们与其他经历过类似问题的人分享和讨论不育问题，可能会让那些经历过不育困难后果的男性更有底气恢复和应对”。

为男性不育患者提供咨询服务的其他建议包括：灵活的预约时间（下班后）；包含男性性别因素的语言（“信息研讨会”或“集体治疗”），以及使用心理学术语来引导和方便患者。Wischmann 为咨询师提供了更多的建议，这些建议对医生诊治很有帮助：

- 心理咨询师应注意男性将责任完全归咎于自己的话术，并将其改为“接受我对我们共同的问题所应承担的部分责任”。
- 自我感觉“内疚”不等于“有罪”，因此应将男性的内部归因（“我是个失败者”）改为外部归因（“命运的打击是我们的挑战”）。
- 应用积极的、有意义的应对方式取代消极、回避的应对方式。
- 对于准爸爸来说，由于男性因素而产生的嫉妒或内疚感是常见的、可理解的和可接受的，因此“有毒”情绪应被正常化。

等待患者主动要求转诊是不可取的。男性更喜欢由医生主动提出这一要求，并对医生的支持做出回应。标准的“陈述/提问”技巧可能很有用——例如，“许多发现自己有生育问题的男性都想知道这对他们的家庭意味着什么。您自己是否有过类似想法？如果有，我可以为您提供一位顾问，与您一起讨论”。

要点
● ASRM 建议为患有不育的男性提供心理咨询。
● 男性使用心理健康服务的方式与女性不同。
● 初步研究表明，男性会使用保护其隐私的资源，如“男性专用”的在线论坛。

第九节 未来展望

一、研究

对男性及其被诊断为不育后反应的研究仍很匮乏，这是该领域未来工作的重要起点。Lohan 从社会学的角度出发，强烈建议对男性与生殖问题进行更多研究，“生殖是每个人的事，忽视男性在生殖方面的参与，显然是在理解生殖欲望、生殖决策路径和当代性别关系方面忽略了一个关键因素”。

虽然开展这项工作存在障碍，但利用在线资源似乎是男性参与情感内容的“安全空间”。“不孕不育家庭研究注册处”是一个调查研究网站，其建立的初衷是让个人能够参加相关在线研究项目。遗憾的是，当该网站于 2021 年关闭时，只有不到 5% 的注册用户是男性。类似的针对男性的项目，或许可以通过有针对性的社交媒体进行招募，为未来的研究人员提供有用的工具。

男性不育治疗后的咨询需求是有待进一步调查的问题。同样，经历辅助生殖后家庭的咨询需求以及人工授精孕育的儿童的成长研究也是一个重要的研究领域。有关侵入性治疗（如 TESE）的心理影响的研究仍然缺失。最后，对未寻求治疗的男性的研究将提供有价值的见解。

二、公众认知

为了减少男性不育的病耻感，需要改进和扩大针对男性的生育信息网站。在社交媒体上开展宣传活动，引导人们关注这些信息，尤其是由在社交媒体上拥有大量粉丝的、有影响力的个人发起或传播将非常有用。

三、个人干预

同样，人们还开发了用于生育跟踪和社会心理干预的智能手机应用程序。迄今为止，已有一款专门针对男性的应用程序问世。FertiStrong 为面临生育困难的男性提供了建议和策略，并专注于通过认知行为方法来减轻其压力。类似的以男性为中心的应用程序将增加可供男性私人使用的工具库，考虑到他们不愿意以更公开的形式寻求帮助。

要点
● 需要进行更多研究以了解男性确诊不育后的反应，从而制定出更好的干预措施。
● 公众对男性不育缺乏认识，这一点亟待解决。
● 数字技术干预有望帮助男性应对不育的压力。

第十节　结　　论

不孕不育是一场人生危机，有可能对个人情感及社会产生深远影响。尽管约 50% 的不孕不育都与男性有关，但男性却经常被排除在讨论之外。治疗的重点通常是女性，而男性伴侣往往会感到自己被边缘化、被冷落。为男性不育患者提供医疗服务的人员如果了解男性面临的挑战，就能为他们提供最佳的医疗服务。这包括采取适当的策略，将患者转诊至对男性不育及其心理反应都有经验的心理健康专家处。最后，提高公众对男性不育的认识有助于减少与之相关的病耻感，使男性在成为父亲的道路上少走弯路。

（党　进　译）

第 29 章

男性生殖与法律问题 *

Heather E. Ross

第一节　引　　言

为男性生殖患者提供治疗的医生应注意可能出现的法律问题，尤其是在处理精子捐献、冷冻胚胎和死后精子使用相关问题时。该领域的法律在不断演变，在许多地方仍未确定，或者是以严格遵守相关法规或法院惯例为基础。法律因所提供的生育治疗类型而异，也因国家、州，甚至州内的县或区而异。在进行医疗行为之前，医生至少应要求患者咨询辅助生殖技术（assisted reproductive technology，ART）方面的专业律师，以确保患者了解任何可能产生的法律后果。此外，与其他医学领域的治疗只影响患者本人不同，从事 ART 的医生还应考虑到他们正在帮助的儿童和家庭的权利。本章将探讨在男性生殖领域提供医疗服务时可能出现的法律问题。

第二节　精子捐献

一、法律历史

向第三方捐献精子用于生育的历史最早可以追溯到 15 世纪。事实上，最早尝试人工授精可能发生在亨利四世时期（1425 ～ 1474 年）。第一批生殖相关案例（20 世纪初）是在继承权背景下产生的，丈夫不能生育，人工授精在丈夫同意的情况下进行，但当时认为通过供体人工授精生下的孩子是私生子，这些孩子的母亲被指控通奸。20 世纪 70 年代，公众看法开始发生变化，许多州通过法律，承认使用捐献精子的夫妻是孩子的合法父母。许多州的法律部分或全部借鉴了 1973 年的《统一亲子关系法》（Uniform Parentage Act，UPA），该法案中有一节涉及人工授精，但只适用于与医生合作进行人工授精的已婚异性夫妇。这些州法律（其中许多仍然存在）在当时看来是进步的，但如今被视为过时和具有歧视性，并且违反了联邦法律。如单身人士、同性伴侣和未婚异性伴侣不受法律保护。UPA 于 2000 年进行了更新，并于 2002 年进行修订，加入了 ART 章节，承认卵子捐赠，取消了双方必须结婚的规定，但仍只适用于异性夫妇。直到 2017 年，UPA 才修订为平等适用于所有人，无论其性偏好或性别认同如何。只有少数几个州采用了 2000 年的 UPA（2002 年修订），华盛顿州、加利福尼亚州和佛蒙特州颁布了 2017 年的 UPA。

---

* 出版社注：本章内容基于美国的法律体系和社会环境进行论述，与中国实际情况存在显著差异。

二、捐赠者与法定父亲

虽然各州的法律对如何确定亲子关系有不同的规定，但任何与捐献精子相关的法规都不适用于通过性交受孕后出生的孩子。简单地说，如果通过性交受孕，供精者就是孩子的法定父亲。除性交外，捐精的方法通常也是确定供精者的身份是捐献者还是父亲的决定性因素。许多州要求精子必须通过持证医生捐赠，另一些州则承认家庭人工授精（例如，在本文发表时，堪萨斯州和威斯康星州的法律规定精子必须通过持证医生提供，而伊利诺伊州和佛罗里达州则允许家庭人工授精）。有些州的法律规定必须获得意向父母的书面同意，而有些州则允许默示同意。

不遵守州法规可能会导致意想不到的后果。例如，堪萨斯州的一名精子捐献者通过家庭人工授精工具向一对同性女性夫妇无偿捐献了自己的精子，尽管孩子的父母同意他不是孩子的父亲，不用对孩子承担任何经济责任，但后来还是被堪萨斯州儿童和家庭事务部起诉，要求支付孩子的抚养费。堪萨斯州法院花了四年多的时间才解除了精子捐献者对孩子的抚养义务。

另一起家庭人工授精案件涉及一名男子口头同意向朋友提供精子，然后朋友用精子在家中为自己人工授精。在这起案件中，供精者和孩子母亲是朋友，他们之前住在一起但从未发生过性关系。孩子母亲是同性恋但想要孩子，于是向朋友（供精者）索要精子。供精者也想要孩子，但他认为自己永远不会结婚，所以他向孩子母亲提供了精子，孩子母亲自己在家中进行了人工授精。供精者参加了几次与怀孕有关的医生会诊，孩子出生时他也在场，签署了亲子关系确认书，并在出生证明上签了名。在孩子出生后的头两个月里，他与孩子见了5～7次面，但由于孩子母亲丢失了手机，他与孩子失去了联系。大约在同一时间，孩子母亲和她的伴侣结婚了，尽管供精者想要进行探视，但孩子母亲始终闭门不见。孩子母亲随后试图撤销对父子关系的承认，但供精者拒绝自愿放弃自己的权利，并向总检察长办公室寻求帮助，后者提出申请要求确立供精者与孩子之间的亲子关系。上诉法院维持了初审法院认定供精者是孩子法定父亲的判决，并认为下级法院在认定供精者是孩子的法定父亲时没有滥用自由裁量权，即由于供精者没有将其精子提供给有执照的医生，因此他不符合精子捐赠法规对“捐赠者”的法律要求。

未婚父母的婚姻状况也可能影响亲子关系权和捐赠者身份，因为有些法规只适用于已婚夫妇。此外，在婚姻存续期间通过捐献者精子受孕的子女将被推定为配偶的合法子女。一名女性利用捐赠配子通过体外受精怀孕并生下了一对双胞胎，其丈夫被视为这对双胞胎的法定父亲，而此时夫妻双方的关系出现恶化。鉴于丈夫有条件地同意了体外受精手术，他对自己应承担抚养子女的责任提出了异议。丈夫声称，他同意的部分前提是，他的妻子承诺不会对由此产生的任何后代提起任何经济诉讼。马萨诸塞州初审法院认定，丈夫在明知手术的预期结果是受孕的情况下签署了同意书，应当承担抚养子女的义务。上诉法院维持了初审法院的判决，认为仅同意体外受精程序就足以赋予其父母身份，双方不能以讨价还价为由剥夺子女获得任何一方抚养的权利。

几年后，马里兰州的一家法院也出现了类似的案件。在此案中，丈夫否认与孩子的亲子关系，因为妻子是在他们分居前1个月用捐赠的精子通过体外受精所生的孩子。丈夫试图以马里兰州法规的具体条例为依据，因为该法规仅提及“人工授精”，而非体外受精。法院认为，精确的物理程序对于受孕并不重要，因此法院裁定该法规也应解释为包含通过体外受精受孕的孩子。由于夫妻双方在受孕和孩子出生时为已婚，并自愿同意通过捐赠的精子进行体外受精受孕，因此根据马里兰州法律，双方都是孩子的合法父母。

总之，遵守相关法规和（或）判例法对于保护当事人的意愿和父母对孩子的权利至关重要。由于许多法律规定了人工授精或胚胎移植前必须遵循的具体步骤，主治医生应始终要求患者在开始治疗前咨询律师。

三、转向性别中立

在一些州，精子捐赠法规是不分性别的，而在另一些州，这些法规是基于历史上的性别术语，假定一对夫妇由一男一女组成。例如，伊利诺伊州的精子捐献法规内容在 2017 年废除之前如下：

如果妻子在执业医生的监督下并征得丈夫的同意，使用非其丈夫的男子捐献的精液进行人工授精，则丈夫在法律上应被视为所怀子女的生父。

伊利诺伊州有关 ART 的现行法律不分性别：

第 703 节 . 辅助生殖儿童的亲子关系：(a) 任何个人，只要是本法案所定义的意向父母，即是所生子女的法定父母。如果捐赠者和意向父母已由独立律师代表并签订书面法律协议，协议中捐赠者放弃对所生子女的所有权利和责任，则该意向父母就是该孩子的父母。本款规定的协议应在任何人工授精或胚胎移植之前签订。

2017 年的 UPA 对若干条款进行了修订，使其性别中立，并同等适用于同性和异性夫妇。此外，尽管一些州的法规在实际应用时仍存在“性别”问题，但美国最高法院最近的判决要求这些法规以性别中立的方式进行应用。例如，在最高法院于 Obergefell 案中认定禁止同性结婚的法律违宪之后，亚利桑那州的一家法院认为亚利桑那州的亲子鉴定法规必须以性别中立的方式进行解释。在亚利桑那州这起案件一年后，美国最高法院推翻了阿肯色州的一项判决，在该判决中，法院认为，虽然都是使用捐献的精子，异性已婚夫妇两人的名字会自动出现在出生证明上，但同性已婚夫妇则不会，她们需要法院的文件才能使两个人的名字都出现在出生证明上。最高法院推翻了这一判决，并延续了其在 Obergefell 案中的裁决，认为各州在将配偶姓名写进出生证明方面，必须对已婚同性伴侣和已婚异性伴侣一视同仁。

四、向后代坦白 / 隐瞒

对于有意使用他人捐献的精子的父母来说，最具挑战性的问题之一是决定是否向孩子透露他（她）是在第三方捐献者的帮助下受孕的。患者担心他们的孩子对这一信息的反应，担心孩子是否会对自己的身份感到困惑，或者担心知道这一信息是否会影响孩子与父母的关系。

近年来做法发生了转变，从严格的匿名捐献转变为意向父母与捐献者之间更公开的信息交流（通过匿名电子邮件或捐献者登记处交流）。加利福尼亚生物冷冻库已将其对不公开身份的捐献者的描述从“匿名”改为“未知”，因为它认识到，由于基因研究公司（如 AncestryDNA、23andMe 等）的最新发展、电子通信和社交媒体应用领域的不断进步以及潜在的数据泄露风险，在讨论捐献时，匿名可能不再是正确的用词。因为捐精者的身份可以很容易地通过这些来源确定（通过另一个亲属无论是有意还是无意的搜索），所以期望捐献是“匿名的”，并将继续是“匿名的”这种想法已不再正确。

尽管最近通过的 2017 年版 UPA 并未要求捐赠者坦白，但它要求询问捐赠者是否愿意披露其身份，并要求捐赠者在捐赠时签署一份声明，说明他（她）同意在孩子年满18岁时应要求向孩子坦白其身份，或者他（她）“目前”不同意向孩子坦白身份信息。UPA允许捐赠人撤回选择不坦白的声明，但禁止撤回选择坦白的声明。对UPA的评论如下：

> 第9条允许捐赠者撤回不坦白的声明，代之以坦白身份的声明。但该条款不允许捐赠人撤回已选择坦白身份的声明。UPA（2017年版）作此区分是因为愿意坦白身份的精子接受者通常选择这些精子时，至少部分原因是捐赠者同意坦白自己的身份。虽然有些捐献者可能会改变主意，但从公平的角度看，捐献者应坚持其原来的立场，允许坦白其身份。

2017年UPA还要求配子库努力应要求向儿童或准父母披露捐献者的非身份识别病史信息，以及捐献者的身份识别信息，如果捐献者没有签署隐瞒身份的声明或签署了声明但后来又撤回了声明。美国律师协会的《辅助生殖示范法》（2019年）在配子提供者的身份披露方面几乎与2017年的UPA一致。

大多数心理健康专家都认为，家庭中的秘密会对孩子造成伤害，他们最好从小就知道他们与父母中的一方（有时是双方）没有遗传关系。虽然捐献者传统上看重领养，包括认为被领养儿童不需要知道自己身世的陈旧观念，但领养领域已经发生了巨大变化，现在人们普遍认为，被领养儿童有权知道自己是被领养的，也有权知道亲生父母的身份。

要点

- 目前的州法律在颁布时似乎是先进的，但今天却被视为过时的，而且带有歧视性，违反了联邦法律。
- 尽管各州的法律在如何确定亲子关系方面存在差异，但任何捐精的法规都不适用于通过性交受孕后出生的孩子。
- 准父母的婚姻状况也可能影响亲子关系权和捐赠人的身份。
- 因为许多法律都规定了人工授精或胚胎移植前必须遵循的具体步骤，主治医生应始终要求患者在开始治疗前咨询律师。
- 在有些州，配子捐赠相关的法规是性别中立的，而在其他州它们基于既往性别术语，假设一对夫妇由一男一女组成。
- 尽管一些州的法规在应用中仍然存在“性别化”，美国最高法院最近的裁决要求这些州以性别中立的方式来应用这些法规。
- 近年来，捐赠从严格的匿名捐赠变成了意向父母与捐献者之间更开放的信息交流。

第三节 胚胎处置

试管婴儿和胚胎冷冻成功发展起来之后，胚胎的处置可能是第三方生殖引起诉讼最多的领域。面对离婚或分居夫妇提出的争议，即配偶一方希望保留胚胎以怀上孩子而另一方反对，法院一直在努力提供一致的指导。尽管大多数法院都支持尊重个人的生育意愿，但也有些法院允许在前配偶不同意的情况下使用胚胎来生育孩子，特别是当这是患者拥有亲生孩子的唯一手段时。

美国生殖医学学会（ASRM）和大多数法院都将胚胎视为应受到特别尊重的产权。美国生殖医学学会于1986年首次就胚胎的地位阐明了如下立场：

> 与其他人体组织相比，（前）胚胎应受到更多尊重，因为它具有成为人的潜能，并且因为它对许多人来说具有象征意义。然而，它不应该被当作人来对待，因为它还没有发展出人格的特征，它尚未发育完全而且可能永远无法实现其生物潜能。

不过，这一定义也有例外。例如，路易斯安那州规定胚胎具有人格地位。密苏里州也有一个法定方案，规定生命始于受孕，胚胎是未出生的孩子，有权享有与该州任何其他居民或公民相同的权利和特权。有趣的是，当面临已离婚的夫妇使用胚胎的争议时，密苏里州上诉法院裁定，在不违反基本宪法权利的情况下，将胚胎定义为未出生的孩子的这一公共原则不能适用于解除婚姻的诉讼。法院维持了初审法院的判决，将冷冻胚胎定性为特殊类别的财产（相对于“未出生的孩子”），并禁止任何一方在未经另一方书面同意的情况下使用、转让或销毁冷冻胚胎。

亚利桑那州最近通过了一项全国首创的法律，规定有争议的冷冻胚胎的监护权必须交给打算负责胚胎“从发育到出生”的一方，从而正面解决了胚胎捐赠纠纷。亚利桑那州的法律无视胚胎诞生时意向父母达成的任何协议，迫使与胚胎有生物学关系的一方：要么成为父母并与其前配偶或伴侣共同抚养孩子，要么放弃对亲生孩子的所有权利。

在保留生育力的情况下，患者通常处于紧张状态（应对癌症诊断），没有时间做出决定。直到最近，女性癌症患者无法选择单独对卵子进行冷冻，而是被建议在冷冻之前立即将取出的卵子与精子结合。2015 年伊利诺伊州的一个案例说明了这一点，该案例中一名女性试图在接受淋巴瘤化疗之前通过制造胚胎来保留生育力，因为这种化疗很可能会导致她无法生育。她和她的男友在开始约会之前已经是 8 年的朋友，但双方都不希望维持长久的关系或结婚。当这位女士被诊断出患有癌症时，他们只有非常有限的时间来决定后续如何。他们与律师讨论是签署精子捐赠协议（男方将被视为精子捐赠者），还是根据共同抚养协议（他们将共同抚养所生的孩子）行事；但是最后他们没有签署任何协议。不出所料，这段关系并没有持续下去。癌症化疗结束后，该女性不顾前男友的反对试图使用胚胎。最终，法院判定该女性胜诉，认为双方已达成口头协议，允许她使用胚胎生育亲生子女。法院还采用了利益平衡测试（多家法院都采用过此类分析方法），判定女方的利益大于男方的利益，主要是因为这些胚胎代表了她生育亲生子女的最后机会。女方获得了对胚胎的唯一监护权和控制权，并有权使用这些胚胎生育子女。

当创造胚胎的患者没有提供任何指示时，诊所也会面临处置问题。2014 年得克萨斯州的一个案例就是一个极端的例子，在该案例中意向父母均被谋杀，留下了一个 2 岁的男孩和 11 个冷冻保存的胚胎，但没有同意书、遗嘱或其他关于胚胎处置的说明。孩子是父母遗产的唯一继承人，最终，遗嘱认证法院建议由诊所保留胚胎，直到那个 2 岁的孩子年满 18 岁，届时他将获得胚胎的所有权和处置权。这不是生殖诊所能预料到的结果，可能也不是意向父母为他们幸存的孩子做出的决定。

许多 ART 律师现在建议意向父母在创造胚胎之前彼此签订书面合同（类似于婚前协议）。与同意书不同的是，在意向父母同意医生治疗的情况下，意向父母之间的协议可能更有可能被法院作为具有约束力的合同强制执行。辅助生殖技术协会（SART）认识到意向父母之间达成书面协议以纪念其胚胎处置意向的重要性，于 2019 年修订了胚胎处置同意书范本，使其既是一份同意书（同意处置多余胚胎），也是一份患者与生殖诊所之间的协议（就多余胚胎的处置签订合同）。

要点

- 胚胎处置可能是第三方生殖诉讼最多的领域。尽管大多数法院都不强迫一个人违背自己的意愿生育，一些法院允许在前配偶不同意的情况下使用胚胎来生一个孩子，特别是当胚胎是该患者拥有亲生孩子的唯一手段时。
- 在为了保留生育力的情况下，患者通常处于紧张状态（应对癌症诊断），没有充足的时间做决定。
- 现在许多 ART 律师建议意向父母在制造胚胎前与对方签订书面合同（类似于婚前协议）。

第四节 死后生育

在基因提供者死后使用基因材料创造生命可能是围绕 ART 最复杂的法律问题之一。在所有死后案例中，都会出现三个不同的法律问题：①是否可以合法地从死者体内取出精子；②冷冻保存的精子是否可以用于生育；③死者是否被视为孩子的法定父母。

医务人员在使用某人的精子用于生育目的之前，必须征得供精者的知情同意并了解其意图。在死者的配子或该胚胎所生育子女是否被视为死者的合法子女，并有权根据州无遗嘱法获得社会保障遗属津贴的问题上，美国最高法院遵从州法律。因此在处理死后生育问题时，适用的州法律（如有）以及死者的知情同意应成为决定因素。

由于精子只有在死后 24 ～ 30 小时内取出才具有活性，因此被要求取精的医生几乎没有时间咨询律师或确定死者的意图。此外，大多数州都没有关于死后取精的法律，死者的意图可能并不明确；因此，请求通常是在意外事故发生后提出的，死者还很年轻，很可能没有明确表示同意在死后使用其精子。许多医疗机构采用的解决方案是将精子取出并冷冻保存，然后等待法院裁决请求方是否可以使用这些精子，而不是决定不取精，从而失去以后取精的机会。这对许多医生来说可能更安全。

2018 年，ASRM 的伦理委员会讨论了死后生育问题，认为医生在伦理上没有义务满足未亡配偶或伴侣提出的在死后取精或将精子用于生育的要求，但也可以根据伦理对这样的要求进行处理。伦理委员会将未亡配偶或伴侣的请求与未亡父母的请求区分开来，认为未亡伴侣的请求更值得同情——因为伴侣与死者可能讨论过共同建立一个家庭的问题，从而在某种程度上证明了死者的意图，父母使用死者的精子（生育孙子或继承子女的遗产）则缺乏这种共同的生育意愿。在没有死者书面指示的情况下，ASRM 建议“那些愿意考虑未亡配偶或生活伴侣提出的取精或辅助生殖的机构，应拒绝其他个人提出的此类服务请求”。

虽然几乎没有相关法律处理死后取精的问题，但最近纽约一家法院批准了一项紧急申请，允许一家医疗中心（该中心并未反对该申请）取精。在死者父母的要求下，法院从死者身上取精，但条件是在法院下达进一步的命令之前不得使用这些精子。精子被成功提取、冷冻，并送往当地一家精子库储存。3 周后，申请人（死者的父母）出庭，这次是为了听证是否应授权他们决定如何处置儿子的精子。法院对已故父母使用精子没有任何限制，因此允许他们将精子用于生育。但法院指出，申请人 / 父母在使用精子方面可能会遇到阻碍，包括如何找到医生进行辅助生殖，并指出所生子女可能不被视为死者的继承人。

最有趣的验尸案例之一是，一位显赫富豪的妻子秘密储存了丈夫的精子。她告诉实验室人员，她的丈夫很忙，不能来实验室，她会带着配偶签署并公证的合同来实验室。她的计划是谋杀她的丈夫，利用他的精子在他死后受孕，然后获得他的巨额财产。由于没有支付第二年的储存费，实验室打电话给丈夫，计划失败。妻子向一名卧底警察提供了 5000 美元，让其实施谋杀，结果被捕，经审判被定罪，并被判处 30 年监禁。如今，大多数精子库都要求精子提供者本人携带有效证件亲自到场，并在现场取精。

美国律师协会（ABA）和统一法委员

会（ULC）在其辅助生殖示范法案中都涉及了死后生育问题。《示范法案》是一份法律文本，旨在为随后的州立法提供统一的指导，尽管许多州会在颁布之前对《示范法案》进行修改。

美国律师协会的《辅助生殖示范法案》（2019 年）规定，配子不应在死后被收集，除非死者在死前以书面形式表示同意（书面形式被定义为“有形介质或存储在电子或其他介质中可检索的可感知形式”），或者死者的授权委托人表示同意。如果是紧急情况下并且确实存在是否征得同意的问题，并且由于延迟而丧失生存能力，则允许例外。然而，除非得到法院的批准，否则使用精子是被明确禁止的。《美国律师协会法案》进一步规定，除非颁布司法管辖区的遗嘱认证法另有规定，死者以书面形式同意在死亡后进行辅助生殖，那么死者将成为孩子的父母，否则孩子不是死者的孩子。

ULC 在 UPA 第 708 条中对死后再生育作了如下规定：

（1）如果一个计划通过辅助生殖成为父母的人，在配子或胚胎移植至子女出生期间死亡，该个人根据本法案本应成为该子女的父母，则该个人的死亡并不妨碍确定其与该子女的亲子关系。

（2）如果书面同意由有意愿生育的女性进行辅助生殖的个人在配子或胚胎移植前死亡，则只有在以下情况下，死者才是辅助生殖所孕育孩子的父母：A. 以下两种情况之一：①个人在一份记录中同意，如果在其死亡后进行辅助生殖，则他将成为孩子的父母；②个人在其死亡后通过辅助生殖受孕的孩子，其成为孩子父母的意图有明确且令人信服的证据。B. 以下两种情况之一：①胚胎在其死亡后 36 个月内进入子宫；②孩子在其死亡后 45 个月内出生。

一些州最近通过法规解决了死后生育问题。例如，伊利诺伊州法案规定，如果某人以书面形式同意成为其死后所生子女的父母，并在其配子人工授精或胚胎移植之前死亡，则该死者是在其死亡后 36 个月内所生子女的父母。不过，伊利诺伊州法案还规定，遗腹子的继承权或财产权应受伊利诺伊州 1975 年《遗嘱法》（the Illinois Probate Act）的管辖。

美国生殖医学学会建议生殖诊所考虑死后生育的所有方面，并就适用法律咨询所在州的执业律师。然后，诊所应为其业务制定内部书面政策，并制订有据可查的计划，概述有关死后再生育的政策。诊所保护自己的最佳方式是制订具体的政策，从而避免在面对死后取精的请求时出现恐慌和不确定性。

要点

- 在所有死后案例中，都会出现三个不同的法律问题：①是否可以合法地从死者体内取精；②冷冻保存的精子是否可以用于生育；③死者是否被视为孩子的法定父母。
- ASRM 伦理委员会对未亡配偶或伴侣的请求与未亡父母的请求进行了区分，认为未亡伴侣的请求更值得同情——因为伴侣和死者可能讨论过共同建立家庭的问题，从而一定程度上证明了死者的意图。
- 诊所应咨询本州的律师，因为一些州最近已通过法规解决了死后生育问题。
- ASRM 建议生育诊所考虑死后生育的所有方面，并就适用法律咨询所在州的执业律师。

（周　兴　译）

第 30 章 跨性别者的男性生殖

Brooke A. Harnisch and Stanton C. Honig

第一节 引 言

男性向女性的跨性别的定义是，在生理性别为男性的前提下，自我认同为女性。最近的研究表明，认同为跨性别的人数有所增加。随着跨性别者的普遍性和保险覆盖范围的增加，越来越多的患者开始接受性别确认手术（GAS）。激素治疗和手术都会对未来的生育能力产生重大影响。医疗服务提供者应了解治疗对生育的影响、生育力保存（FP）的选择以及可能防止不育的障碍。

第二节 术 语

性别是一种通常在出生时根据生物学因素确定的标签，而性别认同则具有流动性，基于一个人的内在性别意识，可能受到包括文化和社会背景在内的多种因素的影响。跨性别者的性别认同与其生理性别不符。他们可能会认为自己是“男性”“女性”或二元身份的连续体，也可能是性别错乱的。根据《精神疾病诊断与统计手册》第 5 版（DSM-5）的定义，性别焦虑症是由于性别认同与出生时被赋予的性别之间的差异引起的强烈而持久的困扰。此外，世界跨性别健康专业协会（WPATH）将性别焦虑症定义为一个人的性别认同与出生时的性别 [以及相关的性别角色和（或）第一性征和第二性征] 不一致所导致的不适或痛苦。重要的是，跨性别本身并不是一个医学问题；然而，对性别感到困扰这种情况可能需要治疗。

第三节 流行病学

威廉姆斯研究所（Williams Institute）根据美国疾病控制与预防中心（CDC）行为风险因素监测系统的数据发现，在美国，估计有 140 万成年人，即 0.6% 的人认为自己是跨性别者。具体来说，男变女（跨性别女性）的发病率从 1 ∶ 11 900 到 1 ∶ 45 000 不等。此外，这一数字在 18 ～ 24 岁的年轻人中往往更高，为 0.7%。这可能反映出年轻人群中存在一定程度性别的流动性。在 van Beijsterveldt 等的一项研究中，母亲们回答了儿童行为检查表，以评估跨性别行为。在 7 岁儿童中，表现得像异性或想成为异性的比例为 3.2% ～ 5.7%，在 10 岁儿童中，这一比例降至 2.4% ～ 3.3%。随着儿童年龄的增长，这一比例进一步下降。2011 年对加利福尼亚州旧金山中年级学生

（6 ～ 8 年级）进行的青少年风险行为调查也反映了这一观点，在 2730 名学生中，有 1.3% 的学生认为自己是跨性别者。

第四节 性别确认手术

随着越来越多的人确认自己是跨性别者，对性别确认手术（GAS）的需求也在不断增加。瑞典最近的一项研究显示，人们对 GAS 的需求持续增长，近年来发病率增加了两倍。美国也出现了类似的趋势，这被认为是受到了 2014 年《平价医疗法案》(Affordable Care Act）的影响，该法案取消了医疗保险和医疗补助对跨性别相关手术的限制。私人保险机构和州保险计划也纷纷效仿，将 GAS 纳入保险范围。在 Canner 等的研究中，GAS 增加了 3.67 倍，从 2000 年的每 10 万名患者 3.87 例增加到 2014 年的每 10 万名患者 14.2 例。尽管保险范围扩大，大多数寻求 GAS 的患者通常自费进行这些手术。2006 ～ 2011 年，65.8% 的患者没有使用保险报销。

在实施 GAS 时，建议采用多学科方法。这需要初级保健、精神科、内分泌科和外科等专科的医疗人员共同合作，与患者一起制订治疗计划。GAS 的资格标准已由 WPATH 指南确定。这些标准包括：①持续的、有确凿证据证明的性别焦虑症；②有能力做出知情决定并同意接受治疗；③达到完成法律同意书的适当年龄；④医疗和心理健康问题得到良好控制；⑤连续 12 个月接受符合患者性别目标的激素治疗，除非有医学禁忌；⑥连续 12 个月以与性别认同一致的性别角色生活（社会转型）。美国的大多数医疗服务提供者和组织都使用 WPATH 指南，尽管这在法律上并非强制性规定。

GAS 有多种类型。泌尿生殖 GAS（“下半身手术”）和非生殖 GAS（“上半身手术”）都可以进行。重要的是要记住，并非所有跨性别患者都会接受手术，或者可能选择接受一种类型的手术而不接受另一种。手术的顺序也是因人而异的。GAS 的主要目的是使身体更符合性别认同。

男变女生殖器性别确认手术

性别确认手术有不同的类型，包括身体不同部位的转变。本章将重点讨论男变女生殖器性别确认手术。男变女生殖器性别确认手术包括双侧睾丸切除术、阴茎切除术以及阴唇、阴蒂和阴道成形术。双侧单纯性睾丸切除术和其他手术（如阴唇和阴道成形术）可以同时或分阶段完成。在阴道成形术前完成双侧睾丸切除术有多种原因，包括：个人选择；减少内源性雄激素，能够停用抗雄激素药物；减少补充雌激素的剂量。根据外科医生的偏好，双侧单纯性睾丸切除术可选择通过纵向、横向或中线切口切除，或者为随后的阴唇整形术和阴道整形术保留组织。高位结扎精索，使患者不会感觉到残余的精索。

阴茎内翻阴道成形术是通过在阴道后间隙的 Denonvilliers 筋膜前方剥离出一个空间。阴茎被剥离至耻骨联合处，皮肤翻转成为新的阴道壁。它可以固定在骶棘韧带或后腹膜上，也可以不固定。阴茎皮肤不足时，可使用阴囊皮肤游离皮瓣、有蒂阴茎阴囊皮瓣或其他移植物进行补充。接下来，将阴茎神经血管束从海绵体上剥离。在阴茎腹侧，解剖分离尿道并缩短其长度。然后利用阴茎头进行阴蒂缩小术，将其转化为新阴蒂。在近端切除阴茎体，然后将阴蒂固定在耻骨的适当位置。阴蒂和尿道口置于阴道口的顶点。阴囊皮肤被用于小阴唇或大阴唇的成形。有些人会进行肠道阴道成形术，但这通常是为二次阴道成形术准备的。传统上，这类手术都是采用开放式手术方法完成的。但在微创时代，腹腔镜和机器人技术也得到了应用。

肠道和腹膜的各个部分已被用于重建新阴道。这种技术是从儿科和妇科手术中采纳过来的。肠道阴道成形术的缺点是进入腹膜和需要肠道切除；然而，手术的结果产生的满意度相似。在 Bouman 等的研究中，31 名接受原发性全腹腔镜肠道阴道成形术的跨性别女性回答了问卷，发现她们的生活满意度很高，Cantril 生活满意度量表的中位数得分为 8.0（范围 4.0 ～ 10.0）。功能性评分中位数为 8.0（范围 1.0 ～ 10.0），美观感知评分为 8.0（范围 3.0 ～ 10.0）。然而，目前大多数初次阴道成形术是阴茎内翻阴道成形术。

总体而言，男变女性别确认手术的并发症发生率仍然很低。可能的并发症包括深静脉血栓形成、阴道疼痛、伤口裂开、阴唇不对称、排尿症状、尿道口狭窄、阴道出血、移植瓣坏死、阴道脱垂和直肠阴道瘘等。Gaither 等回顾性评估了 2011 ～ 2015 年 330 名接受阴茎内翻阴道成形术的患者由一名经验丰富的 GAS 外科医生进行手术的并发症发生率。其中，95 名（28.7%）患者出现了术后并发症。并发症发生的中位时间为 4.4 个月（四分位间距 1 ～ 11.5）。没有超过 Clavien-Dindo Ⅲ B 级的并发症。有趣的是，在这项研究中，年龄、体重指数和激素替代疗法与并发症无关。

第五节　跨性别人群保留生育力的需求

生育力保存（FP）是指在确定存在重大不孕不育风险的情况下，增加个人生物生殖机会的做法。激素治疗和手术性别确认治疗都是 FP 的适应证。激素疗法可中断跨性别女性患者的精子发生。手术治疗则需要切除性腺。WPATH 指南建议，在开始对成人和青少年进行性别确认治疗以及对儿童进行青春期抑制治疗之前，先与跨性别者讨论 FP 问题。

Tornello 和 Bos 最近的一项研究表明，47% 的跨性别者希望有一个与自己有遗传关系的孩子。在对这一问题的进一步评估中，自我问卷调查显示，跨性别男性有 50% 的人希望有孩子，约 37% 的人希望在进行性别确认治疗前保留配子。有趣的是，15% ～ 51% 的跨性别女性希望拥有孩子。

尽管有向跨性别人群提供 FP 的建议，且跨性别者想要孩子的愿望也是众所周知的，但他们获得 FP 服务的机会却很少。正在接受 GAS 的青少年群体的数据支持这一观点。与专科医生讨论生育问题的比例仅为 12.4%，只有 3% ～ 4.7% 的人同意接受 FP 的程序。此外，在 Wakefield 等的一项研究中，发现青少年和年轻成人的 FP 讨论率较高，达到 75%；然而，FP 的转诊率仅为 13.5%。讨论率和转诊率之间的差异表明，FP 护理存在潜在障碍。可能阻碍 FP 的因素包括国家法律、法规、文化信仰、经济状况、社会氛围和医疗保健人员的态度。

第六节　性别确认激素和药物对跨性别女性生殖系统的影响

针对跨性别女性的性别确认激素包括降低雄激素的药物和雌激素补充剂。最常见的降低雄激素药物包括促性腺激素释放激素（GnRH）激动剂、醋酸环丙孕酮（CPA）或螺内酯。雌二醇是最常见的外源性雌激素补充剂。所有这些药物都会通过不同的机制影响生育能力。图 30.1 显示了下丘脑 - 垂体轴和不同药物对精子发生的影响。

GnRH 激动剂会刺激垂体前叶的 GnRH 受体，导致促卵泡激素（FSH）和黄体生成素（LH）分泌下调，进而减少精子生成和睾酮分泌。GnRH 激动剂的效果取决于用药剂量和用药时间。精子发生受抑制的程度以及停药后精子发生恢复的时间尚不明确。这些数据大多是在开发男性避孕药和治疗前列腺癌的背景下进行研究的。目前，GnRH 激动剂主要用于青少年的青春期抑制治疗。

CPA 主要在英国和泰国等其他国家使用。CPA 是一种雄激素受体阻断剂，能与大脑和外周组织中的睾酮受体竞争性结合，最终抑制精子生成。这种药物的标准剂量为 25 ～ 50mg/d。该药物对精子生成抑制作用似乎是可逆的，但恢复精子生成所需的时间尚不清楚。Meriggiola 等发现，从精子生成完全被抑制到完全恢复的时间为 14 ～ 18.5 周，具体时间取决于 CPA 的剂量。不过，该研究评估了 CPA 和庚酸睾酮同时使用的情况，因此外源性睾酮相对于 CPA 的影响尚不清楚。

螺内酯通常用作保钾利尿剂和降压药。

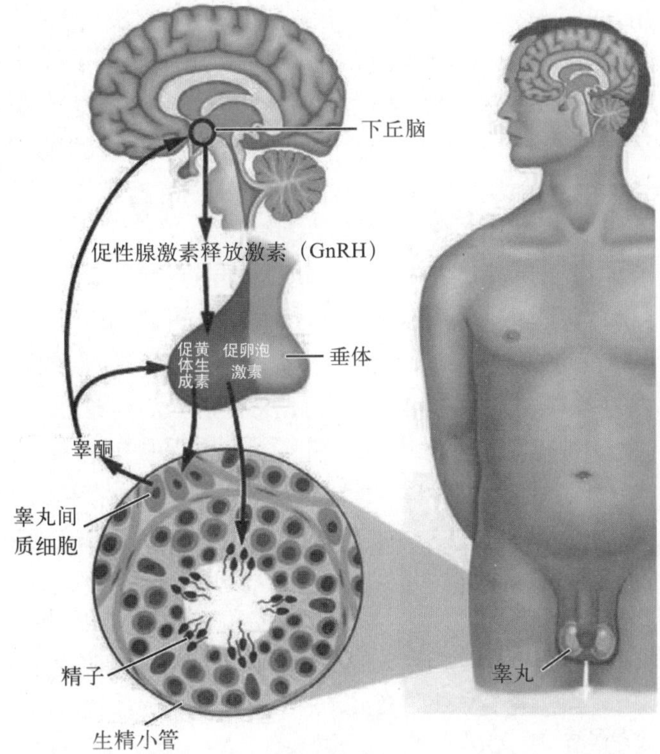

图 30.1　下丘脑 - 垂体轴和不同药物对精子发生的影响

它具有抗雄激素作用，可直接降低睾酮的合成，并与垂体和外周的雄激素受体竞争性结合。它还被认为会干扰睾丸的精子发生。但关于螺内酯对精子发生的影响以及影响和恢复的时间过程的研究数据有限。

雌激素是另一种用于跨性别女性的药物。在美国，雌激素疗法有不同的形式，包括口服片剂、肌内注射剂和经皮制剂，有短效和长效两种。口服雌激素的剂量通常为每天 4 ～ 5mg。内分泌学会指南建议，雌二醇使用剂量应将血清雌二醇水平达到 200pg/ml。

补充雌激素不仅会抑制雄激素的产生，还会减少精子的生成。此外，雌激素还会导致雄激素受体表达下调和 α- 雌激素受体（ER）上调，这一点已在大鼠模型中得到证实。大鼠长期服用雌激素后，免疫印迹（WB）显示雄激素受体明显减少。相反，α- 雌激素受体在垂体和睾丸中的蛋白质和免疫表达则有所上升。与雌二醇水平相比，FSH 和睾酮水平明显降低。此外，对使用雌激素的男性进行的研究显示，精子发生的受损程度各异。停止使用雌激素后，精子的恢复，特别是恢复的时间过程，尚不完全清楚。

要点
● GnRH 激动剂可抑制垂体激素的周期性分泌模式。 ● CPA 是一种雄激素受体阻断剂。 ● 螺内酯可与雄激素受体竞争性结合。 ● GnRH 拮抗剂可抑制垂体激素的周期性分泌。 ● 雌激素通过雄激素受体表达下调和 αER 上调抑制雄激素分泌。

第七节 跨性别女性的生育力保护

FP 最好在开始使用性别确认激素或 GAS 之前完成。使用抗雄激素和雌激素会对精子发生产生不利影响，而 GAS 会对生殖系统造成不可逆的改变。FP 的时机对于优化精液质量至关重要。理想情况下，应在患者开始接受激素治疗之前为其提供 FP（其流程见图 30.2）。遗憾的是，很多患者并没有考虑到这一点。在使用性别确认激素过渡期间和手术之前可以提供 FP。然而，性别确认激素治疗可能会影响精液质量，包括精子数量和活力，最终可能会影响实现受孕的方法。

要点
● 在开始激素治疗前射精 。 ● 在开始激素治疗前电刺激射精或取精术 。 ● 在接受激素治疗期间射精。 ● 停止激素治疗后射精。 ● 在睾丸切除术标本上进行体外取精，不论在 GAS 时是否正在接受激素治疗。

收集射精标本和冷冻保存通常是首先使用的 FP 方法。然而，对于跨性别女性来说，通过自慰收集精液标本可能会让她们感到苦恼，而且很难操作。此外，性别确认激素治疗导致的睾酮水平降低也会造成勃起和射精困难以及性欲减退。因此，在这些情况下，患者可在开始激素治疗前使用电刺激射精、阴茎振动刺激或手术取精。然而，在开始激素治疗之前，这些都是不常见的情况。手术取精可在 GAS 时完成，下文将进一步讨论。

冷冻保存的精子可用于辅助生殖技术（ART），包括宫内人工授精（IUI）、体外受精（IVF）、卵胞质内单精子注射（ICSI）。ART 方式的选择在很大程度上取决于精子总数和活力。伴侣的卵子质量和数量也可能影响是否需要使用捐赠卵子。

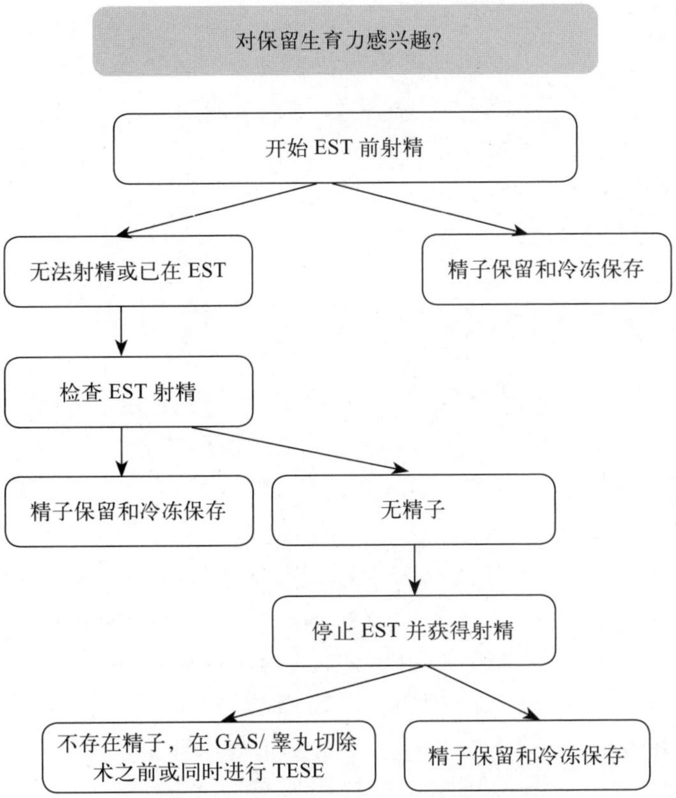

图 30.2　跨性别女性保留生育力的流程

EST. 雌激素治疗；GAS. 性别确认手术；TESE. 睾丸取精术

> **要点**
> - WPATH 指南建议，在开始对成人和青少年进行性别确认治疗以及对儿童进行青春期抑制治疗之前，先与跨性别患者讨论 FP 问题。
> - 获得 FP 的限制因素可能包括经济状况、社会环境和州法律等。

第八节　关于跨性别女性精液质量的数据

几项关于跨性别女性精液质量的研究表明，跨性别女性的精子数量和活力较低。Li 等回顾性分析了 2006 ～ 2016 年跨性别女性和顺性别男性的精液样本。跨性别患者的精液样本是在开始接受激素治疗之前采集的。比较健康的顺性别男性和未使用雌激素治疗的跨性别女性的精液参数，发现跨性别女性的精子浓度中位数（14.2×10^6/ml vs. 19.2×10^6/ml）、精子总数（55.7×10^6 vs. 69.5×10^6）、活动精子总数（TMSC）（35.0×10^6 vs. 42.0×10^6）、解冻后精子数（27.0×10^6 vs. 37.0×10^6）、解冻后活动率（25.5% vs. 33.3%）和解冻后活动精子总数（6.6×10^6 vs. 11.9×10^6）均较低。此外，Hamada 等还发现，对 29 名跨性别女性的精液分析结果显示，少精子症、弱精子症和畸形精子症的发生率很高。Marsh 等最近注意到了类似的结果。与可生育的顺性别男性相比，跨性别女性的精子浓度、单次射精的总精子数、活动精子总数、精液体积和正常精子形态显著降低。由于对照人群都已证实受孕，而跨性别女性人群则是一般的患者样本，这可能在一定程度上解释了精液质量的差异。遗憾的是，目前还不清楚未接受雌激素治疗的跨性别女性精子数量和活力下降的原因。

最近一项研究对仍在接受雌激素治疗的跨性别女性患者进行了评估。Adeleye 等报告称，接受雌激素治疗的患者射精中的精子浓度很低（平均总活力为 2×10^5/ml）。这表明，能够射精且不想停用雌激素的患者应在进行 GAS 之前提供精液样本。此外，最近的一份病例报告显示，通过补充 FSH 和克罗米芬，患者在停用雌激素 6 周后恢复了精子发生，这表明在尝试冷冻保存之前可以使用这种方案。然而，该研究的局限性包括样本量小和缺乏精液的基线分析。这些研究结果进一步证明了生殖咨询的必要性，并有可能增加该人群相关的生育机会。

第九节 激素治疗对跨性别女性睾丸组织学的影响

历史上曾于 1988 年对 11 名接受雌激素治疗及睾丸切除术的跨性别患者进行了睾丸组织学研究，研究通过光镜和电子显微镜进行观察。研究发现，睾丸基底膜广泛增厚，存在异常的支持细胞，生殖细胞仅有精原细胞。没有发现典型的睾丸间质细胞。

还有一些历史数据表明，雄激素剥夺疗法会影响前列腺癌患者的精子生成。Rajfer 等对 4 名接受 LH 释放激素（LHRH）类似物治疗后进行睾丸切除术的患者进行了睾丸组织学研究。结果显示，所有 4 名患者均“无精子发生迹象”。同样，Smith 等对 12 名使用 LHRH 类似物的前列腺癌患者进行了组织学评估，发现“精子生成明显减少”。Giberti 等研究了 7 名接受类似治疗的患者，发现他们的精子“成熟停滞”。由于这是在睾丸精子抽吸术（TESA）治疗生精功能障碍导致的无精子症时代之前的研究，并没有对精子发生水平进行评估。

最近一项研究对在 GAS 中切除的睾丸进行了组织学研究。Schneider 等对来自多个 GAS 中心的 108 名患者进行了评估，并将其分为三组：①手术前 6 周停止使用雌激素的患者；②手术前 2 周停止使用雌激素的患者；③ GAS 前未停止使用雌激素的患者。停用雌激素的组别血清睾酮水平更高，睾丸内睾酮水平更高，促性腺激素水平更高。有趣的是，无论雌激素是否停用，组织学结果都存在极大的差异，这表明尽管雌激素仍在持续使用，但各组中仍有部分患者存在精子发生。雌激素治疗的依从性可能是原因之一。最近其他研究也证实了这一发现。Lao 等评估了 21 名接受完全 GAS 或双侧睾丸切除术的患者的组织学情况。19 名患者在手术前 2 ～ 4 周停止使用雌激素。组织学评估显示，53% 的患者仅有支持细胞，21% 的患者精子成熟停滞，26% 的患者精子生成正常或低下。这表明，在对因生精功能障碍导致无精子症进行睾丸取精的时代，至少有 26% 的病例可以收集到精子进行冷冻保存。其他研究也显示了类似的结果。Kente 等研究了 135 名接受了双侧睾丸切除术的跨性别女性。其中 4% 的标本显示精子发生正常，21% 的标本存在“一定程度”的生殖细胞。所有标本均无恶性肿瘤或癌前病变。在最近的另一项研究中，Jiang 等对 72 名跨性别女性的睾丸组织学进行了评估。共有 141 份病理标本可供分析。其中，81% 的睾丸存在生殖细胞。57 个（40%）睾丸中存在早期精子细胞。生殖细胞的存在与年龄较大（43 岁 vs. 35 岁；P=0.007）和睾丸质量增加（28.6g vs. 19.3g；$P < 0.001$）有关。精子的存在与睾丸质量（31.5g vs. 23.3g；$P < 0.001$）和体积（20.3ml vs. 12.6ml；$P < 0.001$）的增加有关。激素治疗的持续时间并不影响生精细胞或精子发生的保存程度；然而，在较年轻时开始激素治疗与睾丸中生精细胞的减少有关。睾丸体积预示着精子发生是否得

到保留。这再次表明，在进行双侧睾丸切除术或 GAS 时进行体外取精可以达到保留配子的目的，即使是在睾丸切除术的最后阶段。

第十节　跨性别女性青春期前患者的生育力保存

目前，还没有具体措施来保存青春期前跨性别女性的生育力。收集睾丸组织和精原细胞干细胞尽管仅处于实验阶段，但可能是一个可行的选择。

精子成熟期的中位年龄一般为 12.7 ～ 13.4 岁。精子成熟后，通过射精产生精子的青少年可以进行精子冷冻保存。一项大型研究对 4345 名 11 ～ 20 岁的男孩进行了评估，这些男孩在开始接受癌症治疗前储存了精子，研究结果表明，随着年龄的增长，产生样本的可行性也增加。如果自慰取精不成功，则可在麻醉状态下对已进入青春期的跨性别女性进行辅助射精或睾丸取精。

青少年跨性别女性使用 GnRH 类似物来阻止或暂停青春期。这些药物通常会影响睾丸的成熟。从接受 GnRH 激动剂治疗的性早熟男孩的结果可以推断出它们对精子成熟的长期影响。Bertelloni 等的研究显示，在停用 GnRH 激动剂 0.7 ～ 3 年后精子首次出现。然而，有关激素对跨性别女性青少年精子首次出现的长期影响的信息却很有限。由于 GnRH 激动剂可能会在青春期发育之前使用，因此这些患者无法通过自慰收集成熟精子。许多在青春期前进行激素转换的患者不愿意停止激素治疗以促使精子的青春期发育。心理健康专业人员的研究表明，抑制青春期第二性征对心理健康有明显好处。

跨性别女性青少年群体在 FP 方面面临的其他挑战包括：在停止 GnRH 药物以储存精子时，可能会出现第二性征；与长期冷冻保存精子有关的经济负担；对自己身体的潜在焦虑；心理健康问题；以及对未来成年后生育意愿的不完全理解。由于 FP 在这一人群中的复杂性，有必要开展进一步的研究，以评估青年跨性别人群中 FP 的使用情况和考虑因素。此外，该研究还强调了由不同学科的多名医疗保健提供者以及那些青少年可信赖的家庭成员来帮助其就 FP 做出明智的知情决定的重要性。

第十一节　结　　论

随着跨性别患者人数的增加，我们更需要理解这些患者医疗护理和治疗的复杂性。这包括采用多学科方法，以更好地了解性别确定激素疗法、GAS 以及它们对 FP 的影响。随着不孕不育治疗技术的发展，有一些临床认可的方法可以让跨性别女性和青少年冷冻保存精子或可能的生殖细胞。我们的 FP 流程为生殖科医生奠定了基础，他们可以与从事性别确定治疗的同事探讨、分享以优化这一选择。我们必须将这些患者视为类似肿瘤患者，因为这是他们最后一次冷冻保存生物精子。即使在睾丸癌晚期，也应为所有接受双侧睾丸切除术（无论是否进行阴道成形术）的患者提供睾丸切除术时的体外睾丸精子提取服务，以保存精子供将来使用。需要开展进一步研究以确定跨性别人群接受FP可能面临的障碍。

（代恒恒　译）

第 31 章 男性生殖保健全球性和文化性方面

William J. Huang

第一节 引　　言

在发达国家，约有 15% 的已婚夫妇受到不孕不育的影响，其中男性因素约占 50%。然而，由于人口登记政策不完善、资源短缺或文化、社会、心理或宗教限制，发展中国家的不孕不育患病率尚不清楚，尤其在男性因素方面，不育的患病率可能会被低估。大多学者认为，发展中国家的患病率要高于发达国家。

全世界有 1.86 亿人受到不育不孕的影响，其中大多数在发展中国家。但是，不孕不育患病率最高的地区，往往不具备现代辅助生殖技术（assisted reproductive technology，ART）。这种差异产生了许多问题，这些问题通常超出了生殖保健本身的范畴。

在过去的 30 年里，男性不育的治疗经历了一段曲折的历程。ART 在引入了两项突破性技术后，实现了重大飞跃，这两项技术分别为卵胞质内单精子注射（intracytoplasmic sperm injection，ICSI）和睾丸显微取精术（microdissection testicular sperm extraction，mTESE）。大多数男性不育患者现在有机会通过这些技术来生育孩子。男性不育专家的积极参与，也大大拓宽了不育治疗的视野，提高了整体治疗效果。此外，由于文化、社会、经济、宗教或政治因素，ART 的分布并不均衡。在世界上某些地区，是不允许使用 ART 的。不孕不育夫妻有时需要承受巨大代价被迫跨越国界寻求帮助。在本章，我们介绍了文化、社会、经济和宗教等因素如何影响人们的信仰、行为和实践，进而影响男性生殖保健。我们还讨论了未来有关资源和人力分配的计划，以及全世界男性生殖保健更好地发展的具体战略。

第二节 男性不育的全球流行病学研究

全世界有 4850 万对夫妇受到不孕不育的影响。其中，男性不育的发病率为 2.5% ～ 12%，据估计，全球至少有 3000 万男性不育患者。在北美、欧洲和澳大利亚，男性不育发病率为 4.5% ～ 9%；在亚洲，男性不育发病率约为 10%；非洲和东欧的发病率最高，据估计在撒哈拉以南的非洲，患病率从冈比亚的 9% 到尼日利亚的 30%。波兰的一项研究表明，在 20% 的不孕不育夫妇中，至少 50% 的病例是由男性因素引起的。

部分地区会因各种原因，将导致不孕

不育的男性因素归咎于女性。例如，在北非和中东的某些实行父权制或一夫多妻制地区 / 国家，妻子和妇女通常被认为是不孕不育的罪魁祸首。

众所周知，从加蓬共和国至坦桑尼亚联合共和国地区的不孕不育发病率最高，被公认为“非洲不孕不育带”。在这些患者中，输卵管因素引起的继发性不孕最为常见。这一现象与当地性传播疾病（sexually transmitted diseases，STDs）和盆腔感染的高发病率密切相关。在非洲，85% 的感染性不育不孕是由女性因素引起的，46% 的不孕不育是由男性因素引起的。男性或女性的生殖道梗阻都有可能治愈。部分研究表明，ART 是最有效的治疗方法。然而，世界上不孕不育高发病率地区，ART 技术的应用却因政策禁止使用和费用高昂的问题受到阻碍。由于父权制在这些地域的价值观占据主导地位，男性倾向于将自己无法生育的原因归咎于女性伴侣，而非寻求治疗。

第三节　男性与生育

在许多文化中，生育能力与男性尊严关系密切。生儿育女不仅是成年的标志，也是孝顺的表现。此外，生育被认为是婚姻的优先事项，也是家庭繁荣的主要体现。中国有句古话称“不孝有三，无后为大”，强调了生育在家庭价值观中的重要性。在中国古代社会，不生育的夫妇被认为是不孝，可能会失去家人的支持，甚至危及夫妇的社会地位。生育率也是君主制国家或封建社会时期稳定性的体现，例如英国、古代中国、日本等。目前，关于不孕不育的社会心理方面的文献，更多关注于女性，而不是男性。根据 Fisher 和 Hammarberg 的报道，男性的养育倾向和意愿与女性相似，但在表达和行为方式上，男性与女性大不相同。关于不孕不育的治疗，男性更倾向于从临床医生那里获得治疗建议或心理疏导，而非心理专业人员或身边的朋友。

第四节　生殖器崇拜

崇拜男性生殖器是许多地区的传统习俗，但表现形式各不相同。在日本，“东京阴茎节”游行就是一个著名的例子。这个节日在每年 4 月份的第一个周日，于川崎市举行。在节日上，一尊巨大的男性生殖器雕像在游行中接受人们的庆祝，男性的生殖器也会被制作成各种商品，包括糖果或蛋糕。日本的古代神道生育仪式的目的是庆祝生育，为家庭的未来带来繁荣。它也代表了父权制的核心优先权，这是不同文化背景下的共同信仰。在其他不同文化背景下的国家，也可以看到类似的生殖器崇拜。

第五节　生育率和性别问题

不孕不育等少数疾病会对性别不平等问题产生重大影响。在许多文化中，女性被定义为母亲。人们对不孕不育的态度在很大程度上受到社会、经济、文化、宗教和政治因素的影响。如果在一个将生育视为头等大事的社会里，不孕不育会成为一种巨大的心理压力。这会给夫妇带来深远的社会心理影响，甚至会影响人类历史的发展，这种压力在女性中尤为明显。无法生育的女性通常会被歧视，并经常承担被孤立、遗弃和一夫多妻制等后果。在某些社会中，不孕不育可能被视为离婚的正当理由。不孕不育夫妇的离婚率为14%。然而，在实行一夫多妻制的国家（如肯尼亚、约旦、也门和尼泊尔），15%～20%的丈夫会选择娶第二个妻子，而不是离婚。此外，没有子女的女性更可能成为家庭暴力的受害者，或受到丈夫及公婆的言语羞辱。甚至，在一些发展中国家和非洲国家中，无子女的女性可能会被丈夫遗弃，进而面临卖淫、HIV感染、暴力、贫困或其他生存威胁的风险。

男性不育的真实患病率很难计算，并且容易被低估。即使是因男性因素导致的不孕不育，女性也通常被误认为夫妇不生育的罪魁祸首。并且在许多情况下，妻子甚至声称自己不孕，以保护丈夫的名誉。

只有在出现能够进行精液分析及配备基本评估工具的不育不孕诊所之后，性别平等方面的问题才会有明显改善。精液分析有助于揭示很多不孕不育病例是丈夫精子质量低，甚至是无精子症导致的。

自1978年英国首例体外受精（*in vitro* fertilization）婴儿出生以来，ART在世界各地迅速发展，尤其是发达国家。矛盾的是，不孕不育发病率最高的地区，也是ART发展最差的地区。研究表明，ART的发展促进了性别的平等。随着精液分析和ART在全球范围内的普及，围绕着不孕不育的性别关系正随着时间发生明显变化。不孕不育夫妇越来越多地寻求ART帮助，使得人们对ART的需求增加，并加速了当地生殖中心的建立。在ART开展较好的地区，对女性不生育的负面看法正在逐步减少。男性也更加了解男性因素对不育不孕的影响，并寻求ICSI的帮助。这种现象在中东的某些地区尤为明显，ART技术在过去的30年快速发展。ART中心的增加纠正了阿拉伯男人对不生育妻子的文化态度，并挑战了当地的传统父权制社会观点。

Inhorn和Patrizio的研究表明，建立ART服务会促进性别关系产生积极变化：提高公众对男性不育和女性不孕的认识；从医学上实现治疗不孕不育的可能；减少对不生育男性和女性的污蔑和改善其尴尬的社会处境；在丈夫和妻子一起寻求ART治疗的过程中，婚姻关系得到加固；通过精子捐献或领养的方式，提高男性对ART的接受程度。因此，在ART缺乏的地区建立ART服务中心，可以对婚姻和性别平等产生积极影响。但是，“非洲不孕不育带”仍然是世界上ART中心开展机会最少的地区。

第六节　男性生殖保健在文化性方面的特殊关注

各地文化、宗教、社会经济和政治等方面对男性生殖保健的特殊关注，在以下区域更加突出。

一、中国与中华文化社会

中国文化受儒释道三大哲学流派的影响较深。不孕不育曾被认为是对包括纵欲过度在内的个人和家庭过错的惩罚。因此，在中国古代社会，不孕不育与羞耻和罪恶有密切联系。不生育的夫妇被认为不孝，很可能失去家人的支持，甚至影响其社会地位。在目前的中国社会，使用夫妇自身精子和卵子进行ART治疗已经被广泛接受。使用捐献者精子和卵子的情况也逐渐被接受，但相较于西方发达国家，接受程度较低。在接受和捐赠配子方面的不情愿可能与传统的血缘信仰有关。在中国 20 世纪 70 年代，独生子女政策引发讨论、争议。由于中国人口老龄化和出生率下降，计划生育政策于 2016 年后全面放开。中国香港和中国台湾等地区的出生率下降更为明显。为了应对生育率持续下降的情况，这些地区的生殖教育，包括男性生殖健康的概念应更早、更全面地实施。

二、印度

在印度，父权制和阶级依然是主流社会价值观。对于印度女性来说，成为母亲是婚姻的主要目标。不生育的印度女性将被污名化，通常会遭到社会孤立和家庭暴力。为了维护男性的尊严，即使是因男性因素导致的不育，女性还是通常被指责为不孕不育的原因。ART 主要是私营服务，只有负担得起的夫妇才有可能选择。尽管如此，印度生殖中心的数量仍在大幅度增加。从 2013 年的 500 个增加到 2019 年的 1500 个，增加了两倍。

三、中东与伊斯兰社会

ART 技术在中东地区应用较早，早在 1980 年在开罗便获得了授权。自 1986 年以来，埃及、约旦和沙特阿拉伯的公共试管婴儿中心开始逐渐成立并蓬勃发展。尽管允许使用男性的精液进行宫内人工授精（intrauterine insemination，IUI），但由于宗教信仰和法律规定，伊斯兰国家不允许使用配子或代孕。ART 服务数据显示，ART 对当地不孕不育夫妇的婚姻产生了积极影响，促进了性别平等。

四、以色列与犹太社会

在严格、正统的犹太社会，应尽量避免通过自慰的方式收集精液。因此，用于生育检测或 ART 的精子采集需要通过性交或使用特殊的避孕套收集器进行收集。正统的犹太教允许使用所有类型的 ART，但过程需要得到监管并需要严格遵守规定。

五、拉丁美洲与天主教社会

拉丁美洲是一个多元化的地区，天主教是最常见的宗教。拉丁美洲的天主教背景极大地影响了生殖医学的实践与开展。尽管不孕不育也是一种社会性耻辱，但天主教社会并不接受 ART 治疗。因此，ART 并不是一种常见的治疗方案，医院也很少提供。ART 在私立医院有提供，但是价格高昂，多数普通夫妻负担不起。包括墨西哥和巴西在内的一些拉丁美洲国家，有更为先进的法律规定，允许 IVF 或 ICSI 等服务，但并不允许胚胎捐赠。

第七节　ART、CBRC 和 LCIVF 项目的全球化

由于资源限制或当地宗教、法律规定，无子女的夫妇有时需要跨境寻求治疗。但是，跨境治疗所涉及的支出过高，研究结果表明，其费用占年度非食品支出的 40% 以上，这会威胁到家庭的生存。ART 不仅在资源匮乏的地区费用高昂，在发达国家亦是如此。例如，在美国，单次 IVF 周期的费用为 1 万～2 万美元，这还不包括药物及 ICSI 的额外费用。相比之下，某些地区的此类治疗费用要低很多，为美国费用的 1/6 ～ 1/3。由于这种成本差异，夫妇有动机寻求跨国界治疗，这种通常被称为跨境生殖保健（cross-border reproductive care，CBRC）。尽管高昂的成本和 LVF 技术的缺乏是 CBRC 的最重要驱动因素。但 CBRC 也受到限制，不仅是经济问题，还有这些夫妇所在国家的法律、宗教、安全和文化等方面的考虑。

自2005年以来，土耳其制定了一项政策，为所有社会经济背景的公民报销2个IVF周期的费用。这项政策不仅促进了生殖中心的发展，也鼓励了不育不孕夫妇一起寻求治疗，并降低了IVF项目的成本。在非洲，大多数患者不孕不育是由于感染了相关的输卵管疾病，所以ART疗法是最好的治疗方法。这些患者需要取出配子进行IVF，这个过程可以进一步简化以降低成本。这激发了资源匮乏的地区开发低成本体外受精（low-cost *in vitro* fertilization，LCIVF）项目的主动性。

2006年，欧洲人类生殖与胚胎学学会（the European Society of Human Reproduction and Embryology，ESHRE）成立了一个特别的工作组，旨在研究发展中国家的不孕不育问题。2007年，一个国际IVF专家团队成立了名为“低成本IVF基金”的非营利组织，旨在鼓励人们支持低成本的ART治疗。其目标是保证一次IVF周期的材料成本可低于200欧元。2011年，另一个名为“低成本IVF基金会之友（FLCIVF）”的非营利组织在北美成立，旨在解决不孕不育问题，并在全球范围内赋予女性权利，其主要目标有两个：①简化IVF服务进而降低成本；②开展生殖健康教育以预防不孕不育，避免HIV及其他性传播病毒的传播。此后，FLCIVF通过其项目在非洲国家建立了“患者免支付”诊所，包括“非洲不孕不育带”地区。这一举措也被引入到发达国家的低收入地区，包括美国和其他西方国家。在这些地区，缺乏资金的不孕不育夫妇的需求有时会被忽视。

随着现代生殖健康知识的普及，IVF服务的可获得性随着时间的推移而增加，甚至在之前被认为资源匮乏的地区也有增加。国际生殖学会联合会（the International Federation of Fertility Societies，IFFS）调查发现，2010～2019年，许多国家/地区的IVF中心的数量有了显著增加。例如，印度从500个增加到1500个，塞内加尔从2个增加到110个，斯里兰卡从6个增加到110个。拉丁美洲（如阿根廷、智利、墨西哥、秘鲁和委内瑞拉）、非洲（如尼日利亚、埃及、突尼斯和乌干达）和中东（如伊朗和伊拉克）也出现了类似的增长。全球ART治疗中心数量的显著增加表明该领域的专业人士和男性不育专家的数量也在增加。

要点

- 不孕不育发病率最高的地区位于“非洲不孕不育带”，该地区具备的现代ART技术最少。
- ART中心数量的增加显著促进了性别平等的观念。
- 低成本体外受精（low-cost *in vitro* fertilization，LCIVF）计划不仅有益于资源匮乏社会的夫妇，也有益于资源丰富的发达国家的夫妇，从而保护他们免受寻求跨境生殖保健（cross-border reproductive care，CBRC）而导致的巨大支出或暴露风险。

第八节 结　论

男性不育是一个全球性健康问题，由于潜在的文化、宗教和社会经济因素，其确切的发病率尚不清楚。全世界至少有3000万男性患有不育，其中非洲和东欧的发病率最高。在这些高发病率地区，感染因素是导致继发性不育的主要因素之一。这些问题可以采取非手术治疗，也可以通过ART治疗。控制性传播疾病和加强生殖健康教育，可以有效预防不育不孕。我们需要减少或消除由于社会、文化、宗教和政治背景对不孕不育的歧视。ART 治疗的实施在促进性别平等方面做出了积极贡献。

发展中国家的不孕不育需要得到国家和国际上更多的关注。专业组织仍需要努力，以解决 ART 设施和 IVF 中心在全球范围内的分布问题，进而满足不孕不育发病率高的地区的生殖健康需求。LCIVF 计划不仅有益于资源匮乏地区的夫妇，也有益于资源丰富的发达国家的夫妇，从而使他们在寻求 CBRC 时避免高昂的支出。

提高公众对男性不育的认识，提供全面的生殖咨询和管理是以上措施成功的关键。向医学专业人员提供高质量的培训课程，并将不孕不育的治疗纳入生殖保健方案同样重要。无论现在还是将来，男性不育相关专家的需求量都将持续增加。

（王继升 译）